# Je n'ai plus mes règles

# Je n'ai plus mes règles

## Le guide complet pour retrouver des cycles réguliers

**Nicola J. Sykes, PhD,**
**avec Stephanie Buckler, Esq.,**
**et Lisa Sanfilippo Waddell MSW**

**Traduit par Eva Barloy-Headley,**
**édité par Florence Gillet**

Antica Press
Waltham, MA, USA

Ce livre a été actualisé et traduit en français en 2022.

Les indicateurs de notes en bas de page au travers du texte contiennent un lien vers les références permettant de vérifier les données avancées.

Antica Press LLC

Licence Creative Commons

Le livre Je n'ai plus mes règles : Le guide complet pour retrouver des cycles réguliers, par Nicola J. Sykes, Stephanie G. Buckler et Lisa Sanfilippo Waddell, est disponible sous licence internationale Creative Commons Attribution-ShareAlike 4. (Attribution / Partage dans les mêmes conditions) http://creativecommons.org/licenses/by-sa/4.0/

Publié en 2023

Première édition publiée en 2016


Couverture : Mallory Blondin


ISBN-13 : 978-0-9972366-1-3



1. Santé et fitness - Santé féminine. 2. Santé et fitness - Infertilité.

## Nicola Sykes, Lisa Waddell et Stephanie Buckler :

Nous remercions chaleureusement les centaines de personnes qui ont participé à ce livre avec leurs citations, données, réflexions, expériences, références . . . Vous vous reconnaissez et savez que vous avez joué un rôle essentiel dans l'aboutissement de ce projet.

Les auteures souhaitent particulièrement remercier Mallory Blondin pour la couverture et d'autres illustrations, Clare Geraghty et Sharon Olofsson pour avoir relu et corrigé minutieusement plusieurs versions de chaque chapitre et Deanna Balas, Megan Langer et Katrina Green pour toutes les heures passées à nous relire. Nous remercions aussi les nombreux ami·e·s qui nous ont apporté leurs suggestions et leur avis pendant l'écriture de ce livre : vos commentaires et vos critiques judicieux l'ont vraiment amélioré. Merci également à Shanta Samantha Gyanchand, Greta Jarvis et Florence Gillet pourleurs révisions de la première édition, offrant plus d'inclusivité pour tous les corps; à Kate Albarella, diététicienne-nutritionniste, pour sa contribution au chapitre sur le SPOK et à Lisa Powell pour ses idées sur le chapitre consacré au soutien des partenaires. Ce livre est le fruit d'un travail collaboratif, que nous avons eu la chance de mener avec un groupe formidable et solidaire.

## Florence Gillet :

Un immense merci à Nicola Sykes. Grace à Nicola et son envie de mieux comprendre l'AH, j'ai retrouvé ma fertilité, j'ai forgé une amitié sincère, j'ai appris à animer un podcast et à aider des jeunes femmes en AH partout dans le monde. Merci aussi à Eva Barloy-Headley pour son professionnalisme et sa patience dans la traduction de ce livre, en écriture inclusive !

Merci aux abonné·e·s de mon compte Instagram @jenaiplusmesregles pour leur présence, leur écoute, leur engagement et à toutes mes client·e·s de coaching, de m'avoir fait confiance et partagé joies, peines et challenges avec moi. Chacun·e d'entre vous est un cadeau et pas un jour ne passe sans que je remercie la vie d'avoir le privilège de vous accompagner vers une plus grande liberté et bienveillance envers vous-mêmes. Merci aussi à Aurélie, Coralie, Mathilde,

Marine et Caitlin qui ont pris le temps d'écrire leur histoire pour la création de ce livre.

Merci à mon meilleur ami et mon mari, Michael et à mes enfants, Constantin et Juliette. Vous m'avez non seulement maintenue sur la voie de la guérison, mais vous me rappelez chaque jour l'importance de cultiver les valeurs essentielles : partage, connexion, entraide, joie de vivre. Je vous aime tous les trois plus que tout au monde.

### Eva Barloy-Headley :

Je tiens à remercier Nicola Sykes pour m'avoir confié la traduction de son excellent livre, qui m'a permis d'explorer un sujet dont on ne parle pas assez et qui touche tant de personnes. Merci à Florence Gillet, qui a relu chaque ligne et apporté des conseils éclairés pour garantir un texte factuel, inclusif et accessible.

Je remercie les auteures des nombreux témoignages figurant dans ce livre. J'espère que leur traduction permettra à un public francophone de s'identifier à leur combat et, surtout, de réaliser qu'il est possible de vaincre l'aménorrhée hypothalamique.

Enfin, je remercie ma famille : mes parents, Lionel et Nathalie, pour m'avoir toujours appuyée et fait confiance; mon mari, Heath, pour son soutien au quotidien; et mes enfants, Arthur et Adèle, pour le bonheur infini qu'ils me donnent chaque jour.

**Contactez Dr Nicola Sykes :**
**http://noperiod.info/appointments (en anglais, à l'oral ou à l'écrit)**
**Contactez Florence Gillet :**
**https://www.beyondbodyimage.com/fr/amenorrhee (en français)**

Consultez nos sites
www.noperiodnowwhat.com et
www.beyondbodyimage.com/fr/amenorrhee
pour obtenir plus d'informations.

Rejoignez notre communauté virtuelle
https://noperiod.info/communaute,
y compris si vous espérez tomber enceinte et suivez notre compte
@jenaiplusmesregles sur Instagram

# Table des matières

## Troisième partie:
## Retrouver et conserver votre cycle menstruel

## Quatrième partie :
## Récits d'espoir et de guérison

# Liste des illustrations

# Liste des tableaux

# Prologue

« JE SUIS PASSÉE de celle qui était toujours choisie la dernière en cours de gym à une dingue de sport, j'y consacrais deux à trois heures par jour pendant mon master. Alors qu'avant, je mangeais selon mes envies, j'ai commencé à limiter mes calories par jour pour perdre mes « poignées d'amour » et préparer mon corps à une grossesse saine et à un accouchement facile. En fait . . . Pas vraiment. Dur de tomber enceinte quand on n'a plus ses règles. »

*-Nicola (ou Nico pour les intimes)*

Vous n'avez plus vos règles ? Vous êtes prêt·e à comprendre pourquoi et comment y remédier ? Vous voilà au bon endroit. Nous, les auteures, (Nico, Steph et Lisa), avons toutes connu le même problème, l'aménorrhée hypothalamique (AH). Nous avons réussi à la surmonter; vous y arriverez aussi. Nous nous sommes rencontrées sur un forum de soutien en ligne (que nous appellerons « le Forum »), où nous nous sommes donné pour mission d'apporter des connaissances sur le processus de guérison et de soutenir ceux·elles qui passent par là. Nous avons aidé des centaines de personnes à guérir et à tomber enceintes (quand c'était le but désiré). Avec le temps, il est devenu évident qu'il existait très peu d'informations sur l'AH et que nos expériences nous avaient préparées à combler ce gouffre.

Nous avons donc décidé d'écrire un livre afin d'expliquer en profondeur le pourquoi et comment de l'arrêt des règles et donner des étapes précises vous permettant de retrouver un cycle menstruel (et/ou de tomber enceint·e si tel est votre choix), tout en partageant des mots encourageants et porteurs d'espoir, basés sur les expériences d'autres personnes, afin de vous guider tout au long du chemin.

Ce livre est une traduction adaptée de la version originale « No Period, Now What ? » parue en 2016 et rééditée en 2019. Pour rendre cette version francophone la plus accessible possible, nous avons délibérément décidé de scinder la version originale en deux parties : ce premier volume, qui comporte les informations essentielles sur l'AH et la méthode All In (avec un chapitre bonus sur la contraception !) et un second volume à paraître ultérieurement, qui sera dédié à la fertilité, aux projets bébé et parcours de PMA, à la grossesse, aux fausses couches et au postpartum. C'est pourquoi nous faisons parfois référence à ce futur texte sous le terme de « Volume 2 ».

Dans chaque chapitre, nous partagerons nos propres histoires et pensées, ainsi que des témoignages directs de membres du Forum, surlignés en gris comme ici. Commençons par vous présenter rapidement nos expériences personnelles autour du diagnostic de l'AH.

> *Nico* : Je me suis aperçue que mes règles avaient disparu vers 30 ans, au moment où je voulais fonder une famille. Il s'est avéré que tomber enceinte n'était pas aussi simple que je me l'imaginais. Ayant récemment obtenu un doctorat du MIT (Massachusetts Institute of Technology), j'ai naturellement commencé à faire des recherches sur le sujet, qui m'ont appris que je devais reprendre une partie du poids que j'avais perdu récemment et faire moins de sport. Mais tant de mes questions restaient sans réponse. Combien de kilos ? Et le sport dans tout ça ? Combien de temps cela allait-il prendre ? Est-ce que j'allais vraiment réussir à surmonter ce problème de cette manière ? Pourquoi est-ce que je devais détruire tous mes efforts alors que d'autres pouvaient enchaîner les cours de spinning et tomber enceint·e en un claquement de doigts ?
>
> C'est à cette époque que j'ai démarré un blog appelé « No Period Baby » et que j'ai commencé à poster sur le Forum (plus de 5 000 messages) car je souhaitais partager mes recherches avec d'autres personnes espérant des réponses et des conseils. Mon envie d'aider ne m'a plus jamais quittée et a abouti à ce livre.
>
> *Stephanie (Steph)* : Mon inscription au Forum m'a aidée à réaliser que mes habitudes alimentaires et sportives m'empêchaient d'avoir mes règles. Même si je venais de guérir de quinze ans de trouble du comportement alimentaire (TCA), je ne mangeais toujours pas assez pour avoir

un apport suffisant pour ma préparation au marathon. Grâce au soutien et aux conseils de la communauté présente sur le Forum, j'ai modifié mon style de vie. Ces changements et un peu d'aide médicamenteuse ont conduit à ma grossesse. Et comme je partageais déjà mon histoire pour aider d'autres personnes à surmonter leurs troubles alimentaires, j'avais à présent une nouvelle mission : sensibiliser les gens aux conséquences de la perte des règles et leur expliquer comment les retrouver.

*Lisa* : Comme Nico et Steph, j'ai perdu mon cycle menstruel car je faisais trop de sport sans manger suffisamment. Au bout de dix ans de règles irrégulières et au moins treize ans sans aucun cycle menstruel, un effort intense de cinq mois m'a enfin permis de retrouver des cycles totalement normaux à 41 ans, alors que je pensais que c'était impossible. Comme je pratique la course à pied en compétition depuis toujours et que je travaille dans le secteur du fitness depuis plus de vingt ans, je ne comprends que trop bien le besoin de se dépenser et de contrôler son alimentation. Mais mon histoire est loin d'être aussi importante que les leçons que j'ai apprises pendant et après mon parcours pour retrouver mes règles ... Des leçons que vous allez vous aussi pouvoir découvrir. Nous espérons que vous vous sentirez inspiré·e·s par les vérités contenues dans ce livre et qu'il vous permettra d'obtenir les outils pour prendre en main votre guérison.

*Autres contributrices* : Ce livre n'aurait jamais vu le jour sans la communauté incroyable du Forum. Au fil des chapitres, vous trouverez une multitude d'expériences et de témoignages directs de femmes qui vous inspireront sur le chemin de la guérison.

Nos histoires sont peut-être similaires à la vôtre, mais ne vous inquiétez pas si ce n'est pas le cas. L'AH est généralement provoquée par une combinaison de sous-alimentation, de sport (excessif), de perte de poids, de stress et de génétique; mais chacun·e d'entre nous est unique et présente donc une combinaison unique. Quelle que soit votre situation, nos recherches et nos observations vous offriront des solutions. Par ailleurs, nous partageons avec vous dans cet ouvrage les témoignages et les résultats d'une étude de plus de 300 femmes ayant souffert d'AH pour vous proposer des perspectives et de l'espoir. Ces femmes ont passé des heures à répondre à des questions précises dans trois enquêtes détaillées car elles souhaitaient aider ceux·elles qui marchent sur leurs traces : vous ! Pour commencer, nous allons décrire les personnes qui ont participé à l'enquête afin que vous fassiez leur connaissance. Les résultats de l'enquête sont référencés tout au long du livre.

- Nos participantes viennent de partout dans le monde, dont 36 États américains, le Canada, le Royaume-Uni, l'Australie, la Suisse, la Belgique, la Nouvelle-Zélande, la France, les Bermudes et la Chine.
- Les femmes qui ont répondu à l'enquête étaient âgées de 19 à 44 ans, de 25 à 39 ans pour 90 % d'entre elles.
- Elles ont eu leurs règles pour la première fois (avant leur disparition) entre 9 et 17 ans, avec un âge moyen de 13 ans. Trois femmes n'ont jamais eu de règles naturelles.
- Avant la perte de leurs règles, 61 % des participantes avaient des cycles réguliers qui duraient de 21 à 30 jours (28 jours en moyenne); 25 % n'avaient pas de cycles réguliers; 9 % ne s'en souvenaient pas.
- Le nombre médian de mois sans cycle était 15, avec une plage allant de 3 mois à 20 ans. Un quart des femmes interrogées n'avaient plus leurs règles depuis 10 mois ou moins; pour un autre quart, cela faisait plus de trois ans.
  - Remarque : nous parlons de la période entre le moment où les participantes se sont aperçues que leurs règles avaient disparu et leurs règles suivantes ou le début d'une procréation médicalement assistée — pas du début du parcours pour les retrouver. Beaucoup de femmes n'ont pas leurs règles pendant des années sans qu'elles identifient cela comme un problème, jusqu'au jour où elles décident d'avoir un enfant ou rencontrent d'autres soucis de santé et essayent de changer les choses.
- Des cycles naturels ont été retrouvés par 53 % de nos participantes avant leur grossesse.
  - Parmi ces dernières, 60% ont retrouvé des cycles en six mois en suivant notre Plan d'Action Menstruations (le nom francophone de la méthode All In) et 90% en un an.
  - Le retour ou non des règles des participantes n'était pas lié à la longueur de leur aménorrhée.
- Pour tomber enceinte plus rapidement, 47 % ont choisi de suivre des traitements de fertilité en parallèle de notre Plan d'Action Menstruations. Après la naissance de leur premier enfant, 79 % ont retrouvé des règles naturelles (ou sont tombées enceintes naturellement). Une fois leur dernier enfant sevré, 98 % ont retrouvé des cycles naturels.

Nous sommes convaincues que les données de notre enquête et les témoignages des participantes au forum en ligne aideront à vous informer, à prouver que le Plan d'Action Menstruations fonctionne (deuxième partie) et vous encourageront à l'adopter. Nous espérons que vous pourrez vous aussi parcourir les résultats disponibles, les appliquer et retrouver vos règles.

# Première partie : Comprendre l'aménorrhée hypothalamique

# 1
# Plus de règles ?

*Nico* : J'ÉTAIS PRÊTE à tomber enceinte. Je venais d'obtenir mon doctorat, j'avais un nouveau travail avec une excellent couverture des soins de santé, c'était vraiment le bon moment. J'ai pris la pilule pour la dernière fois avec un frisson d'anticipation : place à la conception et à la grossesse ! J'étais en forme olympique, la grossesse et l'accouchement allaient être un jeu d'enfant; les planètes étaient alignées. Un seul problème : je n'avais aucun signe de fertilité et pas de règles.

Des règles qui disparaissent, ça veut dire quoi ? Une absence de flux menstruel peut parfois être réjouissante : pas de sang, pas de crampes, des émotions plus stables. Mais quand on découvre les conséquences de l'absence de cycles menstruels sur la santé, surtout quand on essaie d'avoir un bébé, on perd le sourire.

Ne pas avoir de règles est le signe d'un système reproducteur qui ne fonctionne pas. Cela peut être provoqué par un trouble, l'aménorrhée hypothalamique[1] (aussi appelée aménorrhée hypophysaire ou hypogonadisme hypogonadotrope), le sujet de ce livre. C'est un nom long et compliqué, donc nous écrivons souvent « AH » (en prononçant chaque lettre séparément et non pas « ah » comme dans « ah bon »?). Nous utilisons aussi le terme « les personnes en AH » pour parler des personnes qui ont reçu un diagnostic d'AH plutôt que d'écrire cent fois « les personnes qui ont reçu un diagnostic d'AH ».

Le nom du dysfonctionnement fait référence à la fois au symptôme (l'aménorrhée, l'absence de règles) et à la cause (l'hypothalamus, l'un des centres de commande du cerveau). Toutes les parties du corps envoient des signaux sous forme d'hormones et de substances chimiques à l'hypothalamus, qui réagit en libérant des hormones qui affectent d'autres organes, dont ceux du système reproducteur. Les rééquilibrages se font en continu pour maintenir la santé et la stabilité de l'organisme. Mais, parfois, les choses ne se déroulent pas comme prévu : un signal est mal transmis, le taux d'une hormone devient trop élevé ou trop faible et l'hypothalamus ne parvient plus à maintenir l'équilibre. L'absence de règles est un symptôme de ce déséquilibre.

Le syndrome des ovaires polykystiques[2] (SOPK) peut aussi être la source de l'absence de règles. Les symptômes de l'AH et du SOPK se ressemblent, mais les changements de style de vie nécessaires pour les résoudre sont diamétralement opposés, ce qui rend une erreur de diagnostic très problématique. Les points communs (que nous aborderons en détail dans le chapitre 6) sont l'absence de règles et, parfois, l'apparence des ovaires lors de l'échographie pelvienne. Les différences se situent au niveau du bilan hormonal, des symptômes physiques et des comportements au quotidien. Si on vous a dit que vous souffriez de SOPK alors que vous ne présentez aucun des symptômes physiques et que vous avez perdu vos règles uniquement après avoir diminué vos apports alimentaires, augmenté la durée ou l'intensité de votre activité physique, perdu du poids ou traversé des périodes très stressantes, il se peut qu'en réalité, vous souffriez d'AH.

## Facteurs liés à l'aménorrhée hypothalamique

Beaucoup d'éléments peuvent provoquer cet arrêt par l'hypothalamus, y compris le déséquilibre énergétique, les restrictions alimentaires, la perte de poids, le sport, le stress et la génétique. La combinaison de paramètres et l'importance de chacun d'entre eux sont propres à chacun·e. Il est aussi important de comprendre que les quantités absolues de nourriture, de sport et de stress capables de provoquer l'AH sont très variables selon les individus. Dans la grande majorité des cas, le facteur principal est un déficit énergétique entraîné par un faible apport alimentaire et beaucoup de sport, quel que soit le poids de la personne en AH. Cependant, c'est loin d'être la seule façon de déclencher une AH. Un gros stress psychologique peut à lui seul provoquer l'AH mais, le plus souvent, il est associé à des apports alimentaires insuffisants, à des restrictions alimentaires et/ou à une activité physique intense. Une perte de poids, même si elle date d'il y a longtemps, peut prédisposer une personne à l'AH; associez cette perte de poids à un évènement stressant ou à un changement des habitudes alimentaires et les règles s'arrêtent. La génétique joue aussi un rôle, ce qui explique pourquoi, avec la même morphologie et les mêmes habitudes, certain·e·s perdent leurs règles et pas d'autres.

**Énergie.** L'équilibre énergétique est indispensable à notre survie. L'énergie que nous consommons sous forme d'aliments entretient nos fonctions essentielles à la survie en priorité : faire battre le cœur, apporter de l'énergie au cerveau et faire fonctionner les cellules[3]. Ensuite, le reste de l'énergie disponible est envoyée à tous les « extras » qu'il est préférable d'avoir, comme la croissance des cheveux, des ongles, l'immunité et les os, ainsi que le maintien de la température corporelle. Enfin, l'énergie est allouée en troisième lieu à ce qui est considéré par notre corps comme le plus superflu : le stockage des graisses et la reproduction.

Le fonctionnement optimal de ces systèmes exige de l'énergie à chaque seconde, même si on se contente de passer la journée au lit (c'est ce qu'on appelle le « métabolisme au repos »). L'activité quotidienne basique, comme se lever pour aller aux toilettes, exige de l'énergie supplémentaire de la part des muscles et une séance de sport en exige encore plus.

En quelques mots, nos corps ont besoin de nourriture pour fonctionner de manière saine. Les calories maintiennent la circulation du sang, apportent de l'énergie au cerveau, permettent à notre système immunitaire de faire son travail et soutiennent de nombreuses autres fonctions[4].

Quand les calories ingérées ne suffisent pas à alimenter les fonctions essentielles et non-essentielles en plus des mouvements physiques réalisés (le sport mais aussi les mouvements quotidiens de base), l'organisme s'adapte au déficit énergétique en redistribuant le peu d'énergie disponible afin de mettre la survie en priorité. Il utilise l'énergie disponible pour alimenter les fonctions les plus importantes et n'en fournit plus ou en fournit moins à d'autres jugées « non essentielles » comme le système de reproduction, la régulation de la température, la croissance et la régénération des cellules[5]. L'organisme peut même recourir aux réserves de graisse pour alimenter les processus les plus essentiels. Si le corps n'a pas assez de carburant pour toutes les fonctions de l'organisme, qu'est-ce qui en pâtit ?

- **Le système reproducteur.** Les idéaux actuels de notre société font que la diminution du pourcentage de graisse corporelle est souvent vue comme une bonne nouvelle, synonyme de sentiments positifs («Je mincis! Je suis plus «séduisant·e»! J'ai des abdos en béton!») Mais n'oubliez pas que, quand la graisse corporelle diminue, le système reproducteur reçoit aussi moins d'énergie. L'organisme ne veut pas dépenser de l'énergie à faire des bébés quand il n'en a déjà pas assez au quotidien pour des fonctions de base. La reproduction est l'un des processus les plus énergivores pour les corps avec un utérus, mais elle n'est pas indispensable à la survie et peut donc s'arrêter s'il n'y a pas assez d'énergie. Votre corps est intelligent et concentre l'énergie disponible là où il en a le plus besoin.

- **La température corporelle.** Le maintien de la température corporelle est un autre processus susceptible d'être négligé. Ceux·elles qui ont perdu leurs règles se plaignent souvent d'avoir tout le temps froid. La raison de ce phénomène est que votre corps a décidé de ne pas dépenser le peu d'énergie disponible pour vous maintenir au chaud; il a mieux à faire avec ce carburant.

- **Autres domaines.** Votre corps peut aussi préférer ne pas dépenser d'énergie pour la croissance des cheveux, des ongles, des cellules immunitaires et des os. Vous avez les cheveux secs et cassants? Vos ongles se cassent facilement? Vous tombez souvent malade? Une densitométrie osseuse a révélé que vous aviez une faible densité osseuse? En plus de tout cela, votre système digestif ralentit pour tenter de ne rater aucune calorie des aliments que vous consommez. Vous souffrez de constipation? Tous ces éléments sont des signes que votre corps ne reçoit pas assez d'énergie. Il privilégie la survie au confort quand il est obligé de faire un choix.

*Avez-vous assez de carburant?*

**Les préférences alimentaires.** Il est aussi important que votre carburant provienne de sources variées : protéines, lipides et glucides complexes et simples. Chaque type de nutriment envoie des signaux qui, ensemble, soutiennent le fonctionnement de l'hypothalamus. Dans les années 1990, les régimes pauvres en matières grasses faisaient fureur; ils ont été remplacés par les régimes The Zone et Atkins, qui faisaient la promotion d'un apport minime en glucides, avant d'être évincés au XXIe siècle par l'élimination des aliments transformés et des sucres ou encore par le «jeûne intermittent». Toute limitation des sources de nutriments peut entraîner un état d'esprit restrictif et des troubles psychologiques, en plus d'éliminer les signaux dont notre hypothalamus dépend pour indiquer les ressources appropriées. Ajoutez à cela une restriction énergétique et l'hypothalamus peut se mettre en veille.

*Restreignez-vous certains groupes d'aliments ?*

> **Steph** : À l'époque où j'ai reçu mon diagnostic d'AH, j'étais amoureuse des glucides. Après tout, je courais et j'avais « besoin » de beaucoup de glucides pour obtenir rapidement de l'énergie. Je mangeais aussi des protéines et des lipides, mais je ne les aimais pas autant que mes barres de céréales. Je n'ai pas été surprise quand j'ai découvert que je souffrais d'AH, j'ai attribué la maladie à mes antécédents d'anorexie. Ce qui m'a choquée, c'est quand on m'a dit que mon régime alimentaire actuel contribuait à mon absence de règles. J'avais l'impression de manger DES TONNES et tout le temps; ça n'avait aucun sens de souffrir d'AH ! Eh bien, apparemment, ce que je mangeais ne suffisait toujours pas à soutenir mon corps. J'avais un déficit de plus de 500 calories par jour. Un autre problème tout aussi important était que je ne consommais pas assez de protéines et de lipides. Mon alimentation n'était pas variée. Je mangeais beaucoup de céréales, mais c'était tout. J'avais besoin de protéines et de lipides pour activer mes hormones.

**Le poids et la perte de poids.** Un autre facteur qui peut jouer un rôle dans la perte des règles est le poids : poids actuel, taux de masse grasse et perte de poids éventuelle dans le passé. Nous avons deux choses importantes à dire à ce propos. D'abord, il est tout à fait possible de perdre ses règles À N'IMPORTE QUEL POIDS, même si cela arrive plus souvent chez les personnes qui ont un indice de masse corporelle (IMC*) jugé « en sous-poids » ou dans la partie inférieure de la tranche « normale ». Ensuite, une perte de poids importante (plus de 5 kg), même des années plus tôt, augmente la probabilité de perdre ses cycles menstruels. Quand on pense à la perte des règles, on s'imagine généralement que cela n'arrive qu'aux personnes extrêmement minces ou en "sous-poids" (en situation d'anorexie), mais ce n'est pas vrai. Les participantes à notre enquête (voir le prologue et l'annexe pour plus d'informations) qui ont découvert que leurs règles

---

\*    IMC = poids (kg) / taille (m)$^2$ OU poids (lb) x 703 / taille (po)$^2$

Créé en 1832 par un statisticien Belge afin de placer une population d'hommes blancs sur une courbe de gausse, l'IMC est à prendre avec des pincettes. Il n'est en aucun cas un indicateur fiable de la santé individuelle, ne prenant pas en compte la masse musculaire, la densité osseuse, le sexe, l'âge ou les différences ethniques. Nous vous invitons donc à vous libérer de son emprise sur votre conception de la santé, car il a avant tout une vocation statistique et comporte des biais racistes et sexistes qu'on ne peut ignorer.

avaient disparu avaient des IMC très variés, avec une médiane de 19, la moitié ayant ainsi un IMC inférieur à ce nombre et l'autre un IMC supérieur.

Beaucoup de gens se focalisent sur l'argument de l'IMC : « Mon IMC est normal » ou même, « J'ai une corpulence plus forte . . . Impossible que j'aie un problème. » Cependant, il n'y a pas d'IMC magique ou de chiffre en-dessous duquel les règles disparaissent automatiquement et au-dessus duquel on a forcément des cycles mensuels. L'IMC fait simplement partie de l'équation. L'importance donnée à l'IMC fait que les médecins peuvent passer à côté d'un diagnostic d'AH car iels ne comprennent pas que le chiffre sur la balance n'est qu'une infime partie de ce qui cause l'AH.

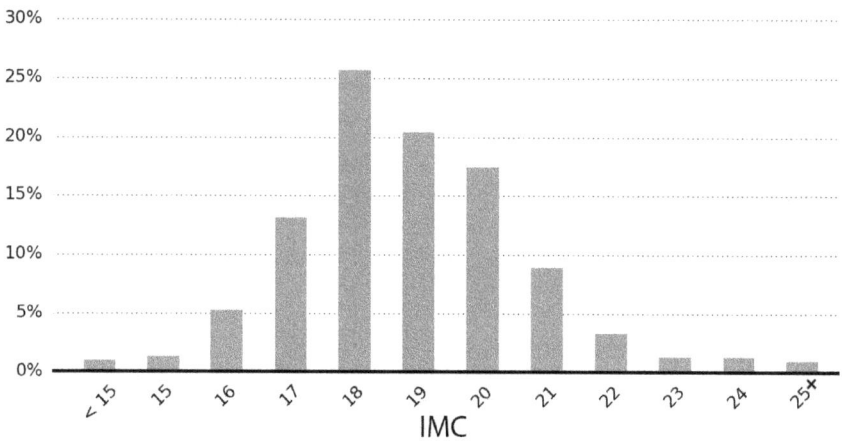

**IMC chez les participantes à l'enquête au moment où elles ont remarqué une absence de règles (données de 286 femmes).** Illustration du pourcentage de participantes pour chaque IMC. Seulement 33 % des participantes avaient un IMC « de poids insuffisant » inférieur à 18,5 et 7,5 % avaient un IMC supérieur à 22 au moment où elles se sont rendu compte qu'elles n'avaient plus leurs règles.

La perte de poids, survenue récemment ou même il y a longtemps, peut prédisposer à la perte des règles. En analysant nos données (voir prologue), nous avons été surprises de voir que plus de trois quarts (82 %) des personnes interrogées avaient perdu plus de 5 kg avant de découvrir l'absence de leurs règles.

La perte de poids médiane s'élevait à 21,4 % du poids. Il s'agit d'une variation considérable et beaucoup continuent de limiter leur apport calorique par crainte de reprendre tout ou partie du poids perdu.

Il arrive souvent que les personnes qui ont des corps plus légers que la moyenne se livrent aux comportements restrictifs dont nous avons parlé plus haut, de façon consciente ou non. C'est une question controversée;

beaucoup disent « je suis naturellement mince » ou « j'ai un petit gabarit ». Peut-être est-ce vrai, mais le fait que ces personnes n'ont pas leurs règles suggère que leurs corps ne sont pas d'accord avec cette interprétation.

*Avez-vous déjà perdu plus de 5 kg ?*

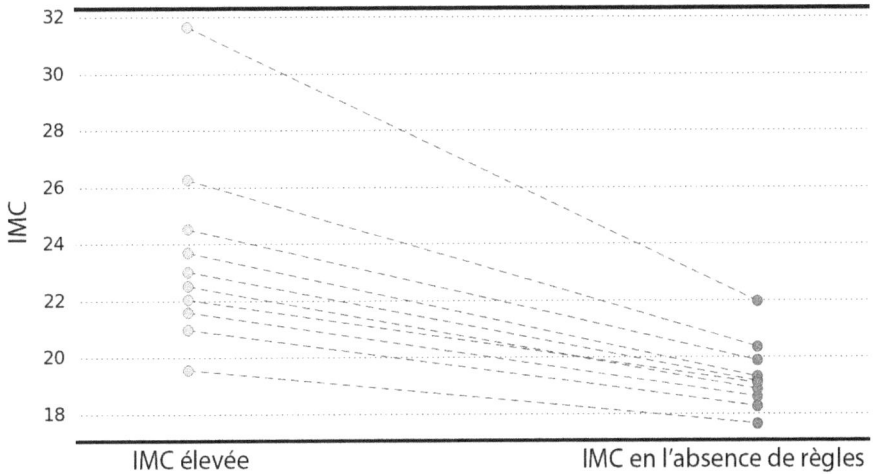

**Perte de poids chez les participantes à l'enquête avant de perdre leurs règles (272 personnes).** Voici la variation de l'IMC des participantes à l'enquête qui avaient perdu plus de 5 kg avant de perdre leurs règles. Les points sur la gauche montrent l'IMC rapporté le plus élevé; ceux à droite montrent l'IMC auquel les personnes ont réalisé qu'elles n'avaient plus leurs cycles menstruels. Chaque ligne représente 10 % du groupe. L'IMC médian du moment de la perte des règles était 19; l'IMC médian avant la perte de poids était 22,8.

**Le stress et la psychologie.** Des scientifiques ont découvert que les personnes souffrant d'AH ont tendance à avoir « des niveaux de perfectionnisme plus élevés » que les personnes sans AH[6]. Cette description correspond à beaucoup d'entre nous. Nous nous fixons des objectifs et nous faisons tout notre possible pour les atteindre. Ce trait nous est souvent bénéfique, par exemple pour accomplir des prouesses professionnelles ou répondre à des aspirations esthétiques et sportives. Mais la pression que nous nous mettons pour atteindre ces attentes élevées peut aussi générer beaucoup de stress. Nous devons aussi composer avec les facteurs de stress du quotidien dans le cadre familial, amical ou professionnel, etc. Le stress peut être utile dans certaines situations, mais quand il est chronique et en particulier quand il est associé au sport, il peut conduire à des changements dans notre cerveau qui bloquent l'hypothalamus et les cycles menstruels.

Des études cliniques de deux méthodes de traitement de l'aménorrhée soutiennent l'effet du stress psychologique. Par exemple, un groupe a utilisé la thérapie cognitive et comportementale (TCC) pour traiter des patients pendant plus de 20 semaines. Dans le groupe recevant la TCC, 88 % des patient·e·s ont retrouvé leurs règles avant la fin de l'intervention, contre seulement 25 % dans le groupe sans traitement[7]. Dans le cadre de la deuxième étude, un traitement unique d'hypnothérapie a conduit au retour des règles de 9 participant·e·s sur 12 en 12 semaines[8]. Le retour des cycles grâce à ces thérapies (chez des personnes ayant un poids et des habitudes alimentaires et d'exercice relativement normaux) suggère que le stress peut en effet jouer un rôle dans la perte des règles et offre des pistes à explorer en plus du Plan d'Action Menstruations (deuxième partie).

*Quels sont vos niveaux de stress ? Dans quelle mesure tentez-vous de contrôler votre alimentation, votre activité physique et d'autres facteurs du quotidien ?*

> Nina : Je pense qu'il ne faut pas négliger l'importance de la gestion du stress. Nous sommes tou·te·s différent·e·s, avec des poids d'équilibre différents et aussi divers facteurs de stress extérieurs qui contribuent à notre AH. Une partie de ce qui nous mène à des poids faibles et à une pratique sportive excessive est ce besoin de contrôler, de restreindre et de se préoccuper de certains aspects de notre vie (on peut parler de perfectionnisme). Je pense que le stress joue un rôle énorme dans le processus de guérison et que l'ignorer en se concentrant seulement sur le poids risque de nous faire passer à côté de certaines choses déterminantes.

**L'exercice physique.** L'exercice physique est une autre pièce du puzzle qui intervient de deux manières : d'abord, en diminuant le nombre de calories disponibles pour l'organisme[9]; ensuite, en augmentant les hormones de stress, dont le cortisol[10].

En ce qui concerne l'aspect énergétique de l'équation, beaucoup d'entre nous ne mangent pas assez pour compenser notre pratique sportive, ce qui veut dire que nous sommes en déficit calorique. Quand on associe ainsi le sport à des restrictions énergétiques (de manière volontaire ou non), beaucoup des hormones qui régulent nos cycles menstruels se retrouvent à des taux anormaux en seulement quelques jours[11]. Vous vous dites peut-être : « Mais je me nourris assez. Je mange quand j'ai faim et je pose ma fourchette quand je suis rassasié·e. Je mange plus les jours où je fais du sport. » (Ou bien vous admettez peut-être déjà que vous ne mangez pas assez.) En fait, les signaux de faim ne prennent pas autant en compte l'exercice physique que ce que nous imaginons. Plusieurs études scientifiques ont révélé que, quand des personnes devaient faire du sport pendant un certain temps et avaient ensuite accès à un buffet à volonté, elles mangeaient plus que quand elles n'avaient pas fait de sport, mais pas assez pour compenser toutes les calories qu'elles avaient brûlées[12]. Ainsi, même si elles ne se limitaient pas consciemment, leurs corps n'obtenaient pas le carburant nécessaire quand elles mangeaient "à leur faim". Le déficit alimentaire était énorme, surtout si elles suivaient un régime faible en lipides[13], probablement parce que ces aliments comblent autant la faim que leurs homologues riches en matières grasses, mais n'offrent pas autant de calories. Par exemple, on se sent aussi rassasié·e avec des légumes crus nature qu'avec ces mêmes légumes aspergés d'une sauce riche en calories, mais le résultat calorique est différent pour notre corps. Pour ceux·elles qui pratiquent aussi une forme de jeûne intermittent, qui consiste à ne pas manger pendant 12 à 16 heures par jour dans l'objectif de contribuer à la santé hormonale (peu de sources médicales soutiennent par ailleurs cette théorie[14]), ce dernier conduit souvent à un déficit énergétique important, même quand la consommation globale de calories est suffisante. Le jeûne intermittent a aussi été associé à la perte des règles[15].

> Steph : Ma relation à la nourriture et au sport a changé après avoir guéri de mon trouble de l'alimentation. Au lieu de courir pour brûler des calories, je courais pour le plaisir et j'adorais ça. Je pensais que mon apport énergétique était suffisant, mais je brûlais des centaines de calories en faisant du sport, et, même si je me sentais rassasiée, je ne mangeais pas assez par rapport à mon activité. Je savais que si je courais une heure, je devais compenser en ajoutant des calories, mais je ne faisais pas la même chose quand je faisais du cross-training, donc j'avais un déficit calorique permanent.

Le sport peut également affecter le cycle menstruel en augmentant les hormones de stress comme le cortisol[16]. À la suite d'une étude invitant des femmes à suivre un programme de course associé à un apport calorique supplémentaire pour compenser en théorie l'énergie brûlée pendant la course, 80 % des participantes ont montré des signes d'anomalie de leurs cycles en seulement deux mois[17]. Par ailleurs, de nombreuses études ont démontré que les hormones de stress sont plus élevées chez les personnes en AH[18], ce qui confirme que le stress psychologique et celui créé par une activité physique intense (comme la course à pied) peuvent influencer les cycles.

*Combien de temps passez-vous à faire du sport ? Mangez-vous suffisamment pour soutenir vos entraînements ?*

**La génétique.** Nous semblons tou·te·s connaître des personnes qui sont minces, courent des marathons et pour qui « un simple regard de leur partenaire » suffit à tomber enceint·e. Cela semble injuste d'être affligé·e·s de systèmes reproducteurs sensibles, alors que d'autres peuvent apparemment avoir exactement le même mode de vie sans rencontrer aucun problème. Mais chaque personne est unique, avec sa propre constitution physique et ses propres problèmes. Beaucoup prennent également la pilule, qui masque l'absence de cycles. Il est inutile de faire des comparaisons. Nos gènes jouent probablement un rôle dans la sensibilité de nos systèmes reproducteurs aux déficits énergétiques et au stress. Des chercheurs ont comparé des personnes qui avaient perdu leurs règles avec un groupe de contrôle qui avait des cycles réguliers (et qui faisait autant de sport que celles souffrant d'aménorrhée). Ils ont découvert des mutations (légers changements de l'ADN) des gènes responsables du système reproducteur[19]. Étant donné que sept gènes seulement ont été testés, il est possible qu'il existe des mutations de ces gènes ou d'autres qui nous prédisposeraient à la sensibilité du système endocrinien et à la perte de nos règles. Ce n'est pas grand-chose, mais cela peut contribuer dans une certaine mesure à répondre à la question « Pourquoi moi ? ».

## Résoudre l'équation de l'AH

Chez certain·e·s, un seul des facteurs cités suffit à provoquer l'arrêt des cycles menstruels. Chez d'autres, on retrouve une combinaison de facteurs. Souvent, des comportements qui ne poseraient aucun problème pris individuellement créent un effet de synergie qui entraine la perte de règles. Le meilleur exemple provient d'une étude sur des singes femelles qui ont été soumises à du sport accompagné d'une restriction alimentaire (une heure par jour avec une réduction de 20 % des calories) ou à du stress (aller dans une nouvelle cage avec des voisins différents) ou aux deux. Sur huit singes du groupe de stress seul, une seule a connu un cycle anormal. De même, des anomalies du cycle menstruel n'ont été observées que chez une seule des neuf singes du groupe d'exercice et de restriction alimentaire. Cependant, dans le groupe soumis à la combinaison de restriction énergétique, d'exercice physique et de stress du déplacement, 7 singes sur 10 ont eu au moins un cycle anormal[20]. Le stress combiné à la réduction de l'énergie disponible a eu un effet bien plus important que le stress ou la réduction de l'énergie seuls. C'est l'effet de la synergie.

*Quelle pourrait être votre combinaison ?*

## Plus de règles … C'est un problème !

Outre les problèmes de fertilité, l'absence de règles est problématique pour d'autres raisons. Si vous n'avez pas vos règles, cela veut dire que vos taux d'œstrogène et d'autres hormones sexuelles sont faibles et n'augmentent pas au cours du cycle comme ils le devraient, ce qui a des répercussions importantes. À court terme, l'aménorrhée est parfois associée à des cheveux plus fins ou clairsemés, à des ongles cassants et à des problèmes de peau. Vous savez comme on dit que les personnes enceint·e·s sont « rayonnantes » ? C'est en raison d'une augmentation du taux d'œstrogènes. À l'inverse, quand ce taux est faible, la peau risque d'être sèche et terne. Cela peut aussi provoquer une perte de libido et une sécheresse vaginale. À plus long terme, cela peut conduire à une fragilité des os et à des fractures, à des maladies cardiaques et cela augmente le risque de démence et de déclin cognitif précoce (on parlera en détail de ces effets sur la santé au chapitre 7).

En plus de tout cela, concevoir un enfant est impossible sans ovulation ni règles, sauf parfois avec une assistance médicale (voir Volume 2). Même dans ce cas, le succès ne peut être garanti si vous continuez de faire trop de sport ou de ne pas manger assez. En outre, les traitements de fertilité ne sont jamais aussi simples que la méthode traditionnelle, sans parler du stress, qui peut s'aggraver si vous devez passer par plusieurs cycles. Si vous n'avez pas au moins commencé à essayer de retrouver naturellement vos règles avant la grossesse en adoptant des habitudes saines, vous risquez des problèmes physiques plus graves par la suite : des fractures de stress pour vous, un accouchement prématuré et un faible poids de naissance pour votre bébé[21]. La grossesse risque également d'être beaucoup plus difficile sur le plan psychologique car vous devrez composer avec la prise de poids et vos nouvelles formes. Tout tend à démontrer l'importance de retrouver un équilibre énergétique avant de concevoir un bébé.

## La pilule contraceptive

Saviez-vous que la pilule ou les injections contraceptives peuvent complètement masquer l'absence d'un cycle menstruel réel ? Beaucoup de personnes pensent que tout va bien si elles ont des règles quand elles prennent la pilule. Elles ont pu lire ou entendre que l'absence de règles est un signe d'efforts physiques trop intenses, d'une alimentation insuffisante ou de stress, mais, comme elles saignent tous les mois, elles estiment ne pas être concernées. En réalité, la pilule contraceptive fournit des hormones de synthèse qui provoquent des règles artificielles (qu'on appelle hémorragies de privation) qui ne donnent aucune indication sur votre état de santé.

Reformulons cela, car c'est important : **si vous n'avez vos règles que lorsque vous prenez la pilule, cela ne compte pas.**

Des saignements mensuels provoqués par la pilule n'apportent aucune information sur votre santé. Si d'autres éléments dans ce chapitre et les deux suivants paraissent familiers et vous font hocher la tête, poursuivez donc votre lecture. Il y a de grandes chances que le Plan d'Action Menstruations vous aide si vous souhaitez avoir vos règles après l'arrêt de la pilule.

D'un autre côté, si vous avez déjà arrêté la pilule et que vous n'avez pas vos règles après quelques mois, sachez que « l'aménorrhée post-pilule » n'est pas un diagnostic scientifique[22]. Vous devriez rechercher les causes potentielles de votre aménorrhée avec votre docteur·e plutôt que d'attendre.

> *Mallory* : Je m'interrogeais sur l'excuse « votre corps a seulement besoin de temps pour se réguler après avoir pris la pilule pendant si longtemps » que mon médecin me répétait en boucle depuis des mois. Dès que j'ai augmenté mes calories et arrêté de me dépenser en excès, bam, j'ai eu mes règles le même mois ! Je suis rapidement passée d'un IMC de 19,6 à 22,3, mais cela m'a redonné mes règles, même si elles ne sont pas très régulières en ce moment. J'ai aussi remarqué beaucoup d'autres changements positifs en plus de la capacité à ovuler. L'absence de règles n'est absolument pas due seulement à la pilule, surtout quand on a un IMC faible. Même si vous n'essayez pas de tomber enceint·e pour le moment, vous irez mieux si vous surmontez l'AH avant qu'elle ne fasse trop de dégâts à votre corps, à vos os et à votre mental !

## Derniers mots

Vous soupçonniez peut-être déjà l'existence d'un lien entre votre cycle menstruel et votre alimentation, votre poids, votre taux de graisse corporelle ou vos habitudes sportives. Vous avez probablement raison. Sachez que même dans les cas où il y a clairement des restrictions alimentaires et trop d'exercice physique, les professionnel·le·s de santé ont souvent l'impression que ces habitudes ne posent pas problème tant que vous n'êtes pas en sous-poids sévère; cependant, de nombreuses recherches suggèrent le contraire.

Pour d'autres, qui ont un IMC normal ou plus élevé que la moyenne, un régime alimentaire sans restriction ou encore font de l'exercice physique de manière modérée, quelques jours par semaine, il peut être plus difficile d'accepter que ces paramètres entraînent la disparition des règles. Notre expérience nous a cependant appris qu'il existe généralement un lien basé sur une combinaison de facteurs.

Le bon côté, c'est qu'il existe un chemin vers la guérison et la bonne santé (et les bébés, si vous en voulez). Ce n'est pas un chemin facile à suivre, il faut être motivé·e et accepter un inconfort passager, mais, quand vous serez prêt·e, ce livre vous permettra de découvrir en détail comment retrouver votre cycle et votre bien-être.

*Lisa* : Révélation ! Manger sainement, faire du sport (même de manière modérée aux yeux de la société), perdre un peu (ou beaucoup) de poids, saupoudrer d'un peu de stress et VLAN — les règles disparaissent. Comme moi, certain·e·s d'entre vous nieront encore que la perte des règles est due aux habitudes alimentaires ou sportives, ce qu'on appelle le déni ou même le refus de faire ce qu'il faut pour les retrouver. Je me retrouve dans ces deux situations. Au départ, je refusais d'être mal à l'aise, pourtant tolérer l'inconfort est une première étape essentielle pour ne plus se sentir obligé·e de faire beaucoup de sport ou de restreindre son alimentation ou pour se libérer de toute addiction par ailleurs. Apprendre à accueillir cet inconfort est une leçon précieuse que l'on peut transposer à tous les aspects de nos vies car, pour vraiment réussir, nous devons arriver à aller bien même quand la vie n'est pas parfaite. Je peux vous garantir qu'un jour, vous verrez que l'inconfort frappera à votre porte et que vous aurez développé des compétences très utiles pour vous y adapter, apprises pendant cette période, au lieu d'ignorer le tout et de continuer à courir, faire trop de sport, manger « parfaitement », ne pas manger, manger trop, etc. Réfléchissez-y.

# 2
# Facteurs de l'AH : Votre alimentation

NOUS SOMMES CONSTAMMENT bombardé·e·s de messages qui martèlent l'importance de l'apparence physique. Cela commence dès le plus jeune âge : les enfants dès l'école maternelle utilisent l'adjectif « gros » comme une insulte car ils ont déjà intégré le message (toxique) de la société qu'être mince, c'est « bien » et « beau », à l'inverse d'être gros. L'injonction à la minceur s'amplifie à l'arrivée au collège. Nico repense avec horreur au rejet et aux moqueries qu'elle et ses camarades avaient infligés à une jeune fille de corpulence plus importante. Chaque jour, nous faisons des commentaires sur l'apparence des personnes politiques, des journalistes ou des athlètes, comme si cela avait le moindre rapport avec leurs compétences professionnelles. Face à une petite fille, nous complimentons ses vêtements, ses cheveux et sa beauté plutôt que son intelligence, ses connaissances, son empathie, sa créativité ou les myriades d'autres qualités qui font d'elle une personne unique.

Au début de l'adolescence, la toute-puissance de la minceur nous est communiquée via une tonne de messages (souvent infondés) sur les aliments à privilégier et ceux à éviter. Des tourbillons de mots envahissent nos têtes : « Peu calorique », « Allégé en matières grasses », « Faites un régime pour obtenir un corps parfait », « Perdez vos cinq kilos en trop », « Mangez sainement », « Les glucides sont déconseillés pour perdre du poids », etc. et nous font penser en permanence à ce que nous mangeons et à notre apparence. Tout semble nous rappeler que, pour avoir droit au bonheur, au respect et au succès, il faudrait être mince.

> **Ami** : Quand j'ai rencontré mon mari, j'étais à mon poids maximal . . . Et nos corps étaient scotchés l'un à l'autre. Puis j'ai minci et je me trouvais sexy, mais nos ébats se résumaient à seulement deux fois par mois. Il en avait toujours envie, mais je me sentais gênée, anxieuse, etc. À chaque fois qu'il voyait des filles super musclées, il disait qu'il trouvait cela horrible . . . Pourquoi est-ce que je voulais dégoûter mon mari ? En fait, c'est seulement la pression de la société et la comparaison avec les autres qui me donnaient l'impression d'être inadéquate.

> **Lisa** : Pour moi (et pour d'autres), la spirale infernale TCA/activité physique intensive n'a pas commencé avec les pressions sociales décrites plus haut ; c'était plutôt une façon de faire face à des passages très difficiles dans ma vie. J'ai commencé le sport pour m'évader face à une épreuve de longue haleine, la bipolarité et la schizophrénie d'un membre de ma famille. Je sortais de chez moi et je marchais pendant des heures pour tuer le temps, cela me permettait de me dissocier temporairement du chaos. Ajoutez à cela le divorce difficile de mes parents, qui se battaient pour la garde des enfants et mes problèmes alimentaires sont devenus une bouée de sauvetage. Mon alimentation était une autre façon de m'échapper et d'occuper mon esprit agité. L'exercice physique intense et un apport calorique insuffisant ont fini par devenir une stratégie d'adaptation toxique dans ma vie et une façon de contrôler mon apparence, qui semblait être la seule chose que je pouvais contrôler.

Que faisons-nous pour atteindre les normes de la société ou pour faire face à d'autres problèmes qui échappent à notre contrôle ? Parfois, nous mangeons des aliments faibles en calories, éliminons les lipides, essayons le dernier régime à la mode, comptons absolument toutes les calories ou bien nous nous privons d'une friandise de temps en temps, nous réduisons nos portions, nous sautons le dessert ou nous mangeons de la salade sans vinaigrette. Cela entraîne de la faim, de la fatigue, de la mauvaise humeur ou du mal-être ou rien du tout selon la sévérité des restrictions. Dans tous les cas, nous prenons la mauvaise habitude d'ignorer les signaux de nos corps pour tenter d'atteindre ou de maintenir la taille que nous pensons être «bonne pour notre santé». Cependant, ce n'est pas sain d'ignorer les signaux de notre corps. Avec le temps, notre perception de ce qui est bon pour la santé se déforme, avec des effets physiques et psychologiques nuisibles.

# Les habitudes alimentaires et l'AH

*Steph* : Je sortais d'un traitement intensif pour un trouble du comportement alimentaire et j'étais presque guérie, en bonne voie sur les plans physique et mental et mon poids ne semblait plus inquiéter personne. Je mangeais des quantités qui paraissaient suffire à mes besoins et je respectais en grande partie le régime prescrit par mon nutritionniste et modifié à la fin de mon traitement, un an plus tôt. Quand j'ai commencé à m'entraîner pour mon premier marathon, je me sentais satisfaite et j'avais l'impression de manger assez. Cependant, si j'avais été honnête envers moi-même, j'aurais réalisé que j'avais encore faim après les repas et que mon ventre grondait bien avant l'heure de manger. J'aurais compris que manger beaucoup de mes barres de céréales faibles en calories préférées ne répondait pas vraiment à mes besoins physiques. Et j'aurais su que, même si j'étais sur la bonne voie, il me restait encore beaucoup de travail.

Les personnes en AH ont des habitudes alimentaires très variées, qui comportent en général des restrictions sous une forme ou une autre. Voici des scénarios courants :

- Certain·e·s, comme Steph, ont fourni des efforts mentaux et physiques énormes pour guérir d'un trouble du comportement alimentaire ; ils ou elles ont pris du poids, mais leurs démons restent cachés dans un coin. De vieilles habitudes ont pu conduire à des comportements alimentaires pas forcément sains avec le temps.

- D'autres (p. ex. Nico) ont pleinement intégré le message martelé par la société, souvent à leur insu et se retrouvent à suivre un «plan détox» de perte de poids et à survivre avec le minimum vital.

- Ou vous avez Lisa, qui faisait énormément de sport et mangeait peu afin d'exercer une forme de contrôle sur sa vie.

- Un autre groupe avait perdu beaucoup de poids pour atteindre un poids soi-disant «normal» selon leur médecin. Mais le maintien d'un poids «trop léger» (selon la morphologie de chacun·e) entraîne typiquement les mêmes effets physiques (en plus d'un état d'esprit restrictif dans certains cas). La perte de poids a pu avoir lieu il y a des années, mais le système hormonal s'en souvient, ce qui risque de provoquer l'arrêt des menstruations.

- D'autres intègrent et appliquent des informations sur des plans d'alimentation alternatifs (le régime paléo, les rééquilibrages alimentaires, les régimes sans aliments transformés ou avec des aliments crus uniquement) et perdent parfois du poids, parfois non. Ces personnes conserve leurs habitudes et choix alimentaires restreints dans le temps, sans réaliser que la réduction de la variété alimentaire (et souvent des calories) ne répond pas aux besoins de leur corps.

• Ensuite, on trouve ceux·elles qui ne mangent pas assez sans s'en rendre compte car ils ou elles ne connaissent pas leurs véritables besoins en calories, en particulier les fanas de sport.

• Enfin, il existe un (petit) groupe de personnes qui répondent vraiment à leurs besoins caloriques. Dans ce cas, d'autres facteurs que nous aborderons plus loin sont les principaux responsables de la perte des règles.

*À quelle catégorie appartenez-vous ?*

En général, les personnes qui ont une AH ne mangent pas assez, que ce soit volontaire ou non. Les participantes à notre enquête ingéraient 1481 calories par jour en moyenne, de 300 à 2500. Alors que les recommandations pour des petites filles de 4 à 6 ans oscillent autour de 1400 calories par jour, près de la moitié des participantes qui comptaient leurs calories en consommaient moins[1] (voir la deuxième partie pour les Recommandations de guérison).

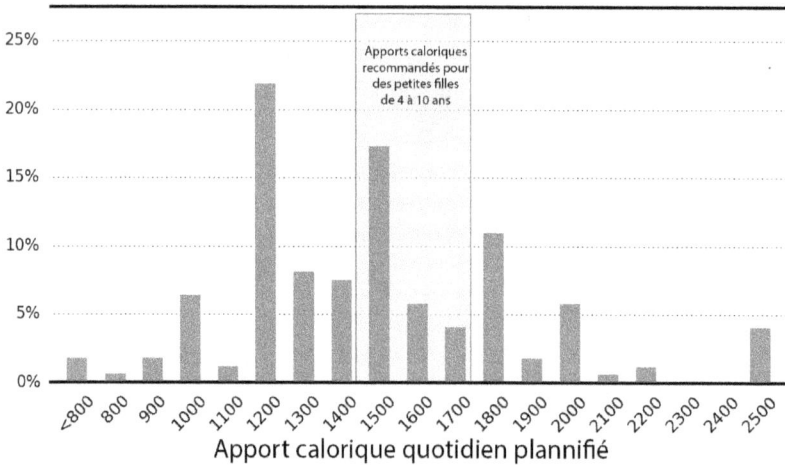

**Pas assez d'énergie.** Ce schéma montre l'objectif de calories quotidiennes des 174 participantes à l'étude au moment où elles se sont rendu compte qu'elles n'avaient plus leurs règles.

Beaucoup d'entre nous, que notre apport énergétique soit plutôt bon ou pas du tout, avons certains comportements alimentaires particuliers, qui ne constituent pas forcément un TCA, mais qui ne sont pas «normaux» pour autant. Par exemple :

- Vous interdisez-vous de manger certains aliments ou groupes d'aliments ?
- Si vous cédez à la tentation, vous sentez-vous ensuite coupable et anxieu·x·se ?
- Votre alimentation est-elle conditionnée à votre exercice physique ? Par exemple, n'allez-vous au restaurant que si vous pouvez «compenser» à la salle de sport pour brûler les calories supplémentaires ou en sautant d'autres repas ?
- Vos repas sont-ils différents de ceux de vos proches ?
- Refusez-vous de voir du monde pour éviter de manger certains aliments ou pour qu'on ne vous demande pas pourquoi est-ce que vous ne mangez pas ?
- Avez-vous pris l'habitude d'ignorer votre faim et vous sentez-vous satisfait·e quand vous «résistez à la tentation» ?

Ces comportements sont fréquents chez les personnes qui essayent de contrôler leur poids. À la page suivante, nous vous montrerons les comportements les plus cités par les participantes à l'étude. Combien de ces comportements vous correspondent ? Si vous n'êtes pas sûr·e, une mesure plus objective pourrait aider. Faites le test Eating Attitudes (EAT-26) sur http://noperiod.info/EAT-26-fr. Un score supérieur ou égal à 20 indique un trouble du comportement alimentaire, mais vous pouvez avoir des comportements de TCA même avec un score inférieur. Votre score est-il proche de 20 ou même supérieur ? (S'il est supérieur à 20, vous devriez probablement faire appel à un·e professionnel·le des TCA, en complément de ce livre.)

*Nico* : Pendant mon régime (très mauvais pour la santé, maintenant que j'y repense), mon menu quotidien était toujours le même ; je tenais à mes habitudes. Je mangeais une barre de céréales et du lait écrémé au petit-déjeuner, le plus souvent sur la route d'une séance de sport matinale, puis j'enchaînais avec un soda light quand j'avais une petite fringale au milieu de la matinée. J'étais devenue experte dans l'art d'ignorer les grondements de mon estomac et j'ai découvert que, si je les bloquais assez longtemps, la faim finissait par disparaître. J'évitais de manger quand quelqu'un apportait des gourmandises pour des réunions ou un anniversaire. Je mangeais la même chose au déjeuner la plupart du temps (un wrap au poulet avec une tranche de fromage ; même aujourd'hui, quand je retourne à la cafétéria, le personnel se souvient de ma commande), car j'aimais ça et je savais combien de calories mon wrap contenait. Un autre soda light m'aidait à remplir mon estomac, donc je pouvais me passer des frites.

Je comblais ma gourmandise en prenant une petite bouchée du cookie d'un·e collègue. Quand je mangeais chez moi, tout ce que je mangeais et cuisinais était faible en matières grasses. Je faisais tout cuire sans huile et je ne mettais jamais de sauce ou de beurre sur mes aliments.

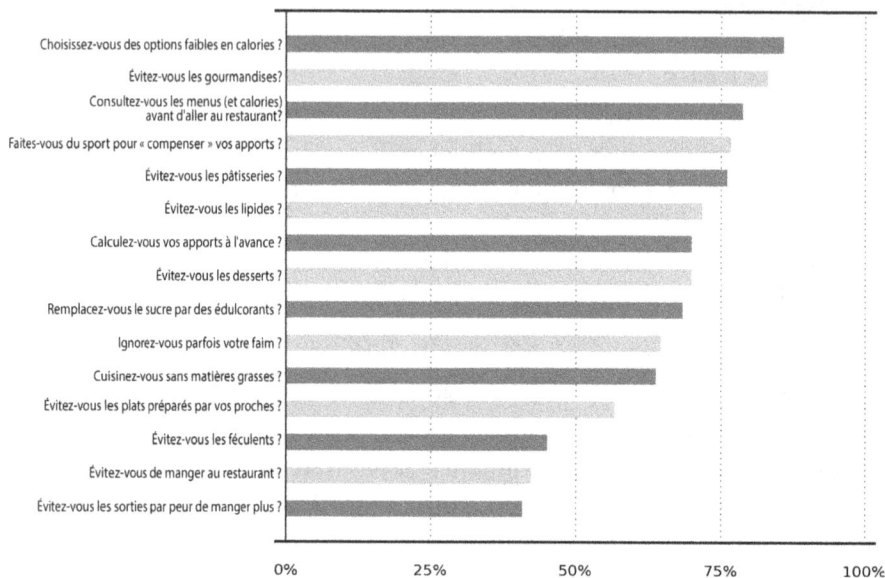

**Comportements alimentaires de rejet des calories.** Ce graphique montre le pourcentage de participantes à l'étude (323 personnes) qui, en pensant à leurs anciens comportements, ont répondu « toujours » ou « souvent » aux questions sur la gauche. Comparez ces résultats à ceux·des personnes qui ont guéri du dysfonctionnement, au chapitre 8. La différence est frappante !!

Si plusieurs ou beaucoup des comportements énumérés vous concernent, vous vous doutez sûrement déjà qu'ils contribuent à l'absence de vos règles. Si vous avez des habitudes alimentaires vraiment « normales » et, en particulier, si votre corps ne correspond pas à ce que la société estime « mince », vous avez peut-être du mal à comprendre pourquoi votre corps ne coopère pas. N'oubliez pas que, comme nous l'avons évoqué dans le chapitre 1, c'est une combinaison de plusieurs facteurs qui provoque l'arrêt des cycles menstruels.

# Peut-être pas si sain...

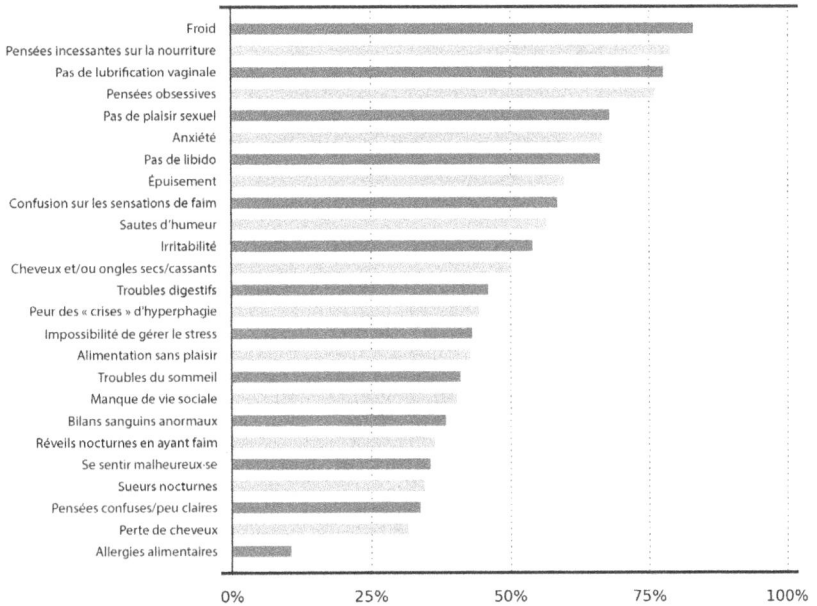

Les catégories de l'axe vertical, de haut en bas :

- Froid
- Pensées incessantes sur la nourriture
- Pas de lubrification vaginale
- Pensées obsessives
- Pas de plaisir sexuel
- Anxiété
- Pas de libido
- Épuisement
- Confusion sur les sensations de faim
- Sautes d'humeur
- Irritabilité
- Cheveux et/ou ongles secs/cassants
- Troubles digestifs
- Peur des « crises » d'hyperphagie
- Impossibilité de gérer le stress
- Alimentation sans plaisir
- Troubles du sommeil
- Manque de vie sociale
- Bilans sanguins anormaux
- Réveils nocturnes en ayant faim
- Se sentir malheureux·se
- Sueurs nocturnes
- Pensées confuses/peu claires
- Perte de cheveux
- Allergies alimentaires

Axe horizontal : 0% — 25% — 50% — 75% — 100%

**Signes et symptômes qui peuvent accompagner l'absence de règles**. Ce schéma montre le pourcentage de participants (324 personnes) qui ont répondu avoir «toujours» ou «souvent» les symptômes indiqués à gauche, par rapport à celles qui ont répondu «rarement» ou «jamais». Vous pouvez constater que plus de 50 % des participantes avaient toujours ou souvent les 11 premiers symptômes. Pour une évaluation rapide, mais efficace, parcourez la liste de symptômes et demandez-vous à quelle fréquence vous les ressentez. Vous trouverez une comparaison de ces mêmes symptômes après la reprise des cycles au chapitre 10.

Nico était persuadée qu'elle faisait tout ce qu'il fallait pour préparer une grossesse et un accouchement «sains»; on lit souvent que perdre du poids augmente les chances de tomber enceinte. Lisa croyait que son alimentation saine et ses habitudes sportives étaient bonnes pour elle. Et Steph était persuadée qu'elle mangeait assez pour son entraînement de marathon. Mais même si nous pensions que nous étions en bonne santé, nous avions toutes des signes et de sensations corporelles qui indiquaient le contraire.

Si certains de ces signes vous sont familiers, des habitudes et pensées sur l'alimentation vous incitent peut-être à contrôler votre apport énergétique et à fournir trop peu de calories à votre corps pour vos activités du quotidien.

# En résumé

Dans notre quête pour atteindre les idéaux de minceur et de santé de la société, certain·e·s d'entre nous ont succombé à des attitudes de restriction, de régime et de contrôle de l'alimentation (en quantité ou en type d'aliments). Dans bien des cas, le style de vie qui est soi-disant bon pour la santé est en réalité très nuisible et peut notamment stopper nos cycles menstruels.

Vous retrouvez-vous dans certains de ces symptômes physiques ?

- aménorrhée (pas de règles)
- ostéopénie ou ostéoporose (faible densité osseuse, souvent diagnostiquée avec une ostéodensitométrie)
- fractures de fatigue ou autres fractures
- avoir tout le temps froid
- pas de libido ou sécheresse vaginale
- fatigue
- être réveillé·e par la faim en pleine nuit ou au petit matin
- cheveux ou ongles cassants, problèmes de peau
- troubles digestifs

Qu'en est-il de ces comportements et pensées sur l'alimentation ?

- compter les calories ; vous limiter à un certain nombre de calories ; vous sentir anxieu·x·se si vous dépassez ce nombre
- limiter la taille de vos portions ; décider quelle quantité vous allez manger avant le début de vos repas
- éviter certains aliments ou familles d'aliments
- faire du sport pour compenser «les calories en trop»
- refuser de manger pendant les occasions en famille ou entre ami·e·s ou les éviter complètement
- cuisiner des repas différents de ceux des autres membres de votre foyer
- manger «sainement» ou avoir des règles alimentaires strictes

Si vous rencontrez plus d'un ou deux symptômes physiques, votre corps tente désespérément de tirer la sonnette d'alarme. Vous contrôlez peut-être votre alimentation selon certaines des façons décrites ou pas. Vous *pensez* peut-être que vous mangez assez. Quelle que soit votre situation, nous vous aiderons tout au long de ce livre à comprendre l'effet de votre style de vie sur votre corps et votre mental et nous vous apprendrons à rompre avec les mauvaises habitudes pour redevenir libre, en bonne santé et . . . retrouver vos règles.

*Lisa* : À ce stade, je parie que certain·e·s d'entre vous ne se retrouvent (pour l'instant) dans aucun des symptômes physiques ou des habitudes cités, mais ont des cycles irréguliers ou absents (et c'est pour ça que vous avez ouvert ce livre). Vous croyez peut-être que vous êtes en super bonne santé, avec une alimentation saine (pauvre en calories), mais, en réalité, vous ne mangez pas assez. C'était le cas pour moi. Pendant très longtemps, j'ai fait l'autruche, le trouble était installé tellement profondément que j'avais des œillères et que j'étais incapable de me rendre compte que je me maltraitais. Je suis même devenue paralysée émotionnellement. Maintenant, je paie les pots cassés. Ce que je vous souhaite, c'est qu'avant de «débrancher» ou d'ignorer votre symptôme d'absence de règles, vous commencerez à comprendre la physiologie de base de votre corps et la corrélation qui existe entre un cycle menstruel régulier et la santé.

# 3
# Facteurs de l'AH : sport et stress

DÈS LE PLUS JEUNE ÂGE, on nous assène le mantra «le sport, c'est bon pour la santé!». À l'école, on nous apprend qu'il faut toujours mener une vie active. En grandissant, les médias nous bombardent de messages encourageant l'exercice physique, ce qui laisse souvent croire qu'il faut faire le plus de sport possible. Quand avez-vous commencé le sport? Faisiez-vous du sport en grandissant ou avez-vous découvert les joies de l'activité physique à l'âge adulte? Êtes-vous devenu·e accro à l'effet «euphorique» de la course à pied? Ou, si vous êtes du genre à ne courir que sous la menace, un autre sport vous a peut-être captivé·e? Vous avez ensuite élargi votre horizon en faisant de la musculation et du cross-training ou peut-être des cours de fitness, de CrossFit, de Zumba ou de spinning. Mais bien souvent, un programme sportif qui commence comme une façon innocente d'être actif·ve et en bonne santé devient un entraînement intense avec peu de phases de récupération. Ou le sport devient un moyen de brûler des calories pour maintenir un poids spécifique. Se dépenser à un tel niveau peut nuire à votre système reproducteur, en particulier si votre alimentation et votre repos sont insuffisants. Chez la plupart des personnes concernées par l'AH, l'excès de sport est à blâmer pour l'absence des règles. Cependant, même un programme sportif modéré peut jouer un rôle dans l'arrêt du système reproducteur.

*Nico* : J'adore faire du sport. À la fin de mon master, je me suis donné pour objectif de réussir à faire 10 tractions et j'y étais presque. J'aimais me sentir forte, souple et en bonne santé. Mais ce n'était pas très sain de limiter mon apport énergétique tout en me donnant à fond à la salle de musculation, avec d'autres séances de sport en plus. Je faisais du renforcement musculaire trois fois par semaine, je pratiquais le hockey sur glace trois à cinq fois par semaine, j'allais à vélo au travail deux jours par semaine, je passais deux à trois heures à faire du squash avec mes collègues et je jouais au volley trois à six heures supplémentaires. Le samedi et le dimanche, je faisais du golf avec mon mari sur un parcours très vallonné (environ 11 km), à pied pour me dépenser plus. Le dimanche, ma journée commençait par 90 minutes de hockey !

Il ne me serait pas venu à l'idée de prendre une journée de repos. J'appréciais l'intensité et la camaraderie des sports d'équipe. J'aimais me rendre compte que je devenais plus forte sur le long terme. C'est vrai, quand le réveil sonnait pour le hockey, il m'arrivait de vouloir rester au lit, mais une fois que j'étais debout, c'était super. Rentrer chez moi à vélo avec les jambes endolories par le hockey ou par une séance de musculation plus tôt dans la journée demandait beaucoup de volonté, mais c'était agréable une fois que j'étais lancée. Ou c'est ce que je me disais.

Avec le recul, je n'arrive pas à croire que je faisais tout cela avec le peu de nourriture que je m'autorisais. Pas étonnant que mon corps se soit rebellé.

## Faites-vous trop de sport ?

Comme pour l'alimentation, certains programmes d'activité physique peuvent jouer un rôle dans la perte de vos règles. Voici des scénarios courants :

- Certaines personnes ne font pas du tout de sport. (Pour ce groupe, d'autres facteurs entrent en jeu.)
- Un autre groupe fait du sport de manière modérée : une heure environ, trois à quatre fois par semaine.
- On retrouve ceux·elles qui font du sport tous les jours dans le groupe suivant : une heure quotidienne ou plus avec très peu de jours de récupération.
- Ensuite, il y a les perfectionnistes du sport (coucou Nico !) : plusieurs séances par jour, pendant de nombreuses heures.

Le problème avec le sport est autant le temps passé à se dépenser que l'alimentation souvent insuffisante et l'effet sur le mental. Avez-vous un besoin compulsif de faire du sport? Pensez à votre vie et à vos habitudes. Votre vie tourne-t-elle autour du sport, plutôt que l'inverse? Êtes-vous de mauvaise humeur si vous sautez votre séance quotidienne? Pensez-vous que vous faites du sport pour soulager votre stress, mais que trouver assez de temps pour vos séances est tout aussi stressant? Deux questionnaires (parmi d'autres) pour vous aider à évaluer une dépendance éventuelle au sport comprennent l'Exercise Addiction Inventory (EAI)[1] et l'Obsessive Exercise Questionnaire (OEQ)[2].

Même si vous n'êtes pas un·e sportif·ve compulsif·ve et prenez beaucoup de jours de repos, l'exercice peut quand même jouer un rôle dans l'absence des règles. Tout d'abord, en brûlant des calories : si vos apports quotidiens ne couvrent pas l'énergie consommée par le sport et l'énergie nécessaire pour la vie quotidienne, les règles peuvent s'arrêter[3]. Parmi les participantes à l'enquête qui comptaient les calories, beaucoup survivaient avec moins d'apports que les recommandations pour des petites filles de 7-10 ans[4].

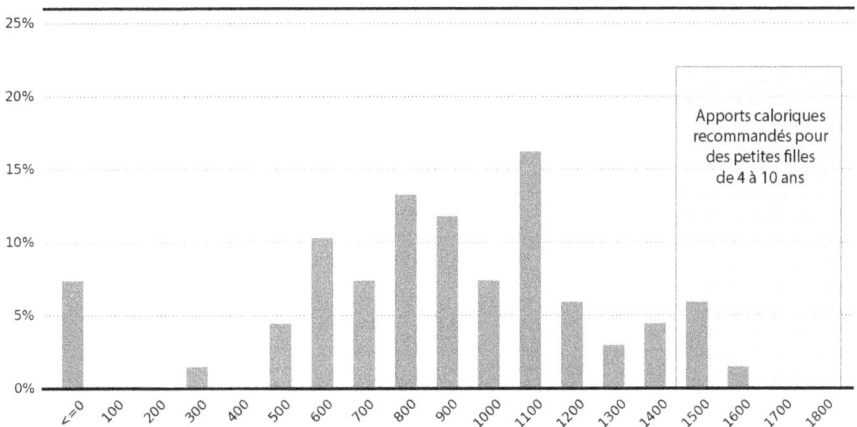

**Apport net total de calories.** Ce schéma montre les calories nettes : le nombre de calories que les participantes à l'enquête (68 personnes) consommaient au quotidien une fois les calories brûlées par le sport enlevées. Le cadre gris clair montre la recommandation standard d'apports caloriques quotidiens pour des petites filles de 4 à 10 ans, 1417 à 1726 calories par jours*.

---

* Seulement 20 % de nos participantes ont fourni une estimation des calories dépensées chaque jour en faisant du sport. Un suivi aussi intense des calories suggère qu'il s'agit des membres du groupe avec le plus de restrictions, donc le graphique peut sous-estimer l'apport calorique journalier moyen. Quoi qu'il en soit, l'idée est que le sport influe sur les calories disponibles pour le fonctionnement quotidien du corps.

Le deuxième effet du sport, comme nous l'avons mentionné, est d'augmenter les niveaux de cortisol, une hormone associée au stress qui peut entraîner la perte des cycles[5]. Des entraînements intenses réguliers augmentent les taux de cortisol[6], mais le même effet se produit avec de l'exercice modéré associé à du stress mental ou beaucoup de stress sans faire de sport[7]. Tout comme l'apport énergétique, cela contribue à expliquer pourquoi ceux·elles qui ne font pas beaucoup de sport peuvent quand même perdre leurs règles. Surtout car, comme nous l'avons déjà dit précédemment, chaque corps réagit différemment aux changements hormonaux.

Ci-dessous, les données de notre enquête vous aideront à voir où se situent vos habitudes d'exercice physique par rapport à d'autres personnes qui n'ont plus leurs règles. Parmi les participantes à l'enquête, neuf (3 %) se considèrent comme des non-sportives. Chez les 300 restantes, une majorité fait du sport plus de cinq jours par semaine (5,8 jours en moyenne) pendant 1 à 1,5 heure par séance. Ces moyennes sont élevées, mais beaucoup s'entraînent aussi beaucoup moins (ou pas du tout) et ont quand même perdu leurs règles. À titre de comparaison, après avoir guéri de l'AH, les personnes s'entraînent en moyenne 4,5 jours par semaine pendant 45 minutes.

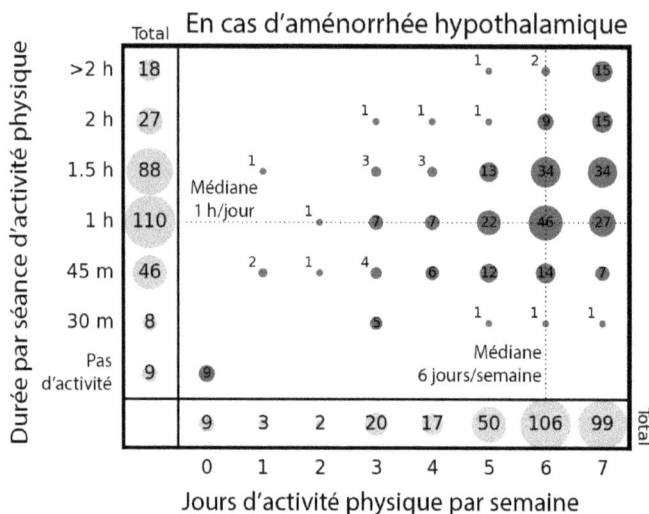

**En cas d'aménorrhée hypothalamique**

Durée par séance d'activité physique

| Durée | Total | 0 | 1 | 2 | 3 | 4 | 5 | 6 | 7 |
|---|---|---|---|---|---|---|---|---|---|
| >2 h | 18 | | | | | | 1 | 2 | 15 |
| 2 h | 27 | | | | 1 | 1 | 1 | 9 | 15 |
| 1.5 h | 88 | | | 1 | 3 | 3 | 13 | 34 | 34 |
| 1 h | 110 | | | 1 | 7 | 7 | 22 | 46 | 27 |
| 45 m | 46 | | 2 | 1 | 4 | 6 | 12 | 14 | 7 |
| 30 m | 8 | | | | | 5 | 1 | 1 | 1 |
| Pas d'activité | 9 | 9 | | | | | | | |
| Total | | 9 | 3 | 2 | 20 | 17 | 50 | 106 | 99 |

Médiane 1 h/jour

Médiane 6 jours/semaine

Jours d'activité physique par semaine

**Nombre et durée par semaine des séances chez les participantes à l'enquête.** Ce graphique à bulles montre les habitudes d'exercice des participantes au moment où elles ont découvert qu'elles n'avaient plus leurs règles. La surface de chaque cercle correspond au nombre de participantes. Les cercles gris clair indiquent le nombre de participantes pour chaque durée et quantité de séances par semaine. Par exemple, 106 personnes (sur 306) faisaient du sport six fois par semaine au moment de se rendre compte qu'elles n'avaient plus leurs règles ; seulement 9 ne faisaient pas de sport.

Nous leur avons demandé de comparer leur intensité d'exercice avant la disparition de leurs règles à l'intensité pendant l'aménorrhée, avec l'échelle suivante :

- 0 = assise, en respirant et en parlant normalement, avec une fréquence cardiaque allant de 40 à 69
- 5 = exercice modéré : une marche très rapide/un jogging, possibilité de tenir une conversation, fréquence cardiaque de 140 à 149
- 10 = exercice d'intensité maximale : record personnel de vitesse, impossible de parler, être à bout de souffle, fréquence cardiaque >190

Cette comparaison est frappante. Les participantes à l'enquête se poussaient beaucoup plus pendant leur aménorrhée que quand elles avaient encore leurs cycles ($p < 1\text{x}10^{-12}$*).

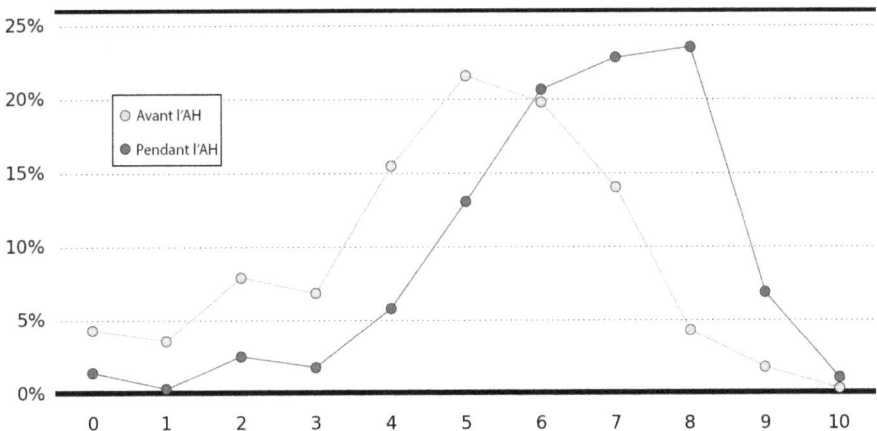

**Intensité d'exercice physique moyenne chez les participantes à l'enquête**. Ce graphique indique le pourcentage de participantes à l'enquête (278 personnes) pour chaque score d'intensité moyenne avant la perte de leurs règles (en gris clair) et après (en gris foncé). Avant la perte des menstruations, l'intensité d'exercice moyenne la plus fréquente s'élevait à 5, entre 4 et 7 pour la plupart. Après la perte des règles, elle est montée à 7-8, entre 5 et 8 pour la plupart.

Stacey S : En semaine, je me levais à 5 h 45 et j'allais à la salle de sport en courant pour arriver à l'ouverture et faire 30 minutes de musculation. Le tout parfaitement chronométré et sans faute. Ensuite, j'ai commencé à voyager et j'ai dû être un peu «souple». Mon mari ne compte plus les fois où il s'est réveillé à 7 h du matin et m'a trouvée au bout du lit (certaines chambres étaient très petites), à faire des squats avec son sac sur le dos dans mon plus simple appareil (j'avais peu de vêtements et son sac était le plus lourd). Je faisais du cardio en montant et en descendant les escaliers

---

* Voir l'annexe pour plus d'informations sur les valeurs p.

de l'hôtel (après m'être habillée) et, parfois, je faisais un circuit mis au point la veille...

## La triade de l'athlète féminine / le Déficit énergétique relatif dans le sport (RED-S)

Avez-vous entendu parler de la «triade de l'athlète féminine»? Si oui, ce que nous décrivons vous semble sûrement familier. La triade de l'athlète féminine est une combinaison de :

1) troubles du comportement alimentaire / alimentation troublée
2) faible densité osseuse
3) cycles menstruels anormaux

Beaucoup d'athlètes (un terme parapluie utilisé pour décrire toutes les personnes qui font du sport)[8] souffrent de ce groupe de problèmes. Au départ, la triade était limitée aux femmes qui avaient reçu un diagnostic de TCA, de densité osseuse si faible qu'on parlait d'ostéoporose et d'aménorrhée. Plus récemment, on a admis que ces caractéristiques s'inscrivent dans un continuum et concernent tous les sexes. À tout moment, vous pouvez vous situer à un échelon différent pour chacun de ces éléments. Ces dernières années, un nom plus inclusif soulignant le volet du manque d'énergie a été réclamé pour le syndrome, ce qui a conduit à l'adoption du terme Déficit énergétique relatif dans le sport (RED-S)[9].

> *Jenni* : Quand je vois des gens s'entraîner pour participer à des compétitions de bikini ou de bodybuilding, je suis tentée de les prévenir que, perdre ses règles, ça n'a rien d'amusant. Quand mon poids était à son minimum, je me souviens que je plaisantais en disant que cela faisait presque un an que je n'avais pas eu mes règles. Au fond, je crois même que j'en étais fière, en mode «ma masse corporelle est trop faible pour avoir mes règles, bien joué, ma belle!» AAAAAH, je voudrais frapper l'ancienne Jenni.

## En résumé

Beaucoup d'entre nous font du sport pour réguler notre poids et pour les bénéfices supposés sur la santé. Cependant, malgré tout ce que l'on voit et lit, il est possible d'en faire trop, surtout si on ne mange pas assez. Trop de sport (ou parfois même une dose modérée), associé à un manque de nourriture (que ce soit volontaire ou non) risque d'annuler tous les bénéfices de l'exercice physique en vous privant de vos règles.

Êtes-vous concerné·e par certains de ces comportements ou pensées ?

- prendre peu de jours de repos ou aucun
- vous sentir obligé·e de faire du sport et anxieu·x·se si c'est impossible
- utiliser le sport pour contrôler votre poids, y compris bouger plus pour compenser la nourriture que vous «auriez dû éviter»
- faire passer l'exercice physique avant vos loisirs ou votre vie sociale
- utiliser l'exercice pour gérer votre stress ou faire face à des émotions difficiles

Peut-être que rien de tout cela ne correspond à votre situation. Comme nous l'avons mentionné, certaines personnes perdent leurs règles avec des habitudes sportives qui semblent très raisonnables : trois à quatre fois par semaine ou moins, une intensité modérée uniquement ou pas de sport du tout. Gardez en tête que l'exercice physique considéré comme modéré peut affecter les cycles d'une part ; d'autre part, cet impact, associé à d'autres variables (apport énergétique, stress, génétique, etc.) peut être exacerbé.

*Il y a de l'espoir.* Avec le Plan d'Action Menstruations (deuxième partie), les personnes de chacune des catégories décrites ont récupéré leurs cycles ou ont mieux réagi à une PMA (et ont retrouvé des cycles après leur grossesse).

> *Lisa* : Hochez-vous la tête ou reconnaissez-vous beaucoup de vos pensées au fil de ces pages ? Si oui, je m'en réjouis, car l'objectif de ce livre est d'apporter des faits et des compétences qui vous aideront à retrouver votre santé, votre fertilité et votre bien-être, jusqu'à la guérison. Même si vous ne vous sentez pas concerné·e, je vous encourage à garder l'esprit ouvert, surtout si vos règles sont absentes, si vous faites souvent du sport ou si vous limitez votre alimentation. J'étais dans ce dernier groupe, sceptique et incapable de réaliser que mes comportements et actions contribuaient à l'absence de mes règles — en plein déni. J'espère que vous continuerez votre lecture afin d'envisager la possibilité que vous soyez peut-être concerné·e, vous aussi.

# 4
# Diagnostic

SI VOUS N'AVEZ PLUS vos règles, il est important de consulter un·e médecin. Celui-ci pourra alors effectuer un bilan de votre situation. De nombreuses raisons peuvent expliquer une aménorrhée dont le syndrome ovarien polykystique (SOPK), l'aménorrhée hypothalamique (AH), l'hyperprolactinémie (un taux élevé de prolactine qui élimine l'ovulation), des anomalies chromosomiques ou physiques ou une insuffisance ovarienne prématurée[1]. Il est donc important de consulter pour éliminer certaines des causes les plus rares. Vous pouvez commencer par prendre rendez-vous avec votre médecin traitant, un·e gynécologue ou peut-être demander à voir un·e endocrinologue, idéalement spécialisé·e en reproduction, qui était la voie privilégiée par 60 % des participantes à notre enquête. Néanmoins, le type de médecin·e que vous consultez à ce stade a peu d'importance au vu des examens nécessaires pour poser un diagnostic. Avant de les aborder, nous allons présenter les différents types et causes d'aménorrhée. Commençons par une distinction de base :

- L'aménorrhée primaire signifie que vous n'avez jamais eu de règles naturelles (sans traitement comme la pilule contraceptive ou des hormones de substitution). Cela concerne 1 % des participantes à l'enquête.

- À l'inverse, l'aménorrhée secondaire concerne les personnes qui ont déjà eu des règles naturelles dans le passé mais qui n'en ont plus au moment de consulter.

Les problèmes à l'origine d'une aménorrhée primaire n'ont souvent que peu à voir avec les comportements conduisant à l'AH dont nous parlons dans ce livre. Le traitement de l'aménorrhée primaire doit être coordonné par un·e médecin compétent dans ce domaine. Dans certains cas, elle est provoquée par des anomalies chromosomiques comme le syndrome de Turner (quand un chromosome X est manquant ou anormal).

Dans d'autres cas, des particularités anatomiques comme un utérus absent ou des excès de tissus qui bloquent le saignement[2] empêchent le début des règles. Mais il existe un scénario où l'aménorrhée primaire est en réalité une AH : quand des adolescent·e·s font beaucoup de sport ou ont un TCA très jeunes et que leurs menstruations n'arrivent donc pas à un âge « normal ». Il s'agit bien dans ce cas d'une AH et tout ce dont nous parlerons dans le reste de ce livre s'applique à cette situation.

De nombreuses raisons peuvent aussi expliquer l'aménorrhée secondaire. Par exemple, le syndrome d'Asherman (des cicatrices dans l'utérus qui empêchent le saignement) peut en être responsable. Des maladies auto-immunes, certains médicaments et des problèmes de thyroïde, entre autres, peuvent entraîner l'arrêt des règles. Cependant, si les chapitres précédents vous concernent ne serait-ce qu'un peu, la recherche de diagnostic mènera probablement à l'aménorrhée hypothalamique.

Nous allons parler de la plupart des étapes à suivre et des tests à effectuer pour vérifier si vous avez l'AH mais, pour résumer, vous l'avez sûrement si vous présentez certains de ces symptômes[3] :

- un faible taux d'hormone lutéinisante (LH)
- un faible taux d'œstradiol avec un taux normal à faible d'hormone folliculostimulante (FSH)
- un endomètre trop fin (moins de 4 mm)
- des ovaires à l'apparence polykystique (chapitre 6)
- des antécédents de perte de poids, d'alimentation restrictive ou trop « saine » ou d'exercice physique fréquent

*Nico* : La recherche de diagnostic m'a paru horriblement longue. J'avançais d'un pas de fourmi, puis j'attendais pendant une éternité . . . Puis un autre pas de fourmi et l'attente recommençait.

J'ai arrêté la pilule en juillet 2004, puis j'ai attendu d'avoir mes règles . . . sans résultat. Donc j'ai consulté mon médecin traitant en octobre. Elle a ordonné une prise de sang pour vérifier le fonctionnement de ma thyroïde et elle m'a prescrit du Provera (de la progestérone de synthèse, similaire au Duphaston) pour voir si cela provoquerait une hémorragie de privation (qu'on appelle souvent le « test aux progestatifs »). Aucune réaction. Ensuite, j'ai pris rendez-vous avec ma gynéco pour le mois de novembre. Elle a voulu refaire le test aux progestatifs, refaire un bilan sanguin et faire une échographie. J'ai fait l'écho au service de radiologie quelques jours plus tard (par chance, encore en novembre). Tout était bon, à part un endomètre fin. Comme le test aux progestatifs avait échoué deux fois, j'ai dû faire une IRM du cerveau pour voir si une tumeur de l'hypophyse était la source de mes problèmes. Non. Ensuite, j'ai pris de l'œstrogène et de la progestérone en décembre pour essayer de déclencher des règles. Elles sont arrivées en janvier. J'étais ravie de voir ENFIN du sang, mais inquiète qu'il ait fallu autant d'hormones pour y parvenir.

Ma gynéco m'a appelée en janvier pour m'annoncer que j'étais en aménorrhée hypothalamique et m'a orientée vers une endocrinologue spécialiste de la fertilité qui pourrait m'aider à tomber enceinte. J'ai eu énormément de chance d'obtenir un rendez-vous quelques semaines plus tard ! Elle a fait un autre bilan sanguin pour éliminer le SOPK et une autre échographie. Enfin, quand elle a obtenu les résultats, elle a validé le diagnostic d'AH et a donné le feu vert à une procréation médicalement assistée (PMA). Elle a estimé que les changements de style de vie n'auraient aucun effet car mes cycles n'étaient pas réguliers à l'adolescence. Si elle avait su ! Mais je parlerai de ça à un autre chapitre...

Votre parcours devrait commencer par un entretien avec votre médecin, un examen clinique et une prise de sang (attention, le labo remplira beaucoup de flacons). Le médecin devrait vous demander[5]:

- comment étaient vos cycles menstruels dans le passé
- si vous avez une galactorrhée (du lait dans les seins sans grossesse ni allaitement)
- vos antécédents de contraception
- si vous avez eu des événements stressants récemment
- quelles sont vos habitudes alimentaires et sportives
- si vous avez perdu du poids récemment
- les médicaments que vous prenez (certains médicaments comme les antidouleurs opiacés tels que la morphine ou le Tramadol ou des

antipsychotiques comme le Largactil ou la Compazine peuvent provoquer des irrégularités du cycle)[6]

Pendant l'examen clinique, le médecin va examiner votre poitrine, palper votre utérus et vos ovaires (pour exclure des anomalies physiques) et vérifier l'absence de poils à certains endroits (cela s'appelle l'hirsutisme et c'est un signe du SOPK).

Ensuite, votre médecin prescrit en général un test urinaire pour exclure la grossesse et un bilan sanguin pour vérifier le taux de FSH, de LH, de prolactine et de thyréostimuline (TSH). Le protocole d'évaluation de l'aménorrhée le plus récent ne recommande pas de tester le taux d'œstradiol ($E_2$), mais de nombreux médecins le font encore. La page suivante montre un exemple de résultats normaux et de ceux que l'on reçoit souvent si on est en AH. Nous avons aussi inclus certains résultats anormaux qui peuvent indiquer d'autres problèmes sous-jacents.

## Hormones et résultats typiques

| Hormone | Quel est son rôle ? | Résultat normal* | Résultat typique en cas d'AH | Autre résultat anormal |
|---------|---------------------|------------------|------------------------------|------------------------|
| Hormone folliculo-stimulante (FSH) | Maturation des ovules | 3–20 UI/L† | Faible à normal | Élevé; réserve ovarienne réduite/insuffisance ovarienne précoce |
| Hormone lutéinisante (LH) | Un pic provoque la libération de l'ovule (ovulation) | 2–15 UI/L | Faible à normal faible | LH > FSH indique un risque de SOPK ou une ovulation imminente (surtout si le test n'est pas fait pendant les règles) |
| Prolactine | Stimule la production de lait; inhibe FSH, LH et $E_2$[2] | 102-496 mUI/L | Normal | Un taux élevé peut indiquer un kyste hypophysaire ou une tumeur bénigne‡ |
| Thyréo-stimuline (TSH) | Stimule la sécrétion des hormones thyroïdiennes triiodothyronine (T3) et thyroxine (T4), qui contribuent à la régulation du métabolisme | 0,3–3 mUI/L | Normal | Élevé (hypothyroïdie) ou faible (hyperthyroïdie). Plage préférentielle entre 0,5 et 2,5 pour les personnes qui souhaitent concevoir[7] |

| Hormone | Quel est son rôle ? | Résultat normal* | Résultat typique en cas d'AH | Autre résultat anormal |
|---|---|---|---|---|
| Globuline liant les hormones sexuelles (SHBG) | Protéine produite dans le foie qui lie les hormones sexuelles et inhibe leur fonctionnement; empêche l'exposition aux androgènes | 40-120 nmol/L | Normal à normal élevé | Faible à normal faible associé au SOPK; entraîne plus d'androgènes libres |
| Œstradiol ($E_2$) | Sécrété par les ovules pendant leur maturation; entraîne une variation des taux de FSH et de LH | 114-332 pmol/L | Faible à normal faible | Un taux élevé peut indiquer une ovulation imminente |

*Nous avons indiqué les plages « standard ». Vous pouvez demander les plages de référence au laboratoire qui effectue votre bilan afin de comparer vos résultats.

† Beaucoup d'endocrinologues font des examens supplémentaires en cas de FSH supérieure à 12 UI/L car cela peut être un signe d'insuffisance ovarienne prématurée.

‡ Si votre taux de prolactine est élevé, vous devriez faire une IRM pour vérifier l'absence de kyste ou de tumeur sur votre hypophyse. PAS DE PANIQUE ! Ces excroissances sont fréquentes et presque toujours bénignes

Notre expérience avec de nombreuses personnes en AH confirme que le résultat qui prédit le mieux l'AH est un taux de LH faible, même s'il est possible d'avoir une AH avec un taux de LH normal. Le prochain graphique illustre cela avec les taux de LH et d'$E_2$ des participantes qui ont fourni ces informations.

- Le taux de LH est le plus révélateur : il est inférieur à la norme (< 2 UI/L) chez presque trois quarts des participantes à l'enquête. Le taux de LH augmente souvent pendant la guérison.
- L'œstradiol est inférieur à la normale pour la moitié des participants (< 75 pmol/L). Encore une fois, l'$E_2$ ne figure plus dans les critères de diagnostic pour l'AH et, en général, reste stable après la guérison. Mais comme il est souvent analysé, nous incluons ces données.
  - Pour montrer l'insignifiance de l'$E_2$, Nico avait un taux de 125 pmol/L au moment de son AH, de 99 pendant son cycle naturel, quand elle a eu son premier test de grossesse positif et plus récemment, de 84 après avoir eu des cycles réguliers pendant un an.

La répartition de la FSH est uniforme, entre 0 et 9 UI/L (non illustrée), ce qui présente peu d'importance pour le diagnostic. Néanmoins, un taux de FSH faible suggère une AH à un degré plus sévère (voir plus loin).

Récemment, une étude a montré que la SHBG est élevée chez les femmes atteintes d'AH, ce qui suggère qu'elle pourrait être un marqueur de l'AH[4].

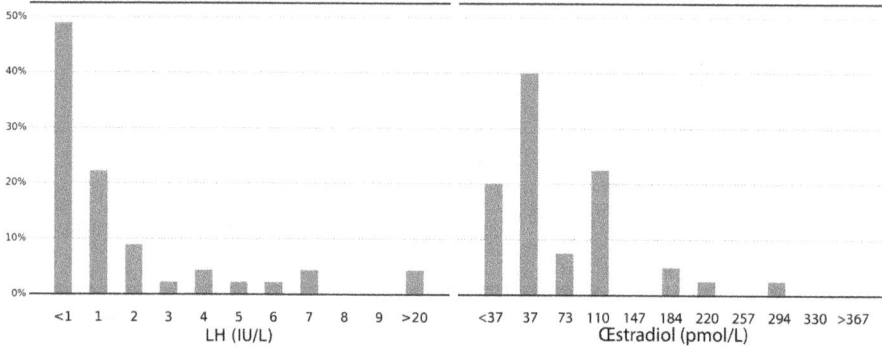

**Taux d'hormones des participantes à l'enquête pendant l'AH.** Ce schéma montre les taux de LH (45 personnes) (gauche) et d'œstradiol/$E_2$ (40 personnes) (à droite) des participantes qui ont fourni ces informations. La LH est inférieure à 2 UI/L pour 72 % des participants (médiane : 1,6 UI/L). Il s'agit d'un résultat fréquent en cas d'AH. Deux participantes avec une suspicion de SOPK ont des taux > 20 UI/L. On retrouve souvent des taux d'$E_2$ dans la moyenne basse, avec une médiane de 70 pmol/L.

Un autre outil fréquent de diagnostic est le « test aux progestatifs ». Il s'agit d'une prescription de progestérone de synthèse, comme le Duphaston, pour imiter un cycle menstruel. Lors d'un cycle classique, le taux de progestérone augmente après l'ovulation pour préparer l'utérus à un ovule fécondé. S'il n'y a pas de grossesse, le taux de progestérone diminue et les règles arrivent. Le progestatif imite ce phénomène de manière artificielle. Le but est de prendre de la progestérone pendant 5 à 10 jours pour voir s'il provoque des saignements au moment de l'arrêt. Le protocole standard est d'attendre deux semaines pour voir s'il y a des pertes brunes ou des saignements, mais lors de notre enquête, toutes les participantes à l'enquête (sauf une) qui ont eu des saignements de privation suite à la prise de progestatifs les ont eus dans les huit jours après la fin de la prise. Près de 18 % (48/256) ont réagi au progestatif (comme le Duphaston), c'est-à-dire qu'elles ont eu des saignements. Cela indique un degré d'AH moins sévère. L'absence de saignements suggère une réduction plus lourde du système reproducteur, qui manque d'œstrogène pour constituer un endomètre; l'AH est alors plus installée. La sévérité de l'AH est basée sur la réaction aux progestatifs et au clomifène[8] :

- AH de premier degré (le plus léger) : Vous saignez après avoir pris un progestatif et du clomifène.
- AH de degré 2 (modéré) : Vous saignez après avoir pris un progestatif mais ne réagissez pas au clomifène.
- AH de degré 3 (sévère) : Vous n'avez pas de saignements de privation après avoir pris un progestatif (ou du clomifène).

Si vous ne saignez pas après l'arrêt du progestatif, votre médecin peut vous prescrire des œstrogènes pendant trois à quatre semaines, avec du Duphaston pendant la dernière semaine. La différence avec le test aux progestatifs décrit plus haut, c'est que l'œstrogène fait épaissir votre endomètre afin d'avoir des menstruations après la prise du Duphaston. Les saignements indiquent aussi l'absence d'obstruction, de cicatrices utérines ou d'anomalies anatomiques qui peuvent les empêcher. Si vous avez eu des saignements récents en prenant la pilule, la combinaison d'œstrogène et de progestérone n'est pas forcément nécessaire. Si vous n'avez pas eu de saignements récents ou de règles avec l'association œstrogène/progestérone, votre médecin va faire d'autres examens pour déterminer s'il existe d'autres problèmes. On entend parfois que l'association œstrogène/progestérone « relance » les cycles menstruels, mais c'est faux.

Il est aussi fréquent de faire une échographie pendant le processus de diagnostic. C'est une échographie vaginale, ce qui peut être déroutant quand on ne s'y attend pas. Le/la technicien·e place un préservatif avec du gel à échographie sur une sonde et l'insère délicatement dans votre vagin. Ce n'est pas très agréable car la sonde est manipulée pour observer l'utérus et les ovaires sous différents angles. Ensuite, l'échographiste vérifie l'absence d'anomalies, mesure l'épaisseur de l'endomètre et compte le nombre de follicules (des petits sacs qui contiennent les ovules) en examinant leur répartition dans les ovaires. Un cycle menstruel commence avec plusieurs petits follicules qui sont stimulés par la FSH et grandissent. Un seul follicule finit par dominer et désactive les autres. Un pic de LH entraîne la libération de l'ovule mature par les ovaires. Il commence alors son voyage vers votre utérus. Les ovaires des personnes avec une AH sont souvent décrits comme « polykystiques » car, faute d'ovulation, on remarque souvent de nombreux petits follicules à l'échographie. Si vos ovaires sont vraiment polykystiques (et répondent donc à la définition du chapitre 6), vous souffrez peut-être du syndrome ovarien polykystique (SOPK). Cependant, si vous vous retrouvez dans les premiers chapitres de ce livre, il est fort probable que vous n'ayez pas le SOPK mais plutôt une AH. D'autres analyses sanguines doivent être faites pour exclure ou confirmer le SOPK (chapitre 6). **À la fin de ce parcours d'obstacles, vous aurez peut-être un diagnostic « d'aménorrhée hypothalamique », aussi appelée « hypogonadisme hypogonadotrope (HH) ».**

> Lisa : Je repense à mon diagnostic d'AH à 39 ans (au bout de dix ans sans règles). J'ai consulté une nouvelle gynécologue pour ma visite annuelle et elle m'a parlé d'AH pour la première fois. Après un questionnaire rapide, elle m'a dit de me détendre, de regarder la télé et de manger de la glace. Dr B m'a garanti que mes cycles reviendraient et que ma densité osseuse remonterait sûrement. Honnêtement, je ne l'ai pas crue. La solution qu'elle suggérait, avoir un « mode de vie toxique », ne m'inspirait aucune confiance. Même si c'était MON mode de vie qui était toxique en réalité. Comment est-ce que je suis passée à côté de ça ? Le déni ! Je rejetais l'idée qu'il suffisait de prendre du poids et de faire moins d'exercice physique pour retrouver mes règles. Ça vous parle ?
>
> J'ai continué à négliger ma santé pendant deux ans, mais la possibilité de l'AH a fait son chemin petit à petit dans ma tête. J'ai enfin vu un endocrinologue en secret dans l'espoir de trouver une autre solution. C'est le premier qui m'a directement annoncé : « Oh, vous avez définitivement une aménorrhée hypothalamique pour ces raisons. » Il a répété tout ce que j'ai appris sur le Forum et ça a ensuite été confirmé par un bilan sanguin et le manque d'épaisseur typique de mon endomètre.

Super, vous avez un diagnostic. Et maintenant ? Si un·e médecin, un·e ami·e ou un article sur internet vous a suggéré que vous pourriez aussi souffrir du SOPK, lisez bien le chapitre 6 le moment venu (c'est très important car l'AH est souvent diagnostiquée à tort comme SOPK). Le chapitre 5 va couvrir l'aménorrhée hypothalamique en profondeur. Pour le moment, il est tout à fait normal d'avoir des émotions mitigées en découvrant la cause de votre problème. Steph et d'autres participantes décrivent comment elles se sont senties au moment du diagnostic :

> Steph : Je me suis rendue à mon premier rendez-vous chez l'endocrinologue avec l'estomac noué. J'ignorais quel serait le diagnostic, mais je me doutais de ce qu'on allait me dire de faire. Même si je m'y attendais, même si mon corps criait depuis des mois, je me suis fermée quand le médecin a prononcé ces mots. J'ai croisé les bras et je me suis préparée à lui rentrer dedans. Je refusais de le croire, je ne pouvais pas le croire. En sortant, je suis montée dans ma voiture et j'ai pleuré sans m'arrêter. Je m'apitoyais

sur mon sort. Je me sentais trahie. J'avais déjà guéri d'un TCA et maintenant ça ? Quoi ?! Même si je m'attendais au diagnostic, l'entendre n'a pas
été facile et il m'a fallu du temps pour accepter les changements que je
devais faire.

*Sara* : Au départ, je me suis sentie soulagée de savoir ce qui « clochait »
chez moi, étant donné que le SOPK (mon diagnostic initial) paraissait
insensé. Puis je me suis sentie furieuse de m'être mise dans cette situation.
Ensuite, la frustration et l'impatience ont pris le pas quand j'ai commencé
les changements de style de vie. À présent, je vois ce diagnostic comme
une chance qui m'a permis de beaucoup apprendre sur moi-même, mais
les premières étapes ont été très difficiles.

*Amy S* : Je n'ai pas été surprise. Au fond, je savais que cela arriverait
quand j'ai arrêté la pilule. Ce que je n'avais pas réalisé, c'est à quel point il
serait difficile de me forcer à affronter cette haine de mon propre corps.
C'était très dur et j'ai eu peur de ce que j'avais fait à mon corps. J'étais
aussi en colère contre moi-même pour ce que j'avais fait. Je me sentais
perdue face à cette épreuve et j'avais très peur de ne jamais avoir d'enfants.
Mais ça a été l'épreuve à la fois la plus dure et la plus belle de ma vie.

*Jessica V* : Agacée, je me disais « ces gens veulent juste que je prenne du
poids. Personne ne me comprend, etc. » Des pensées irrationnelles qui
semblaient alors logiques pour mon esprit perturbé.

*Tammy* : Soulagée, puis ravie de planifier ma guérison. Heureuse de savoir que je pouvais faire quelque chose pour en sortir.

*Helen* : Je n'ai jamais reçu de diagnostic. Le forum m'a permis de m'auto-
diagnostiquer et de guérir. Tous les médecins me disaient que mon aménorrhée était « inexpliquée » ! Grrrrr.

*Shyanne* : Émue, mais heureuse que ce ne soit plus le SOPK. Heureuse
de savoir (grâce au Forum) que je pouvais agir immédiatement. Je ne me
suis pas sentie impuissante.

*Danielle* : Choquée et en colère car j'avais mentionné l'absence de règles
à ma gynécologue dix ans plus tôt. Elle avait répondu que la plupart des
athlètes ne les avaient pas, que j'allais bien et que j'ovulais probablement.
Elle m'avait dit que les règles n'étaient pas nécessaires pour ovuler et qu'il
ne fallait pas que je m'inquiète. Et je l'ai crue ! [Remarque : ce médecin
a tort. Une ovulation est suivie de règles, sauf en cas d'anomalies anatomiques; cf. chapitre 5.]

*Emily S* : Je me suis sentie un peu comme une machine « cassée », mais
aussi contente de mettre un nom sur un problème que je pourrais donc

commencer à traiter. Je pense que la plupart des personnes en AH sont des perfectionnistes dans de nombreux domaines, donc beaucoup ont dû ressentir la même chose.

*Kathryn* : Soulagée. Après avoir cherché sans fin des réponses, j'en avais enfin une. J'ai passé des années à consulter plusieurs gynécos et endocrinologues et mon endocrinologue a fini par me dire : « vous êtes trop maigre ».

*ReAnn* : Frustrée, car j'avais les mêmes habitudes depuis 13 ans et que je n'ai reçu un diagnostic qu'à 30 ans, après l'arrêt de ma pilule.

*Chrissy* : Je me suis sentie très frustrée, car je ne faisais pas trop d'exercice physique et je n'étais pas en « sous-poids », même si je savais au fond que je ne mangeais pas assez et que l'IMC de 18,1 que je maintenais ne me suffisait pas. Mais je me suis sentie soulagée car ce n'était pas définitif et je savais qu'il était POSSIBLE que je tombe enceinte.

*Louise* : Je me suis sentie en colère, car je n'étais toujours pas mince et j'avais fait énormément d'efforts pour perdre 30 kg. Ça paraissait absurde et injuste.

*Kira* : J'étais en colère contre moi-même d'avoir fait subir cela à mon corps, étant donné que mon corps sera probablement toujours plus sensible à la restriction et à l'exercice physique. D'une certaine manière, j'étais aussi contente d'avoir enfin une raison pour affronter mes démons et me remettre complètement sur le plan mental et sortir de la quasi-guérison dans laquelle je vivais depuis des années.

*Leah* : Je m'étais déjà autodiagnostiquée des mois plus tôt, donc j'étais agacée de devoir passer par tous les examens approfondis (maintenant que je travaille dans une clinique de fertilité, je sais que c'est la routine).

*Julie B* : Je me suis sentie nulle. Aussi en colère contre moi-même et persuadée que je n'aurais jamais d'enfants. Les médecins m'ont dit que je ne pourrais ovuler qu'avec des médicaments.

*Deanna* : J'étais contrariée de ne pas avoir été diagnostiquée par mon médecin et je lui en voulais. Ensuite, j'ai réalisé que je m'étais diagnostiquée toute seule et j'ai fait les changements nécessaires et, lors du rendez-vous suivant, je ne rentrais plus dans la définition médicale de l'AH. Mes taux d'hormones augmentaient et j'avais des saignements suite à la prise de Duphaston. Même si je voulais TELLEMENT ce diagnostic pour valider tous mes efforts, je ne l'ai (en fait) jamais obtenu. Mais il m'a fallu du temps pour accepter cela et pour ne pas en vouloir à mon médecin de ne pas avoir posé de diagnostic parce qu'il ne croyait pas au Plan d'Action Menstruations (All In), alors qu'il était efficace !

Il n'est pas toujours simple de diagnostiquer correctement l'AH. Certain·e·s ont de la chance et reçoivent rapidement le diagnostic adéquat. D'autres entendent les médecins leur dire que leur absence de règles ne s'explique pas ou qu'on ne peut rien y faire à part prendre la pilule ou des hormones pour prévenir la baisse de densité osseuse, puis utiliser des médicaments pour concevoir le moment venu. Dans d'autres cas, les patient·e·s reçoivent un diagnostic de SOPK et partent dans la mauvaise direction (chapitre 6). Vous réalisez probablement à la lecture de ce chapitre que poser le bon diagnostic prend du temps et que cette période d'incertitude peut être très frustrante si vous n'avez pas de ressources pour vous aider. Par ailleurs, l'AH semble être beaucoup moins connue en dehors des États-Unis et les femmes reçoivent souvent un diagnostic « d'aménorrhée inexpliquée » sans rien derrière. Nous souhaitons que votre expérience soit différente. Ce chapitre et le reste du livre sont destinés à vous armer des connaissances nécessaires pour savoir ce qui vous attend et vaincre l'AH.

## Examens complémentaires

Vous vous posez peut-être des questions sur d'autres prises de sang que les médecins demandent parfois pendant la recherche de diagnostic. Nous aborderons l'AMH plus en détail dans le deuxième volume. Mais notez d'ores et déjà qu'un taux faible d'AMH ne suffit PAS à diagnostiquer une réserve ovarienne insuffisante, en particulier si les taux de vos autres hormones sont faibles; l'AMH peut être affectée par les taux de FSH et de LH. Si le nombre de petits follicules présents en début de cycle (les follicules antraux) est considéré « dans la norme », le taux d'AMH est probablement une aberration[9], surtout s'il est associé à un taux de FSH faible ou normal (Volume 2). Une réserve ovarienne faible est possible si votre taux d'AMH et votre compte de follicules antraux de base sont faibles alors que votre FSH est élevée. D'autre part, un niveau élevé d'AMH n'est pas suffisant pour diagnostiquer un SOPK, c'est une erreur courante de diagnostic (chapitre 6)

## Hormones complémentaires et résultats attendus

| Hormone | Quel est son rôle ? | Résultat normal | Résultat anormal |
|---------|---------------------|-----------------|------------------|
| Hormone antimüllérienne (AMH) | Sécrétée par de petits follicules dans les ovaires | Normal à élevé* | Un taux faible peut indiquer une réserve d'ovules faible et suggère un traitement de fertilité plus agressif. Un taux élevé indique un grand nombre de follicules; suggère des précautions avec les traitements de fertilité pour éviter le syndrome d'hyperstimulation ovarienne (SHSO). |
| Progestérone (P4) | Sécrétée après l'ovulation; aide au maintien de l'endomètre | <10 nmol/L sauf si l'ovulation a eu lieu récemment | Aucun taux n'est considéré comme « anormal » |

*Les plages pour l'AMH sont en cours de développement et dépendent de l'âge. Le laboratoire fournit ces informations.

## En résumé

Nous avons décrit plusieurs examens souvent prescrits pour expliquer l'absence de vos règles. Les clés d'un diagnostic d'AH sont :

- Un taux de LH faible à normal
- pas de saignements en réponse à un test aux progestatifs
- un endomètre fin à l'échographie
- pas de grands follicules « dominants » dans vos ovaires
- beaucoup de petits follicules

La bonne nouvelle, c'est que si vous avez l'AH, vous *pouvez* guérir ! Tant que vous êtes prêt·e à consacrer des efforts et du temps à changer vos habitudes et votre façon de voir les choses.

> Lisa : Bon, rien d'incroyable ici à part des instructions en béton pour des examens spécifiques permettant de confirmer vos soupçons ou certitudes. Je souris en écrivant ces lignes car j'étais tellement dans le déni quand on m'a annoncé que j'avais une AH. Je pensais que c'était impossible. Je mangeais sainement et je ne faisais pas des heures de sport au quotidien. Ça me semblait complètement aberrant ! J'étais une coach en fitness, un gourou de la santé et de la nutrition et presque toutes mes amies trouvaient que j'étais l'icône de la bonne santé. (Ce qui est ironique, c'est que mes amis masculins cis-genre me suggéraient souvent de manger deux ou

trois hamburgers avec des frites.) Cela dit, si je n'avais pas été autant dans le déni, une absence de règles aussi longue et mon bilan sanguin anormal m'auraient forcément mis la puce à l'oreille. Et vous, êtes-vous dans le déni ?

# 5
# Aménorrhée hypo-QUOI ?

QUAND VOTRE MÉDECIN·E vous a annoncé que vous souffriez d'aménorrhée hypothalamique (aussi appelée hypogonadisme hypogonadotrope) ou que vos lectures vous ont mené·e à ce diagnostic, votre réaction initiale a sûrement été « mais qu'est-ce que c'est que ce truc ? » Des recherches sur internet pour essayer de comprendre ce qu'il se passe ne vous ont sûrement pas éclairé beaucoup plus sur la suite. Ce chapitre va vous donner un point de départ en abordant tout ce qu'il faut savoir pour comprendre l'AH : le fonctionnement habituel des cycles menstruels; leur lien avec votre alimentation, votre niveau de stress et votre routine sportive; et les raisons qui expliquent que vos cycles ne se déroulent pas comme ils le devraient en ce moment.

Si vous n'êtes pas un·e passionné·e de science, voici ce qu'il faut retenir : **l'hypothalamus contrôle votre système reproducteur et tente de réguler la quantité d'aliments que vous mangez**[1]. Si votre alimentation ne suffit pas à vous apporter assez d'énergie pour vos activités quotidiennes, que ce soit volontaire ou non ou si vous vous dépensez au point d'être en déficit énergétique, un message est rapidement envoyé à votre cerveau. Votre hypothalamus réagit alors en arrêtant votre système reproducteur pour tenter de conserver l'énergie nécessaire à des fonctions de l'organisme essentielles à votre survie, comme la respiration et la circulation sanguine par exemple. En résumé, votre cerveau refuse de communiquer avec vos ovaires tant que les conditions optimales pour une grossesse saine pour vous et votre bébé ne sont pas réunies.

Nous explorerons cela plus en détail dans les sections suivantes. Il est fascinant de voir que notre système de reproduction, de régulation de l'alimentation et de réponse au stress travaillent de concert pour nous protéger.

Inutile toutefois de se focaliser sur les détails. L'important, c'est de comprendre que la quantité de nourriture, le poids (ou le taux de masse graisseuse corporelle), l'exercice physique, le niveau de stress et la génétique sont des facteurs qui affectent fortement le système reproducteur. Ce que nous pensons de manière consciente importe peu : si l'hypothalamus détecte un mauvais équilibre nutritionnel ou un environnement stressant, il interrompt les cycles menstruels et empêche la procréation.

> Lisa : « *Ce que nous pensons de manière consciente importe peu.* » Vous comprenez ? Pendant l'AH, beaucoup d'entre nous se prennent pour Wonder Woman. Sérieusement, il ne nous manque que l'avion invisible, les bracelets en or à l'épreuve des balles et le lasso de vérité. En pleine AH, nous avons parfois l'illusion d'avoir le contrôle, de déborder d'énergie (généralement en raison de l'adrénaline ou des endorphines liées au sport) et d'être des machines de combat super efficaces. En réalité, l'hypothalamus, sourd à nos pensées, détecte le déséquilibre énergétique, l'augmentation du stress et la diminution du poids ou de la masse graisseuse et dit : « Hé princesse, finies les pirouettes, tu n'es pas Wonder Woman ! » et met le holà sur la production d'hormones. Enfin, pas tout à fait : il tente d'atteindre à nouveau l'équilibre en arrêtant ou en ralentissant les systèmes superflus comme les cycles menstruels. En bref, Wonder Woman n'a plus assez d'énergie pour les pirouettes.

## Définir l'AH

L'hypothalamus est une petite région du cerveau qui fait la taille d'une amande. Il collecte des informations venant d'autres zones du cerveau, du système nerveux et de la composition hormonale du sang. Après les avoir traitées, il libère d'autres hormones qui contrôlent l'apport alimentaire, la température corporelle, le sommeil, la soif et le système reproducteur[2].

Nous avons déjà parlé de l'aménorrhée : c'est le terme technique utilisé pour décrire l'absence de règles. Littéralement, cela veut dire « sans flux menstruel » : a(sans) – mén(menstruel) – o – rrhée(flux). Comme l'hypothalamus commande activement le cycle menstruel, on obtient le terme « aménorrhée hypothalamique » : une absence de règles causée par des signaux particuliers de l'hypothalamus. N'oubliez pas que tous les cas d'aménorrhée ne sont pas dus à l'hypothalamus. Il est important de consulter un·e médecin pour écarter d'autres causes (chapitre 4).

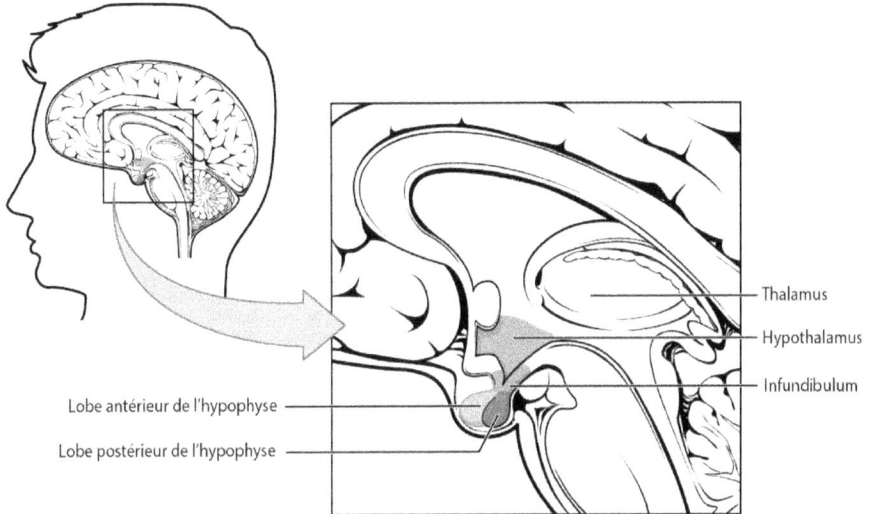

**Centres de commande du cerveau.** Emplacement de l'hypothalamus (et de l'hypophyse, que vous allez bientôt découvrir) dans votre cerveau/Image réimprimée sous licence CC BY 3 : « 1806 The Hypothalamus-Pituitary Complex » par OpenStax College – Anatomy & Physiology[3].

Quelle est l'origine de ces signaux hypothalamiques particuliers et comment ont-ils provoqué la perte de vos règles ? Pour répondre à cette question, il faut d'abord comprendre le déroulement d'un cycle menstruel typique. Ensuite, nous aborderons la régulation de l'appétit, les effets de l'exercice physique et du stress ainsi que l'interaction entre tous ces systèmes[4]. Enfin, nous parlerons de ce qui se passe quand quelqu'un souffre d'une AH.

## Un cycle menstruel typique

Beaucoup de personnes prennent des contraceptifs depuis l'adolescence et ont connu peu de cycles naturels. Le collège remonte à si longtemps que nous avons tout oublié de nos cours de SVT ; des révisions s'imposent.

Un cycle menstruel régulier est stimulé par un ensemble de signaux hormonaux, négatifs et positifs, qui conduisent à la croissance, la maturation et la libération d'un ovule. En parallèle, l'endomètre ou muqueuse utérine se prépare pour permettre l'implantation d'un embryon. S'il n'y a pas d'implantation, la muqueuse est éliminée et le processus recommence. Les principaux acteurs hormonaux de ce cycle sont la FSH, la LH, la progestérone et l'œstrogène.

Les changements au cours du cycle sont interdépendants. Nous allons analyser ce qui se produit à chaque étape.

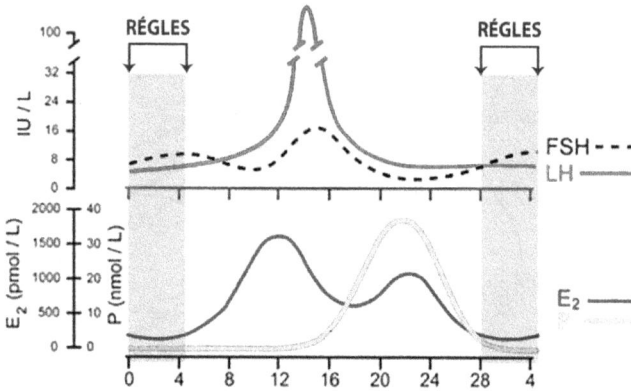

**Taux d'hormones reproductrices au cours du cycle menstruel.** Taux de gonadotrophines (*en haut*) : hormone folliculostimulante (FSH), permettant la croissance et la maturation de l'ovule et hormone lutéinisante (LH), entraînant l'ovulation. Taux d'hormones sécrétées par les ovaires (*en bas*) : l'œstrogène est sécrété par l'ovule en maturation et affecte les taux des gonadotrophines. La progestérone du corps jaune (ce qui reste du follicule après la libération de l'ovule au cours de l'ovulation) contribue à la préparation de l'endomètre pour l'implantation d'un embryon. Image réimprimée sous licence CC BY 3 : « Figure 28 02 07 » par OpenStax College—Anatomy & Physiology[5].

Tout d'abord, il faut savoir que nos cycles ont deux parties :

- Pendant la première partie, un ovule se développe et mûrit dans une structure en forme de sac, le follicule, au sein de l'ovaire. Cela s'appelle *la phase folliculaire*.

- Au milieu du cycle, le follicule éclate et libère l'ovule, qui se dirige alors vers l'utérus. La libération de l'ovule s'appelle l'ovulation.

- La deuxième partie du cycle, après l'ovulation, s'appelle la *phase lutéale* (PL). Pendant cette étape, l'ancien follicule (appelé un corps jaune) sécrète d'autres hormones comme la progestérone pour préparer l'endomètre à l'implantation d'un embryon.

- S'il n'y a pas de grossesse, le corps jaune se décompose et la sécrétion de progestérone s'arrête, ce qui entraîne la perte de la partie superficielle de l'endomètre (les règles). Le taux d'œstradiol baisse aussi pour signaler le début d'une nouvelle phase de croissance folliculaire et donc d'un nouveau cycle.

## Phase folliculaire

*1re étape* : Le cycle menstruel commence officiellement le premier jour des saignements (à différencier de légères pertes brunes, on compte le premier jour comme celui avec des pertes de sang « rouge »); c'est le jour 1 du cycle (J 1). À ce stade, les follicules qui contiennent des ovules, dans les ovaires, produisent un taux faible d'œstradiol ($E_2$), une forme d'œstrogène. L'$E_2$ circule dans le sang pour rejoindre l'hypothalamus, qui réagit en déclenchant la libération d'une autre protéine, l'hormone de libération des gonadotrophines hypophysaires (GnRH). Quand le taux d'$E_2$ est au plus bas, pendant la première partie du cycle (J 0 à 3, cf. graphique du bas), la GnRH sécrétée par l'hypothalamus est à son minimum et est libérée par de lentes impulsions. Cela conduit l'hypophyse (une autre partie du cerveau) à sécréter une petite quantité d'hormone folliculostimulante (FSH), qui aide l'ovule à se développer et à mûrir.

Pendant la phase folliculaire, le taux de FSH augmente légèrement, ce qui contribue au développement de l'ovule, qui produit alors de plus en plus d'œstradiol (J 4 à 12).

*2e étape* : Une fois que l'ovule est arrivé à maturation, autour des J 12-13, le taux d'œstradiol à présent élevé entraîne une augmentation de la fréquence des impulsions de GnRH. L'hypophyse libère alors une grande quantité d'hormone lutéinisante (LH) en plus de la FSH. Ce pic de LH (mesurable par les kits de prédiction d'ovulation) provoque l'éclatement du follicule et la libération de l'ovule environ 36 heures plus tard (J 12-16, cadre du haut). C'est le début de la deuxième partie du cycle menstruel, la phase lutéale (PL).

## Phase lutéale

*3e étape* : Après l'ovulation, le follicule devient le corps jaune et commence à produire de la progestérone, qui ralentit la production de LH en freinant à nouveau les impulsions de GnRH, tout en préparant l'utérus à une implantation potentielle. La progestérone augmente jusqu'au milieu de la PL (J 21) puis diminue à nouveau petit à petit (sauf en cas d'implantation d'un embryon). Le corps jaune sécrète également de l'œstradiol.

*4e étape* : La chute de progestérone à la fin du cycle (J 28) permet le début des saignements menstruels. La baisse de l'œstradiol provoque une augmentation de la sécrétion de GnRH par l'hypothalamus, ce qui redémarre tout le processus.

D'autres hormones entrent en jeu, comme les inhibines A et B, mais vous n'avez pas besoin de les connaître pour comprendre l'AH. Pour récapituler, dans un cycle normal.

1) Le J 1 est le premier jour des règles. La FSH augmente peu à peu, ce qui stimule la croissance d'un ovule.

2) Autour du J 12, l'ovule arrive à maturation et produit beaucoup d'œstrogènes, ce qui entraîne le pic de LH provoquant l'ovulation autour du J 14.

3) Après l'ovulation, le follicule devient un corps jaune. Il sécrète de la progestérone pour préparer l'utérus à l'implantation et à la grossesse, ainsi que de l'œstradiol pour maintenir l'endomètre.

4) S'il n'y a pas de grossesse, la progestérone diminue, l'endomètre se désintègre et l'œstradiol chute. Cela conduit à l'augmentation du taux de FSH et donc au début d'un nouveau cycle.

## Régulation de l'appétit

Ce qui complique les choses, c'est que les hormones reproductrices sont loin d'être les seules sources d'information de l'hypothalamus[6]. L'hypothalamus est en effet un centre de commande clé pour la régulation de la faim. Il reçoit des signaux hormonaux qui indiquent la nature et la quantité des aliments consommés ainsi que le stock d'énergie (graisse corporelle) disponible. Ces informations sont traitées par plusieurs neurones dans l'hypothalamus, qui tente ensuite d'encourager (ou décourager) l'alimentation pour équilibrer les besoins énergétiques avec l'apport énergétique. L'hypothalamus régule l'appétit en envoyant des signaux hormonaux qui stimulent la faim quand il est nécessaire de manger et d'autres qui indiquent qu'assez de calories ont été ingérées (la satiété). Dans le cas d'un mangeur intuitif, ces signaux s'équilibrent dans l'ensemble pour maintenir un poids stable.

**Hormones de régulation de l'appétit : la ghréline.** Après un repas, des hormones sont créées par les cellules de votre estomac, de votre intestin grêle et de votre côlon afin d'indiquer à votre cerveau la quantité de calories ingérées et s'il s'agit de protéines, de lipides ou de glucides. Le taux de ghréline (Ghr) augmente afin de stimuler l'appétit quand il y a peu de signaux calorifiques. L'hypothalamus contient des récepteurs de ghréline pour détecter l'augmentation des taux[7].

**Hormones de régulation de l'appétit : CCK et PYY.** L'intestin grêle et le côlon sécrètent d'autres hormones qui réagissent à chaque type de nutriment consommé[8]. La cholécystokinine (CCK) augmente en réponse aux protéines et le peptide YY (PYY) augmente après l'ingestion de lipides[9]. C'est notamment pour cela qu'il est important de manger des aliments variés pendant la phase de guérison (chapitre 9).

**Hormones de régulation de l'appétit : l'insuline.** L'insuline est une hormone importante fabriquée par le pancréas. C'est un indicateur de la quantité d'aliments consommés et de leur type[10]. Le taux d'insuline augmente après avoir mangé (en particulier des glucides simples, digérés rapidement) afin de contribuer à maintenir le taux de glucose dans une fourchette étroite. L'insuline est aussi affectée par votre taux de masse graisseuse; un taux élevé augmente le taux d'insuline[11]. Comme pour les autres hormones que nous avons décrites, l'insuline circule dans le sang jusqu'au cerveau et son taux est détecté par l'hypothalamus[12]. D'ailleurs, chez les personnes ayant un taux d'insuline faible chronique dû à un diabète de type 1 non contrôlé, ainsi que chez les animaux observés en laboratoire avec la même maladie, l'aménorrhée est fréquente. Ce qui montre que cette hormone seule peut bloquer le travail de l'hypothalamus[13].

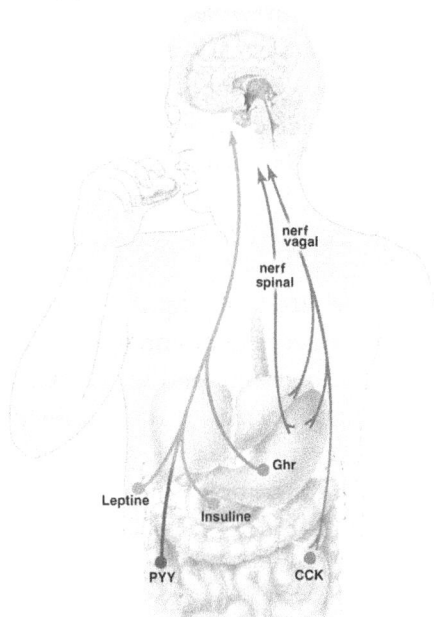

**Hormones et régulation de la faim.** Des hormones produites dans divers organes agissent sur l'hypothalamus, qui détermine la quantité que vous avez envie de manger. Parmi celles-ci, on retrouve la ghréline (Ghr) de l'estomac, la cholécystokinine (CCK) et le peptide YY (PYY) des intestins, l'insuline du pancréas et la leptine des tissus adipeux. Réimprimé avec la permission de Marx 2008[14]. Illustration de Katharine Sutliff.

**Hormones de régulation de l'appétit : la leptine.** Une hormone n'a pas encore été mentionnée : la leptine. Vous avez peut-être entendu parler d'une association entre la leptine et l'AH[15]. La leptine est sécrétée par les cellules adipeuses et signale la quantité de graisse disponible sous forme de réserves graisseuses à l'hypothalamus[16]. Quand il y a peu de graisse corporelle, le taux de leptine est faible. En cas de perte de poids, le taux de leptine diminue. Dans ces deux cas, l'hypothalamus vous encourage à manger plus (en augmentant les signaux de faim) car vous avez besoin de plus d'énergie. Certain·e·s d'entre vous sont capables de reconnaître ce phénomène et ressentent la faim. D'autres n'arrivent cependant pas à identifier ces signaux physiologiques de faim en raison de troubles alimentaires chroniques.

**Hormones de régulation de l'appétit : le glucose.** Enfin, le glucose, fabriqué par le foie à partir de la décomposition des aliments ingérés, est aussi détecté par l'hypothalamus[17]. Les neurones qui réagissent au glucose détectent très précisément si le taux est inférieur à la normale. Cette sensibilité est aussi affectée par les taux d'insuline et de leptine[18].

**Hormones de régulation de l'appétit : synthèse.** Beaucoup d'autres hormones et molécules sont impliquées dans la régulation de l'alimentation et de l'appétit, mais nous avons décrit les principales. Il n'est pas essentiel de connaître le rôle de chaque molécule. Ce qu'il faut vraiment retenir, c'est que l'hypothalamus surveille étroitement ce que vous mangez et en quelle quantité. Il est possible de cibler chaque molécule et chaque mécanisme pour favoriser la guérison de l'AH (chapitres 8-9).

## Stress et exercice physique

Le stress psychologique et le stress physique (le sport) peuvent aussi agir sur l'hypothalamus. Vous avez sûrement entendu parler de personnes qui avaient perdu leurs règles pendant une période de stress psychologique intense. Les taux d'un groupe d'hormones dont nous n'avons pas encore parlé augmentent pendant les périodes de stress[19]. Ces hormones comprennent la corticolibérine (CRH), l'hormone adrénocorticotrope (ACTH) et le cortisol. Comme pour les hormones liées à l'alimentation, l'hypothalamus détecte les hormones du stress[20]. L'hypophyse participe aussi à leur régulation[21]. Plusieurs études ont montré que les personnes en AH ont un taux élevé de cortisol dans le sang[22] et dans le liquide céphalo-rachidien[23], ce qui suggère un effet direct du trouble sur le cerveau. On remarque que les personnes qui souffrent d'AH ne réalisent pas toujours qu'elles sont stressées, mais que les exigences élevées qu'elles s'imposent peuvent générer beaucoup d'anxiété sous-jacente[24].

Il a aussi été prouvé que l'exercice physique augmente autant le taux de cortisol que le stress mental[25]. Ainsi, une étude a révélé que le sport à 60 % et à 80 % de la capacité maximale (intensités modérée et élevée) augmente le taux de cortisol de respectivement 40 % et 83 %[26]. On pense souvent que le sport contribue à réduire le stress[27], probablement car l'activité physique intense produit de l'endorphine[28]. En réalité, le taux de cortisol augmente et le cerveau ressent un stress supplémentaire.

Oui, vous avez bien lu. *Le sport est une forme de stress*, surtout si vous êtes sous-alimenté·e. Difficile d'accepter ce concept. Vous vous dites peut-être : « Mais . . . Je fais du sport pour réduire mon stress ! » Comme beaucoup. Cependant, en ce moment, à chaque fois que vous pratiquez du sport à haute intensité, votre cerveau reçoit des messages suppressifs. L'exercice physique peut effectivement réduire le stress chez les personnes qui ont des cycles réguliers, mais c'est un facteur qui participe à la suppression du système reproducteur en cas d'AH.

En parlant de sport et de stress, plusieurs études[29] ont montré que des cycles menstruels anormaux sont présents chez 48 % à 79 % des femmes qui font trois heures d'exercice physique par semaine ou plus*, même si elles ont leurs règles. Cela comprend l'absence d'ovulation (anovulation) et des anomalies de la phase lutéale (PL), comme une PL raccourcie (inférieure à 10 jours) ou avec peu de progestérone. Des symptômes comme des taux d'œstrogène et de progestérone qui n'augmentent pas, une anovulation, des faibles niveaux de progestérone et une absence de phase lutéale signifient que le corps n'obtient pas les bénéfices de ces hormones (voir chapitre 7). Il a par ailleurs été prouvé que tout cela nuit à la capacité à tomber enceinte[30]. Comme nous avant notre diagnostic, êtes-vous choqué·e par l'idée que trois heures d'exercice physique par semaine suffiraient à perturber les cycles ? Pour certain·e·s parmi nous, c'est une seule journée d'entraînement !

## Quand on additionne les indices . . . on obtient l'AH

> Steph : Pfiou, ça fait beaucoup. C'est un chapitre corsé pour quelqu'un qui détestait les cours de sciences. Nicola explique super bien les choses et, après l'avoir relu plusieurs fois, je comprends. Cela dit, je me sens

---

* Les femmes dans ces études avaient un poids stable mais leur apport calorique n'a pas été contrôlé ; elles manquaient peut-être d'énergie

quand même dépassée . . . Si vous êtes dans le même bateau, faites une petite pause et reprenez. Ou, encore mieux, je vous encourage à lire ces derniers paragraphes. C'est là que tout prend son sens. Ne passez pas à côté, vous ne le regretterez pas !

Nous arrivons maintenant à la partie la plus intéressante : l'interaction entre ce que vous mangez, vos habitudes sportives, votre niveau de stress et votre système reproducteur. Jusqu'ici, nous vous avons appris que :

- Votre système reproducteur est commandé par votre hypothalamus et produit des hormones qui affectent l'hypothalamus. Il s'agit d'une interaction cyclique avec une influence réciproque.

- C'est la même chose pour ce que vous mangez. L'hypothalamus est à l'origine des signaux qui vous font ressentir la faim et la satiété, tandis que les repas produisent d'autres hormones qui affectent l'hypothalamus en retour.

- Les taux de cortisol et d'autres hormones connexes augmentent avec le stress psychologique et le sport.

- Enfin, les cellules adipeuses produisent des hormones qui indiquent la quantité de réserves de graisse à l'hypothalamus.

Tous les liens entre ces systèmes (reproduction, alimentation, stress et réserves de graisse) ont lieu dans l'hypothalamus. D'abord, les neurones qui dirigent la décharge de GnRH de l'hypothalamus sont contrôlés directement par certains de ces flux hormonaux[31]. Le cortisol (qui augmente avec le stress et l'exercice physique[32]), le glucose, la leptine et l'insuline (affectés par ce que vous mangez[33]) se lient directement aux cellules GnRH et agissent sur la vitesse de « déclenchement » des signaux nerveux, ce qui influe sur la production de FSH et de LH[34].

Ces hormones s'associent aussi à des neurones liés à l'alimentation pour réguler l'apport alimentaire, communiquer avec les neurones de la reproduction et les influencer[35]. **Perdre de la masse graisseuse, avoir tout le temps faim, ressentir du stress et faire de l'exercice physique . . . Voici des facteurs susceptibles d'entraîner une diminution de la communication avec les neurones reproducteurs.** Quand il y a moins de signaux, le taux de FSH reste à la normale, donc la maturation de l'ovule ne démarre pas . . . et une AH apparaît[36]. Les neurones sont aussi affectés par la création et la destruction permanente de connexions entre les cellules (synapses) en réponse à des hormones comme l'$E_2$[37] et la leptine[38]. Enfin, les hormones du stress peuvent altérer les hormones reproductrices d'autres façons. Par exemple, le cortisol inhibe directement la sécrétion de LH par l'hypophyse[39].

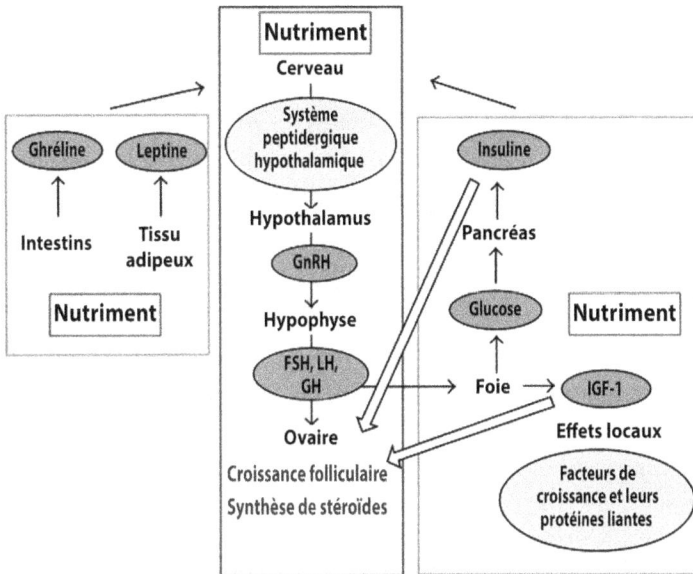

**Interrelation entre nutrition et reproduction.** Voici les différentes manières dont les nutriments affectent l'hypothalamus. «Le système peptidergique hypothalamique» fait référence aux signaux échangés entre les neurones de l'hypothalamus (par des petites protéines appelées peptides) et l'hypophyse. Image réimprimée sous licence CC BY 3.0 de Garcia-Garcia RM (2012)[40].

Souvenez-vous que les niveaux de graisse corporelle, d'apport alimentaire, d'exercice physique, etc., n'ont pas besoin d'être extrêmement élevés ou faibles pour affecter la communication entre les hormones et l'hypothalamus. Nous sommes tou·te·s uniques, avec des sensibilités différentes; tout changement potentiel peut avoir un impact sur les cycles menstruels.

## En résumé

Un réseau complexe d'hormones informe l'hypothalamus de l'état du corps. Quand la nourriture est abondante, qu'il y a assez d'énergie pour le sport et que le stress psychologique est raisonnable, le cycle fonctionne comme il le devrait. Cependant, chacun de ces facteurs, associé éventuellement à une perte de poids rapide ou importante, peut perturber l'équilibre hormonal et provoquer l'arrêt des règles :

- masse graisseuse faible/réduite
- calories insuffisantes pour les fonctions quotidiennes
- sport, en particulier à haute intensité
- stress aigu ou chronique

Non seulement les niveaux d'hormones sont modifiés, mais les connexions entre les neurones changent selon les informations reçues[41]. Le résultat : **pas de signaux pour stimuler la croissance d'un ovule, donc pas d'ovulation . . . et pas de cycle menstruel**. L'élément clé, c'est que tous ces processus sont contrôlés au même endroit. Cela permet de comprendre facilement pourquoi le manque d'énergie et le sport ou le stress peuvent éliminer les cycles. Il s'agit d'une aménorrhée hypothalamique.

Honnêtement, ce n'est pas grave si vous oubliez ces détails ou si vous ne les comprenez pas. L'important, c'est que ces systèmes sont étroitement liés. Par conséquent, ce que nous mangeons, notre stress et le sport ont des effets profonds sur nos cycles.

*Clover* : Quand je lis ces paragraphes, je ne peux pas m'empêcher de repenser à l'époque où je REFUSAIS d'accepter une solution à mon AH. J'ai continué à me rebeller, mais je ne pouvais plus feindre l'ignorance car j'avais reçu les mêmes informations que vous et peut-être même plus.

Personne ne peut vous convaincre d'abandonner vos mécanismes d'adaptation néfastes (excès de sport) ou votre désir de garder le contrôle et de rester dans votre zone de confort (poids et habitudes alimentaires). Ce que nous pouvons faire, c'est partager nos propres expériences et celles des autres. Vous voyez, pour moi, rester dans ma zone de confort m'a empêché d'avoir des règles pendant LONGTEMPS. Comme certain·e·s d'entre vous, je ne voulais pas changer. J'aimais bloquer mes émotions en courant énormément, en restreignant mon alimentation et en m'isolant . . . Pour moi, c'était la liberté, mais je réalise à présent qu'il s'agissait d'une sorte de prison auto-imposée. Je pensais que j'étais différente et que je pouvais échapper aux conséquences de l'absence de règles. Je me suis persuadée que, dès que je déciderais de reprendre du poids pour avoir des enfants, mon corps repartirait tout de suite par ma seule volonté. Et pourquoi pas ? Mes ami·e·s et partenaires de sport répétaient en boucle que j'étais « super en forme ». Pendant longtemps, mes choix portaient sur moi, mes affaires, mon temps, etc. Je n'ai jamais pensé que je privais mon mari d'un enfant et mes parents de la possibilité d'être grands-parents ou de la possibilité très réelle d'accabler mon mari avec le fardeau d'une épouse ostéoporotique. Tout cela parce que j'étais bien dans ma zone de confort, que j'aimais ce que je faisais et que je REFUSAIS de changer.

# 6
# La confusion AH/SOPK

QUAND UNE PERSONNE n'a pas ses règles, les médecins effectuent une recherche de diagnostic pour trouver l'origine du problème (chapitre 4) : un historique complet, un examen clinique, un bilan hormonal et parfois une échographie des ovaires et de l'utérus. Un diagnostic est alors proposé en fonction des résultats; bien souvent l'aménorrhée hypothalamique. Cependant, un autre trouble, le syndrome des ovaires polykystiques (SOPK), concerne de 12 % à 18 % de la population[1] et présente parfois des symptômes similaires à l'AH. Ce syndrome fait donc naturellement partie des causes envisagées en cas d'absence de règles.

Dans ce chapitre, nous allons expliquer comment diagnostiquer correctement le SOPK de l'AH et aborder les traitements et problèmes à long terme liés au SOPK. Voici la version condensée pour ceux·elles qui n'ont pas envie de lire des centaines de pages de recherches : les médecins diagnostiquent souvent un SOPK en situation d'aménorrhée et si, à l'échographie pelvienne, ils constatent la présence de nombreux petits follicules (des structures qui contiennent les ovules) sur les ovaires. Cependant, ces deux facteurs ne suffisent PAS à diagnostiquer le SOPK plutôt que l'AH ! Surtout s'il existe des facteurs de risque d'AH[2], recensés dans les chapitres précédents. Dès lors, si on vous a dit que vous aviez le SOPK, assurez-vous qu'il n'y a pas eu d'erreur de diagnostic en posant les questions supplémentaires que nous allons évoquer dans ce chapitre.

> *Kelli* : Par où commencer ? Je vais aller droit au but... Personne ne connaît votre corps aussi bien que vous. Quel que soit votre diagnostic, vous savez mieux que quiconque comment vous traitez votre corps. Avez-vous restreint votre alimentation ? Avez-vous fait des excès de sport ? Avez-vous déjà eu un poids faible ou perdu du poids rapidement avec un déficit calorique important ? Les personnes qui ont l'AH peuvent entendre tout et son contraire. Pendant mon parcours, un endocrinologue spécialisé en reproduction a posé un diagnostic de SOPK, deux autres d'AH et un autre de dysfonctionnement thyroïdien. Ils avaient tous plus ou moins raison. Effectivement, mes ovaires sont en apparence polykystiques. POURQUOI ? Parce que mes ovules ne sont pas libérés, donc ils attendent patiemment. Oui, mes taux d'hormones thyroïdiennes sont anormaux mais, quand j'analyse les résultats, je réalise que c'est ma T3 qui est faible... Le marqueur de la « maladie » et de la « famine », donc non, je n'ai pas de dysfonctionnement thyroïdien. J'ai forcé mon hypothalamus à ralentir mon métabolisme pour me maintenir en vie et donc à arrêter mon système reproducteur. Je pourrais croire que j'ai le SOPK, suivre les recommandations médicales, me lancer dans une PMA, prendre de la metformine pour réduire mon taux de sucre dans le sang et continuer à faire de l'exercice de manière obsessive en mangeant très peu de glucides. J'adorerais y croire et conserver mes habitudes destructrices... Mais je connais la vérité : j'étais sous-alimentée et je faisais du sport tous les jours. J'ai perdu du poids, j'étais trop mince pour mon corps et c'est pourquoi mes règles se sont arrêtées.

## Le SOPK, c'est quoi ?

Le SOPK est un trouble hormonal qui se manifeste de différentes façons selon les personnes. Voici certains problèmes et symptômes courants provoqués par le SOPK :

- Excès d'hormones typiquement « masculines » comme la testostérone, entraînant des effets secondaires physiques comme une forte pilosité (hirsutisme) et de l'acné.
- Résistance à l'insuline : l'organisme ne réagit pas correctement à la production d'insuline participant à l'absorption du sucre (le glucose) et produit plus d'insuline pour essayer de surmonter cette résistance. À long terme et sans traitement, cela peut finir par déclencher du diabète.

- Problèmes d'ovulation : des taux anormaux d'androgènes peuvent empêcher la libération de l'ovule et générer des troubles de la fertilité.

Le SOPK est souvent perçu comme un trouble réservé aux personnes grosses* car le déséquilibre hormonal fait souvent prendre du poids et empêche d'en perdre. Cependant, environ un tiers des personnes qui ont le SOPK ont un IMC inférieur à 25[3]. Le terme « SOPK maigre » est parfois utilisé, mais le trouble et les procédures de diagnostic sont identiques. La distinction se fait uniquement sur la morphologie, ce qui reflète la grossophobie dans le domaine médical. Une prise de poids chez une personne qui souffre du SOPK peut être la conséquence du déséquilibre hormonal et de problèmes à long terme ; voir la section Risques du SOPK sur le long terme.

## Diagnostic du SOPK

Ces dernières décennies, il y a eu plusieurs tentatives d'élaboration de critères standardisés de diagnostic du SOPK incluant l'ensemble des symptômes. La norme actuelle des « critères Rotterdam » a été définie par des experts du domaine[4] et votée par les participant·e·s d'un atelier de consensus organisé à Rotterdam par la Société européenne de reproduction humaine et d'embryologie et l'American Society of Reproductive Medicine[5]. Selon cette norme, deux des trois éléments suivants permettent d'établir un diagnostic de SOPK[6]:

1) Ovaires d'apparence polykystiques à l'échographie (P)
2) Oligoménorrhée (longues périodes entre les règles) ou aménorrhée (pas de règles) (O)
3) Hyperandrogénie (excès d'androgènes) (H)

Pour diagnostiquer des ovaires polykystiques, il faut d'abord faire une échographie transvaginale. La machine doit pouvoir scanner à plus de 6 MHz (mégahertz) afin de bien visualiser et compter les petits follicules (qui mesurent entre 2 et 9 mm). Il est évident pour les médecins spécialistes du SOPK qu'il ne suffit pas de voir beaucoup de follicules sur les ovaires en un simple coup d'œil pour pouvoir affirmer que les ovaires sont polykystiques[7]. Pour répondre aux critères les plus récents et fiables, il faut plus de

---

\* Nous avons choisi d'utiliser le terme « gros » comme un adjectif à se réapproprier, comme on dirait « grand » ou « blond ». Nous ne souhaitons pas utiliser les termes « obèse », « surpoids » ou autres qui nous semblent stigmatisants et grossophobes. Pour plus d'infos sur la lutte contre la grossophobie, visitez https://graspolitique.wordpress.com/ ou https://www.beyondbodyimage.com/fr/references/

25 follicules de 2 à 9 mm dans chaque ovaire ou un volume ovarien (aire tridimensionnelle) supérieur à 10 mL[8]. En cas de SOPK, les follicules sont souvent alignés au bord de l'ovaire comme un collier de perles, mais ce n'est pas toujours le cas et ce n'est pas obligatoire pour le diagnostic.

> **Steph** : Quand j'ai été faire ma première échographie, l'échographiste m'a dit que mes ovaires étaient polykystiques. Quand je lui ai demandé si cela voulait dire que j'avais le SOPK, elle m'a répondu que non, car environ 30 % des femmes ont des ovaires à l'apparence polykystique sans forcément avoir le SOPK.

Ensuite, il est facile de diagnostiquer des règles manquantes ou espacées, il suffit de vous poser la question. Pas de saignements — pas de règles, tout simplement. Avec le SOPK, les règles sont parfois typiques, mais le plus souvent les cycles sont irréguliers (à intervalles imprévisibles) ou sporadiques (plus de 35 jours entre les règles). Cependant, si la question est de savoir si vous avez le SOPK ou l'AH, il est clair que la raison de votre visite chez le médecin est due à une absence de règles.

Enfin, le diagnostic de l'hyperandrogénie. C'est un peu plus compliqué car tous les androgènes ne sont pas automatiquement élevés avec le SOPK. Vous trouverez à la page suivante certains des taux d'hormones (dont les androgènes) susceptibles d'être analysés, avec les résultats qui pointent vers le SOPK. Plus le SOPK est sévère, plus les hormones sont élevées.

Votre médecin doit aussi rechercher les éventuels symptômes physiques d'hyperandrogénie (tableau page suivante).

Selon les critères applicables, le diagnostic est plus ou moins simple à établir. En cas d'hyperandrogénie (H) accompagnée d'oligoménorrhée ou d'aménorrhée (O) ou d'ovaires polykystiques (P), il est possible de conclure au SOPK (en supposant que d'autres soucis de santé aux symptômes similaires ont été exclus). Les choses se corsent quand un·e patient·e présente uniquement O et P, car ce sont des symptômes qui peuvent aussi être présents en cas d'AH[10]. Dans ce cas, les critères de diagnostic précisent que l'AH doit être exclue au préalable[11].

## Taux d'hormones en cas de SOPK

| Hormone | Résultat normal* | Valeur attendue en cas de SOPK |
|---|---|---|
| FSH | 3.0–20.0 UI/L | Normal faible à normal |
| LH | 2.0–15.0 UI/L | Normal à normal-élevé (> FSH) |
| Œstradiol ($E_2$) | 75–550 pmol/L | Normal à élevé |
| Globuline liant les hormones sexuelles (SHBG) | 40–120 nmol/L | Faible à normal |
| Testostérone totale | 0.07–1.6 nmol/L | Normal à élevé |
| Testostérone libre (T) | 0.35–22 pmol/L | Normal à élevé |
| Index d'androgènes libres (FAI) | 7–10 | Normal à élevé |
| DHEAS | 20–29 ans : 1.8–10.3 umol/L<br>30–39 ans : 1.2–7.3 umol/L<br>40-49 ans : 0.86–6.5 umol/L | Normal à élevé |
| Androsténedione | 1.5–10.2 nmol/L | Normal à élevé |
| Hormone antimüllé-rienne (AMH)[9] | <30 pmol/L (essai automatisé)<br><40 pmol/L (essai manuel) | Élevé |

\* Nous avons indiqué les plages standards. Vous pouvez demander les plages de référence au laboratoire qui effectue votre bilan afin de comparer vos résultats.

## Symptômes physiques du SOPK

| Symptôme | Norme | SOPK | Fréquence en cas de SOPK |
|---|---|---|---|
| Hirsutisme (Score FG)* | Score < 6 | Score >= 6 | 21–76 % [12] |
| Acné | Parfois de l'acné sur le visage | Visage et poitrine/haut du dos, résistante aux traitements standards | 50-58 % [13] |
| Alopécie androgé-nique (calvitie) | Absent | Parfois présente | 16 % [14] |
| Acanthosis nigrican (assombrissement/ changement de texture de la peau) | Absent | Parfois présent | 23 % [15] |

\*On peut quantifier l'hirsutisme avec le score Ferriman-Gallwey (FG), qui consiste à noter de la 0 à 5 la quantité de poils sur neuf parties du corps et à additionner les notes[16]. Un score « normal » va de 5 à 8 selon les professionnel·le·s de santé.

# Quand le SOPK est en fait une AH

Comme nous l'avons mentionné, la catégorie de SOPK caractérisée par une aménorrhée et des ovaires polykystiques (O + P) partage les mêmes symptômes que l'AH. En effet, outre le fait de ne plus avoir de règles, entre 15 et 55 % des personnes en AH ont des ovaires multifolliculaires ou polykystiques[17] et, évidemment, n'ont plus leurs règles. Les médecins diagnostiquent parfois le SOPK à partir d'une échographie et de l'aménorrhée sans comprendre les critères précis permettant de conclure à des ovaires polykystiques (décrits plus haut). Une étude récente a montré que, si les critères actuels de diagnostic du SOPK étaient appliqués sans envisager l'AH, 86 % des personnes atteintes d'AH recevraient un diagnostic de SOPK[18]. C'est pour cela qu'un diagnostic de SOPK doit impérativement être confirmé par un bilan sanguin et un relevé des symptômes physiques en plus de l'échographie.

Le tableau suivant compare les résultats des bilans sanguins des personnes atteintes d'AH et de celles qui ont le SOPK. Les deux troubles ont quelques différences hormonales majeures. Premièrement, la LH est presque toujours inférieure à la normale chez les personnes qui ont l'AH, mais elle peut parfois être normale. Chez les personnes qui ont le SOPK, la LH est au moins normale et souvent deux à trois fois plus élevée que la FSH[19]. Ensuite, l'œstradiol ($E_2$) est souvent faible avec l'AH, mais normal à élevé avec le SOPK. Enfin, les taux d'androgènes sont normaux en cas d'AH mais souvent élevés chez les personnes qui souffrent du SOPK, en particulier la testostérone libre (T) ou l'index d'androgènes libres[20]. Si votre bilan sanguin fait penser à une AH avec des taux d'androgènes normaux, le SOPK est peu probable. Par ailleurs, le taux d'hormone antimüllérienne (AMH) est actuellement souvent testé car un taux élevé serait associé au SOPK, mais les personnes qui ont l'AH ont souvent aussi des taux élevés, cela ne permet donc pas de distinguer les deux troubles[21]. Fait intéressant, l'AH peut aussi être associée à des taux d'AMH faibles.

## Taux d'hormones avec l'AH et le SOPK

| Hormone | Résultat normal* | Valeur attendue en cas d'AH | Valeur attendue en cas de SOPK |
|---|---|---|---|
| FSH | 3.0–20.0 UI/L | Faible à normal (environ 6 UI/ml) | Normal faible à normal |
| LH | 2.0–15.0 UI/L | Faible à normal, moins que la FSH | Normal à normal-élevé (> FSH) |
| E$_2$ | 75–550 pmol/ | Faible à normal | Normal à élevé |
| Testostérone totale | 0.07–1.6 nmol/L | Faible à normal | Normal à élevé |
| Testostérone libre (T) | 0.35–22 pmol/L | Faible à normal | Normal à élevé |
| Index d'andro-gènes libres (FAI) | 7–10 | Faible à normal | Normal à élevé |
| DHEAS | 20–29 ans : 1.8–10.3 umol/L 30–39 ans : 1.2–7.3 umol/L 40-49 ans : 0.86–6.5 umol/L | Faible à normal | Normal à élevé |
| Androsténedione | 1.5–10.2 nmol/L | Faible à normal | Normal à élevé |

\* Nous avons indiqué les plages standards. Vous pouvez demander les plages de référence au laboratoire qui effectue votre bilan afin de comparer vos résultats.

Le tableau suivant compare les symptômes physiques. Attention, l'hirsutisme ne concerne pas quelques poils superflus ici et là (nous les avons tou·te·s). L'hirsutisme associé au SOPK est un degré beaucoup plus élevé de pilosité « masculine » excessive. De même, l'« acné » n'a rien à voir avec quelques boutons sur le visage. En cas de SOPK, on retrouve souvent de l'acné sévère résistante aux traitements sur ordonnance sur le visage et d'autres régions du corps. La présence de ces symptômes suggère un SOPK mais, sans eux, l'AH est à nouveau plus susceptible d'être le bon diagnostic.

Enfin, les habitudes de vie jouent un rôle important dans la détermination du diagnostic. Si plusieurs des critères ci-dessous décrivent vos habitudes, l'AH est beaucoup plus probable que le SOPK.

• perte de poids importante récente (> 5 kg)
• antécédents de perte de poids importante (>10 % du poids)

- augmentation récente de la durée ou de l'intensité de l'exercice physique (exemples : ajout de plusieurs cours de Zumba par semaine, préparation à une course, . . .
- exercice physique de haute intensité fréquent : plus d'une heure par jour, plusieurs fois par semaine par exemple
- course à pied
- faible apport calorique régulier (< 30 kcal/kg/jour)[22]
- régime alimentaire limitant certains groupes d'aliments (ex. : faible en glucides ou en lipides)

## Symptômes physiques de l'AH et du SOPK

| Symptôme | AH | SOPK |
|---|---|---|
| Hirsutisme (Score FG)* | Score 0-5 | Score >= 6 |
| Acné | Parfois de l'acné sur le visage, qui peut augmenter temporairement avec la prise de poids | Visage et poitrine/haut du dos, résistante aux traitements standards |
| Alopécie androgénique (calvitie) | Non, mais les cheveux peuvent être cassants | Parfois présente |
| Acanthosis nigrican (assombrissement/changement de texture de la peau) | Absent | Parfois présent |

Le SOPK a été diagnostiqué chez 15 % des participantes à notre enquête et soupçonné chez 20 % d'entre elles. Malheureusement, nous ne disposons pas d'assez de données pour juger si ces diagnostics répondaient aux critères que nous proposons, mais nous savons que les taux d'androgènes n'ont été analysés que chez 45 % de celles ayant fourni leur bilan sanguin et qu'ils étaient élevés pour seulement la moitié d'entre elles. Dans de nombreux cas, le diagnostic de SOPK reposait ainsi exclusivement sur l'absence de règles et l'apparence des ovaires à l'échographie; l'AH était donc beaucoup plus susceptible d'être la coupable.

Avec le Plan d'Action Menstruations, les femmes de notre enquête diagnostiquées avec un SOPK ont retrouvé des cycles et repris du poids de manière très similaire à celles qui n'ont pas reçu ce diagnostic. Cela appuie notre théorie selon laquelle leur aménorrhée était probablement provoquée par l'AH et non le SOPK

*Nadia* : J'ai été diagnostiquée avec un SOPK. Pendant cinq ans, je me suis battue avec ce trouble, jusqu'à rencontrer un médecin qui connaissait l'AH. Elle m'a dit que je n'avais probablement jamais eu de SOPK et que mon AH a pu empirer à cause des changements de mon alimentation et de ma pratique sportive quand je pensais souffrir du SOPK. Effectivement, j'avais fortement réduit mon apport en glucides : très peu de glucides, peu de fruits, peu de sucre, pas de gluten et peu de lipides. Je faisais au moins 30 minutes de sport par jour et souvent environ une heure; beaucoup de cardio (marche) mais aussi de la musculation. (*Le SOPK de Nadia a plus tard été confirmé par deux endocrinologues, mais elle a quand même réussi à vaincre l'AH et à retrouver des cycles en trois mois « all in » pour guérir.*)

S'il est probable que beaucoup de femmes diagnostiquées avec un SOPK « maigre » souffrent en réalité d'AH, il est aussi possible d'avoir les deux. Les déséquilibres hormonaux provoqués par le SOPK ne proviennent pas de l'hypothalamus et peuvent donc coexister avec l'arrêt du système reproducteur par l'hypothalamus en raison d'un faible apport énergétique, de stress ou d'efforts physiques trop intenses. En général, l'AH semble l'emporter sur le SOPK : si les deux sont présents, la présentation hormonale et physique ressemble plus à l'AH. Quand l'AH disparaît (ou commence à disparaître), des symptômes biochimiques (par exemple des analyses sanguines) et physiques du SOPK peuvent apparaître[23]. Cependant, ces symptômes du SOPK sont souvent temporaires et nous conseillons d'attendre au moins un an après la guérison de l'AH pour confirmer un diagnostic de SOPK[24].

Encore une fois, si votre bilan sanguin est normal et que votre médecin a seulement remarqué « beaucoup » de follicules dans vos ovaires (sans forcément les compter), le SOPK n'est peut-être pas le bon diagnostic.

## SOPK ou AH, qu'est-ce que ça peut faire ?

En termes d'essai bébé, les méthodes recommandées pour l'AH et pour le SOPK sont assez similaires : il est généralement conseillé d'essayer la méthode naturelle (avec éventuellement les compléments alimentaires évoqués dans la section J'ai vraiment le SOPK) si les cycles sont revenus ou d'utiliser des médicaments, une pompe à GnRH, des injections ou une FIV (abordés dans le Volume 2). L'inquiétude majeure en cas d'ovaires multifolliculaires ou polykystiques, c'est que le risque de syndrome d'hyperstimulation ovarienne (SHSO) augmente selon le nombre de follicules avec les injections ou la FIV. Le SHSO est une complication de la PMA : les ovaires gonflent et, dans les cas les plus graves, entraînent une accumulation de liquide dans l'abdomen et la poitrine, ce qui nécessite parfois une hospitalisation. Si les follicules d'une personne sont nombreux, les médecins doivent doser ces traitements en prenant en compte le risque de SHSO.

Au-delà des envies de grossesse, poser le bon diagnostic est essentiel avant d'envisager des modifications de votre style de vie. En général, les personnes atteintes de SOPK sont incitées à faire plus d'exercice et à manger moins, ce qui réduit parfois les effets hormonaux du SOPK[25]. Mais le respect de ces conseils sur le long terme est compliqué et de plus en plus de diététicien·ne·s anti-régime essayent de réduire les symptômes de leurs client·e·s sans viser nécessairement la perte de poids, puisqu'elle est vouée à l'échec sur le long terme. Mais voilà, l'augmentation de l'exercice physique et la restriction de l'apport alimentaire sont tout le contraire de ce qu'il faut faire pour guérir de l'AH; il est donc important de recevoir le bon diagnostic.

> *Jessica O* : Après un an d'essai bébé infructueux, mon médecin m'a fait passer de nombreux examens et une échographie. Tout était normal, sauf l'échographie qui a montré des kystes ovariens. J'ai donc reçu un diagnostic de SOPK et j'ai commencé à prendre de la metformine. Le mois suivant, je suis tombée enceinte. Je ne sais pas si la metformine a aidé ou si, comme c'était la période des fêtes, je mangeais plus et je faisais moins de sport que d'habitude. Quoi qu'il en soit, j'ai fait une fausse couche peu de temps après. J'ai donc décidé de m'attaquer sérieusement à mon soi-disant SOPK : j'ai adopté un régime faible en glucides, j'ai perdu du poids et j'ai fait du sport tous les jours, sans exception. Surprise ! J'ai développé une AH sévère. Mes médecins n'ont jamais remis en question le diagnostic de SOPK, même si personne ne savait pourquoi mon état empirait au lieu de s'améliorer. C'était une expérience extrêmement frustrante. Je n'ai jamais reçu de diagnostic d'AH, mais le blog de Nicola a été une révélation pour moi. J'ai pris du poids, j'ai fait moins de sport et j'ai retrouvé mes cycles.

> *Katherine* : Ne tombez pas dans le piège « j'ai peut-être le SOPK, donc je peux faire autant de sport que je veux ». Je suis passée par là, ça ne marche pas.

## AH et SOPK ?

Il existe un petit groupe qui souffre d'AH et de SOPK, que nous avons décrit plus tôt[26]. Quand l'AH est active, ces personnes ont des symptômes typiques de l'AH — taux de LH et d'$E_2$ faibles, problèmes physiques comme une sensation de froid en permanence, une libido faible, des sueurs nocturnes, des cheveux et des ongles cassants, etc. Une fois qu'elles guérissent de l'AH en mangeant plus et en se dépensant moins, leur profil hormonal évolue et montre un SOPK, avec peut-être un taux de LH supérieur à la FSH et un taux d'$E_2$ plus élevé, une hausse des androgènes et parfois des manifestations physiques du SOPK[27]. Le SOPK latent peut empêcher le retour des cycles, même quand l'AH est guérie. L'aménorrhée peut persister ou les cycles peuvent continuer à être longs ou irréguliers. La PMA peut donc être nécessaire afin de provoquer l'ovulation pour une grossesse, malgré la guérison de l'AH. Attention ! Il arrive parfois, en cours de guérison, que le taux de LH devienne supérieur au taux de FSH sans autres symptômes du SOPK. Si cela vous arrive, nous vous conseillons d'attendre quelques mois et de refaire une prise de sang, car l'augmentation de la LH peut simplement résulter d'un sursaut de l'hypothalamus qui libère alors énormément d'hormones[28].

> *Grace* : J'ai reçu un diagnostic de SOPK et d'AH. Mon médecin m'a fait faire beaucoup d'examens pour confirmer que j'avais les deux. En plus de toutes les échographies et analyses hormonales, il m'a demandé d'arrêter complètement le sport pendant un certain temps et de le réintroduire pour voir la réaction de mon profil hormonal. Quand j'ai arrêté le sport, mon bilan sanguin avait un profil plutôt SOPK, mais, à la reprise, tous les taux étaient bas, comme en AH classique. J'ai aussi des ovaires kystiques et une pilosité atypique.

Vous pouvez vous sentir découragé·e s'il s'avère que vous avez le SOPK en plus de l'AH, surtout si vous avez déjà essayé de guérir de l'AH. Cela peut remettre en question tous vos efforts : avez-vous empiré les choses en prenant du poids et en vous dépensant moins ? Vous avez peut-être l'impression d'avoir seulement réussi à remplacer un problème par un autre. Absolument pas ! Si vous avez un SOPK dissimulé par une AH, vous avez deux problèmes à régler : d'abord l'AH, puis le SOPK. Une fois que vous aurez guéri de l'AH, le problème au premier plan, vous aurez plus de chances d'ovuler naturellement. Et si vous avez besoin d'un traitement pour ovuler, vos chances d'y réagir seront bien meilleures sans déficit énergétique s'ajoutant aux problèmes du SOPK.

> *Liz* : J'ai eu des cycles réguliers pendant deux ans, de treize à quinze ans. Ensuite, mes règles ont commencé à devenir un peu moins régulières et j'ai eu des symptômes du SOPK sans aucun changement alimentaire.

Puis j'ai commencé à restreindre mon alimentation et, paf, mes règles ont disparu. J'ai vraiment des symptômes du SOPK, mais j'ai recommencé à avoir des règles pour la première fois depuis longtemps quand j'ai décidé de manger une quantité de calories appropriée à ma dépense énergétique (et à manger de façon plus intuitive, sans restriction). Je prends aussi des plantes médicinales et des vitamines depuis des années, mais je n'ai pas eu mes règles avant d'arrêter totalement mes restrictions et de prendre du poids. J'ai restreint mon alimentation car je pensais avoir le SOPK. Même après avoir surmonté mon trouble du comportement alimentaire, je voulais absolument maintenir un certain poids et ne jamais grossir, quitte à manger très peu, car je croyais contrôler mon SOPK de cette manière. En réalité, j'empêchais mes cycles de revenir pleinement. (*Après des années de consultations chez des endocrinologues, un dosage de la 17-hydroxyprogestérone a montré que Liz souffrait d'une forme tardive d'hyperplasie congénitale des surrénales, une maladie dont la présentation ressemble au SOPK.*)

**Shayla** : J'ai reçu un diagnostic d'AH en juillet 2011 et j'ai attendu la fin de l'année pour adopter de réels changements importants. Entre juillet et décembre, j'allais à des cours de spinning intenses ou je faisais des séances de sport plus difficiles que je n'aurais dû pendant quelques jours. En décembre, j'ai regardé la réalité en face et j'ai compris que je devais adopter une routine sportive plus légère pour obtenir des résultats (quatre à cinq jours par semaine, pas plus de 40 minutes, marche ou vélo elliptique à un rythme tranquille). De juillet 2011 à janvier 2012, j'ai pris du poids. À cause de mon SOPK hormonal, je n'ai pas eu de règles naturelles, mais je sais que j'ai guéri de l'AH car j'ai fait un test aux progestatifs il y a quelques semaines qui a provoqué des saignements importants — une grande amélioration étant donné que le test avait échoué en juillet 2011. Donc, dans l'ensemble, avec les changements majeurs depuis décembre et ma prise de poids en janvier, je réagis à présent au traitement. Je dirais qu'il m'a fallu trois à quatre mois. Honnêtement, absolument tout ce que les autres ont dit est vrai. J'ai commencé par être dans le déni mais, si vous êtes vraiment déterminé·e à prendre du poids, à manger des lipides et des glucides et à vous dépenser moins, vous RÉAGIREZ au traitement ou vous aurez naturellement vos règles. (*Shayla est tombée enceinte de son fils lors de sa deuxième prise de létrozole. Son deuxième enfant, une fille, a été conçue naturellement.*)

# J'ai vraiment le SOPK

Si vous avez le SOPK et non une AH « déguisée » en SOPK, la question évidente est . . . Et que faire maintenant ? Il faut considérer deux aspects : 1) la gestion du syndrome (en envisageant éventuellement une future grossesse) et 2) les problèmes de santé à long terme associés au SOPK. Nous sommes loin d'être des expertes sur le SOPK, mais les recherches récentes que nous abordons ci-dessous suggèrent des pistes à explorer.

Des modifications du style de vie, des médicaments et des compléments alimentaires peuvent vous aider à gérer le SOPK en :

- diminuant les taux d'androgènes
- améliorant la résistance à l'insuline
- encourageant l'ovulation (si les cycles sont absents ou irréguliers), ce qui peut permettre une grossesse
- améliorant éventuellement la morphologie des ovaires

Ce livre n'a pas vocation à analyser l'ensemble des possibilités pour atténuer ces symptômes. Nous allons nous pencher sur quelques-unes de ces options en vous conseillant de déterminer l'approche thérapeutique qui vous convient le mieux avec votre médecin.

D'abord, les modifications du style de vie. Comme nous l'avons mentionné, la perte de poids et l'exercice physique sont généralement recommandés pour gérer des complications comme la résistance à l'insuline (même si les bénéfices sont flous sur le long terme[29]; beaucoup de diététicien·ne·s anti-régime s'efforcent d'ailleurs d'aider leurs patient·e·s à gérer leurs symptômes sans se focaliser sur le poids). Toute perte de poids est déconseillée aux personnes qui n'ont pas de résistance à l'insuline ou qui ont souffert d'AH, mais de l'exercice physique d'intensité modérée peut leur être bénéfique. Si vous souffrez de la combinaison AH/SOPK, n'oubliez pas qu'il est nécessaire à court terme de réduire l'exercice physique afin de guérir l'AH (chapitre 12). Vous pouvez le réintroduire (lentement !) sur le long terme une fois votre guérison en bonne voie. Après avoir guéri et retrouvé des cycles naturels, nous vous encourageons à conserver votre nouveau style de vie pendant au moins trois mois avant toute modification, pour rassurer votre corps que vous n'allez pas vous retrouver en déficit énergétique. Les personnes qui ont tout de suite ajouté une pratique sportive ou réduit leurs calories après avoir retrouvé leurs cycles ont eu des cycles beaucoup moins réguliers que celles qui ont attendu les trois mois recommandés. Une fois que vous avez quelques cycles naturels à votre actif, vous pouvez apporter des modifications lentement et en surveillant vos cycles pour noter les effets éventuels (chapitre 17).

Une autre habitude qui a fait ses preuves pour le SOPK consiste à modifier l'heure des repas. Des femmes atteintes du SOPK ont suivi un régime alimentaire consistant à consommer 54 % de leurs calories au petit-déjeuner (entre 6 h et 9 h), 35 % au déjeuner (de 12 h à 15 h) et seulement 11 % au dîner (de 18 h à 21 h)[30]. Il s'agissait aussi d'un régime alimentaire riche en protéines (1,4 g/kg), ce qui a pu les aider à se sentir rassasiées et satisfaites tout au long de la journée. Au bout de trois mois, leurs hormones étaient normalisées (diminution des androgènes et de l'insuline, augmentation de la globuline liant les hormones sexuelles (SHBG)) comme avec la prise de metformine (le traitement standard pour le SOPK) (voir le tableau p 73). De un à trois mois après le début du nouveau régime alimentaire, elles ont aussi eu des ovulations plus fréquentes, ce qui est très utile pour ceux·elles qui essayent de concevoir un enfant. Il n'existe pas d'études de suivi sur le long terme, mais ce régime alimentaire ne présente pas d'effets secondaires inquiétants.

Il peut sembler compliqué de prendre le plus grand repas de la journée au petit-déjeuner, surtout si vous avez déjà dû revoir en profondeur votre alimentation pour guérir de l'AH. Si cette approche vous intéresse, vous pouvez peut-être commencer par ajouter progressivement plus de protéines et de calories à votre petit-déjeuner et voir si vous en ressentez les bienfaits.

Un traitement médicamenteux est une autre possibilité pour gérer les symptômes du SOPK. La metformine est le traitement standard du SOPK; ce médicament réduit la quantité de glucose produite par le foie. Elle permet par ailleurs d'améliorer certains symptômes physiques et hormonaux du SOPK. Cependant, la metformine peut entraîner des problèmes digestifs et une perte de poids, ce qui est déconseillé pour les personnes qui souffrent d'AH ou ont déjà eu une AH.

Les suppléments alimentaires sont une troisième solution pour améliorer les symptômes du SOPK, en particulier le d-chiro-inositol ou le myo-inositol[31], généralement disponibles dans les magasins de produits diététiques. Le tableau à la page suivante comprend des données sur la réduction des androgènes et de la sensibilité à l'insuline avec la prise d'une combinaison 40 : 1 de myo- inositol et de d-chiro-inositol.

Des études récentes ont montré que ces deux compléments aident à normaliser la réaction à l'insuline et aux hormones en agissant sur différents tissus[32]. Le myo-inositol agit sur la captation du glucose et sur les tissus des ovaires, ce qui affecte les taux de FSH et de LH. Le d-chiro-inositol intervient dans la synthèse du glucose, a un effet sur les tissus à l'extérieur des ovaires et affecte la production d'androgènes liée à l'insuline.

Une étude comparative entre les différents rapports de dosage myo/d-chiro-inositol suggère que le rapport idéal est 40 à 1[33]. Ce rapport est également considéré comme optimal dans d'autres recherches[34], nous vous suggérons donc de l'adopter (une fois encore, après en avoir parlé avec votre médecin traitant).

Le Volume 2 abordera d'autres méthodes pour soutenir votre fertilité.

**Effets des options de traitement du SOPK sur les hormones et l'ovulation.**

| Traitement | 50 % des calories au petit-déjeuner[35] | Metformine[36] | Myo/d-chiro-inositol[37] |
|---|---|---|---|
| Durée de l'étude | 3 mois* | 6 mois* | 6-8 semaines* |
| Testostérone libre | −50 % | −67 % | −63 % |
| DHEA-S | −35 % | −23 % | NR |
| Androsténedione | −34 % | NR | NR |
| SHBG† | 116 % | −13 % | 68% |
| Insuline à jeun | −53 % | −61 % | −37 % |
| | % d'ovulations dans le groupe test ( % dans le groupe de contrôle) | | |
| Premier mois | 0 % (0 %) | 0 % (0 %) | NR |
| Deuxième mois | 28 % (7,6 %) | 10 % (0 %) | NR |
| Troisième mois | 50 % (20 %) | 50 % (5 %) | 63 % (S.O.) |
| Mois 4-6 | S.O. | 95 % | S.O. |

\* Remarque : Les nombres négatifs indiquent une baisse des taux d'hormones.
† Globuline liant les hormones sexuelles, utilisée pour calculer l'index d'androgènes libres (FAI). L'augmentation de cette hormone baisse et améliore le FAI. (FAI = 100 x T totale/SHBG)
NR = Non rapporté.
S.O. = Sans objet (par exemple étude trop courte).

# Risques du SOPK sur le long terme

Si vous souffrez du SOPK, on vous a probablement parlé des complications potentielles sur le long terme : diabète, maladie cardiaque et cancer. À ce stade, vous vous inquiétez peut-être encore plus face à ces nouveaux problèmes de santé qui s'ajoutent à l'AH. Passons en revue chacun de ces risques à long terme. Premièrement, pour recevoir un diagnostic de syndrome métabolique (SMet), considéré comme un précurseur au diabète et aux maladies cardiaques, il faut réunir trois de ces cinq critères[38] :

- un tour de taille élevé (> 88 cm)
- triglycérides > 3,9 mmol/L
- cholestérol des lipoprotéines de haute densité (HDL-C) < 1,3 mmol/L
- pression artérielle > 130/85
- résultats de tests de tolérance au glucose à jeun et de 2 heures > 6,1 mmol/L et 7,8 mmol/L respectivement

Des études basées sur des analyses sanguines (par exemple cholestérol élevé) ont suggéré un lien entre le SOPK et les maladies cardiovasculaires, mais les dernières publications scientifiques ne soutiennent pas une corrélation étroite[39]. Le risque cardiovasculaire provient de la résistance à l'insuline, d'une susceptibilité accrue à la maladie, ainsi qu'à l'absorption anormale du cholestérol et d'autres lipides. En outre, les deux facteurs qui contribuent le plus au risque de maladie cardiovasculaire sont un tour de taille supérieur à 88 cm et un cholestérol non HDL supérieur à la normale. Votre médecin doit déterminer si vous êtes à risque en relevant votre niveau de stress psychologique, votre pression artérielle, votre taux de glucose, votre bilan lipidique (cholestérol, triglycérides, HDL, LDL et cholestérol non HDL), votre tour de taille, votre niveau d'activité physique, votre nutrition et si vous fumez ou non[40]. Si les résultats suggèrent un risque accru, vous pouvez établir un plan avec votre médecin. Remarque : la metformine et les inositols diminuent la résistance à l'insuline et peuvent donc contribuer à atténuer certains de ces problèmes, mais, jusqu'à maintenant, seulement des études à court terme ont été menées (12 semaines à 12 mois) et les effets à plus long terme de ces traitements sont encore inconnus[41].

La dernière conséquence à long terme potentielle du SOPK serait le cancer de l'endomètre (cancer de la muqueuse de l'utérus). De nombreuses études ont généré des résultats contradictoires. Une analyse récente de plusieurs d'entre elles a conclu à un risque trois fois supérieur de cancer de l'endomètre chez les personnes souffrant de SOPK[42] (9 % de risque, par rapport à 2-3 % pour la population dans son ensemble). Cependant, certaines études n'ont pas utilisé des critères stricts pour le diagnostic du SOPK. Des théories attribuent l'augmentation du risque à[43] :

- trop de muqueuse utérine en raison du taux élevé d'œstrogène et une expulsion insuffisante de cette muqueuse en raison d'oligoménorrhée ou d'aménorrhée
- un taux élevé de LH (et un surplus de récepteurs de LH dans les cellules cancéreuses)
- un taux élevé d'insuline (et un surplus de récepteurs d'insuline dans l'endomètre), un taux élevé de leptine et un taux faible d'adiponectine, associés à la masse graisseuse
- une augmentation d'œstrogène en raison du taux d'insuline élevé

Si vos taux de LH, d'œstrogène ou d'insuline ne sont pas trop élevés[44], vous n'avez pas un risque accru d'avoir un cancer de l'endomètre. La majeure partie des carcinomes de l'endomètre hormonaux semblent provenir d'une exposition à long terme à un taux élevé d'œstrogène sans progestérone pour le contrebalancer. Quand le taux d'œstrogène est compris entre 20 et 30, comme souvent en AH, l'endomètre reste mince et ne pose donc aucun danger. Si votre taux d'œstrogène est plus élevé et que votre muqueuse utérine épaissit sans saignements fréquents, vous pouvez envisager avec votre médecin de prendre de la progestérone par voie orale ou sous forme de crème pour expulser périodiquement la muqueuse[45]. Quoi qu'il en soit, le cancer de l'endomètre associé au SOPK se développe lentement et est souvent détecté à un stade précoce en raison de saignements anormaux (en milieu de cycle ou après la ménopause) chez les personnes d'âge moyen ou les personnes âgées. À partir du moment où vous et votre médecin savez que vous risquez ce cancer et restez vigilant·e·s, vous devriez pouvoir le repérer très tôt et le traiter le cas échéant.

Une fois encore, ces effets ne sont pas des conséquences automatiques du SOPK et, s'ils se produisent, les symptômes sont généralement légers chez ceux·elles qui ont déjà eu l'AH.

## En résumé : SOPK ou AH ?

Nous savons que beaucoup de personnes ont reçu un diagnostic de SOPK en raison de l'absence de leurs règles et de l'apparence « polykystique » de leurs ovaires. Si ce sont les seuls symptômes et qu'aucun bilan sanguin n'appuie ce diagnostic, surtout s'il existe d'autres comportements liés à l'AH, il est quasiment certain que le diagnostic de SOPK est erroné, l'AH étant bien plus probable. De nombreux professionnels de santé semblent ignorer les études qui montrent qu'une proportion élevée de personnes atteintes d'AH présentent des ovaires d'apparence polykystique. Il est aussi possible d'avoir à la fois l'AH et le SOPK. Dans ce cas, il faut d'abord remédier à l'AH puis potentiellement adopter (lentement) des changements dans les habitudes alimentaires et l'exercice physique pour viser les symptômes du SOPK. Ne laissez pas un diagnostic potentiel de SOPK vous convaincre qu'une alimentation restrictive et une dépense physique excessive sont des choix judicieux. Si vous vous êtes retrouvé·e dans les chapitres précédents, essayez le Plan d'Action Menstruations de la deuxième partie et observez ce qui se passe.

> *Lisa* : Je sais. La possibilité d'avoir le SOPK en plus de l'AH ajoute à la confusion et à l'inquiétude et ne facilite pas du tout vos décisions. On retrouve toujours ces frustrations chez les personnes qui ont l'AH/le SOPK; mais vous n'êtes pas seul·e. Cela étant dit, ce que nous ne voulons pas, c'est que vous quittiez le parcours de la guérison de l'AH en agitant le drapeau « j'ai le SOPK, pas l'AH ». (Vous vous doutez bien qu'on a déjà entendu ça.) Je vous mets seulement en garde car je peux vous assurer que, si j'avais eu un diagnostic potentiel de SOPK, j'aurais catégoriquement refusé de faire moins de sport et de prendre du poids pour guérir. En plus de ça, certains médecins m'auraient recommandé de ne pas prendre de poids à cause de mon IMC « normal ». Vous seul·e savez s'il est possible, dans votre cas, qu'une alimentation restrictive et/ou l'exercice physique contribuent à une AH en brouillant les pistes d'un diagnostic de SOPK. Il existe une seule façon d'en avoir le cœur net et, une fois encore, cela prend (relativement) peu de temps et c'est entièrement entre vos mains.
>
> À présent, vous commencez peut-être à penser que vous avez le SOPK et l'AH et avez décidé d'explorer la piste de l'AH, ou, au contraire, vous pensez que vous avez seulement le SOPK, pas l'AH et refusez de risquer des changements de style de vie pour de « simples hypothèses ». Personne ne peut vous forcer à emprunter l'un ou l'autre chemin, mais nous pouvons vous donner des informations pour vous faire réfléchir.
>
> 1) Si vous essayez de guérir de l'AH et avez effectivement une AH et le SOPK, vous n'aurez plus qu'à vous occuper du SOPK avec tous les avantages de l'option 2 qui suit.
>
> 2) Si vous essayez de guérir de l'AH et n'avez pas le SOPK, SUPER ! Vous guérirez, votre densité osseuse augmentera probablement, votre cerveau et votre cœur seront au top de leur forme, vous aurez des cycles réguliers et la possibilité de faire des bébés si vous le voulez.

3) Si vous essayez de guérir de l'AH et n'avez que le SOPK, pas l'AH, vous devriez jouer au loto car cela m'étonnerait beaucoup. Mais c'est quand même une possibilité. (Et d'après le travail de diététicien·ne·s anti-régime comme Julie Duffy Dillon, nourrir amplement votre corps, comme pour le traitement de l'AH, est une excellente manière de gérer vos symptômes du SOPK, en ajoutant éventuellement des médicaments servant d'agents sensibilisateurs à l'insuline, mentionnés plus tôt dans ce chapitre.)

# 7
# Os fragiles et autres conséquences de l'AH sur la santé

Bien souvent, un projet de grossesse est à l'origine de la décision de vaincre l'AH, mais le problème dépasse largement le domaine de la fertilité étant donné que l'aménorrhée peut avoir des conséquences graves sur la santé à court et surtout à long terme. Cela vous semble peut-être sans importance, après tout il vous reste de longues années avant la ménopause ! Mais imaginez la vie que vous aimeriez dans 20, 30 ou 40 ans.

> *Nico* : Je m'imagine jouer du hockey bien au-delà de ma soixantaine et au golf encore plus longtemps. Je me vois courir après mes petits-enfants, discuter avec eux et leur raconter des histoires sur leurs parents quand ils étaient enfants, en ayant toute ma tête. Une crise cardiaque, une ostéoporose précoce qui me rend bossue ou entraîne des fractures ou une vie en maison de retraite parce que je perds la tête prématurément ne sont pas au programme. J'imagine que pour vous non plus.

Ce chapitre aborde les conséquences réalistes de l'absence des règles sur la santé, qui poussent vraiment à retrouver des cycles indépendamment d'un désir d'enfant et de fertilité. Vous avez sûrement entendu dire que l'aménorrhée entraîne une fragilité osseuse précoce. Des données montrent aussi que l'AH est susceptible d'augmenter le risque de maladies cardiaques sur le long terme (même si on pense généralement que le sport est bon pour le cœur). Enfin, des études suggèrent une association entre un taux d'œstrogène faible pendant toute la vie et un risque supérieur de démence, de maladie de Parkinson et de maladie d'Alzheimer. Cette association se base principalement sur l'observation des effets d'un faible taux d'œstrogène après la ménopause. Le parallèle entre AH et ménopause est cohérent, puisque les taux d'hormones comme l'œstrogène et la progestérone restent faibles dans les deux cas. Or, avec l'AH, comme pendant la ménopause, les taux d'hormones comme l'œstrogène et la progestérone sont faibles et n'augmentent pas comme lors d'un cycle classique.

Comme nous cherchons toujours des preuves scientifiques pour démontrer ce que nous avançons, le reste de ce chapitre va présenter les données pour ces trois catégories. Si vous préférez, voici la version condensée :

- Il existe une forte corrélation entre l'absence des règles et une densité osseuse inférieure à la normale. La pilule (ou d'autres substituts hormonaux) peut aider à atténuer la perte de densité osseuse *mais sans pour autant récupérer la masse osseuse perdue. La meilleure manière d'y parvenir, c'est de retrouver des cycles réguliers.*

- Pour la fonction cardiaque, des anomalies qui augmentent le risque de maladies cardiaques ont été observées chez les personnes atteintes d'AH, en particulier l'athérosclérose (rétrécissement des artères qui alimentent le cœur). La guérison de l'AH corrige également ces anomalies.

- L'œstrogène semble jouer un rôle majeur dans la protection des neurones. Les neurones qui ne sont pas protégés par cette hormone avant la ménopause dégénèrent parfois de façon précoce. La guérison de l'AH restaure l'effet de protection.

Les effets de l'AH sur les os sont indéniables. Les preuves des effets sur le cœur et le cerveau sont moins flagrantes, mais vous ne devriez pas pour autant ignorer les répercussions éventuelles à long terme de votre mode de vie actuel.

Votre médecin connaît probablement le lien entre l'aménorrhée et ces risques sur la santé et vous a peut-être proposé de prendre la pilule ou un traitement hormonal pour « protéger vos os ». Les hormones de synthèse sont certes utiles, mais le mieux est de restaurer le bon fonctionnement de votre système plutôt que de continuer à masquer le problème. Par ailleurs, aucune étude n'a cherché à évaluer si les hormones artificielles protègent le cœur ou le cerveau à long terme. *En fin de compte, la meilleure stratégie pour votre santé globale actuelle et future est de suivre notre Plan d'Action Menstruations (Deuxième partie) et de retrouver l'équilibre naturel de votre corps.*

# Os fragiles

Les effets négatifs de l'absence de règles sur la densité osseuse ont été clairement prouvés. L'ostéoporose et l'aménorrhée sont étroitement liées car l'œstrogène est absorbé par les cellules osseuses et déclenche également la synthèse d'autres protéines essentielles pour les os[1]. Un taux d'œstrogène élevé (notamment autour de l'ovulation) augmente le taux de formation osseuse de trois façons :

- En prévenant la formation de groupes de cellules qui détruisent et reforment les os.
- En favorisant la création de cellules qui forment les os (les ostéoblastes) et en ralentissant leur destruction.
- En diminuant la création de cellules qui détruisent les os (les ostéoclastes) et en favorisant leur dissolution.

Quand le taux de progestérone est élevé, entre l'ovulation et le début des règles, la maturation et la différenciation des ostéoblastes augmentent, ce qui améliore la densité osseuse[2].

Des taux élevés d'œstrogène et de progestérone conduisent à une formation osseuse. À l'inverse, un taux d'œstrogène faible accélère la destruction osseuse (résorption). Ainsi, une étude sur des femmes ménopausées a montré des augmentations importantes des marqueurs de résorption osseuse et des diminutions des marqueurs de remodelage osseux seulement trois semaines après l'arrêt de la prise de suppléments d'œstrogène[3]. En fait, les os sont en permanence décomposés pour fournir du calcium. Les œstrogènes sont nécessaires pour ralentir ce processus et encourager la formation osseuse.

L'évolution a entraîné ce lien entre l'œstrogène et les os afin de fournir une source de calcium aux bébés allaités[4], qui ont besoin de beaucoup de calcium pendant leurs premières années, quand leur taille double ou triple. Le taux d'œstrogène chute pendant l'allaitement pour augmenter la résorption osseuse et enrichir le lait avec le calcium stocké. Des études ont calculé une réduction de 3 à 8 % de la densité minérale osseuse (DMO) en six mois d'allaitement[5]. Heureusement, ce phénomène est complètement réversible dans la plupart des cas. Le sevrage, associé au retour des cycles menstruels et à un taux d'œstrogène plus élevé, permet une reprise de la formation osseuse[6].

En cas d'aménorrhée, on retrouve aussi un taux d'œstrogène faible qui n'augmente pas au cours du mois comme il le devrait et entraîne l'accélération de la dégradation osseuse que nous venons de décrire. De nombreuses études[7] ont montré des réductions importantes de la densité osseuse moyenne (la teneur osseuse d'une partie du corps donnée) chez les jeunes femmes souffrant d'aménorrhée. Il en est de même pour les participantes à l'enquête.

### Résultats de la DMO des participantes à l'enquête (67 femmes)

| Catégorie de densité osseuse | Pourcentage attendu (population normale) | Pourcentage des participantes à l'enquête |
|---|---|---|
| Normale | 85 % | 50 % |
| Ostéopénie | 15 % | 37 % |
| Ostéoporose | < 1 % | 7 % |
| Ne se souvient pas | NA | 6 % |

Comme nous l'avons mentionné, le profil hormonal des personnes avec AH ressemble à celui des personnes ménopausées (au niveau des taux d'œstrogène et de progestérone), tout comme leur taux de perte de masse osseuse (-2,5 % par an environ[8]). Ces chiffres font froid dans le dos, *mais réjouissez-vous : il existe des moyens d'inverser cette tendance !*

## Notions de base sur les os

Si les os de votre corps sont un mystère pour vous, voici quelques informations de base :

1) L'os est composé de deux parties : l'os cortical ou compact qui constitue la paroi externe rigide et l'os trabéculaire ou spongieux qui constitue la partie interne, moins dense. Quand l'œstrogène se lie aux récepteurs osseux et les active, la formation osseuse augmente (voir page précédente). Les récepteurs α de l'os compact réagissent à des taux faibles d'œstrogène, alors que le mélange de récepteurs α et β dans l'os spongieux nécessite un taux d'œstrogène bien plus élevé pour être activé. Le taux d'œstrogène faible chronique caractéristique de l'AH entraîne donc une perte de densité osseuse plus importante dans des régions plus riches en os spongieux comme la colonne vertébrale. C'est pour cette raison que la densité osseuse de la

colonne est souvent inférieure à celle de la hanche, dont les proportions os compact/spongieux sont plus équilibrées.

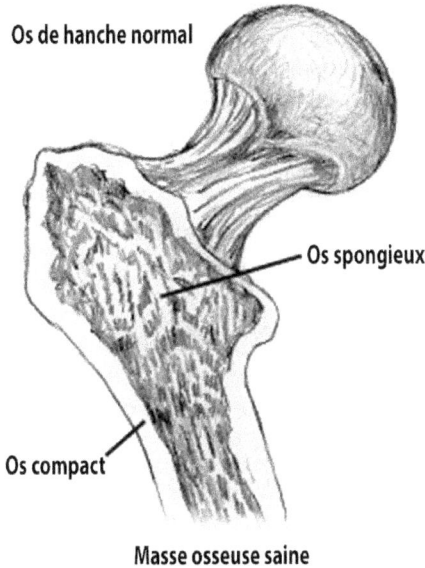

**Types d'os.** Emplacement et architecture de l'os compact et de l'os spongieux. Réimpression avec la permission de Medscape Drugs & Diseases http://emedicine.medscape.com/, 2015[9]

2) La masse osseuse des filles est multipliée par environ 2,5 (chez les garçons, par 3) entre 6 et 16 ans en raison de l'augmentation de la taille et de la densité des os[10]. Il n'y a pas de consensus sur l'âge du pic de masse osseuse, estimé entre 16 et 30 ans selon le type de mesure et l'étude[11]. Passé ce pic, la densité osseuse corticale reste relativement constante jusqu'à la ménopause. La densité trabéculaire diminue lentement à l'âge adulte en parallèle avec la diminution du taux d'œstrogène, puis plus rapidement à l'arrivée de la ménopause[12], quand l'arrêt des règles entraîne un faible taux d'œstrogène (et d'autres hormones reproductives). Un traitement hormonal substitutif après la ménopause réduit considérablement la perte osseuse[13]. La perte de densité osseuse ne concerne pas les personnes souffrant de SOPK étant donné que leur taux d'œstrogène est généralement plus élevé, même si elles n'ont pas de règles.

3) Les os évoluent en permanence, avec un équilibre entre leur dissolution pour accéder aux minéraux (la « résorption ») et leur remodelage. La balance penche du côté de la dégradation des os quand les taux d'œstrogène et d'autres hormones de reproduction sont faibles[14]. Un déficit énergétique continu diminue aussi le renouvellement osseux[15].

4) La densité minérale osseuse (DMO) indique la santé et la solidité des os. Le risque de fracture augmente quand celle-ci diminue[16]. Plusieurs

méthodes permettent de la mesurer, la plus répandue étant la densitométrie par absorptiométrie biphotonique aux rayons X. Les résultats sont souvent exprimés par un T-score, qui est la différence entre la densité mesurée et la densité moyenne des femmes de 30 ans ou par un Z-score, dont le principe est le même mais qui est ajusté selon l'âge. On parle d'ostéopénie quand le T-score est compris entre -1 et -2,5 (15,1 % des personnes de 30 ans) et d'ostéoporose quand le T-score est inférieur à -2,5, ce qui concerne environ 0,6 % des personnes de 30 ans (contre 7 % des personnes ayant participé à notre enquête). Un Z-score inférieur à -2 nécessite un suivi médical. Des analyses sanguines mesurant les marqueurs du renouvellement osseux se démocratisent et pourraient finir par remplacer la densitométrie, mais ne sont pas encore une pratique standard en 2021.

## Densité osseuse et apport énergétique

Une étude des docteurs Loucks et Thuma a consisté à réguler entièrement l'apport et la dépense énergétique de femmes pendant cinq jours selon quatre niveaux différents, en mesurant les conséquences sur les hormones, dont les marqueurs du renouvellement osseux[17]. Les variations des marqueurs à différents niveaux d'énergie (indiqués en tant qu'énergie par kilogramme de masse corporelle maigre (LBM), c'est-à-dire tout le corps sauf la masse graisseuse) sont indiquées dans le tableau suivant. Quand l'apport est inférieur au niveau quotidien optimal, les marqueurs de la formation osseuse diminuent. Pire, à l'apport énergétique le plus faible d'environ 500 calories par jour, les marqueurs de résorption osseuse augmentent. Cette étude démontre clairement qu'un déficit énergétique chronique contribue à la perte de densité osseuse. **Elle suggère également l'importance de la prise de poids et d'un apport calorique suffisant continu pour inverser le processus.**

**Variation des marqueurs osseux à différents niveaux énergétiques[18]**

| Niveau d'apport énergétique | Apport énergétique quotidien | Marqueurs de résorption osseuse | Marqueurs de formation osseuse |
|---|---|---|---|
| Suffisant | 45 cal/kg LBM | Normal | Normal |
| Minimal | 30 cal/kg LBM | Normal | -10 % (PINP et Oc) |
| Déficient | 20 cal/kg LBM | Normal | -20 % (PINP), -30 % (Oc) |
| Extrêmement déficient | 10 cal/kg LBM | +34 % | -30 % (PINP et Oc) |

PINP : propeptide N-terminal du procollagène de type I, Oc : ostéocalcine, LBM : masse corporelle maigre

Quand l'os est détruit, des protéines appelées les télopeptides N-terminaux du collagène de type I (NTx) sont libérées. Dans le cadre de l'étude que nous venons de décrire[19], les chercheurs ont examiné ces marqueurs aux différents niveaux d'apport énergétique et ont découvert que la résorption osseuse reste à un niveau normal sauf en cas de déficit calorique important, qui intensifie la destruction des os, comme l'indique l'augmentation nette des marqueurs de destruction osseuse (ligne pour 10 cal/kg de masse maigre). À l'inverse, lors du remodelage osseux, les taux de propeptide N-terminal du procollagène de type I (PINP) et d'ostéocalcine (Oc) augmentent[20]. *Les chercheurs ont découvert que le ralentissement du remodelage osseux est plus ou moins intense en fonction de la sévérité du déficit calorique.* Un déficit calorique sévère entraîne une perte osseuse rapide caractérisée par une augmentation de la destruction des os et une diminution de leur renouvellement[21]. Cette étude établit un lien direct entre une alimentation insuffisante par rapport au niveau d'activité et des diminutions éventuelles de la DMO et, à l'inverse, une augmentation de la formation osseuse si l'apport calorique est augmenté.

## Masse osseuse faible et hormones de synthèse ?

Très souvent, quand un·e médecin reçoit une personne en aménorrhée sans projet grossesse imminent, iel lui prescrit la pilule ou un traitement hormonal substitutif (THS) « pour protéger les os ». Le THS combine un patch ou un comprimé d'œstrogène avec un comprimé de progestérone pendant une partie du mois et parfois de la testostérone.

Néanmoins, les données sur les effets de ces traitements sur la densité osseuse sont décevantes. La moitié des études ne montrent aucune variation (ce qui reste néanmoins préférable à la perte osseuse provoquée par l'aménorrhée chronique), l'autre moitié constate de légères augmentations de la DMO sur des périodes allant de un à quatre ans[22]. En bref, on observe que la masse osseuse continue à baisser sous pilule ou THS quand le déficit calorique est assez important pour entraîner une perte de poids continue[23].

D'après certaines études, la pilule réduit la vitesse de destruction osseuse, mais aussi la vitesse du remodelage osseux[24]; les personnes qui prennent la pilule arrêtent donc de perdre en masse osseuse, mais n'en gagnent pas non plus (ou très peu). Cela explique pourquoi la perte de poids s'accompagne parfois de perte osseuse sous pilule; les effets de la pilule sont annihilés par ceux du déficit énergétique chronique. En bref, on ne peut pas réellement dire que la pilule et le traitement hormonal substitutif « protègent vraiment les os ». Les hormones de synthèse sont mieux que rien, mais sont loin d'être la solution optimale (voir la section suivante).

Des données plus récentes suggèrent qu'il vaut mieux prendre un THS que la pilule, étant donné que cette dernière inhibe le facteur de croissance de l'insuline 1 (IGF-1)[25], qui participe à l'amélioration de la DMO. Il peut être bénéfique de prendre un traitement hormonal substitutif pendant quelques mois pour prévenir la destruction osseuse pendant votre parcours de guérison, mais cela ne constitue pas une solution à long terme aux soucis de densité osseuse.

## Retrouver la masse osseuse perdue

L'association entre la prise de poids, le retour des cycles menstruels et l'amélioration de la DMO fait largement consensus. Une étude basée sur des mesures de la DMO de pratiquantes de la course à pied d'âge et de profils hormonaux variés[26] a obtenu les résultats suivants :

- une DMO supérieure à la normale chez les coureuses de moins de 40 ans aux *cycles menstruels normaux et continus* en raison des effets positifs de l'exercice (T-score positif).

- des T-scores beaucoup plus faibles (<1 dans la colonne vertébrale en moyenne, à -0,5 dans la hanche) chez les coureuses en aménorrhée.

- un T-score moyen proche de 0 chez les coureuses de plus de 40 ans réglées mais avec des antécédents d'aménorrhée. Ce score n'est pas aussi bon que celui des femmes dont les règles n'ont jamais disparu mais est quand même assez proche du score moyen d'une personne de 30 ans.

La comparaison entre les densités osseuses de coureuses ayant retrouvé leurs règles et celles de coureuses en aménorrhée suggère une amélioration raisonnable de la masse osseuse avec le retour des menstruations.

Des chercheurs ont étudié l'amélioration de la DMO après une période d'alimentation restrictive ou d'exercice à outrance. Une étude de deux ans portant sur trois groupes de femmes traitées pour anorexie a souligné l'importance de la prise de poids et du retour des menstruations pour la santé optimale des os[27]. Le premier groupe, constitué de femmes qui avaient pris du poids et retrouvé leurs cycles, a obtenu respectivement une augmentation de densité de leur colonne vertébrale et de leur hanche de 3,1 % et 1,8 % par an. Le deuxième groupe, celles qui avaient pris du poids sans retrouver leurs cycles, a récupéré de la masse osseuse uniquement dans la hanche (0,6 %). Enfin, celles qui n'avaient pas pris de poids mais avaient retrouvé leurs cycles (remarque : cela peut prendre des années, sans aucune garantie) ont vu leur DMO augmenter uniquement dans la colonne vertébrale (la variation exacte n'a pas été publiée)[28]. La différence entre les groupes 2 et 3 peut s'expliquer par la plus grande dépendance à l'œstrogène de l'os spongieux, qui est un composant majeur de la colonne vertébrale[29]. On retrouve des corrélations similaires entre prise de poids, règles et amélioration de la DMO dans deux autres études, une portant sur des anorexiques en convalescence pendant un an[30] et l'autre s'intéressant à d'anciennes anorexiques trois à neuf ans après leur guérison[31].

Une série d'études de cas montre d'autres liens prometteurs entre le poids, les menstruations et la densité osseuse :

- Le suivi d'une coureuse anorexique pendant 12 ans, qui avait un IMC de 16,4 au départ, a montré que sa perte de poids (IMC faible, 14,7) s'accompagnait d'une perte de la densité osseuse alors qu'elle prenait la pilule. Elle a ensuite repris 12,1 % (à partir du point le plus faible) de masse vertébrale avec un THS et a augmenté la densité de sa hanche de 19 % (à partir du point le plus faible) en prenant du poids[32]. À 37 ans, la DMO de chaque zone était supérieure de 1 à 2 % à la masse osseuse qu'elle avait à 25 ans.

- Une personne à l'IMC de départ de 15,8 avait un T-score de colonne vertébrale de -2,5 et un T-score de hanche de -1,5. Aucun changement n'a été observé les deux années suivantes, avec la pilule et le maintien du poids. Entre 25 et 31 ans, son IMC est passé à 21,3, ses règles sont revenues et sa DMO a augmenté de 26 % dans la colonne vertébrale et de 20 % dans la hanche, atteignant ainsi un niveau normal[33].

- Une troisième coureuse (21 ans) avait des Z-scores* de départ de -2,2 (colonne vertébrale) et -0,5 (hanche). Les deux premières années, elle s'est entraînée encore plus, sans variation remarquable de sa densité osseuse. Cependant, la réduction de l'exercice et une prise de poids pendant les quatre années suivantes ont conduit à de nettes améliorations, dont le retour des règles, une grossesse et l'allaitement. Ses derniers Z-scores s'élevaient à -0,6 (colonne vertébrale, augmentation de 18,4 %) et -0,1 (hanche, augmentation de 5,7 %)[34].

Ce qu'il faut retenir, c'est que même si votre densité osseuse est faible, elle peut s'améliorer au cours des prochaines années si vous prenez du poids et retrouvez vos règles, même si vous avez bien plus de trente ans. *Il n'est pas trop tard pour modifier vos habitudes et changer le futur de votre santé.*

---

* Un Z-score ressemble à un T-score mais est ajusté selon l'âge, le genre, le poids et l'origine ethnique. Un Z-score inférieur à -2 suggère que la perte osseuse n'est pas due au vieillissement.

Après le retour de vos règles, *mais pas avant !*, vous pourrez utiliser d'autres méthodes pour améliorer votre DMO. L'exercice à impact élevé, c'est-à-dire avec des changements de direction rapides, peut contribuer à améliorer la densité[35] et la solidité[36] des os. Ce type d'exercice comprend beaucoup de sports collectifs comme le volleyball, le football, le handball, le rugby ou le basketball, ainsi que des sports individuels comme la gymnastique, le tennis, le sprint et le saut. L'exercice à impact répété ou faible comme l'endurance, la natation, le vélo et la marche est bon pour la santé mais n'entraîne pas d'améliorations de la DMO comme les sports à impact plus élevé. Les résultats d'une étude aléatoire et contrôlée sont encourageants : pendant 18 mois, 89 femmes de 35 à 45 ans ont participé chaque semaine à trois sessions d'exercice d'une heure comportant 20 minutes de saut et de step. Pendant cette période, la solidité osseuse de ces femmes a augmenté de 2,8 % à 3,8 % — bien plus que celle du groupe de contrôle. Les gains se sont maintenus pendant les 3,5 années suivantes[37]. Cela souligne qu'il est possible d'améliorer la solidité des os, même pendant sa cinquième décennie.

**Ami** : Je viens de passer une densitométrie qui a montré de l'ostéopénie dans ma colonne vertébrale. Même si je savais que j'avais un problème à cause de ce que j'ai fait pendant taaaaaaaaaaaaaant d'années, c'est bon à savoir. Je veux arrêter les dégâts ! L'examen était indolore et simple. J'ai un peu craqué en rentrant chez moi, je m'en voulais d'avoir provoqué cette ostéopénie à un âge aussi jeune, mais toutes ces leçons de vie me transforment en une meilleure version de moi-même. Ce sera pareil pour vous. Ne vous découragez pas si vous avez de l'ostéoporose ou de l'ostéopénie, vous POUVEZ et ALLEZ améliorer votre densité osseuse !

*Clover* : Mes ostéodensitométries (voir la page suivante) de 2002 (à 32 ans) à 2011 (41 ans) révèlent un déclin lent et continu de ma santé osseuse. J'ai eu les pires résultats en 2011 et c'est en septembre de cette année que j'ai enfin décidé d'appliquer le PAM pour guérir. Six mois plus tard, le 6 mars 2012, mes règles sont revenues. Après deux ans de cycles réguliers, j'ai fait une densitométrie de contrôle en 2014, pleine d'angoisse et en priant pour voir une petite amélioration malgré mon âge. J'ai une bonne nouvelle... Nos corps sont des machines ! À 44 ans, mon corps a renouvelé en partie sa masse osseuse. Même si je suis encore dans la zone ostéopénie/ostéoporose, j'ai presque inversé la tendance de ces huit dernières années. L'augmentation de la DMO depuis le retour de mes règles est majeure. Si vous avez entre vingt et quarante ans, cela devrait vous rassurer, vos os peuvent guérir et le feront. Ma densité osseuse a augmenté de presque 8 % ces deux dernières années ! Oui, je sais, ça va vous donner envie de courir faire une densitométrie Ce n'est pas une mauvaise idée !

**Résultats d'ostéodensitométries de Clover entre 2006 et 2014 (guérie en mars 2012)**

| Partie du corps | Année | Densité osseuse (g/m²) | T-Score | Différence avec examen précédent |
|---|---|---|---|---|
| Colonne vertébrale | 2014 | 0.823 | −3.0 | +7.2 % |
| | 2011 | 0.768 | −3.4 | −1.4 % |
| | 2009 | 0.779 | −3.4 | −8.5 % |
| | 2006 | 0.851 | −2.8 | NA |
| Col du fémur-gauche* | 2014 | 0.782 | −1.8 | +8.2 % |
| | 2011 | 0.723 | −2.3 | −4.5 % |
| | 2009 | 0.757 | −2.0 | NA |
| Fémur total — gauche* | 2014 | 0.806 | −1.6 | +4.0 % |
| | 2011 | 0.775 | −1.8 | −1.6 % |
| | 2009 | 0.788 | −1.7 | −2.2 % |
| | 2006 | 0.806 | −1.6 | NA |

\* Les résultats sont similaires à ceux de droite.

## Recommandations — densité osseuse

Les médecin·e·s spécialis·é·e·s dans ce domaine s'accordent à dire que la solution optimale pour l'amélioration de la DMO est la prise de poids et le retour des cycles menstruels (voir la deuxième partie). Les variations hormonales permises par une nutrition adéquate et la reprise des cycles menstruels occasionnent une amélioration nette de la DMO, le remodelage osseux s'accélérant tandis que la résorption diminue. Vos os ne seront peut-être pas ce qu'ils auraient été sans aménorrhée[38], mais vous obtiendrez certainement des améliorations, même si vous avez la trentaine ou même la quarantaine.

Si vous décidez de ne pas prendre de poids, ce qui prolonge l'aménorrhée, il est largement préférable de prendre un complément hormonal comme la pilule ou de l'œstrogène avec de la progestérone (voire de la testostérone) pour au moins stabiliser la masse osseuse à son niveau actuel. Sans prise de poids ni règles, ni compléments hormonaux, on observe des pertes de densité osseuse de l'ordre de 2 % à 3 % par an[39].

En plus des changements de régime alimentaire et de style de vie que nous aborderons en détail dans la deuxième partie, plusieurs vitamines ou compléments alimentaires ont un effet avéré sur la santé osseuse et sont fortement recommandés chez les personnes qui ont une activité physique régulière[40]:

- consommer assez de calcium, provenant de l'alimentation et de compléments alimentaires (environ 1200 mg par jour, 1400 mg max)[41].
- le calcium provenant d'autres sources que les produits laitiers est mieux absorbé, donc il est préférable d'incorporer des aliments riches en calcium que de prendre des compléments.
  - o Les légumes à feuilles vertes, les graines de sésame et les haricots cornilles sont d'excellentes sources de calcium qui contiennent aussi du magnésium, nécessaire à la bonne absorption.
  - o La consommation de pruneaux serait bonne pour la densité osseuse[42].
- vitamine D (800 UI/jour ou plus en cas de carence)
- vitamine K (60-90 µg/jour)
- protéine (1,2 à 1,6 g/kg/jour)

Amy S : Je voulais parler du problème de l'ostéoporose. Il y a environ un an, ma scintigraphie osseuse a révélé que j'avais effectivement une perte de densité osseuse importante avec de l'ostéoporose dans la colonne vertébrale et de l'ostéopénie légère au niveau du fémur et de la hanche. Autant dire que j'étais choquée et terrifiée quand je l'ai appris. Mon endocrinologue s'y attendait étant donné que cela faisait 8 mois que j'avais une AH et que je l'avais déjà eue à d'autres moments de ma vie. Mais pas moi. J'étais certaine d'être en excellente santé car je faisais du sport et mon poids était faible.

Après ces résultats, j'étais terrifiée de ce que la privation d'œstrogène pourrait continuer à faire à mon corps. Du coup, j'ai pris la décision de prendre le poids nécessaire pour retrouver mes règles — mon endocrinologue pensait que la prise de poids me remettrait sur les rails. Je ne mesure qu'1m52 et j'ai pris dix kilos (et croyez-moi, je suis loin d'être très musclée étant donné que j'ai complètement arrêté le sport à l'exception de la marche en attendant le retour de mes règles). Mes règles sont revenues en quatre ou cinq mois avec la prise de poids et la réduction de l'exercice. Mon endocrinologue a voulu me prescrire du Fosamax immédiatement ou un autre médicament pour l'ostéoporose, mais ce n'est pas une bonne idée pour les personnes qui espèrent une grossesse à court terme. Le traitement peut rester dans les os pendant dix ans et traverser le placenta.

En tout cas, ça fait peur. Et je devrai sûrement prendre des médicaments pour améliorer ma DMO à un moment ou à un autre. Pour l'instant, je suis enceinte de jumeaux ! Super ! Je prends des tonnes de compléments en calcium/vitamine D/ magnésium et je consomme

ÉNORMÉMENT de lait, de fromage et de yaourt pour avoir assez de calcium au quotidien étant donné que les bébés en ont aussi besoin et qu'ils le prendront sur mes os s'ils n'en ont pas assez.

Ça m'a vraiment choquée et terrifiée de découvrir l'état de mes os. Et j'y pense encore. Mais, au moins, vous pouvez agir dès maintenant pour retrouver vos règles et votre œstrogène.

> Densité osseuse d'Amy :
> 2008 — T-score colonne vertébrale : -3,2
> 2009 — naissance des jumeaux, allaités exclusivement pendant 13 mois
> Fin 2009 — T-score colonne vertébrale : -3,4
> Déc. 2011 — T-score colonne vertébrale : -2,6
> Déc. 2013 — T-score colonne vertébrale : -2,2 (hors de la zone considérée en ostéoporose)
> Nov. 2015 — T-score colonne vertébrale : -2

Cela revient à une amélioration de 22,3 % de la densité osseuse de la colonne vertébrale en six ans, avec le dernier examen à 39 ans.

# Cœur

Aucun lien direct entre l'AH et les maladies cardiovasculaires (MCV) n'a été prouvé, sûrement en raison de la durée et du nombre de femmes qu'il faudrait pour mener une étude à ce sujet. Les suggestions sur la corrélation possible entre l'AH et les MCV sont donc basées sur le faible taux d'œstrogène, commun dans les deux cas, qui permet de démontrer que les MCV peuvent être une réelle source d'inquiétude pour les personnes atteintes d'AH :

- Premièrement, l'incidence de maladies cardiaques après la ménopause augmente nettement[43].

- Deuxièmement, une étude menée sur des femmes devenues ménopausées après une ablation des deux ovaires a constaté une augmentation de 85 % du risque de décès par maladie cardiaque[44], sauf en cas de prescription d'œstrogène de substitution immédiatement après l'intervention.

- Troisièmement, chez les femmes préménopausées, les évènements cardiaques nécessitant une hospitalisation sont beaucoup plus susceptibles de se produire pendant la première moitié du cycle menstruel, quand le taux d'œstrogène est faible[45].

- Quatrièmement, d'autres études se sont penchées sur le taux d'œstrogène des femmes souffrant de MCV et l'ont trouvé bien plus faible que celui du groupe de contrôle[46].

- Enfin, des problèmes cardiaques sont clairement associés à l'anorexie, caractérisée par un taux d'œstrogène extrêmement faible[47] : arythmie, réduction de la masse du cœur, bradycardie (fréquence cardiaque < 50 bpm) et augmentation de la résistance vasculaire systémique ou RVS (le cœur doit faire plus d'efforts pour pomper le sang).

Ces études laissent raisonnablement penser qu'un taux faible d'œstrogène, comme en AH, serait associé à une augmentation du risque cardiaque.

## Signes de maladies cardiaques futures avec l'AH

Dans la section précédente, nous avons mentionné que l'augmentation de la RVS, qui fait que le cœur doit fournir plus d'efforts pour pomper le sang, était fréquente en cas d'anorexie. Cette augmentation a aussi été constatée chez les personnes souffrant d'AH[48]. Un test, la vasodilatation dépendante du flux sanguin (FMD) permet de révéler les changements précoces qui conduisent aux maladies cardiovasculaires. Ce test mesure l'élasticité des artères, c'est-à-dire leur facilité à se dilater quand le débit sanguin augmente. Avoir une FMD réduite, c'est comme si votre cœur tentait de gonfler les petits ballons qui servent à faire des sculptures : l'air semble coincé, ça demande énormément d'efforts. Les personnes avec AH ont une FMD inférieure de 60 % à 75 % à celles d'athlètes en bonne santé[49] et de 50 % à celle des groupes de contrôle sédentaires[50]. Cela veut-il dire que vous devez vous précipiter chez un cardiologue pour faire un bilan de votre FMD ou de votre taux de cholestérol ? Probablement pas car nos recommandations (voir ci-dessous) seraient les mêmes, quels que soient vos résultats.

Comme la densité des os, la FMD est liée au taux d'œstrogène. L'œstrogène stimule la production d'hormones vasodilatatrices comme le monoxyde d'azote (NO), c'est-à-dire qu'elles aident à dilater les artères quand il le faut et limite les taux de vasoconstricteurs (qui contractent les artères)[51]. La restauration d'un taux d'œstrogène normal avec le retour des menstruations ou la prise de suppléments comme la pilule ou un THS conduit à la normalisation de la FMD[52]. En plus de la FMD, un taux de cholestérol élevé est aussi associé à un risque élevé de maladie cardiaque et une augmentation du taux de cholestérol total ou de lipoprotéines de basse densité (LDL) est fréquente chez les personnes qui ont une « aménorrhée athlétique »[53].

Une fois encore, le faible taux d'œstrogène qui caractérise l'AH semble être le catalyseur de problèmes de santé, mais la restauration des fluctuations mensuelles de l'hormone permet les réparations et le retour à la normale.

> Lauren : J'ai découvert le Forum en février. Ensuite, j'ai fait comme si je n'avais rien lu et j'ai essayé de tout oublier, j'ai fait environ 10 à 20 % de changements dans mon alimentation et ma pratique sportive et j'ai perdu sept bons mois à rester en aménorrhée avant de me décider. En plus de la menace de l'infertilité, j'en ai assez de l'acné, des ongles cassants, des pertes de cheveux, de la soif extrême et de la libido dans les chaussettes. Puis j'ai fait analyser mon cholestérol et il était élevé (une conséquence de mon taux d'E$_2$ faible) ! J'ai ri au visage de mon médecin en lui disant que je ne pouvais rien faire de mieux en termes d'alimentation et d'exercice pour baisser mon cholestérol. Mais, quand j'ai lu qu'un faible taux d'œstrogène augmentait le risque de crise cardiaque et d'ostéoporose, j'ai dit, « ça suffit ». Ça me minait de rester volontairement sans rien faire en sachant que mon corps se détériorait littéralement. Je ne pouvais plus supporter ce conflit interne. (*Les cycles de Lauren sont revenus deux mois après avoir commencé le PAM. Huit mois plus tard, elle et son mari ont conçu leur petite fille du premier coup.*)

## Recommandations — cœur

Les preuves dans le domaine suggèrent que le traitement hormonal substitutif peut restaurer les paramètres cardiaques à un niveau presque normal[54]. Néanmoins, l'œstrogène et la progestérone de synthèse n'ont pas les mêmes effets que la prise de poids et la restauration des cycles; le traitement hormonal substitutif agit plutôt comme un pansement que comme une solution à long terme. Une fois encore, la meilleure stratégie est de retrouver vos règles. À défaut, il convient d'envisager la pilule ou le THS.

## Cerveau

La dernière conséquence préoccupante à long terme en cas d'AH est l'augmentation potentielle du risque de maladie neurodégénérative comme la démence, la maladie de Parkinson ou la maladie d'Alzheimer. Il n'existe aucune preuve de corrélation directe entre l'AH et le risque futur de maladie neurodégénérative, mais nous nous basons sur des études de personnes après une ménopause chirurgicale ou classique, de modèles animaux ou de cellules individuelles.

Comme nous l'avons évoqué dans la partie sur le cœur, l'œstrogène favorise la vasodilatation, c'est-à-dire l'élasticité des artères (souvenez-vous de l'exemple des ballons très durs à gonfler), qui permet au cœur de pomper facilement le sang. Cette élasticité entraîne aussi une meilleure irrigation du cerveau[55]. Des données ont montré que l'œstrogène améliore le développement de nouvelles connexions nerveuses et prévient la mort des neurones[56]. En outre, de nouvelles études suggèrent que de nombreuses maladies neurodégénératives sont dues à des inflammations chroniques légères du cerveau provoquées par les « cellules de la microglie ». Les microglies sont désactivées par l'œstrogène et la progestérone, ce qui réduit ainsi l'inflammation[57].

Deux sources suggèrent un lien entre un faible taux d'œstrogène et les maladies neurodégénératives. La première, l'étude à long terme de patientes après une ménopause chirurgicale, révèle une multiplication par 1,5 à 2 du risque de démence[58] chez ces femmes au taux d'œstrogène toujours faible, ainsi qu'un risque accru de mort par maladie neurologique[59]. Le risque était supérieur chez les femmes qui avaient été opérées avant 45 ans et ne prenaient pas de THS, un modèle potentiel de ce qui peut survenir avec l'AH à long terme. Les études de modèles animaux ont montré des effets similaires[60].

On peut aussi aborder la question en analysant si la quantité d'œstrogène à laquelle une personne a été exposée pendant sa vie a une influence sur sa santé neurologique. Un étude a réuni des informations sur des sujets comme :

- l'âge du début des règles
- le nombre de grossesses et de naissances
- l'existence et la durée de l'allaitement
- l'âge de la ménopause
- l'âge au début du traitement hormonal (le cas échéant)

Un score « d'exposition totale à l'œstrogène » a été calculé à partir de ces informations. Un score plus élevé, qui indique une plus grande exposition, est associé à de meilleures performances lors de tests de la mémoire[61]. L'examen individuel des éléments de mesure révèle qu'une plus longue durée d'allaitement prédit largement des scores inférieurs[62]. Là encore, cela peut s'appliquer à l'AH dans la mesure où l'allaitement maintient un taux d'œstrogène faible et empêche les cycles menstruels (nous ne déconseillons pas l'allaitement, c'est une bonne idée pour de nombreuses autres raisons). D'autres études ont exploité la densité osseuse comme substitut au taux d'œstrogène et ont aussi découvert qu'une DMO élevée, qui correspond à des taux élevés d'œstrogène, est associée à de meilleures performances lors de tests de mémoire[63].

## Recommandations — cerveau

Les effets neurologiques à long terme d'une carence en œstrogène pendant les années reproductives ne sont pas clairement définis, mais il n'est pas insensé de suggérer l'existence d'effets négatifs. Aucune étude ne s'est penchée sur les apports des traitements hormonaux standards, mais la prise d'œstrogène et de progestérone de synthèse après la ménopause chirurgicale entraîne des réductions des risques de certaines maladies neurodégénératives. Cela indique que l'on peut appliquer les mêmes recommandations pour les os et pour le cœur : le mieux est de tout faire pour restaurer votre cycle menstruel, probablement en prenant du poids. En l'absence de guérison, il est entre autres bénéfique de prendre un traitement hormonal.

## Recommandations globales

Comme nous l'avons évoqué, il est évident que le mieux pour la masse osseuse est de prendre du poids et de restaurer les cycles menstruels naturels. Il en va a priori de même pour la protection du cœur et du cerveau, étant donné que nos systèmes hormonaux sont complexes et font bien plus que les hormones de synthèse. La deuxième partie s'intéressera de près aux manières de restaurer les cycles.

- Projet grossesse ?
    - Votre première étape reste le Plan d'Action Menstruations (deuxième partie), car nous recommandons fortement de retrouver des règles ou de ramener votre corps vers un meilleur équilibre énergétique AVANT tout traitement de fertilité, pour votre santé et celle de votre futur enfant. Si vous ne retrouvez pas vos règles dans une période acceptable selon vous ou que votre âge ne vous permet plus d'attendre, la procréation médicalement assistée peut vous aider à ovuler et à concevoir. Votre système reproducteur redémarre parfois après la grossesse si vous prenez garde à ne pas retomber dans une alimentation restrictive et dans des habitudes d'exercice trop intenses; vos règles reprendront peut-être naturellement après la grossesse (Volume deux). Mais attention, la grossesse ne remplace pas la guérison

et démarrer une grossesse avec un corps épuisé peut entraîner des complications sérieuses pour la grossesse et le postpartum.

- PAS de projet grossesse ?
  - o Si vous ne parvenez pas à retrouver des cycles naturels en environ un an avec le Plan d'Action Menstruations (deuxième partie), nous vous suggérons de prendre des hormones de synthèse en supplément de vos efforts, avec éventuellement une pause de quelques mois par an pour voir si vos cycles naturels reviennent. Le chapitre 16 aborde d'autres options.

Si vous refusez de suivre le Plan d'Action Menstruations pour le moment, il est sûrement préférable de prendre un traitement hormonal substitutif que de ne rien faire.

*Clover* : Ne faites pas comme moi, je répète, ne faites PAS comme moi en ignorant votre aménorrhée, surtout si vous avez déjà un diagnostic d'ostéopénie ou d'ostéoporose.

On pourrait penser que je me serais inquiétée après avoir reçu un diagnostic d'ostéoporose dans ma colonne vertébrale et d'ostéopénie dans mes hanches. Mais ça ne m'a pas fait peur ; j'ai accusé mon petit gabarit (même s'il n'est pas naturel . . . ah, le déni !) la malchance et la génétique. C'était de la folie. J'ai même été plus loin dans la rationalisation — c'était impossible que j'aie de l'ostéoporose parce que j'avais passé des années à faire de la musculation intense. L'haltérophilie a forcément développé mes os, non ? J'étais vraiment passionnée par la course à pied, je travaillais dur pour rester sportive et je faisais attention à ce que je mangeais. Évidemment, tout ça n'a AUCUNE importance si vous n'avez pas vos règles. Pas de règles, ça veut dire très peu d'œstrogène, donc une perte probable de masse osseuse. C'est le moment d'augmenter petit à petit la densité osseuse, pas de la perdre ou de la maintenir. La préservation des os, c'est pour plus tard, quand votre corps atteint la ménopause.

Je vais vous raconter une petite histoire. En ce moment, je m'occupe de ma mère de 72 ans qui a de l'ostéoporose. En deux ans, elle a eu une fracture de la hanche (puis une prothèse), puis une fracture du sacrum, puis de son tibia-péroné deux mois plus tard (ça commence à ressembler à un mauvais film d'horreur), puis de son bassin une semaine plus tard. Aïe ! Aïe ! Aïe ! Si j'avais un dollar à chaque fois qu'on me demandait comment elle s'y prend pour tomber autant . . . L'ironie du sort, c'est qu'elle n'est pas tombée, elle faisait des choses du quotidien : porter ses courses, faire la lessive, descendre du trottoir pour traverser la rue, etc. L'ostéoporose mérite son nom de « tueuse silencieuse », il n'y a aucun symptôme avant les fractures. Heureusement, nos corps nous permettent d'agir directement sur notre santé osseuse en changeant notre style de vie dès maintenant !

Payez le prix de votre style de vie maintenant ou plus tard, mais tout le monde passe à la caisse d'une manière ou d'une autre. C'est sûrement une excellente raison d'accepter l'inconfort MAINTENANT avec le Plan d'Action Menstruations (deuxième partie) plutôt que de souffrir plus tard avec l'ostéoporose, la démence ou une maladie cardiovasculaire !

# Deuxième partie : Le Plan d'Action Menstruations— changer vos habitudes et votre vie

*Nico* : Comme je l'ai déjà raconté plus haut, j'ai été obligée de créer mon propre parcours de guérison après mon diagnostic. Après de nombreux examens, mon médecin a fini par me dire que je devrais peut-être manger un peu plus et faire moins de sport, mais sans m'expliquer pourquoi. Même si j'étais arrivée à la même conclusion, il n'a pas été facile de mettre cela en pratique. J'aimais faire du sport, je me trouvais magnifique depuis que j'avais perdu du poids et il me semblait injuste de devoir réduire tous mes efforts à néant alors que d'autres dans mon entourage tombaient enceintes en un claquement de doigts. (Ça me rappelle la fois ou j'ai rencontré quatre femmes enceintes à une soirée. Leur grossesse avait été une « surprise » et elles m'ont dit que ce qu'il suffisait de faire pour tomber enceinte était de ne pas vouloir de bébé. Super, merci ! Mais je m'éloigne du sujet.) Comme j'ignorais ce que je devais faire pour guérir, mes changements ont été trop superficiels. Même après avoir vu une nutritionniste, je ne mangeais probablement pas assez, tout en faisant sûrement trop de sport. J'ai fini par retrouver mes règles grâce à trois semaines de vacances, où mon alimentation était totalement libre et le sport réduit à la marche.

*Steph* : J'ai connu une période de déni avant d'accepter que le Plan d'Action Menstruations était nécessaire. Je ne courais pas trop, je mangeais assez, pourquoi moi ? Cela semblait tellement injuste ! J'avais suivi toutes les étapes pour guérir de mon trouble alimentaire, je pouvais tourner la page ! Comment est-ce qu'il pouvait encore y avoir des problèmes ? Mon médecin m'avait pourtant dit précisément ce que je devais faire, de nombreux témoignages avaient confirmé ses recommandations, mais je pensais à mon style de vie dans son ensemble et je refusais de le changer une nouvelle fois. Le plan me semblait absurde. Mais quand j'ai fini par le suivre, j'en ai reconnu les multiples bénéfices : bonheur, santé, grossesse !

Dans cette section, nous allons donner des recommandations en termes d'alimentation et d'exercice physique. Nous savons que ces changements sont très difficiles à appliquer à court et à long terme, donc nous avons inclus des chapitres d'astuces et de conseils qui nous ont permis ainsi qu'à d'autres de surmonter cette épreuve.

# 8
# Méthode ALL IN et Plan d'Action Menstruations

VOUS AVEZ OUVERT le livre à ce chapitre ? Nous aurions sûrement fait pareil. C'est ce qu'on veut tou·te·s savoir : comment je retrouve mon cycle menstruel ? Mais avant d'y arriver, il nous semble important d'expliquer le fonctionnement de la méthode All In, que nous avons librement traduite en Français par « Plan d'Action Menstruations » (PAM). Cette méthode, ce PAM sont une et même chose. Détaillé au fil des prochains chapitres, le PAM a permis à 98 % des participantes à notre enquête de retrouver des cycles naturels. Vous pouvez être tenté·e de penser que, comme vous n'êtes pas « trop maigre », que votre poids et vos habitudes alimentaires ne sont pas problématiques, cette section ne vous concerne pas. Ce serait une erreur car, quel que soit votre poids actuel, votre corps peut être en déficit énergétique, en particulier si votre LH est sous la moyenne (sous 5 UI/l). Le poids de départ des participantes à l'enquête n'a par ailleurs rien changé à leur vitesse de guérison. Si vous n'avez pas vos règles et si votre style de vie ressemble à ce que nous avons décrit, le Plan d'Action Menstruations aura une influence positive garantie sur votre santé et votre vie.

## Qu'entend-on par « guérison » ?

Tout d'abord, l'objectif primordial est de retrouver votre santé et votre fertilité (et, pour beaucoup, de pouvoir avoir un enfant). Pour y arriver, vous devez fournir assez d'énergie à votre corps pour vos besoins quotidiens, mais aussi pour compenser des mois ou des années de déficit énergétique.

Il est essentiel de mettre fin aux restrictions alimentaires et à l'état d'esprit qui accompagne ces comportements, un élément majeur de l'AH pour beaucoup. Quelles que soient vos restrictions alimentaires actuelles, les objectifs comprennent :

- Apprécier et participer pleinement aux repas pris en commun, au travail et en famille.
- Passer votre temps libre à penser à vos loisirs, à votre famille, à vos proches . . . PAS à ce que vous allez manger ou en quelle quantité.
- Laisser la nourriture vous apporter des nutriments et du plaisir; rien de plus, rien de moins.
- Ne plus jamais compter les calories (sauf si vous devez vous assurer ponctuellement que vous mangez assez).
- Manger quand vous avez faim et vous arrêter quand vous êtes rassasié·e.
- Manger de tout (sauf en cas d'allergie ou de choix religieux ou éthique) selon vos envies et sans culpabiliser, en réalisant que le plaisir est un élément crucial d'une alimentation saine et épanouie.

Lisa : En lisant ces objectifs, j'ai pensé à deux ou trois choses. Si vous ne vous retrouvez pas dans ce que je vais partager, tant mieux pour vous. <Sourire narquois>

- « *Ne jamais compter les calories* » ? Mon Dieu, c'est une blague ? Je n'ai jamais compté scrupuleusement les calories, mais j'avais tendance à lire la composition sur l'emballage pour m'assurer qu'il n'y avait pas plus de X calories. Après avoir guéri, je me souviens d'avoir parlé d'une barre protéinée à une amie sur le forum. Je lui ai dit : « Elles sont bonnes, non ? Et elles sont allégées en sucre ! » Elle m'a répondu en riant : « Oh ! Je n'avais même pas remarqué. Je ne regarde plus la quantité de calories ou les taux de lipides et de glucides. » Quoi ??? Je sais que ça parait fou, mais au fil du temps, avec la guérison, on remarque ce type de changements. Et une véritable liberté !

- « *Manger quand vous avez faim et vous arrêter quand vous êtes rassasié·e...* » Whouah… En ce moment, certaines parmi vous ont l'impression d'avoir trop mangé quand elles mangent une mini carotte supplémentaire, sans parler d'une boule de glace (c'était le cas pour moi — la glace, pas la carotte). C'est parce que la restriction énergétique affecte nos signaux de faim et de satiété. Le seul antidote, c'est de manger plus. Au départ, vous allez devoir accepter un certain inconfort pour atteindre l'objectif à long terme de « sentir la satiété » et de décider d'arrêter de manger (ou pas). Cela dit, il est important de préciser que beaucoup des personnes qui ont un rapport sain à l'alimentation mangent quand elles n'ont plus faim de temps en temps sans paniquer; c'est là un autre objectif à viser.

- « *Manger de tout* ». Oui, de tout. Les mystérieuses allergies que vous avez développés avec le temps (et que vous êtes le/la seul·e dans votre famille à avoir : intolérance au lactose, au sucre, au gluten . . . ) vont miraculeusement disparaître. Non, vous n'avez pas tou·te·s une véritable allergie au gluten. Personnellement, comme je mangeais trop peu et avec tant de restrictions depuis hyper longtemps, mon corps n'arrivait plus à digérer correctement, comme si j'avais perdu les enzymes nécessaires. J'étais intolérante au lactose (une excuse formidable pour ne rien manger en dehors de ma zone de confort); oh et j'avais même développé une mystérieuse allergie au bœuf qui m'a envoyée trois fois aux urgences pour un choc anaphylactique ! Je vous assure ! En fait, grâce au PAM, j'ai pu remanger burgers et milkshakes au chocolat sans AUCUNE réaction allergique. Le corps est formidable quand il reçoit assez d'énergie.

Je pourrais continuer, mais vous avez compris. De toute façon, je n'essaye PAS de vous convaincre. Je ne fais que partager mon histoire.

Êtes-vous tenté·e par cette façon de vivre ? Les participantes à l'enquête ont constaté de grandes différences entre la manière dont elles se sentaient et agissaient avant et après la guérison de l'AH.

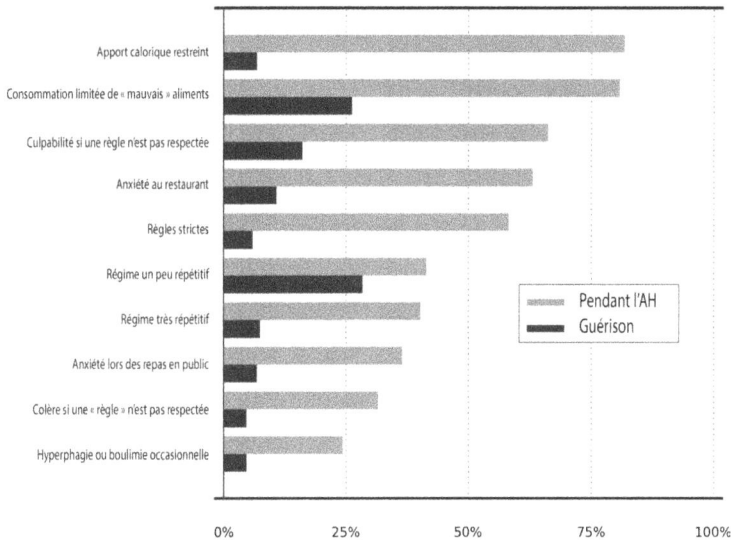

**Symptômes infracliniques de troubles du comportement alimentaire pendant l'AH et après la guérison.** Pourcentage de participantes à l'enquête (326 personnes) présentant chaque comportement quand elles avaient l'AH et après leur guérison. Vous pouvez constater que certaines avaient encore des problèmes après la guérison, mais que les symptômes se sont nettement améliorés dans l'ensemble.

Shayla : Avant, j'avais énormément d'anxiété à l'idée de manger des aliments qui ne faisaient pas partie de mes repas « planifiés ». . . . C'était horrible si je mangeais un bonbon ou ne serait-ce qu'une carotte supplémentaire. Oui, même une carotte ! Je comptais chaque calorie de manière obsessive. Je me mettais aussi dans tous mes états si je faisais 58 minutes de cardio au lieu de 60 ou si je brûlais 550 calories au lieu de mes 600 habituelles. Vous n'êtes peut-être pas dans cet état d'esprit, mais c'est dur d'en sortir. À présent que j'ai quitté cette prison, je vous souhaite de vous libérer de tous vos démons . . . Pas seulement pour votre santé, mais aussi pour donner un exemple sain et positif à vos enfants (présents, futurs ou à tous les enfants dans votre vie). Je sais que vous pouvez y parvenir et je sais que vous pouvez vous libérer de tout cela. Vous ne méritez que le meilleur de cette vie courte et précieuse.

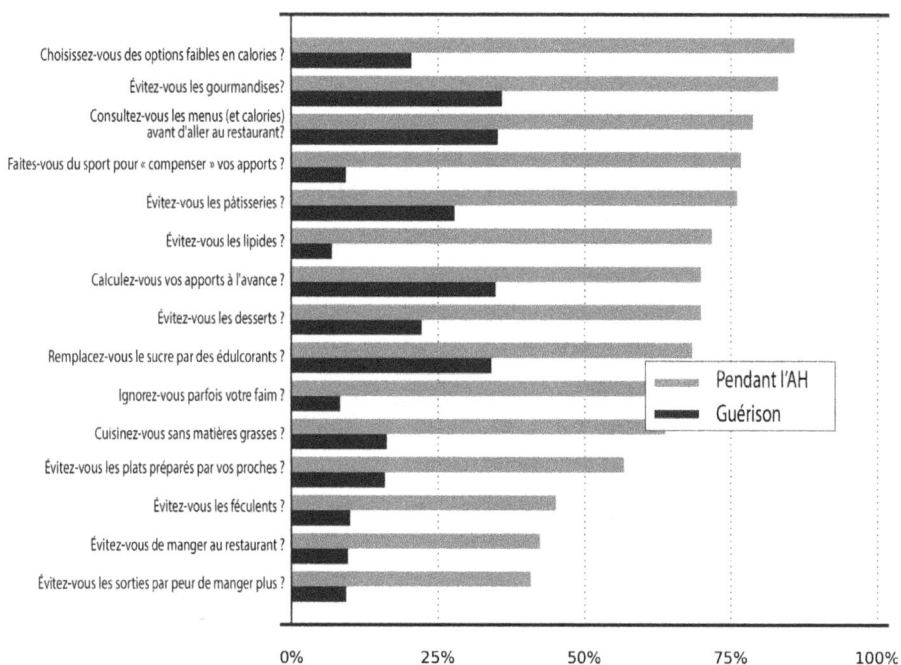

**Comportements alimentaires pendant l'AH et après la guérison.** Pourcentage de participantes à l'enquête (284 personnes) ayant indiqué présenter « toujours » ou « souvent » chaque comportement alimentaire, pendant l'AH et pendant la guérison.

## Le Plan d'Action Menstruations (méthode All In)

Vous l'aurez sûrement deviné : le Plan d'Action Menstruations consiste notamment à manger plus et à lâcher prise par rapport au poids. Quand on parle de manger plus, c'est aussi bien en quantité qu'en variété. Et effectivement, manger davantage peut mener à une éventuelle prise de poids.

Êtes-vous terrifié·e·s à l'idée de manger plus ou de prendre du poids ? Cela n'a rien d'étonnant, nous sommes passé·e·s par là ! Comme nous l'avons déjà dit, notre apparence et notre capacité à contrôler notre alimentation et notre pratique sportive deviennent souvent des composantes majeures de notre identité. Dans ce cas, il peut sembler d'autant plus effrayant d'envisager de changer nos habitudes.

Souvent, il est nécessaire de remettre en question notre rapport à la nourriture, à l'alimentation et au corps. Heureusement, vous pouvez garder à l'esprit que des milliers de personnes avant vous ont relevé ce défi et en sont sorties grandies mentalement et physiquement.

Si vous êtes prêt·e à adopter le Plan d'Action Menstruations, vous verrez que la fréquence et l'intensité des inquiétudes sur l'alimentation (quoi, quand, pourquoi et comment) diminuent avec le temps, tandis que vous vous sentirez de plus en plus libre et serein·e. Si ces changements vous font peur, lisez toutes les informations contenues dans ce livre, puis décidez ensuite si vous voulez ou non appliquer nos recommandations. Si jamais vous décidez de ne pas suivre nos suggestions pour le moment, mettez-les de côté; vous changerez peut-être d'avis plus tard.

**Deanna** : Chaque jour, je remercie ma bonne étoile d'avoir découvert le PAM. J'aime me sentir libre, manger ce que je veux et vivre comme je l'entends, sans être l'esclave de mon corps et de mes habitudes comme avant. Je sais que cela va faire de moi une meilleure maman et une meilleure personne. Je sais que ce poids va m'aider à tomber enceinte. Je n'ai aucun regret. Je ne reprendrai jamais mes vieilles habitudes : restrictions, perdre mes amis et mon sommeil pour faire du sport, vivre dans ma propre prison . . . Je vais continuer à vivre libre et, plus tard, avec un bébé. (*Deanna est tombée enceinte sept mois après avoir démarré le PAM, en prenant du Femara et a eu quatre grossesses naturelles par la suite.*)

**Chassta** : Être mince, ce n'est pas la réussite ultime. Même si je n'arrive pas à tomber enceinte, un jour, je serai mère et JE NE TRANSMETTRAI PAS cette vision horrible et tordue de perfection inaccessible à mes enfants. Même si certaines parmi nous ont « obtenu » ce soi-disant corps idéal, qu'a-t-il fallu sacrifier ? Nos corps et nos esprits ne sont pas faits pour tant d'anxiété et de stress. Pour retrouver ce que l'on pensait perdu à jamais (des cheveux épais et brillants; une peau radieuse; un sommeil profond; la libido; des courbes féminines; des pensées claires; des os solides; la fertilité; une attitude positive; de la bienveillance envers nous et les autres) nous devons sacrifier nos corps « minces ». Mais est-ce un vrai sacrifice quand on y pense ? (*Chassta a retrouvé ses cycles après trois mois d'efforts « all in » et est tombée enceinte au bout de cinq cycles.*)

Souvent, le plus dur avec les changements de perceptions et d'habitudes alimentaires, c'est l'inconnu. Nous sommes souvent des pros de l'organisation, capables de tout mettre en œuvre pour réaliser nos projets. Mais ça ?

Il est impossible de savoir exactement ce qui va permettre à votre corps de guérir ou combien de temps il faudra. Vous pouvez avoir l'impression de plonger dans l'inconnu en adoptant ces changements, sans savoir pour combien de temps ou comment votre corps y réagira. Mais vous ne plongez pas à l'aveugle : prise de poids, repos, réduction du stress et temps sont toujours synonymes d'une remise en marche du système reproducteur.

Imaginons que vous décidez de vous approcher du rebord. Quelle est l'étape suivante ? Probablement du scepticisme, du déni, du doute et de la peur. Peut-être de la colère. Mais aussi de l'excitation, du soulagement et de la joie. Vous passerez sûrement par toutes ces émotions au cours de ce parcours semé de hauts et de bas. Prêt·e ?

## Je dois manger en quelles quantités ?

Nous arrivons enfin à la question que vous attendiez : quelle quantité devez-vous manger ? Ces objectifs de calories sont des repères qui visent à vous donner une idée de la quantité qu'il vous faut pour vraiment alimenter votre organisme et retrouver vos cycles. Comme nous l'avons dit, l'objectif final est cependant d'arrêter de compter les calories et de manger selon vos besoins. Avec le temps, vous découvrirez ce que vous devez manger au quotidien et vous parviendrez à manger de façon intuitive, sans calculette mentale. Si vous avez encore faim, il est important de manger encore plus, même si vous avez déjà augmenté votre apport énergétique !

> *Megan* : Je reconnais que compter les calories peut être dérangeant, même si c'est dans le sens inverse. Je suis sûre que la plupart d'entre nous connaissent l'apport en calories moyen des aliments que nous consommons. Si vous savez que vous consommiez 1500 calories avant le PAM, il ne devrait pas être trop compliqué de déterminer comment en rajouter 1000.

> *Jessica* : Avant, j'en voulais à mon corps quand il avait faim « trop tôt » selon moi. Je pensais « je viens de te nourrir, pourquoi est-ce que tu as déjà faim ? Tu ne pourrais pas me laisser tranquille ? » Maintenant, je me dis

souvent « ok, mon corps. Je t'entends. Je ne sais pas pourquoi tu as aussi faim aujourd'hui, mais je vais te nourrir. » C'est un changement radical, mais je pense que c'est libérateur. Alors qu'avant, je comptais totalement sur mon cerveau et j'ignorais mon corps, j'ai maintenant l'impression de me baser avant tout sur mes sensations (par exemple, j'ai faim, je vais prendre une collation) et un tout petit peu sur mon cerveau (par exemple, je n'ai pas mangé beaucoup de protéines aujourd'hui, je vais peut-être en inclure dans ma collation).

L'objectif final reste d'arrêter de compter les calories mais, en règle générale, vous devriez consommer au moins 2500 calories par jour. Oui, vous avez bien lu. Deux mille cinq cents calories par jour. Cela vous paraît probablement énorme. En fait, vous allez peut-être même devoir manger plus que ça et continuer de manger quand la faim vous tiraille ! La recommandation de 2500 calories n'est pas un plafond, c'est un minimum. Pour vous aider à comprendre d'où vient ce nombre, nous allons vous donner notre raisonnement et nos calculs.

Vous craignez peut-être que toutes ces calories vous feront immédiatement prendre beaucoup de poids et être en « mauvaise santé » (même si, entre nous, vous n'êtes pas en bonne santé sans cycle menstruel . . . ). Contrairement à la croyance populaire, notre métabolisme ne fonctionne pas comme ça. En effet, certaines participantes ont remarqué une prise de poids plus lente que prévue, car le corps utilise d'abord l'énergie supplémentaire pour réparer et restaurer les systèmes qui avaient été ralentis et interrompus. D'autres ont connu une prise de poids rapide au départ, car le corps stocke des graisses pour se préparer en cas de nouvelle famine, puis répare ensuite les systèmes. Quelle que soit votre situation, nous verrons plus tard que la prise de poids finit par s'équilibrer. Par ailleurs, de nombreux marqueurs de « santé » s'améliorent quand vous nourrissez suffisamment votre corps. (Par exemple, beaucoup observent une baisse du taux de cholestérol.)

> Liz : J'ai pris environ dix kilos en six mois, puis mon poids s'est stabilisé (d'après mes vêtements, je ne me pèse quasiment jamais). Je n'ai pas réduit mes portions, j'ai continué à manger librement. Mon poids est resté plus ou moins le même depuis cette prise de poids rapide.

> Devon P : Au départ, j'ai pris de la « masse maigre » : du muscle et de l'eau, qui sont revenus quand j'ai mis fin à des années de restrictions. D'ailleurs, j'avais vu un médecin il y a dix ans pour tenter de guérir. Elle avait testé mon métabolisme au repos et l'avait trouvé extrêmement lent,

car mon corps tentait de conserver le plus d'énergie possible, au point où j'avais commencé à métaboliser du muscle et de la kératine pour compenser mon déficit énergétique. Bref, après le retour de ma masse maigre, j'ai rapidement pris du poids (de la graisse et de l'eau supplémentaire), mais mon poids s'est stabilisé au bout de sept mois, alors que je n'avais pas changé mes habitudes sportives (à savoir zéro sport) et alimentaires (beaucoup de calories).

## Pourquoi 2500 calories minimum ?

Si vous pensez que nous sommes folles et qu'il est impossible qu'une personne avec votre morphologie ait besoin d'autant de calories (de légères variations sont proposées sur la page suivante), nous allons décrire les deux méthodes de calcul des besoins énergétiques qui nous ont amenées à ce chiffre. Nous allons aussi mentionner d'autres études cliniques ayant prouvé l'importance de la prise de poids (grâce à l'ajout de calories) dans la guérison de l'AH. Mais si vous préférez la version condensée, voici un résumé :

- Des équations de l'Académie de médecine américaine (NAM) nous ont permis de calculer qu'une femme active mesurant environ 167 cm, au poids stable, ayant un IMC « fertile » de 22, brûle environ 2450 calories par jour. Le poids stable indique une consommation de calories équilibrée. Il s'agit donc du nombre de calories qu'une femme de morphologie similaire et au métabolisme normal devrait consommer chaque jour[1].

- Plusieurs groupes de recherche ont étudié la relation entre la masse corporelle maigre (c.-à-d. le cœur, les muscles, les poumons, les os . . . tous les organes qui consomment de l'énergie) et l'apport énergétique et ont créé des équations pour calculer les niveaux d'énergie permettant d'obtenir un métabolisme optimal. Pour une femme active ayant un IMC « fertile » avec 20 % de masse graisseuse, un apport quotidien de 2533 calories permet d'avoir un métabolisme au fonctionnement efficace (c.-à-d. avec des menstruations)[2].

- Quatre autres études ont démontré une forte corrélation entre la prise de poids et la reprise des cycles menstruels.

**Calcul des besoins énergétiques : première méthode.** La première méthode pour définir les recommandations exploite des formules calculées par des chercheurs de la NAM, qui ont mesuré le métabolisme d'eau à traceur radioactif (sans danger) afin de déterminer précisément la dépense énergétique[3]. Ces formules comprennent d'autres variables permettant d'ajuster légèrement votre apport en calories selon votre âge et votre taille.

## Apport calorique journalier recommandé[4]*

| Taille | Apport recommandé (personne active)† | Apport recommandé (personne sédentaire) |
|--------|--------------------------------------|-----------------------------------------|
| < 152 cm | 2250 | 2000 |
| 152 – 162 cm | 2350 | 2100 |
| 162 – 173 cm | 2450 | 2200 |
| 173 – 183 cm" | 2550 | 2300 |
| > 183 cm | 2650 | 2400 |

\* Si vous avez moins de 19 ans, vous devez ajouter 100 calories car votre croissance n'est pas terminée et votre corps a des besoins supérieurs !

† « Actif·ve » est défini comme marcher huit à onze kilomètres par jour. La plupart des personnes qui ont l'AH appartiennent à cette catégorie.

Pour mesurer la dépense énergétique, l'étude a recruté des participantes au poids stable[5] (ou en équilibre énergétique : leurs apports en calories = leurs dépenses énergétiques). Ainsi, en moyenne, les participantes ont brûlé et consommé 2450 calories par jour (mais nous allons arrondir ce nombre à 2500 — 50 calories de plus par jour vous feront du bien pendant la guérison et, une fois encore, vous devez arrêter de compter !). Il s'agit de la quantité que vous devriez consommer (en prenant en compte votre taille, comme l'indique le tableau) pour avoir un métabolisme optimal et retrouver vos règles, car vos besoins métaboliques de base sont les mêmes que tout autre humain. Votre cœur bat, votre sang circule, vos cheveux et vos ongles poussent, vos os maintiennent leur densité, votre système immunitaire combat les infections, etc. Une grande partie de l'énergie supplémentaire que vous consommerez va contribuer à réparer, restaurer et relancer votre métabolisme. Et si jamais vous dépassiez nos recommandations ? Un surplus signifie simplement que votre corps atteindra beaucoup plus rapidement l'objectif qu'il cherche si désespérément à atteindre.

Par ailleurs, si vous avez un emploi sédentaire et que vous n'êtes pas du tout actif·ve (pas de marche ou d'exercice physique du tout), vous pouvez déduire 250 calories du minimum journalier. À l'inverse, si vous maintenez un programme d'exercice physique intense (ce qui est déconseillé, voir le chapitre 12), il vous faudra ajouter des calories supplémentaires les jours où vous faites du sport afin de compenser cette perte d'énergie.

Vous vous demandez peut-être comment ces recommandations s'articulent avec celles consistant à consommer 2000 calories pour maintenir[6] son poids et 1500 à 1800 calories (ou, pire, moins) pour en perdre. Ces recommandations dépassées se basent sur l'idée que 2000 calories sont nécessaires pour maintenir un poids stable, mais ce nombre est défini à partir d'auto-évaluations de l'apport calorique et non sur des mesures objectives[7]. Or, la plupart des gens ont tendance à sous-estimer leur apport en calories[8], ce qui fait que les recommandations sont inférieures aux besoins réels. Cela ne pose aucun problème à la plupart des personnes, qui sous-estiment aussi ce qu'elles mangent, mais, pour les personnes comme nous qui ont tendance à surestimer leurs apports quotidiens, il faut une cible correcte !

**Calcul des besoins énergétiques : deuxième méthode.** Pour mesurer précisément la dépense énergétique de centaines de personnes, une salle a été spécialement conçue pour relever les activités du quotidien, dont le sommeil, la préparation et la prise des repas, le travail et l'exercice physique[9]. Des chercheurs ont découvert que l'énergie dépensée pour les activités du quotidien est proportionnelle à la « masse maigre », à savoir tout le corps sauf la masse graisseuse. C'est logique : les muscles, les os, le cerveau, le cœur, le système cardiovasculaire, les poumons . . . font fonctionner votre corps. Par exemple, votre cœur utilise de l'énergie à chaque battement pour acheminer du sang jusqu'à vos poumons et dans vos veines.

Cette deuxième méthode a permis de montrer que la dépense énergétique quotidienne pendant les activités de base s'élève à 45 calories par kilogramme de masse maigre[10]*. Cela exclut l'exercice physique volontaire.

Pour une femme de 167 cm ayant un IMC fertile de 22,5 et une masse graisseuse moyenne de 20 %, on retrouve un besoin journalier de 2260 calories, ce qui est très proche de ce que l'on peut calculer avec les équations de la NAM pour une femme sédentaire (2450-250 = 2200). Et attention : si votre masse grasse est inférieure à 20% (par exemple, les participantes à l'enquête avaient une masse graisseuse moyenne de 14 %), il vous faut encore PLUS de calories étant donné que votre masse maigre est supérieure ! Il faut aussi ajouter des calories si vous en brûlez avec des mouvements quotidiens et de l'exercice (oui, la marche compte !), ce qui vous amène à environ 2500 calories par jour.

Si votre IMC actuel est inférieur à 22,5, vous pensez peut-être que vous n'avez pas besoin de manger autant car vous pesez moins. C'est faux, pour

---

* Le concept de la corrélation entre le métabolisme et la masse maigre a été corroboré par de nombreuses études[11]

trois raisons majeures : 1) si votre masse corporelle faible/réduite est due à une masse graisseuse faible, vos os, vos muscles et vos organes travaillent autant qu'une personne au poids supérieur et il vous faut donc autant d'énergie; 2) si votre masse corporelle maigre est moins élevée, votre corps a besoin au minimum de ces calories pour rétablir les muscles et les organes qui ont été sollicités pour obtenir de l'énergie quand vous étiez en déficit calorique; et 3) plus votre rapport poids/taille est faible, plus le ralentissement métabolique a tendance à être prononcé, donc il faut autant d'énergie (voire plus) pour les réparer et tout remettre en marche.

## Manger plus, ça marche vraiment ?

Vous voulez d'autres preuves ? Même si vous êtes déjà convaincu·e, on ne peut jamais avoir trop d'informations quand on cherche à prendre du poids (surtout dans notre société, qui encourage rarement ce type d'initiative). Le tableau de la page suivante montre la prise de poids chez des femmes qui ont retrouvé leurs cycles au cours de leur participation à des études cliniques. *Comme vous pouvez le voir, la plupart de celles qui ont retrouvé leurs règles ont fait le choix de prendre du poids, contrairement à celles dont l'aménorrhée a persisté.* Ce choix vous appartient. Le groupe de notre étude est de loin le plus large chez qui cette question a été évaluée. On retrouve une différence importante de prise de poids entre celles qui ont retrouvé leurs règles et les autres (une augmentation de 2,25 unités d'IMC chez celles qui ont guéri contre 1,35 unités d'IMC chez celles qui ont toujours l'AH, $p < 1\text{x}10^{-4}$). La prise de poids est d'autant plus importante si votre IMC est actuellement inférieur à 22, que vous le vouliez ou non. Remarque : dans les autres études, comme pour les participantes à notre enquête, les personnes ont eu tendance à atteindre un IMC de 22 à 23 ou plus, ce qu'on appelle la « zone fertile ». L'étude de Falsetti et coll.[12] est particulièrement intéressante car les chercheurs ont calculé la probabilité de retrouver des règles : pour chaque unité d'IMC supplémentaire, les chances de guérison augmentent de 34 %.

> *Kira* : Voilà où j'en suis . . . J'ai laissé tomber l'alimentation intuitive et je me suis remise à manger davantage (plus de 3000 calories). Je vais faire ça de manière plus régulière, pas comme avant, quand je mangeais entre 1800 à 3500 calories par jour (mais généralement autour de 2000/2200). Hier, j'ai parlé à une diététicienne experte qui m'a vraiment encouragée. Je pense que j'avais besoin qu'une professionnelle me dise que tout irait bien. Elle a eu des patientes en aménorrhée et toutes ont mis entre trois semaines et trois mois pour retrouver leurs règles ! Donc j'espère que cela

va être pareil pour moi. Ce matin, j'ai mangé le plus gros petit déjeuner de toute ma vie, mais je suis prête à dépasser le sentiment d'inconfort et les pensées négatives qui se mettraient en travers de mon chemin. Je vais finir cette « course » (sans courir, je vous rassure) et je vais la gagner ! Je prends une direction jusque-là inconnue, c'est intimidant, mais quand je n'ai pas le moral (ce qui est déjà le cas aujourd'hui et c'est seulement le premier jour), je me rappelle que je dois croire à un dessein qui me dépasse et que je suis faite pour bien plus que mon poids et mon apparence. Je ne peux pas être la meilleure version de moi-même avant d'avoir terrassé tous mes démons. (*Kira a retrouvé ses règles en six semaines d'efforts pour guérir et, depuis, a des cycles réguliers.*)

## Retour des cycles menstruels et variation du poids

| Étude | Nombre de personnes dans l'étude | % ayant retrouvé leurs cycles | Durée de guérison | Variation de l'IMC (personnes guéries) | Variation de l'IMC (personnes non guéries) |
|---|---|---|---|---|---|
| Sykes (Participantes à l'enquête) | 302 | 52 % | 6 mois (médiane) | +2,25 | +1,35 ($p < 1$x$10^{-4}$) |
| Falsetti[13] | 92 | 71 % | NR | +2,4 (33 femmes) ou resté à 21,8 (32 femmes) | -1,5 (4 femmes) ou resté à 19 (19 femmes) |
| Arends*[14] | 51 | 18 % | 16 mois (moyenne) | +1,9 | +0,5 |
| Misra[15] | 34 | 41 % | < 12 mois | +3,1 | +0,8 |
| Berga[16] | 16 | 88 % (groupe TCC†), 13 % (groupe de contrôle) | 20 semaines | +0,5 (au départ : 23,2) | +0 (au départ : 21,2) |

NR – Non rapporté, estimation à partir des données fournies.

Remarque : L'étude Arends et coll. a porté sur des athlètes en âge d'être étudiantes, pour qui la guérison était peu susceptible d'être une priorité.

†Thérapie cognitive et comportementale

# Ça va prendre combien de temps ?

Quels sont les facteurs de la durée de la guérison ? Aucune formule magique ou boule de cristal ne peut vous le dire. Ce que nous pouvons vous dire, c'est que cela va très probablement arriver. La durée de la guérison est très variable, entre quelques semaines et quelques années. La durée dépend de nombreuses variables : votre âge, la vitesse de votre prise de poids, vos activités physiques, votre niveau de stress et des éléments hors de votre contrôle comme la génétique et la sensibilité de votre organisme à votre équilibre énergétique. Toutefois, d'après notre étude, il n'existe aucune corrélation entre le temps passé sans règles et la durée de la guérison.

# Facteurs de guérison : Y aller « à fond » (#ALLIN !)

Parmi les facteurs mentionnés, ceux que vous pouvez contrôler et qui sont les plus importants sont la rapidité et l'intensité des changements. Ces facteurs influencent la durée de votre parcours vers la guérison. La méthode « all in », une expression tirée du poker, consiste à tout donner, à faire un maximum d'efforts pour guérir. Ce que cela veut dire dans le contexte de l'AH, c'est :

1) Suivre notre plan alimentaire tous les jours.
2) Arrêter le sport intense (chapitre 12).
3) Réduire le stress et prendre le temps de se détendre.

Soyons claires, on ne parle pas d'ajouter quelques poignées de noix et de se limiter à prendre seulement 1 ou 2 kilos. Enfin, vous pouvez essayer si vous le voulez, mais notre expérience nous a montré qu'exercer ce type de contrôle ne fait que prolonger la durée de la phase de guérison (et donc, le sentiment d'inconfort).

> *Devon P* : Quand j'ai compris que je devais vraiment agir — arrêter le sport et manger plus — j'ai pensé que des changements légers feraient l'affaire. Au lieu de 45 minutes de cardio (en général du vélo elliptique), je suis passée à 20 minutes car un endocrinologue m'a dit qu'il était « impossible » d'avoir une AH à cause de 20 minutes de sport par jour. Peut-être, mais il n'avait pas conscience que je faisais trois ou quatre fois plus de sport que ça depuis des années ! J'ai aussi mangé un peu plus et j'ai pris environ un kilo. Après quelques semaines sans résultats, j'ai totalement arrêté le cardio et je me suis contentée de faire de la musculation, car je pensais que c'était bon pour mes os. J'ai augmenté un peu plus mon apport

énergétique. Toujours rien. Après un autre mois d'efforts faiblards, je me suis sentie frustrée et j'ai enfin décidé de m'y mettre vraiment. Je perdais du temps, je gagnais peut-être un peu de poids mais mon objectif ne se rapprochait pas et j'étais encore plus angoissée. Je me suis demandé si je ralentissais mes progrès en faisant du sport, si je m'éloignais encore plus de mon objectif de retrouver mes règles. Cette angoisse devenait presque aussi forte que mon angoisse sur la prise de poids. Donc j'ai décidé de m'y mettre à fond, #allin ! De manger au moins 2500 calories (presque le double de ce que je mangeais avant) et de limiter mes dépenses physiques à des marches lentes et à du yoga doux. Après trois mois difficiles, pleins d'interrogations et de remise en question, j'ai eu mes règles !!! Je suis tombée enceinte le mois suivant. Je conseille aux femmes dans ma situation de ne pas hésiter ! Arrêtez le sport, le plus tôt possible. Cela ne fait que vous ralentir. En plus, vos os ne profitent pas des avantages de la musculation (je connais cette excuse) s'il n'y a pas d'œstrogènes dans votre sang. Votre corps a besoin de REPOS. Vous êtes dans cette situation à cause de tout le stress que vous vous êtes infligé·e et vous avez besoin d'une pause. Vous en avez aussi besoin pour reconstruire vos réserves énergétiques pour pouvoir porter un bébé. Vous pourrez reprendre le sport un jour, mais, si vous avez une AH, vos entraînements sont tout sauf sains.

## Facteurs de guérison : Le temps

Le deuxième facteur que vous pouvez contrôler est le temps que vous passez sur le Plan d'Action Menstruations avant d'explorer d'autres options. Essayez-vous de retrouver vos règles pour être en bonne santé ou espérez-vous une grossesse ? Préparez-vous une grossesse d'ici un an ou deux ou bien avez-vous réalisé que vous n'aviez pas vos règles quand vous avez commencé un projet bébé ? Selon la catégorie qui vous correspond, les changements et la reprise de vos cycles sont sûrement plus ou moins urgents pour vous. Idéalement, nous recommandons de consacrer au moins six mois à vos efforts de guérison. Pourquoi six mois ? En moyenne, il semble que les personnes qui passent aux moins six mois « all in » acceptent mieux la prise de poids totale et la réduction du sport et atteignent une guérison complète. C'est peut-être car elles acceptent de sortir de leur zone de confort et d'être dans l'inconnu pendant aussi longtemps, ce qui développe de nouvelles stratégies d'adaptation saines. Néanmoins, nous ne disons pas qu'il est impossible de guérir en moins de temps; c'est possible (et cela arrive) mais nous tenons à partager ce qui fonctionne le mieux dans l'ensemble. 24 % des participantes à l'enquête ont retrouvé des cycles naturels trois mois après avoir adopté des changements de style de vie, 34 % en quatre mois et 57 % en six mois. 63 % de celles qui n'ont pas retrouvé des cycles naturels avant leur première grossesse ont commencé une PMA moins de six mois après avoir commencé les efforts de guérison.

> *Claire* : Je pense que la patience joue pour beaucoup dans ce processus. Il y a quelques mois, je me sentais très impatiente. Je me demandais si je devais envisager une PMA, j'étais obsédée par la glaire cervicale, les températures, etc. Puis j'ai compris que je devenais folle et que j'étais obsédée par une grossesse éventuelle. J'ai décidé de m'intéresser au reste de ma vie, tout en continuant à suivre les étapes nécessaires pour permettre à mon corps de guérir de l'AH. Et jusqu'ici, ça fonctionne, tant du point de vue physique que mental.
>
> La vie ne se résume pas à la grossesse. Si je tombe enceinte d'ici un an ou même deux, ce sera tout aussi bien, donc je vais essayer d'être patiente pendant que mon corps s'efforce de guérir.
>
> Qui sait, peut-être que mon mari a aussi des soucis de fertilité, que j'aurai des fausses couches, etc. On finira peut-être par adopter. Dans tous les cas, pour la santé de mes os, de ma tête et de ma famille, j'ai besoin de guérir mon AH. Je fais ce qu'il faut pour y arriver et, en attendant, je profite du reste de ma vie.
>
> De la patience, du temps, de la nourriture, du repos, du poids. Cela va vraiment fonctionner; votre corps est fait pour procréer. (*Trois semaines plus tard, Claire a conçu son premier enfant. Deux ans plus tard, elle est à nouveau tombée enceinte, quelques semaines après avoir arrêté d'allaiter.*)

Si vous ne voulez pas attendre, il existe des traitements que vous pouvez utiliser pour stimuler votre ovulation et tomber enceinte (Volume 2). Mais attention : se précipiter sur ces traitements sans faire d'efforts pour guérir, c'est souvent beaucoup de temps et d'énergie perdus et énormément de stress en raison des cycles infructueux. Et puis vous conservez les attitudes toxiques sur l'alimentation ou le sport qui vous ont menées à l'AH. La PMA fonctionne chez certaines personnes souffrant d'AH, mais, pour beaucoup, elle est inutile sans changements de style de vie. Par ailleurs, la grossesse (et le post partum !) est beaucoup plus facile quand vous êtes sur le chemin de la guérison, aussi bien au niveau physique que mental.

> *Joy* : Malheureusement, j'ai suivi des traitements qui n'ont pas fonctionné (en tout cas, pas les trois FIV avant ma grossesse actuelle totalement naturelle, survenue après avoir découvert l'AH sur le blog et pris du poids . . . Mon endocrino ne m'a jamais dit que je devais prendre du poids pour

tomber enceinte). (*L'endocrinologue de Joy lui a conseillé d'utiliser un don d'ovules pour tomber enceinte. Elle a préféré suivre le PAM pendant trois mois et a retrouvé des cycles, puis elle est tombée enceinte lors de son septième cycle.*)

Ami : J'ai perdu taaaant de mois à penser que j'en faisais assez pour guérir, mais, quand je n'ai pas réussi à ovuler deux fois avec du Femara, je me suis dit : « Ça suffit, je préfère prendre 150 kilos que passer ma vie sans avoir de bébé ! ». Je vous conseille de vous lancer MAINTENANT ! N'attendez pas. Je pensais être l'exception, que je pourrais tomber enceinte sans abandonner tous mes comportements. FAUX ! Plus vite vous ferez les changements, plus le processus sera facile. (*Ami a pris du poids et a arrêté de faire du sport, sauf de la marche. Elle est tombée enceinte lors de son cycle suivant avec du Femara.*)

Si vous ne retrouvez pas de cycles naturels avant de tomber enceinte, vous avez des chances *très élevées* de les retrouver postpartum, à condition de ne pas perdre beaucoup de poids/de ne pas faire énormément de sport après avoir accouché. Dans l'ensemble, 83 % des participantes à notre enquête ont retrouvé des cycles entre leurs grossesses et 98 % après leur dernière grossesse. La possibilité de retrouver des cycles est une super motivation ! (Voir le Volume 2 pour plus d'informations sur la période postpartum.)

## Faire face aux changements

Il faut souvent beaucoup de temps et d'énergie mentale pour modifier notre rapport émotionnel et intellectuel à la nourriture. Pour vous aider, rappelez-vous les raisons de ces changements. Et si vous écriviez rapidement cinq raisons pour lesquelles vous avez besoin/voulez guérir de l'AH ? Votre santé physique ? L'opportunité d'avoir un bébé ? Ne plus vous sentir prisonnièr·e de votre mode de vie ? Votre santé osseuse ? Pourquoi ?

C'est dur. Mais vous avez réussi bien d'autres choses difficiles. Voyez cela comme un autre projet auquel vous vous attaquez, le projet le plus important pour vous-même et votre éventuelle future famille. De nombreuses personnes souffrant d'AH sont motivées, perfectionnistes et ultra performantes. Prenez cette énergie et utilisez-la pour construire un nouveau corps en bonne santé que vous garderez toute votre vie; un hôtel cinq étoiles pour bébé plutôt qu'un motel décrépi, fatigué, surmené en bordure d'autoroute.

Ami : Je l'ai déjà dit, le *plus dur* dans tout ça, c'est de se libérer des pensées, des restrictions, du sport et de l'image négative de son corps. La prise de poids est secondaire, car sans le bon état d'esprit, vous rechuterez après avoir eu un bébé ou bien votre corps n'aura jamais assez confiance pour vous permettre de tomber enceinte. Mais guérir, vous POUVEZ le faire !

Comment passer de là où vous en êtes à ce que nous suggérons ? C'est différent pour chaque personne. Chaque parcours est unique. Certain·e·s sautent la tête la première sans jamais regarder en arrière, d'autres mettent un orteil, le ressortent immédiatement et refont plusieurs tentatives avant de se jeter à l'eau. Beaucoup sont un peu entre ces deux extrêmes.

*Êtes-vous prêt·e à commencer ?*

## En résumé

Le premier élément du plan de guérison de l'AH est de nourrir enfin votre corps en mangeant plus. Pas un tout petit peu plus, beaucoup plus. Au moins 2500 calories par jour. Et si vous avez faim, ne laissez pas ce nombre vous arrêter ! Donnez enfin à votre corps l'énergie qu'il réclame à grands cris. Cette énergie va réparer tout ce qui a été négligé ou interrompu quand vos apports étaient trop faibles pour garantir le fonctionnement optimal de votre corps. Vous avez lu des témoignages sur la liberté ressentie par beaucoup à l'issue de notre parcours; maintenant c'est votre tour.

Certaines recommandations sont essentielles en guérison d'une AH.

- Mangez au moins ~ 2500 calories par jour (puis arrêtez de compter !)
  - o Enlevez 100 calories si vous mesurez moins de 1m60, ajoutez-en 100 si vous mesurez plus de 1m70.
- Si vous ne comptez pas les calories, aucun souci! Visez la régularité des apports, avec trois repas et trois collations par jour
- Visez la « zone fertile », c.-à-d. un IMC supérieur ou égal à 22.
- N'oubliez pas que l'AH peut toucher les personnes de tous poids, en particulier si, comme nous l'avons décrit, vous ne fournissez pas assez d'énergie à votre corps. Il est utile de respecter les cibles caloriques et de prendre du poids. Vous trouverez plus d'informations à ce sujet au chapitre 10.
- Certaines des participantes à l'enquête (10 %) ont réalisé que leur poids fertile est supérieur à un IMC de 23.
- Au chapitre 9, nous aborderons plus en détail ce qu'il faut manger et comment ajouter ces calories supplémentaires.

*Lisa* : Pour le « défi de six mois », au risque d'enfoncer des portes ouvertes, je tiens à redire que cela semble très long, mais que c'est en fait un investissement minime qui vous reversera des dividendes pendant toute votre vie. Si vous choisissez ce chemin, il est préférable de définir des objectifs simples à court terme. Au départ, je m'y suis mise en m'engageant à appliquer les changements pendant deux mois. Je me souviens avoir pensé que cela allait sûrement être horrible, mais que c'était faisable pendant deux mois. Puis, au bout des deux mois, même si j'avais encore des moments d'inconfort, je m'étais habituée à cette nouvelle normalité et j'ai décidé de continuer pendant un mois. Au bout de quatre mois, j'ai commencé à m'inquiéter et à me demander si je retrouverais un jour mes règles. Je me disais : « maintenant, j'ai des poignées d'amour, de la cellulite sur les fesses et je me sens toute flasque ». Pour ne rien arranger, mes voisins me demandaient si j'avais un problème car ils ne me voyaient plus courir. J'étais prête à jeter l'éponge et à retourner dans ma zone de confort. Mon mari a compris ce que je ressentais et m'a demandé ce que j'avais à perdre en essayant pendant quelques mois supplémentaires. « En plus, tu es beaucoup plus drôle, tu as l'air d'être en meilleure santé et tu n'es plus aussi rigide sur TOUT. » Il avait raison. Ah ! Donc j'ai continué pendant un mois, mais je n'étais pas sûre de retrouver mes règles (car je pensais que j'étais « différente » des autres personnes souffrant d'AH . . . Vous aussi ?). Au bout du cinquième mois (la description qui suit est déconseillée aux âmes sensibles), j'ai vu du sang alors que j'étais aux toilettes. J'ai paniqué. « Qu'est-ce que c'est que ça ? Des hémorroïdes ?! » J'ai saisi un miroir en vitesse pour voir si je devais aller aux urgences. Et, dans ce moment incroyable, j'ai découvert que. . . MES RÈGLES ÉTAIENT ARRIVÉES ! J'étais FOLLE DE JOIE. Vous aurez vous aussi cette émotion indescriptible (j'en suis persuadée). Avec le recul, je me souviens que, deux semaines plus tôt, ma glaire cervicale était abondante et ressemblait à du blanc d'œuf (voir le chapitre 18), que j'étais ballonnée et que ma poitrine était douloureuse. Mais je ne me suis doutée de rien et les règles me sont tombées dessus sans crier gare !

Bon. Je vous dis tout ça pour vous encourager. Six mois, c'est un investissement, mais il aura un effet bénéfique sur votre santé physique et mentale pendant le reste de votre vie.

# 9
# Le PAM en pratique

SI VOUS PENSEZ ENCORE « ce truc est dingue, impossible que j'y arrive »,
souvenez-vous que vous n'êtes pas seul·e et que chaque petit pas en avant
vous rapproche de votre objectif final. Vous réussirez en augmentant vos
apports — tant en quantité qu'en types d'aliments (sauf en cas d'allergies ou
de choix éthiques/religieux légitimes — et non, s'interdire tous les féculents
ou tous les lipides n'est pas un choix éthique légitime !).

Beaucoup d'entre vous êtes habitu·é·es à une alimentation « saine », avec
des produits frais, sans aliments transformés. Le problème, c'est que ce
type d'alimentation remplit votre estomac de volume mais contient peu de
calories, une tactique bien connue pour limiter ses apports. Vos calories
doivent être réparties entre des aliments sains et nutritifs et ce que vous
percevez peut-être à cet instant précis comme des aliments « interdits » ou
comme de la « malbouffe ». Pourtant, la nourriture n'a pas de valeur morale,
il est important d'abandonner cette vision manichéenne des « bons » et des
« mauvais » aliments. Tout cela nécessite davantage de nuance et une prise
de conscience qu'absolument *TOUS les aliments fournissent des nutriments et de
l'énergie*. Aucun aliment n'est mauvais en soi (à moins qu'il soit avarié !); et
en guérison d'une AH, TOUS les aliments sont bons pour retrouver votre
fertilité. Si vous limitiez votre apport en calories, lâchez prise et mangez plus.

Si vous refusiez de manger des lipides, mangez-en. Plein. Si vous suiviez un régime Zone, Keto, Paléo ou similaire, ajoutez des glucides interdits. Si vous ne mangiez que des glucides, ajoutez des protéines et des lipides. Ou considérez tout simplement d'arrêter de suivre un régime !

> *Steph* : Je n'étais pas du tout convaincue quand mon médecin m'a dit de manger plus. J'avais peur. Peur de prendre du poids, peur qu'on me juge, peur de perdre le contrôle. J'ai pleuré. J'étais en colère. Je suis passée par toutes les émotions possibles. Ce n'était pas facile, je n'étais pas à l'aise, mais j'ai analysé de près mon plan alimentaire avec ma diététicienne et je l'ai complété en variété et en quantité. J'ai remplacé ma barre de céréales du petit-déjeuner par deux ou trois cuillères à soupe de beurre de cacahuètes sur des crackers et celle de ma pause du matin par une bonne portion d'amandes et de noix de cajou. J'ai vraiment écouté mon corps. Si j'avais un peu faim, je mangeais. Quand je n'avais pas faim, je mangeais quand même : du yaourt, du beurre de cacahuètes, de l'avocat, des œufs, de la glace, des frites, des chips, des hamburgers, etc.

> *Alaina* : Je vous encourage à percevoir les lipides comme saines pour les personnes comme nous (qui ont l'AH), car c'est ce qu'il nous faut pour retrouver nos règles. De toute évidence, nos corps ne sont pas en bonne santé, puisqu'ils sont incapables de fournir assez d'énergie et d'hormones pour permettre les cycles menstruels et la grossesse. Profitez donc de cette période de grâce et réalisez que nous allons nous habituer petit à petit à nos corps qui changent et deviennent plus féminins. Maintenant, quand je touche mon ventre mou, je me dis qu'il se prépare à accueillir un bébé—ça aide.

Pour sortir de votre déficit d'énergie, misez sur des options moins consistantes et plus riches en calories : des poignées de noix ou de graines, des avocats, des produits laitiers entiers (comme la crème glacée), de l'huile d'olive, de coco ou de colza quand vous cuisinez, de grosses cuillères de beurre d'arachides, des poissons riches en graisses comme le saumon, des assaisonnements riches en matières grasses et des smoothies avec des protéines. Débarrassez votre frigo et votre vie des produits allégés ou 0 %. Vraiment. Les versions riches en graisses sont teeeeellement meilleures, aussi bien pour vos papilles que pour votre corps[1]. Arrêtez les aliments et les boissons « light ». Fini les sodas « sans sucre », à vous les boissons caloriques comme le jus d'orange, la limonade et les milkshakes (MIAM) ! Ne mâchez plus de chewing-gums sans sucre pour tromper votre faim. Quand vous avez faim, une solution : MANGEZ ! Si vous avez l'habitude de manger des aliments très volumineux et faibles en calories, comme des salades, pour vous remplir le ventre avec peu de calories, réduisez la taille de vos portions pour faire de la place à ce que vous tentez d'ajouter. Laissez entrer d'autres options dans vos assiettes quotidiennes. Des aliments comme les pizzas, les hamburgers, les donuts et les chips ont le droit de faire partie de votre régime alimentaire, en particulier pendant cette période de restauration de votre système endocrinien.

Toutes les personnes avec une AH (qui ont des habitudes alimentaires restrictives) ont des manières bien à elles de limiter leur alimentation. Cependant, il faut bien comprendre que chaque groupe d'aliments fournit des signaux particuliers à votre hypothalamus. Une alimentation variée active de nombreux chemins et contribue à « réveiller » votre hypothalamus. À l'inverse, des chercheurs ont prouvé que les régimes pauvres en glucides (voire sans) n'étaient pas bons pour la fertilité car la vitesse des neurones GnRH dépend de concentrations élevées de glucose (obtenues après avoir consommé des glucides simples comme le pain, les pâtes ou des friandises sucrées). Comme nous l'avons vu dans le chapitre 5, ces neurones augmentent la production de FSH et de LH et *la croissance des ovules*[2]. L'insuline, qui augmente avec le glucose, joue aussi un rôle utile dans la reprise des cycles[3].

Ce n'est pas grave si vous avez oublié le rôle de ces hormones. L'important, c'est de se rappeler qu'une alimentation saine est autant variée que riche en calories. Écoutez vos envies. Même les aliments soi-disant « mauvais pour la santé » peuvent vous aider à relancer votre système. Plutôt que de vous sentir coupable car vous avez « craqué », dites-vous que vous avez consommé des aliments de guérison ou de fertilité. Rassurez-vous, nous ne vous demandons pas de manger comme cela toute votre vie. Votre objectif actuel est de faire tout ce qu'il faut pour apporter de l'énergie, du repos et des réserves à votre corps jusqu'à ce qu'il guérisse. Ensuite, vous pourrez modifier progressivement votre alimentation pour inclure des options qui vous semblent plus saines (sans trop réduire le nombre de calories) tout en continuant à profiter d'aliments « plaisir » pour la fertilité.

> *Lisa* : Sur le forum, la majorité comprenait l'intérêt physique et mental d'ajouter des sucres et des aliments transformés « interdits », mentalement et physiquement, mais certain·e·s n'y croyaient pas (le sucre est tellement diabolisé par notre société que cela peut se comprendre). Face à ce scepticisme, j'ai décidé de faire un sondage dans la communauté. J'espère que les résultats vous permettront de faire les changements nécessaires en toute confiance.

Voici la question que j'ai posée dans un groupe Facebook privé pour les personnes guéries de l'AH.

« Salut à tou·te·s, dites-moi dans les commentaires si votre PAM a été intensif. Avez-vous suivi toutes vos envies (des glucides simples comme du gâteau, des cookies, de la glace) pour vous aider à prendre du poids et retrouver vos cycles/tomber enceinte ou avez-vous continué à éviter certains groupes d'aliments ? »

Les résultats ? Une majorité écrasante, 96 % (64/67), ont mangé des aliments « mauvais/interdits » pour guérir de l'AH. Ces personnes ont aussi augmenté leurs apports en protéines et en lipides. Les 4 % restants ont augmenté leur apport en glucides complexes, en protéines et en lipides, sans ajouter de glucides simples.

Pour guérir, il est primordial sur les plans physique et mental d'ajouter différents aliments mais aussi de réduire les restrictions et le contrôle sur l'alimentation. Vous ressentirez vous aussi une liberté infinie quand vous lâcherez prise et réaliserez que vous n'allez pas réduire d'un coup votre espérance de vie ou ne plus jamais arrêter de manger. Vous allez plutôt devenir plus libre, moins psychorigide et plus heureu·x·se.

Je trouve important de partager cela avec vous car *beaucoup parmi nous perdent du temps à tout essayer, sauf la solution la plus simple.* Nous passons à côté de l'évidence : nos corps ont besoin de *tous types* de calories, dès maintenant.

Voici quelques réponses des participant·e·s au sondage (les points clés sont en italique) :

**Kaysie** : Mon objectif était d'atteindre ou dépasser un IMC de 22 le plus vite possible. Mon alimentation était équilibrée dans l'ensemble, j'ai juste mangé plus. ET pour le fun : un pot par jour de glace Ben and Jerry's — plein de lipides et de sucres simples ! Quand j'allais au restaurant, j'arrêtais de me restreindre. *Je commandais ce qui me plaisait le plus, pas ce qui avait l'air le plus sain.* Je pense que si vous mangez toujours sainement, vous allez non seulement prendre du poids moins vite mais aussi passer à côté de toute la partie plaisir !

**Candace** : J'ai tenté l'approche « clean » pour prendre du poids, mais je n'arrivais pas à manger le volume nécessaire pour obtenir toutes les calories qu'il me fallait. Ce qui a fonctionné le mieux, ça a été de manger des lipides « mauvais pour la santé ». Ils m'ont permis de prendre du poids et d'avoir un système reproducteur opérationnel ! *Même chose pour les glucides simples. Comme ils remplissent moins l'estomac et sont digérés plus vite, je pouvais en manger plus.*

*Vicky* : J'ai tenté d'augmenter seulement mon apport en lipides, mais cela n'a pas changé grand-chose sur la balance. C'est quand j'ai augmenté la taille de mes portions, que j'ai ajouté des lipides ET beaucoup de gâteaux, de biscuits et de chocolat que j'ai vu une différence. Je conseille aussi de laisser tomber le comptage des calories et les « régimes », *parce que c'est encore se restreindre d'une manière ou d'une autre.* Je suis sûre qu'il existe plusieurs approches; ceci est la mienne. Mais je pense que la clé, pour tout le monde, c'est d'éliminer les restrictions.

*Nadia* : Au départ, j'avais une alimentation très stricte — je continuais à compter les calories et à contrôler mes macros (protéines, lipides, glucides). *J'ai compris que c'était perpétuer un trouble du comportement alimentaire,* donc j'ai arrêté et j'ai mangé ce que je voulais, quand je voulais.

*Meg* : J'évite en grande partie les céréales raffinées, mais je pense qu'il a été essentiel que je m'autorise un peu de sucre et de pain blanc pour retrouver mes règles. Les céréales raffinées ont été le dernier groupe que j'ai ajouté avant le réveil de mon corps. *J'espérais vraiment qu'un régime « sain » riche en calories fonctionnerait, mais ça n'a pas été le cas.*

Maintenant que nous avons insisté sur l'importance de l'ajout de glucides simples à votre régime, abordons d'autres manières de consommer plus d'énergie. Les produits laitiers entiers permettent d'ajouter facilement des calories et des lipides. Ainsi, des études récentes suggèrent que les personnes qui en mangent au moins une portion par jour (par exemple de la glace, du yaourt ou un verre de lait entier) tout en maintenant un apport calorique constant ont moins de risques d'avoir des problèmes d'ovulation (c.-à-d. pas d'ovulation ou pas de règles) que ceux·elles qui consomment des produits laitiers allégés ou « zéro pourcent »[4]. L'œstrogène se dissout dans la graisse et est donc présent dans les produits laitiers riches en matières grasses. Les androgènes (hormones « masculines » comme la testostérone) se dissolvent dans l'eau. Quand on enlève les matières grasses pour avoir du lait demi-écrémé ou écrémé, on enlève l'œstrogène mais pas les androgènes, ce qui peut déséquilibrer le système[5]. Il a été prouvé que ces androgènes peuvent nuire à l'ovulation et à la fertilité et augmenter l'acné[6]. Ce n'est pas toujours évident de passer du lait écrémé au lait entier, qui peut sembler trop crémeux quand on n'y est pas habitué·e. Vous pouvez commencer par passer au lait demi-écrémé, puis au lait entier quelques jours ou semaines plus tard. Aussi, vous pourriez lancer un nouveau rituel : partager chaque jour une portion de crème glacée avec un·e ami·e ou un·e partenaire. Pas une triste demi-boule « non merci », au moins une boule entière !

*Steph* : Nico et moi avions une règle implicite pendant l'écriture de ce livre. Comme nous avons la chance d'habiter à seulement 15 minutes de route l'une de l'autre, nous nous retrouvions de temps en temps pour travailler. Et cela rimait avec soirée glace. Pas de la glace de supermarché, de la délicieuse glace artisanale riche en matière grasses. Celle qui conduisait devait apporter un « grand » pot d'un demi-litre de glace aux parfums originaux : Milky Way, tarte aux pommes, menthe poivrée ou encore cookie-café. Et nous la saupoudrions bien sûr de petits bonbons. À la fin de la soirée, il ne restait plus rien !

En plus d'ajouter de nouveaux aliments à vos repas quotidiens, vous pouvez aussi augmenter vos quantités. Ajoutez quelques collations dans la journée. Faites de plus grandes portions ou mangez quelques bouchées de plus avant de décider que vous avez fini votre repas. Au restaurant, terminez votre assiette. Si vous ne supportez pas l'impression d'avoir un ventre (trop) plein avec de plus grandes portions, mangez plus souvent dans la journée. Promettez-vous de ne jamais passer plus de deux heures sans manger quelque chose (sauf la nuit). Toutes ces stratégies ont permis à de nombreuses personnes d'atteindre 2500 calories par jour.

Cela veut aussi dire manger dès le réveil; fini de vous lever, d'aller courir/ marcher, de vous préparer, de partir au travail, puis de manger seulement quelques heures plus tard. Des chercheurs ont expliqué pourquoi, dans un groupe de 25 athlètes suédoises de haut niveau[7], à l'apport journalier (environ 3500 calories) et l'activité physique (environ 1000 calories) identiques, dix avaient des cycles menstruels réguliers et quinze n'avaient pas leurs règles : celles qui n'avaient pas leurs règles avaient un déficit énergétique d'environ quatre heures de plus par jour. Ainsi, la perte ou le retour des règles ne sont pas seulement liés aux quantités, mais aussi à la répartition des calories pendant la journée !

Une autre habitude fréquente de restriction est de manger moins dans la journée en prévision d'un repas à l'extérieur le soir ou de manger « trop » un jour et moins le lendemain « pour compenser ». C'est contre-productif. Une restriction de courte durée suffit à nuire à vos hormones. Une expérience de réduction de l'apport énergétique pendant seulement cinq jours a révélé des changements importants de taux d'hormones comme la LH, l'insuline, le glucose et le cortisol[8]. Chaque journée doit être prise individuellement, sans penser à ce que vous avez mangé la veille, à ce que vous mangerez le lendemain ou même plus tard dans la journée. En ce moment, vous devez manger en permanence pour faire remonter vos taux d'hormones à un taux optimal; c'est votre mission principale. Pensez aux jours où vous allez au restaurant comme des jours de stimulation de l'œstrogène. Mangez comme d'habitude pendant la journée, puis profitez d'un bon repas au restaurant. Le lendemain, pas de réduction ou de restriction, on s'alimente régulièrement et sans restriction.

*Nico* : Quand je tentais de m'extirper de l'AH, ma gynéco m'a suggéré de voir un·e nutritionniste. Au départ, j'étais réticente; mon alimentation n'avait aucun problème, merci bien. Je suis très indépendante et efficace dans tout ce que j'entreprends, donc je pensais pouvoir m'en sortir toute seule. Mais j'ai vite compris que je ne savais pas vraiment quelle quantité manger ou comment augmenter mes apports.

Donc je suis allée voir une nutritionniste. Elle m'a dit que j'avais besoin de 2100 à 2200 calories. Maintenant, *je réalise que c'était clairement beaucoup trop peu vu tout le sport que je faisais*. J'avais sûrement besoin de bien plus que les 2500 calories que nous vous recommandons. Avec la recommandation de 2100 à 2200 calories, j'avais toujours un déficit de 500 à 600 calories par jour. Ça ne semble pas énorme, mais cela suffit largement à retarder la guérison et c'est ce qui m'est arrivé : je n'ai pas retrouvé mes règles avant de partir en vacances et d'arrêter complètement le sport. D'un autre côté, elle m'a donné d'excellents conseils pour augmenter mes apports. D'abord, passer du lait écrémé que je buvais à du lait 2 %. Si j'avais su ce que je sais maintenant, je serais plutôt passée au lait entier, mais cela aurait été TRÈS DUR ! Pourquoi ne pas y avoir pensé toute seule ? Ensuite, elle m'a suggéré de prendre des poignées de noix, de cuisiner avec de l'HUILE et même d'en ajouter aux sauces des pâtes et à la soupe pour ajouter du gras. Ça m'a coupé le souffle. J'étais tellement habituée à tout acheter avec le moins de lipides possibles que c'était quasiment de l'hérésie pour moi. Mais je savais qu'elle avait raison. D'ailleurs, quand mon père était encore en vie, on se disputait tout le temps à ce sujet; il disait que l'huile d'olive était bonne pour la santé et je lui répondais « oui, mais c'est quand même de la graisse ». J'imagine qu'il a eu le dernier mot. Elle m'a aussi conseillé un petit-déjeuner avec du pain complet et du beurre de cacahuètes plutôt qu'une barre de céréales; afin de m'apporter plus de fibres, de protéines, de lipides et de calories, tout ce qu'il me fallait.

Je suis sortie du rendez-vous pleine de bonnes idées et de bonnes intentions. Mais, en pratique, j'ai dû lutter contre des comportements et des croyances enracinés très profondément. Avec le temps, j'ai arrêté de mesurer précisément les amandes pour mes collations afin de m'assurer de respecter mes 2100-2200 calories par jour et je me suis contentée d'en prendre joyeusement une grande poignée. J'ai commencé à aimer le goût plus crémeux du lait et à en boire deux grands verres par jour. J'ai cuisiné *avec* de l'huile. J'ai totalement arrêté de compter les calories et j'ai simplement *mangé*. Et tout cela m'a mené tout droit vers mon objectif.

Si vous avez besoin d'augmenter progressivement vos apports pour atteindre notre recommandation, pas de problème. Il est souvent difficile de briser les préjugés sur la nourriture et l'alimentation, mais vous en êtes capable. Et si vous faisiez un petit pas *aujourd'hui* ? Les petits pas mènent à la même destination. Aujourd'hui, mangez quelque chose qui vous met mal à l'aise. Vous verrez qu'il ne se passera rien d'horrible. Peut-être que cela vous fera même du bien. Prenez une collation en plus, même si vous n'avez pas faim (et en particulier si vous avez faim !). Allez au supermarché, achetez un goûter que vous n'achèteriez « jamais » — un sachet de noix, une barre chocolatée — et mangez-le. Au travail, s'il y a une boîte à bonbons ou si quelqu'un apporte des donuts, arrêtez-vous et prenez une ou deux bouchées ou même tout un donut. C'est un début. Si des amis vous invitent à prendre l'apéro ou à dîner, dites oui sans paniquer sur ce qui sera servi. Allez-y et mangez ou buvez ce que vous voulez sans penser au nombre de calories. Au resto, choisissez ce qui vous attire sans rechercher la mention « faible en calories ». Si vous avez l'habitude d'amener votre déjeuner de la maison, augmentez légèrement la quantité. Si vous l'achetez, ne mangez pas que la moitié comme d'habitude, mangez tout. Ou ajoutez des frites.

Laura : Quand j'ai rejoint le Forum, j'avais un IMC de 19,5. Quand j'ai lu que je devais atteindre un IMC de 22 ou 23, je me suis dit « c'est impossible, pas moi . . . Je n'ai pas besoin de faire ça, je vais bien et je suis en bonne santé. » Honnêtement, ça m'a fichu la trouille. Mais une fois que je me suis plus impliquée, j'ai constaté que ceux·elles qui prenaient vraiment du poids arrivaient à tomber enceint·e·s. Du coup, j'ai dit adieu à mon planning intensif de running, j'ai mangé BEAUCOUP plus (en particulier des lipides) et j'ai commencé à prendre du poids. Ce qui m'a vraiment aidée, ça a été de définir des objectifs de prise de poids . . . J'ai commencé par me dire que je devais atteindre un IMC de 20. Une fois cet objectif atteint, je m'en suis fixé un autre de 21, etc. Ça a vraiment été plus facile de faire une étape à la fois (des petits pas !) car j'avais trop peur pour envisager d'atteindre un IMC de 22 ou 23 d'un seul coup. Enfin bon, je me suis libérée de mon obsession pour le sport et de ma phobie des lipides et . . . j'adore la vie (et ma grossesse). (*Laura a pris du poids en neuf mois, puis a commencé une PMA et est tombée enceinte lors de son troisième cycle.*)

Samantha : Ce matin, j'ai fait un test de grossesse . . . Il était positif ! J'ai du mal à croire que j'écris ça et je pleure *encore*, car je n'aurais jamais pu en arriver là sans le Forum et vous tou·te·s. Je ne trouve pas les mots pour exprimer ma gratitude. Encore une belle histoire; encore une personne qui s'est lancée corps et âme dans le Plan d'Action Menstruations et a réussi. Pour toutes les personnes qui hésitent à s'y mettre ou qui veulent y aller progressivement, si vous essayez de tomber enceint·e·, cela arrivera BEAUCOUP plus vite si vous sautez la tête la première, sans regrets, sans freins. Résiliez votre abonnement à la salle de sport et mangez avec voracité. Mettez vos jeans moulants dans un carton et achetez plein de leggings. Jetez votre balance si nécessaire; ne laissez pas la prise de poids et votre reflet dans le miroir vous arrêter. Il y a une fin, un objectif ultime et après ce test positif, vous ne penserez plus au poids que vous avez pris ou à votre taille de vêtements. Cela n'a plus aucune importance. J'ai pris 11 kg et je suis passée d'une taille S/36 à une taille L/40-42 en deux mois. Mon corps n'a jamais été aussi mou, mais je m'en fiche et JE VOUS PROMETS que ce sera pareil pour vous. Je suis convaincue à 100 % que c'est entièrement grâce à ce Forum. Je n'aurais jamais pu faire ça sans ce groupe de soutien. (*Samantha a eu ses premières règles au bout de 11 semaines d'efforts intensifs, puis a conçu un bébé lors de l'ovulation suivante.*)

## Réussir à manger plus

Vous n'appréciez peut-être pas d'avoir le ventre plein. À long terme, l'un des objectifs du Plan d'Action Menstruations est d'arriver à un stade où vous êtes capable de vous fier à vos sensations de faim et de satiété pour réguler intuitivement vos besoins alimentaires. Mais pour le moment, vous ne pouvez pas vous fier à ces signaux. Comme votre corps a été habitué à de toutes petites portions, votre estomac arrive à satiété trop vite, même si votre corps a en réalité besoin de beaucoup plus d'énergie. Une partie du processus de guérison consiste donc à manger même sans ressentir de sensation de faim. Oui, c'est inconfortable, mais cet inconfort est temporaire et va s'atténuer avec le temps. Si vous avez du mal à augmenter les portions, vous pouvez également essayer de manger plus de petits repas à intervalles réguliers. Petit-déjeuner, deuxième petit-déjeuner, collation, déjeuner, deuxième déjeuner, goûter, dîner, peut-être même un deuxième dîner !

Ne craignez pas de manger tard le soir. D'une certaine manière, cela peut aider votre corps à piocher dans ces calories pour se rétablir puisque, la nuit, votre corps ne devra pas fournir d'énergie pour vos déplacements. Vous aurez un peu l'impression de passer votre temps à manger, mais n'oubliez pas que c'est temporaire; votre corps s'adaptera. Souvenez-vous aussi que vous fournissez l'énergie dont votre corps a besoin pour être fertile !

Certaines de ces « sensations » peuvent aussi être psychologiques. Il peut être difficile mentalement de s'autoriser plus de nourriture, ce qui peut entraîner des symptômes physiques ou l'impression que des symptômes physiques sont présents alors que ce n'est pas le cas. Essayez de gérer l'inconfort initial de la guérison en gardant vos affirmations et vos distractions à portée de main (voir chapitre 11).

Il arrive parfois de se demander si on mange trop ou si on frôle l'hyperphagie. Vos questionnements sont légitimes et naturels ! Par exemple, vous décidez de manger quelques chips, cookies ou n'importe quoi d'autre et vous finissez par manger tout le paquet ou plus. Vous vous sentez peut-être malade ou avez même envie ou besoin de vomir. Arrêtez-vous. Prenez une grande inspiration. Réalisez qu'il s'agit d'une réaction normale (et très commune !) au fait de vous autoriser enfin les calories (et le plaisir !) dont votre corps a désespérément besoin mais a été privé depuis longtemps. En continuant d'appliquer le PAM, peu à peu votre corps revient à un équilibre énergétique et vous aurez de moins en moins envie de manger tout le paquet. Faites appel à votre équipe de soutien (votre partenaire, un·e ami·e, votre psy ou notre éditrice qui anime le compte Instagram @jenaiplusmesregles et offre aussi du coaching) pour vous aider à faire face à ces émotions difficiles. Rejoignez notre groupe de soutien en ligne ou démarrez un blog et écrivez sur ces émotions plutôt que d'y réagir. Lisez le chapitre 11 pour découvrir plus de manières de vous distraire et de vous parler avec bienveillance. Ensuite, continuez comme d'habitude. Ne soyez pas en colère contre vous-même; acceptez que votre corps avait besoin de cette nourriture et continuez de lui en fournir. Les restrictions ne sont plus une option !

> *Kelli* : Alors, cette frénésie alimentaire. Est-ce que c'est vraiment de la frénésie ? Posez-vous la question et soyez honnête. Il y a des années, j'étais anorexique. Que des os, un peu de muscles. Je me souviens du jour où ma boulimie a commencé. Je faisais les courses au supermarché, ce que je trouvais difficile, tout en ressentant un plaisir tordu. J'ignore ce qu'il s'est passé, mais je me suis retrouvée au rayon pâtisserie, qui était fermé, à manger des cupcakes vendus par six . . . Je ne me rendais pas compte de ce que je faisais. J'avais l'impression d'avoir perdu le contrôle et d'être sortie de mon corps. C'était la première fois. Ce comportement a continué et s'est empiré — plus de nourriture, plus souvent et toujours comme si j'étais en transe. Je pense que mon inconscient m'a empêchée de mourir en me forçant à faire ça. J'ai continué à faire du sport (même plus) pour

compenser. Ça a continué pendant des années. Un maximum de restrictions, un maximum de sport, puis des « crises » où je me goinfre de quantités obscènes. Quelques fois, je me suis même endormie en mâchant la pile de nourriture devant moi. Ça, c'est de la boulimie. Ce que vous faites, c'est guérir. Vous avez arrêté de restreindre votre alimentation, vous vous autorisez à manger et votre corps et votre inconscient prennent ce qu'ils peuvent avant que vous ne paniquiez et n'arrêtiez. Je comprends que ça fasse peur. Lors de ma guérison, je suis aussi passée par cette phase. J'avais peur de recommencer des épisodes de boulimie. J'ai réalisé que c'est autre chose. Je suis en train de guérir et j'ai faim. Après avoir réduit le sport et pris du poids, j'ai moins eu envie de « cochonneries » et je me suis sentie plus rassasiée après les repas. Ça s'améliore et ça passe. Si c'est plus facile pour vous de manger sainement, faites-le, mais autorisez-vous aussi d'autres choses. Si certains aliments restent tabous, vous aurez toujours envie d'en manger des tonnes quand ils sont à portée de main. Cela m'est arrivé de très, très, très nombreuses fois avant que je puisse prendre une poignée de chips et me sentir satisfaite sans finir tout le paquet. Il faut du temps ! Je suis le PAM depuis six mois et j'apprends quelque chose de nouveau tous les jours.

# En résumé

Stratégies pour manger plus :

- Ajoutez des collations riches en nutriments et en calories : avocats, noix/beurres d'arachides, poissons riches en graisses comme le saumon, patates douces, produits à base de lait entier; ajoutez de l'huile ou du beurre quand vous cuisinez et de l'huile de coco ou des beurres d'amande/cacahuète dans vos smoothies.
- Ajoutez des lipides à votre alimentation; visez au moins 30 % de lipides dans vos calories quotidiennes !
- Les produits laitiers à base de lait entier ont des propriétés qui peuvent contribuer à restaurer les cycles (coucou l'œstrogène) en plus des matières grasses et des calories supplémentaires.
- Les glucides simples sont décomposés plus facilement en glucose et peuvent contribuer à la guérison en augmentant les signaux dans votre cerveau. Il a besoin de matières grasses, de sucres et d'énergie rapidement assimilable, contenus dans les aliments de guérison/de fertilité les pâtes et le riz blanc, le pain, etc.
- Mangez selon vos envies, même si elles ne sont pas estampillées « saines ». Votre corps sait mieux que votre cerveau ce dont il a besoin

en termes de groupes d'aliments. Il a besoin de matières grasses, de sucres et d'énergie rapidement assimilable, contenus dans les aliments de guérison/de fertilité. Et oui, cela inclut les gâteaux et les chips.

*Lisa* : Quand j'ai commencé mon parcours pour sortir de l'AH, je me sentais super mal à cause de toutes ces calories en plus; la sensation constante de satiété me mettait vraiment extrêmement mal à l'aise. Même si j'avais envie et besoin de cette énergie supplémentaire, je n'avais pas envie d'avoir l'impression d'avoir avalé une pizza géante et un gros pot de glace alors que j'avais seulement mangé un repas moyen. Dois-je aussi parler des pensées obsessives qui accompagnaient cette sensation physique ? Du coup, j'ai décidé d'arrêter temporairement mon habitude de manger énormément de fruits et légumes et de les remplacer par des aliments riches en calories. Cela semblait délirant et contre-intuitif mais, en réalité, je n'étais pas en bonne santé avec un régime alimentaire très strict et j'avais besoin de calories sous n'importe quelle forme pour aller mieux. Ces changements m'ont permis de diminuer cette sensation de trop-plein et j'ai pu manger plus de protéines, de patates douces, d'huile d'olive, d'avocats, de beurres d'arachides, de pizza, de glace — des aliments vraiment riches en calories — sans avoir l'impression d'avoir trop mangé. C'était comme si j'ajoutais les calories furtivement. Cette stratégie a aussi diminué immédiatement les ballonnements et la constipation. Moins de constipation avec moins de fibres, c'est fou, non ? J'ai partagé cette idée de diminuer temporairement les fruits et les légumes avec plusieurs personnes, qui ont aussi trouvé ce changement diététique utile quand elles cherchaient à augmenter la variété alimentaire et les calories pour sortir de l'AH.

Donnez de l'énergie à votre hypothalamus et vous serez récompensé·e par une bonne santé, de meilleures performances et, si vous le voulez, des bébés.

# 10
# À quoi faut-il s'attendre en guérison ?

EVA : BIEN QUE JE NE planifie pas de grossesse dans l'immédiat, je suis fiancée et j'aimerais tomber enceinte juste après mon mariage. Ces huit derniers mois, j'ai résisté, je refusais totalement de prendre du poids. J'étais persuadée que l'absence de mes règles n'avait *rien à voir* avec mon poids. Mais j'ai tout de même fini par me mettre vraiment à manger et j'ai rapidement pris du poids (environ 3 kilos en une semaine) et BAM, mes règles sont arrivées ce matin ! Ça m'a choquée, mais maintenant je comprends. J'ai toujours mangé « sainement » mais, dernièrement, je n'ai envie que de glaces et de cupcakes. Je n'ai jamais tellement aimé les choses sucrées mais je pourrais manger des tonnes de *vraie* glace et de glaçage. Prendre du poids, manger plus de friandises, réduire le cardio : *ça va marcher.* Je n'y croyais pas mais *mes règles sont là* !! Se sentir fertile est la meilleure sensation au monde. Honnêtement.

Il y a des dizaines de raisons pour se lancer et appliquer le Plan d'Action Menstruations, mais on ne va pas vous mentir; ce n'est pas toujours du gâteau (haha, vous voyez le jeu de mots ?). Cependant, on ne le répétera jamais assez, le résultat final — un corps en bonne santé, féminin (enceinte !), qui fonctionne — vaut toutes les difficultés sur le chemin de la guérison. Quelles sont ces difficultés ? Alors, une gêne physique est possible quand vous commencerez à manger plus et il est très certainement perturbant de reconfigurer votre cerveau pour remplacer vos mécanismes de pensée destructeurs par des mécanismes sains. Vous allez probablement prendre du poids, ce qui est d'autant plus difficile avec l'obsession de la société pour la minceur. Mais la prise de poids ne sera pas éternelle et l'inconfort physique que vous ressentirez peut-être au début va s'estomper progressivement. La souffrance psychologique va aussi diminuer, surtout quand tous les changements et signes positifs se manifesteront. Le retour de vos règles ou le test de grossesse positif tant attendu seront la cerise sur tous les gâteaux que nous vous conseillons, non, ordonnons de manger !

Avant d'aborder les inconforts éventuels, nous tenons à vous rappeler les conséquences positives du processus « all in » et de manger comme si votre vie en dépendait — ce qui est vrai à bien des égards. Les calories supplémentaires permettent à votre corps de relancer et de stimuler les systèmes ralentis ou interrompus. En pratique, vous mangerez effectivement plus pendant les prochaines semaines, mais votre corps puisera dans ce surplus d'énergie. Après seulement quelques jours ou semaines, vous constaterez les effets de la stimulation de votre métabolisme : vous aurez moins froid, vous serez moins constipé·e et vous dormirez mieux la nuit. Plus tard, vous verrez que vos ongles et vos cheveux poussent plus vite, vous aurez une meilleure lubrification vaginale et une meilleure libido. Vous aurez peut-être quelques crampes dans le bas-ventre ou des seins pleins et douloureux. Et ensuite, espérons-le, vous aurez vos règles. Enfin, la prise de poids et les cycles menstruels vont améliorer votre densité osseuse à long terme[1].

Afin de consolider cette théorie avec des chiffres et des données, deux femmes ont été observées de près pendant leur guérison de l'AH[2] et leur métabolisme au repos a été mesuré pendant et après l'AH. Il y avait *300 calories par jour de différence* ! Cela signifie que l'apport nutritionnel supplémentaire a permis à leur corps de dépenser 300 calories de plus par jour pour leurs besoins de base, *dont la reproduction*. Attention, cela ne veut pas dire que 300 calories en plus suffisent — vous devez fournir assez d'énergie pour *toutes* les activités de votre corps et permettre la réparation des systèmes qui ont été négligés et ensuite l'énergie restante peut aller aux processus énergivores.

Kelli : Mes seins ont retrouvé leur rondeur, ma température reste au-dessus de 36,1 (avant, elle descendait à 35), mon mari me trouve sexy et les gens sont plus attirés par moi en ce moment sans savoir pourquoi. À mon avis, c'est parce que les personnes en bonne santé renvoient plus d'ondes positives et sont plus belles. Je souris plus, je dors mieux, je ne me réveille pas au milieu de la nuit pour dévaliser le frigo. Je ne suis plus obsédée par la nourriture, je passe plus de temps avec mon mari et je revois des amis que j'avais arrêté de voir depuis des années car j'avais peur que la nourriture pose problème ou que cela m'empêche d'aller à la salle de sport. Je me sens plus moi-même, je plaisante et je ris . . . Je suis plus sociable. Avant, j'avais une super personnalité; les gens adoraient être en ma présence et je vois que cette personne revient peu à peu. Mes cheveux ne tombent plus, ils poussent. Mes ongles aussi et ils ne sont plus cassants.

Quoi d'autre ? Oh — avant, j'avais super mal en montant l'escalier au travail (je faisais du sport tous les jours) parce que j'avais toujours des courbatures aux jambes, mes pieds étaient toujours gonflés et j'avais une grosse fasciite plantaire. C'est fini, quel soulagement. ET LE SEXE !!! Tellement mieux, MDR. La pizza ! Pizza, pizza, pizza, pizza, tous les jours. Dans Autant en emporte le vent, Scarlett dit « je ne connaîtrai jamais plus la faim ». Je ne connaîtrai jamais plus une vie sans pizza. Jamais. Mon Dieu, tant de changements positifs.

## Des paillettes et des licornes

La réactivation du métabolisme entraîne de nombreux effets positifs, certains immédiats et d'autres à plus long terme. Dans le première chapitre, nous avons parlé des symptômes qui accompagnent souvent l'absence des règles. Nous allons maintenant voir que ces symptômes s'estompent grâce aux calories supplémentaires et à l'activation du métabolisme. Vous pouvez constater que le niveau d'inconfort après la guérison (représenté par les lignes foncées dans le graphique ci-dessous) diminue de manière considérable.

> *Chassta* : Toujours pas de règles, mais je me rapproche doucement de la zone « fertile », grâce à BEAUCOUP de repos (presque pas de sport) et des TONNES de nourriture ! J'adore ! Mon corps m'impressionne. C'est sûr, j'ai quelques bourrelets que je n'aime pas trop et alors ? J'ai des SEINS (toujours un bonnet A, mais je le remplis désormais — MDR !) et j'ai retrouvé mes fesses ! Je sais que j'ai pris du ventre par la même occasion, mais je suis surtout heureuse d'avoir gagné joie, liberté et paix intérieure ! J'ai ri quand mon chiropraticien (que je connais depuis des

années) m'a à peine reconnue et m'a dit que j'étais belle et radieuse. J'étais à deux doigts de l'embrasser.

Je suis à mon poids le plus « élevé » depuis 2009, mais je ne me suis jamais sentie aussi « légère ». Ce fardeau pesait BEAUCOUP plus que TOUS les kilos de « fesses de fertilité » et « maison pour bébé » que je pourrais prendre. Et je tiens à dire, pour moi et les autres, que même si mon utérus ne m'apportait pas la guérison (mais j'y crois encore !), je ne regretterais AUCUN moment de ce parcours vers le lâcher-prise total ! (*Chassta est tombée enceinte naturellement. Malheureusement, cette grossesse s'est ache-vée avec une fausse couche, mais elle est à nouveau tombée enceinte cinq cycles plus tard et a rencontré sa fille en décembre 2015.*)

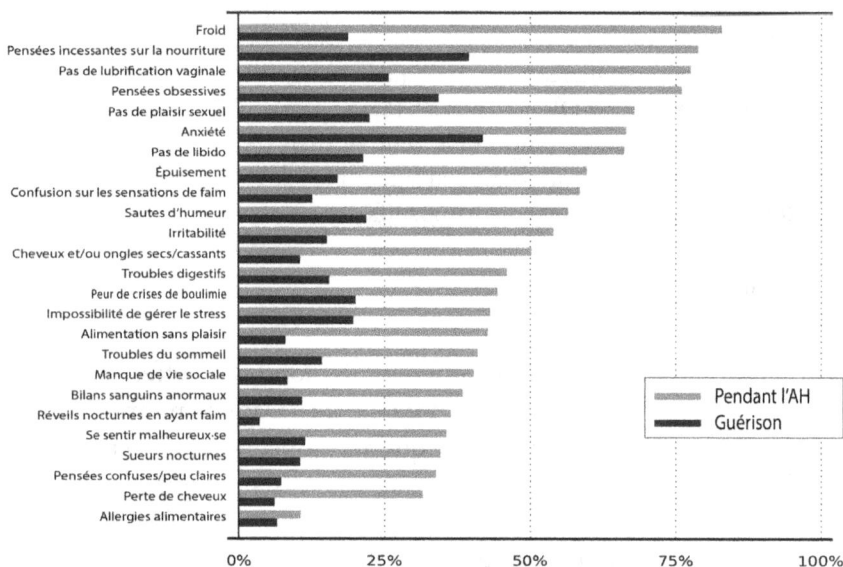

**Symptômes physiques pendant l'AH et après la guérison.** Le pourcentage de participantes à l'enquête (276 personnes) qui avaient « toujours » ou « souvent » ces symptômes pendant l'AH (gris clair) et après avoir suivi le PAM (gris foncé). Toutes ont rapporté une différence marquée ($p < 1 \times 10^{-4}$) car tous les changements se sont produits dans le même sens, à savoir des améliorations de la santé et de la qualité de vie après la guérison.

## Un inconfort passager

Après avoir abordé les bons côtés des calories supplémentaires, nous allons vous parler des sensations physiques moins sympas rencontrées par certain·e·s. Les types et les nombres de symptômes varient, il est même possible de n'en avoir aucun. Nous espérons que ce sera votre cas mais, si vous en avez, n'oubliez pas que tout s'arrange avec le temps.

Les premiers jours de votre nouveau plan alimentaire, vous aurez peut-être énormément faim, alors même que vous mangez plus. Votre corps comprend que vous écoutez enfin ses signaux et essaye d'exploiter ce moment en augmentant les hormones de la faim afin de déclencher encore plus de signaux pour tenter d'obtenir un maximum de calories réparatrices. On retrouve aussi souvent de la rétention d'eau, avec une sensation de ballonnement ou une prise de poids excessive par rapport au nombre de calories mangées. En effet, le corps garde l'eau au départ pour contribuer aux réparations cellulaires qu'il peut enfin entreprendre[3]. *C'est normal* et c'est le début de la guérison ! Un régime avec moins de sel peut vous aider un peu mais, sinon, la rétention d'eau va diminuer en quelques semaines à un mois de manière naturelle. Les ballonnements passent en général inaperçus mais s'ils vous gênent, vous pouvez les dissimuler et être plus à l'aise avec des robes fluides, des pantalons élastiques ou des jupes en stretch. Cela peut sembler contre-intuitif, mais beaucoup remarquent une amélioration de ces symptômes en diminuant leur consommation de légumes pendant un certain temps. Cela vaut le coup d'essayer…

Vous pouvez aussi souffrir d'autres problèmes digestifs, comme des gaz ou des indigestions. Ou, si vous êtes atteint·e du syndrome de l'intestin irritable (SII), vous pouvez avoir l'impression d'avoir un épisode. Les troubles digestifs ne sont pas rares et durent généralement quelques jours ou quelques semaines, le temps que votre corps s'habitue à recevoir suffisamment d'énergie pour soutenir ses tâches quotidiennes. À l'inverse, vous constaterez peut-être une diminution des symptômes du SII en mangeant plus, car une sous-alimentation est souvent la cause de ce type de symptômes.

> *Melli* : Pendant mes périodes d'alimentation « saine », j'avais tendance à manger de grosses quantités, c'est-à-dire à me remplir l'estomac de légumes. Quand les gens disent qu'il est impossible de manger trop de fruits et légumes frais, je rigole. J'y arrivais souvent. Plusieurs fois, j'ai mangé de la salade jusqu'à m'en rendre malade et à déclencher les charmants symptômes de SII. J'ai commencé à ajouter plein d'aliments riches à ma salade habituelle, mais je me suis réveillée plusieurs fois avec des indigestions horribles. Le pire, c'était la nuit dernière — j'ai passé la moitié de la nuit recroquevillée sur le sol des toilettes, malade et secouée de frissons. C'est marrant, mon premier instinct est toujours de m'en vouloir, donc je pensais que je n'aurais pas dû manger cette pomme ET ce cookie après le dîner. Puis je me suis dit que j'avais pu attraper un virus ou une intoxication alimentaire, car j'avais de la fièvre, j'étais vraiment

malade. En tout cas, c'est passé pendant la nuit. Mais, en fait, ça m'a fait du bien . . . Pendant que j'étais allongée malade sur le carrelage froid, j'ai décidé que je devrais aussi « tout donner » sur la nourriture — commencer à manger comme une personne normale, pas comme un animal de ferme attaché à un sac de carottes et de paille. Et je l'ai fait !

Vous n'aurez peut-être plus envie que de dormir et manger, car votre corps souhaite utiliser les calories supplémentaires que vous lui apportez pour se réparer. Ces réparations ont lieu pendant votre sommeil. C'est pour cette raison que le repos — et la baisse du sport, dont on parlera dans le chapitre 12 — est si important pendant l'application du PAM. Vous verrez que vous serez aussi plus fatigué·e dans la journée, avec parfois des bouffées de chaleur. Vous aurez peut-être des sueurs nocturnes pendant votre sommeil. Ce qui se passe, c'est que la thyroïde, affaiblie avec l'AH, peut redémarrer à plein régime et devenir hyperactive quand vous commencez à manger plus. Cela peut entraîner ces symptômes pendant une ou deux semaines. À l'inverse, vous aurez peut-être un regain d'énergie qui vous donnera envie de vous coucher plus tard ou vous dormirez toute la nuit d'une seule traite car vous n'aurez plus faim ou bien vous serez moins constipé·e car votre corps aura tous les nutriments qu'il lui faut pour bien fonctionner.

Avec l'apport supplémentaire et la prise de poids, vous remarquerez peut-être que les kilos s'accumulent surtout sur votre ventre, vos fesses et vos cuisses. Le corps s'accroche aux calories en stockant de la graisse autour de vos organes abdominaux afin de les protéger si jamais vous décidiez de reprendre vos anciennes habitudes de restriction. Ça aussi, c'est normal. Avec le temps, la prise de poids va se stabiliser et votre masse graisseuse va se redistribuer de manière plus harmonieuse[4].

> *Phoebe* : Mon Dieu, ça arrive VRAIMENT ?!? Tout le poids va dans mon ventre, je suis tellement ballonnée que j'ai l'air enceinte . . . C'est NORMAL ??? Ça arrive aux autres ?? Ça va peut-être passer ?? DIEU MERCI ! MDR.

> *Jodie* : Vous allez sûrement rire : un bouton de mon pantalon a sauté quand je suis allée aux toilettes ! La prise de poids vous prend par surprise. Où avez-vous pris ? Moi, au niveau du ventre, des seins et des fesses.

> *Lisa* : Quand j'étais en phase de prise de poids, j'ai VRAIMENT pris du poids au niveau du ventre . . . J'ai même paniqué en voyant des petites vagues de cellulites sur mon ventre. Mais je me suis calmée et je me suis rappelée que ce processus ne serait pas toujours aussi intense. Comme on me l'avait dit, mon corps a fini par redistribuer la graisse. J'ai aussi enfin

rempli un bonnet A, avec une taille plus fine et de la graisse dans les fesses et les cuisses. J'en suis plutôt fière ! J'ai retrouvé un corps au top : celui qui a *des cycles menstruels.*

Nous avons décrit les symptômes physiques les plus fréquents, mais vous pouvez en avoir d'autres, comme des maux de tête ou des palpitations cardiaques. Nous vous encourageons à consulter votre médecin si vous avez ce genre de symptômes pour confirmer l'absence d'autres problèmes. À l'inverse, avec un peu de chance, vous pouvez aller tout de suite mieux.

Du point de vue psychologique, la prise de poids et le changement d'identité peuvent être compliqués. Vous trouverez peut-être ce style de vie malsain ou vous ressentirez de l'anxiété ou une impression d'avoir perdu le contrôle. Ces pensées sont souvent très difficiles les premiers jours. Le plus dur dans ce parcours, c'est l'inconfort mental; c'est aussi ce qui fait la différence. En apprenant à apprécier voire à aimer votre corps quand il est en bonne santé et capable de créer la vie, vous serez en paix avec votre apparence. En étant satisfaite de votre taille finale, vous arriverez à donner une meilleure image du corps et des habitudes alimentaires à vos enfants et aux autres personnes dans votre vie.

> *Katherine* : J'ai décidé de partager une journée où j'ai eu une vision positive de mon corps, étant donné que je cherche souvent du soutien dans mes jours de crise. Ma prise de poids m'a apporté de plus jolies courbes. Je pense que mon corps à son « poids de forme » ressemble un peu à celui de Scarlett Johansson, je suis juste un peu plus grande. J'avais oublié que j'avais une morphologie en huit avant de m'affamer et de faire du sport jusqu'à n'avoir plus que des os et du muscle. C'est plutôt chouette.

## Accepter la prise de poids

Pour la plupart d'entre nous (tout le monde ?), la prise de poids, en théorie et en pratique, est une source énorme d'inconfort mental et de peur. Comme nous l'avons évoqué, nous avons passé des années à entendre qu'être « gros·se » est mauvais pour la santé et que tout le monde devrait chercher à perdre du poids ou à rester « mince ». Et vous voilà à lire tout l'inverse : pour être en bonne santé, la prise de poids est obligatoire. Ce chapitre va aborder certaines des craintes derrière cette angoisse, dans l'espoir de vous convaincre de l'intérêt de continuer et de croire en vous.

Un point particulièrement difficile en guérison est de gérer l'incertitude, le fait que personne ne peut vous donner un nombre précis de kilos à prendre pour retrouver la santé. Pour certain·e·s, les règles reviennent avec une prise de poids importante, d'autres avec quelques kilos seulement. La prise de poids théorique dépend de votre poids d'équilibre[5] et de la différence entre ce poids et votre poids actuel. Plusieurs modèles[6] légèrement différents décrivent cette idée d'un poids ou d'une fourchette de poids que le corps cherche à maintenir. L'idée globale, c'est que le corps préfère fonctionner dans une certaine fourchette de poids naturelle, déterminée par des facteurs génétiques (environ 65-70 %), environnementaux, psychologiques et sociétaux. Pour nous maintenir dans cette plage, nos corps agissent sur notre métabolisme (c'est la raison de l'AH, les fonctions reproductives sont arrêtées afin d'économiser l'énergie), sur nos signaux de faim et de satiété et sur nos niveaux d'activité inconscients. Des expériences sur des animaux l'ont démontré. Ainsi, des souris ayant, sans surprise, perdu ou pris du poids avec une alimentation insuffisante ou très riche sont toutes revenues à leur poids de base quand elles ont pu manger librement[7].

Si cela fait longtemps que vous mangez peu ou faites beaucoup de sport, au point d'avoir perdu vos règles, il est quasiment sûr que vous êtes en dehors de votre poids d'équilibre, même si vous êtes satisfait·e de votre silhouette actuelle. Souvenez-vous que nous avons été poussé·e·s par la « culture des régimes » à croire qu'un corps en « bonne santé » est maigre et athlétique, même si cela ne repose sur aucune source scientifique, simplement car la quête infinie de perfection rapporte beaucoup d'argent. Nous vous encourageons à faire confiance à votre corps : il connaît le poids qui vous convient. C'est dans la plage du poids d'équilibre (souvent proche ou un peu au-dessus de la limite supérieure de cette fourchette de poids) que les corps atteignent leur potentiel, sont en meilleure santé et recréent des environnements fertiles.

> Sarah B : En repensant à mon histoire avec l'AH, j'ai souhaité partager toutes les raisons pour lesquelles je suis reconnaissante d'avoir parcouru ce chemin. Ça inspirera peut-être les personnes qui en sont au tout début. Au départ, j'étais en colère contre moi-même, j'avais peur de prendre du poids, d'arrêter d'aller au sport et de contrôler mon alimentation, mais c'est la meilleure chose qui me soit arrivée. J'ai appris à prendre mon temps et à apprécier les matins calmes, sans séances de sport. J'ai appris à aimer manger avec mes ami·e·s et ma famille sans avoir peur. J'ai appris à arrêter de critiquer mon corps et à le voir comme le réceptacle de la personne que je suis à l'intérieur. J'ai appris que mon identité n'est pas liée à mon poids. J'ai redécouvert qui j'étais sans le fitness. Honnêtement, je ne suis pas pressée de reprendre le sport et je pense que je n'en ferai

jamais plus autant qu'avant. Je sais que ma vie va être différente à partir de maintenant, en mieux. Je souhaite bon courage à tout le monde !!

Vous vous demandez sûrement comment déterminer votre poids d'équilibre. Comme pour tout dans ce processus, ça dépend. Avant de rentrer dans les détails, nous voulons vous encourager à faire de votre mieux pour lâcher prise sur votre besoin de savoir. Il découle d'un désir de contrôle, or une grande partie du processus de guérison consiste à renoncer à contrôler votre corps. Quand vous partez plutôt du principe que votre corps sait ce dont il a besoin et communique avec vous par les signaux de faim, de satiété et de rassasiement, vous pouvez simplement manger.

La nourriture occupe alors moins d'espace mentale et d'énergie, ce qui offre du temps et de la place pour des occupations plus intéressantes et gratifiantes. Votre corps mérite que vous lui fassiez confiance. Quand vous écoutez et honorez ses signaux, il s'assure que vos besoins nutritionnels soient atteints sur le long terme. À court terme, vous aurez peut-être envie de beaucoup d'aliments que vous vous interdisiez avant; c'est normal, ça va s'équilibrer avec le temps. Avant de vous fixer un objectif précis de poids de guérison, envisagez qu'il faudra peut-être plus à votre corps pour redémarrer vos systèmes. Que ferez-vous si vous atteignez votre poids « cible » et que rien ne se passe ? Pas question d'abandonner ou d'arrêter : votre poids final doit être « décidé » par votre corps, pas par votre tête.

Revenons au poids d'équilibre :

- Si, à l'âge adulte, vous avez connu une période où vous aviez un poids stable en mangeant librement et en faisant de l'exercice avec modération, ce poids est probablement dans votre fourchette de poids d'équilibre. Si vous avez ensuite perdu du poids après avoir découvert « l'alimentation saine » ou après avoir commencé une activité sportive plus intense, vous pouvez vous attendre à ce que vos règles reviennent en retrouvant votre poids d'avant régime, voire en le dépassant.

- Il est aussi possible que vous ayez presque toujours restreint votre alimentation ou fait beaucoup de sport pour limiter votre poids et que vous n'ayez donc jamais été à votre poids d'équilibre. Si c'est le cas, vous pouvez vous baser sur le poids de parents proches pour vous faire une idée. Cette approche implique bien sûr d'avoir des parents proches qui mangent intuitivement et qui n'ont pas une mentalité de régime/de sport à outrance.

- De manière très générale, les poids d'équilibre naturels/fertiles ont tendance à être à un IMC minimum de 22-23. Ce chiffre absolu dépend d'une multitude de facteurs comme l'ethnicité, votre teneur en muscles, votre structure osseuse ... Mais si votre IMC est inférieur, c'est un objectif minimum raisonnable. Cela ne veut absolument pas dire que les personnes dont l'IMC est supérieur n'ont pas besoin de prendre du poids. Votre poids d'équilibre est peut-être plus élevé : il existe une infinité de formes et de tailles de corps, toutes aussi parfaites les unes que les autres !

- Troisième possibilité : si vous pesiez beaucoup plus à une époque et avez perdu beaucoup de poids, puis maintenu ce poids trop faible pour vous, il est probable que votre poids d'équilibre soit situé quelque part entre ces deux valeurs.

- Sinon, si votre poids avait peu varié quand vous avez perdu vos règles, il peut être plus important pour vous d'éliminer toutes les restrictions et règles alimentaires (ce qui peut conduire ou non à une prise de poids), d'arrêter l'exercice intense et de réduire le stress.

- Si vous avez pris beaucoup de muscle, il peut quand même être nécessaire de prendre du poids pour augmenter votre masse graisseuse. Et si votre IMC est inférieur ou égal à 22, vous forcer à prendre du poids pour contribuer à la guérison et à votre santé à long terme ne peut que vous aider.

La répartition de votre poids est aussi un élément à prendre en compte. Si vous avez pris du muscle, votre poids d'équilibre est probablement plus élevé maintenant car les muscles sont plus denses que la graisse. On suppose que l'équilibre du corps n'est pas basé que sur le poids, mais aussi sur la teneur en masse graisseuse (souvenez-vous, la graisse produit des hormones !) ou le ratio masse graisseuse/masse maigre. En effet, la leptine est une molécule qui informe l'hypothalamus de la taille de nos réserves graisseuses.

Vous vous dites que nous tournons autour du pot ? C'est parce que le poids qui vous convient dépend vraiment de votre corps. Un signe qui montre que vous êtes arrivé·e à votre (« fourchette » de) poids d'équilibre, c'est le fait de le maintenir sans efforts, en suivant simplement les signaux de la faim et en faisant du sport par plaisir, sans obsession, sans organiser toute votre vie autour de la nourriture ou de l'exercice physique. Votre métabolisme, votre appétit et votre digestion fonctionnent très bien sans microgestion de votre part. La guérison mentale dont nous parlons consiste notamment à laisser votre corps déterminer le poids qui lui permet de se sentir restauré, en acceptant de ne pas connaître à l'avance le chiffre exact.

Croyez en votre corps et à sa capacité à bien fonctionner quand il est nourri et reposé.

*Jade :* Une pensée réconfortante . . . La plupart du temps, je m'apitoie un peu sur mon sort car je déteste être en aménorrhée et devoir arrêter le sport, manger et prendre du poids. Mais là, je vois ça comme une chance . . . Grâce au PAM, j'ai l'impression d'avoir brisé les chaînes de l'addiction au sport, je peux manger de tout avec mes proches sans me sentir « mal » . . . Si je n'avais jamais perdu mes règles, j'aurais continué mes anciennes habitudes et je pense que je n'aurais pas autant profité de la vie que maintenant. C'est sûr, c'est un long chemin et je n'ai pas encore retrouvé mes règles, mais je peux dire que je suis reconnaissante envers mon corps pour m'avoir fait changer de style de vie, découvrir une nouvelle forme de bonheur et réévaluer mes priorités.

*Rebecca :* Salut, je viens donner de l'inspiration aux personnes qui ont des doutes sur le processus. Je m'estime guérie. Récemment, j'ai eu mes quatrièmes règles naturelles post-guérison. Après 6-7 mois sans sport, à manger des tonnes de glucides, de produits laitiers, de desserts, à ne suivre AUCUNE règle alimentaire restrictive et à prendre BEAUCOUP de poids, j'ai eu le meilleur bilan sanguin de toute ma vie. Toutes mes hormones de reproduction étaient à un taux normal pour la phase lutéale. Ma T4 était normale-élevée, ma TSH normale-faible (ce qui indique un meilleur fonctionnement de la thyroïde si vous étiez en hypothyroïdie) et ma T3 normale pour la TOUTE PREMIÈRE FOIS. Je prends toujours des médicaments pour ma thyroïde, mais c'est la première fois qu'ils semblent bien fonctionner. Mon taux de cholestérol est parfait. Mon apparence me déplaît et j'ai du mal à m'habiller, mais ces résultats renforcent mon choix de tout donner pour ma SANTÉ. Pas pour avoir des bébés, pour être en bonne santé. J'ai l'impression que, pour la première fois, mon corps fait ce qu'il est censé faire.

*Clover :* Que se passera-t-il si vous prenez du poids ? Je veux dire et si vous dépassiez votre objectif d'IMC ? Vos ami·e·s ne vous aimeront plus ? (En fait, iels vous apprécieront encore plus, mon entourage est ravi que je ne sois plus aussi narcissique et obsédée par la nourriture et par mon corps). Vous serez moins intelligent·e ? (Absolument pas . . . Vous aurez enfin l'esprit clair. Vraiment. Si j'avais eu ce cerveau plus jeune, j'aurais pu faire médecine. OK, j'exagère un peu.) Vos cheveux seront magnifiques ? Oui, les miens sont incroyables. (Je rigole . . . mais j'ai une sacrée crinière et je vais en faire don.) Allez-vous vous *sentir* mal à l'aise et impuissant·e face à la prise de poids ? Au départ, oui, mais comme TOUTES les émotions, cela passera. J'ai observé cette transition chez beaucoup de personnes en AH et je l'ai vécue. Accrochez-vous, cela finira par aller mieux. Et n'oubliez pas que la société a totalement déformé notre vision de la santé. Désolée si je radote, j'essaye seulement de vous aider à accepter la prise de poids. Mais je réalise que mon objectif n'est pas de vous convaincre (ça ne marcherait pas) mais de dire la vérité. La balle est dans votre camp, à vous de déterminer la valeur que vous donnez à votre santé, quoi qu'il arrive. Mais j'ai du mal à rester assise sans rien dire alors que d'autres reproduisent mon parcours (pas de bébé/ostéoporose) !

Comme nous l'avons dit, quel que soit votre poids actuel, vous devriez augmenter vos apports jusqu'à 2500 calories (à modifier si nécessaire, voir chapitre 8 et à augmenter beaucoup plus si votre poids est très faible en raison d'un trouble du comportement alimentaire). Avec le temps, votre corps et votre métabolisme vont se réparer et vous allez apprendre à écouter vos signaux de faim : à manger ce que vous voulez quand vous avez faim, à vous arrêter une fois rassasié·e. Ces signaux permettent de donner un apport quotidien à votre corps. Au chapitre 5, nous avons parlé des nombreuses hormones qui interviennent dans la régulation de l'appétit. Si vous laissez votre corps prendre les rênes, en laissant vos pensées hors du processus, tout fonctionne parfaitement. Cela implique aussi de ne pas faire la sourde oreille, comme vous l'a appris la culture des régimes, si vous avez faim au milieu de la journée ou avez envie de grignoter en fin de soirée. Il faut intégrer que la sensation de faim permet à votre corps de communiquer qu'il a besoin d'énergie pour faire son travail et qu'il faut donc le nourrir.

Si vous démarrez à un poids très faible, ne vous considérez surtout pas totalement guéri·e dès le retour de vos règles. Elles peuvent réapparaître alors que votre poids est toujours trop faible et que votre corps est toujours en phase de guérison. Si vous êtes en-dessous de notre minimum fertile, nous vous encourageons à poursuivre les apports élevés et la prise de poids : vos organes et vos muscles n'ont probablement pas retrouvé leur taille optimale et d'autres systèmes sont sûrement encore en déficit énergétique. Souvenez-vous du contenu du chapitre 8 : la recommandation de 2500 calories est basée sur la quantité nécessaire pour fournir au corps toute l'énergie qu'il lui faut. Continuez à manger même après le retour de vos premières règles pour permettre à votre corps de retrouver son poids naturel et optimal (et la santé).

*Marta L.S.* : Je vous conseille d'oublier le nombre de calories, ce que vous mangez ou les changements de votre corps. Mangez, reposez-vous et tentez de vous détendre au travers de ce processus. Suivez ce que vous dit votre corps, pas votre moi maigre/athlétique. Il s'agit du corps d'une personne qui s'aime tellement qu'elle veut améliorer sa santé. Il s'agit du corps d'un·e combattant·e qui a besoin de guérir. Pour vaincre, il faut parfois renoncer au combat et lâcher prise.

## Derniers mots

Au fil des années dans la communauté de l'AH, nous avons constaté qu'il existe deux versions de la guérison : la véritable guérison et la pseudo guérison. Les personnes vraiment guéries ont pris le poids que leur corps juge approprié, ont appris à se satisfaire de leur nouvelle silhouette et même à l'aimer et mangent de manière intuitive pour éviter le retour de l'AH et des symptômes associés. Elles ont appris à gérer leur stress par d'autres moyens que le sport et les restrictions alimentaires. Oui, elles ont parfois des pensées de restriction parasites, mais elles les ignorent. Et puis il y a la pseudo guérison : prendre quelques kilos à contrecœur sans s'autoriser à dépasser la taille XY; réduire le sport sans grande conviction; puis se ruer sur une PMA pour tomber enceint·e (généralement avec des injections car on n'a pas suffisamment guéri pour que les traitements plus doux -par voie orale- fonctionnent). Une grossesse finit souvent par arriver, avec parfois une prise de poids adéquate, parfois non. Ensuite, le poids de grossesse est éliminé en un claquement de doigts et c'est le retour au point de départ : une vie de restrictions. Nous espérons que la joie et l'acceptation qui émanent des mots des personnes qui ont vraiment vaincu l'AH trouveront un écho en vous et que marcherez sur leurs traces. Cette période doit être le chemin vers un futur totalement neuf, plutôt qu'un détour pour avoir un bébé avant de retourner vivre sur votre tapis de course. Faites-le pour vous, votre famille et vos ami·e·s.

> **Deanna** : Je tiens à vous dire que le MIEUX à faire est de laisser votre corps penser à votre place. S'abandonner au processus, lâcher prise et sauter les yeux fermés : c'est la meilleure façon de surmonter l'AH.
>
> L'aménorrhée hypothalamique est provoquée par bien plus que la maigreur ou une masse graisseuse faible. La guérison dépend pour beaucoup de nos pensées et nos comportements. Faites-vous le plus beau des cadeaux et brisez les chaînes de l'alimentation restrictive, de l'obsession au sport, de la haine de soi et de tout le stress que cela engendre (quelle que soit la ou les catégories qui vous concernent). Que vous vouliez avoir un enfant maintenant, dans des années ou jamais, la pleine guérison vaut le

coup et retrouver votre fertilité n'est qu'un des bénéfices. Vous retrouverez aussi votre vie et, surtout, vous découvrirez et apprendrez tellement, notamment sur vous, que vous en sortirez plus fort·e en tant que personne, en tant que parent (si c'est la voie que vous souhaitez), en tant que conjoint·e et en tant qu'amant·e.

Les progrès de la médecine moderne sont époustouflants; oui, les injections ou la FIV permettent à un certain pourcentage de personnes reculant devant l'obstacle de la prise de poids de tomber enceint·e·s sans changer leur style de vie. Malheureusement, ces personnes passeront à côté de tous les avantages de la vraie guérison. Celle-ci n'est pas facile, c'est sûrement ce que j'ai fait de plus dur, mais la récompense vaut chaque douleur, chaque journée de lutte et chaque larme.

Depuis six mois, mon IMC est juste au-dessus de 25, et, chaque jour, j'ai du mal avec mon corps et mon apparence, mes vêtements et mon « rembourrage », mais je vois aussi ma liberté, la personne belle, drôle et aimante que je suis devenue et la mère formidable que je serai un jour. Ce parcours m'a appris la patience (il en faut beaucoup !), la gentillesse, la foi dans l'impossible et m'a donné un amour inébranlable pour la vie. Je sais au plus profond de moi-même que, si je n'avais jamais changé mon style de vie, si j'avais évité de prendre du poids et si j'étais allée tout droit vers une PMA intensive en restant cette ombre de moi-même, ma vie n'aurait pas été aussi remarquable ou agréable pour moi et mes proches. Ce traitement lourd aurait sûrement échoué, au prix de beaucoup d'argent, de temps, de souffrance émotionnelle et d'angoisse.

Si j'avais une seule chose à vous dire, c'est que ce processus et la guérison ne sont pas importants que pour la grossesse. Nous ignorons ou prenons comme un dû tant de joies dans la vie quand nous sommes absorbé·e·s par notre poids, notre silhouette, notre apparence et par l'exercice physique. Croyez-moi, les gens remarqueront que vous êtes plus drôle, plus insouciant·e, plus aimant·e et plus humble.

Je ne renoncerais pour rien au monde à une seule seconde de ce parcours. Pas pour redevenir mince, pas pour être athlétique, par pour me sentir sexy. Je suis devenue la version la plus sexy et la plus belle de moi-même, avec l'amour et le soutien de toutes les personnes merveilleuses du forum. J'essaye de me dire que je suis belle (il ne faut pas sous-estimer la compassion envers soi !). Je pleure souvent, mais je continue. Il faut une détermination monumentale, mais cela en vaut tellement la peine. (*Au bout de sept mois d'efforts intenses, Deanna est tombée enceinte avec du Femara. Elle a conçu son deuxième enfant de manière naturelle, alors qu'elle allaitait toujours exclusivement son fils de six mois et a maintenant cinq enfants.*)

# 11
# S'épanouir... Mentalement et physiquement

Il est facile de succomber à l'idée que minceur rime avec acceptation, bonheur, santé et réussite. La société nous a convaincu·e·s qu'être gros·se, c'est être en mauvaise santé, peu attirant·e, négligé·e . . . la liste est interminable. Selon les médias, la meilleure façon de trouver le bonheur, d'être aimé·e et de réussir, c'est d'être mince et athlétique. Et si la société se trompait ?

Dans le chapitre 8, nous avons expliqué qu'un volet essentiel de la lutte contre l'AH est de manger plus afin de donner à nos corps toute l'énergie qu'il leur faut, ce qui peut entraîner une prise de poids. L'idée est simple sur le papier mais, pour les personnes avec AH, cela semble être un obstacle infranchissable, voire un horrible cauchemar. Ce chapitre va vous donner des astuces et du soutien pour repousser les pensées négatives qui compliquent le parcours vers la guérison.

Nous allons commencer par vous donner quelques informations pour apaiser vos inquiétudes.

- Prendre du poids ne veut pas dire que vous n'êtes plus attirant·e (et, honnêtement, nous sommes bien plus que notre apparence physique !)
- Prendre du poids ne veut pas dire que vous avez perdu le contrôle et que vous vous êtes laissé·e aller.

- Prendre du poids ne veut pas dire que vous êtes en mauvaise santé ou un·e perdant·e.

À l'inverse :

- En prenant du poids, vous choisissez d'améliorer votre santé en reprenant le contrôle.
- En prenant du poids, vous nourrissez votre corps pour lui permettre d'avoir des cycles menstruels (et d'accueillir une grossesse si vous le souhaitez).

*Lisa* : Je souhaite développer un peu plus cette partie. Effectivement, prendre du poids ne fais pas de vous quelqu'un de moche, en mauvaise santé ou un·e perdant·e, mais vous pouvez parfois en avoir l'impression. Ces pensées sont fausses et basées sur des émotions, pas sur des faits ! Avec quelques efforts pour éviter ces raisonnements malsains (c'est là qu'intervient « l'épanouissement mental »), les pensées se dissiperont.

J'ajouterais que la prise de poids ne veut pas dire que vous perdez le contrôle, mais plutôt que vous avez regardé la réalité en face, pris une décision et que vous apprenez une nouvelle manière de gérer votre stress et de RE-prendre le contrôle. Cette décision de prendre du poids est consciente et motivée, ce n'est pas un phénomène irréfléchi et incontrôlé !

La prise de poids ne veut pas dire que vous vous êtes laissé·e aller. Au contraire vous accordez votre confiance à votre corps et l'observez devenir le système fonctionnel qu'il est censé être.

Prendre du poids ne veut pas dire que vous avez perdu votre rigueur. Je pense qu'il faut beaucoup plus de rigueur pour vivre en pleine conscience, manger délibérément, prendre du poids, se reposer et combattre les pensées négatives qu'il n'en fallait pour un entraînement intensif et des restrictions alimentaires.

Nous vous avons donné la solution pour retrouver vos cycles : se reposer, manger plus et prendre du poids. Ce plan a l'air si simple et facile, alors pourquoi existe-t-il un forum rempli de personnes qui se battent chaque jour pour guérir ? Pourquoi est-il si compliqué de manger un peu plus, d'incorporer des lipides, des glucides ou tout autre groupe qui était restreint et de prendre du poids ? Vu de l'extérieur, c'est une question de bon sens. Steph disait souvent : « Je sais ce que je dois faire. Je dois me lever du canapé, ouvrir mon frigo, prendre de la nourriture et la manger. Mais je ne décolle pas de mon canapé. » Êtes-vous dans cette situation ? Ce que vous devez faire vous semble logique mais, quand il est temps de passer à l'action, c'est impossible ! Vos raisons sont personnelles, mais tout le monde a des blocages qui les empêchent de changer (ou d'accepter de changer) leurs habitudes et de se lever du canapé. Nous avons peur, par exemple, de grossir, de voir le nombre sur la balance augmenter, de ne plus rentrer dans nos vêtements ou que les autres pensent que nous nous sommes laissé·e·s aller.

Des luttes plus profondes, parfois associées à des troubles de l'alimentation, peuvent aussi vous paralyser. Par exemple, le contrôle de votre alimentation et de votre poids et l'exercice physique sont-ils des moyens pour gérer vos émotions difficiles ou votre stress ? Nous espérons que nos astuces vous aideront à apprendre à les gérer autrement. Cependant, nous vous suggérons de consulter si vous avez beaucoup de mal à faire des changements pour guérir et que le soutien proposé dans ce livre ou sur internet ne suffit pas. Steph voit régulièrement une psychologue et serait perdue sans elle. Donc, si vous avez besoin d'aide pour combattre un trouble du comportement alimentaire, nous vous encourageons fortement à vous adresser à un·e psychologue ou à un·e psychiatre spécialisé·e.

> **Karen** : En décembre, après une autre FIV ratée, j'ai décidé de me concentrer sur mon AH, que j'avais tenté à maintes reprises d'éliminer avec la médecine moderne. En janvier et en février, j'ai levé le pied sur mon alimentation rigoureuse et j'ai consacré autant d'efforts à examiner mes blocages psychologiques sur la grossesse et les enfants. J'ai parlé à un psychologue de mes inhibitions personnelles et sexuelles. Il s'avère que j'avais des conflits internes avec l'idée de la grossesse, en particulier avec l'idée d'avoir des enfants avec mon ex-mari (que j'aime toujours, mais il n'est pas fait pour être le père de mes enfants). Finalement, j'ai eu mes règles en février 2013, pour la première fois en 16 ans.

> **Maxine** : L'été dernier, j'ai essayé la thérapie cognitive et comportementale (TCC), ça m'a vraiment aidée. Mon partenaire et moi avons décidé d'avoir un enfant en février/mars 2008. En février 2009, mon frère nous a dit que sa copine était enceinte (c'était imprévu, en plus). En mai 2009, ma sœur m'a aussi annoncé qu'elle était enceinte et que ça avait seulement pris trois mois. Nous sommes tou·te·s les trois très proches, donc j'avais peur de ne pas bien gérer les sentiments négatifs qui allaient forcément arriver (jalousie, me sentir exclue). En parallèle, j'avais récemment arrêté le sport et pris du poids, donc je rencontrais aussi des difficultés avec mon identité et mon apparence. Je me sentais submergée émotionnellement et cela m'a beaucoup aidée de parler à quelqu'un d'extérieur à la situation. Ç'aurait été gênant de me plaindre à ma mère ou à ma sœur de mon sentiment d'injustice. C'était super d'évacuer ces émotions sans jugement (le Forum est aussi génial pour ça). Quoi qu'il en soit, j'ai

vu mon psychologue sept ou huit fois entre mai et août et j'ai eu mes premières règles naturelles (au bout de 18 mois) en septembre. Donc je pense que la TCC m'a peut-être aidée à gérer le stress de mes émotions, ce qui n'a pas fait de mal à ma situation hormonale.

*Melli* : J'ai l'impression de faire d'énormes progrès avec ma psychologue. Elle m'aide vraiment à réécrire l'histoire de ma vie, qui et je ne l'avais jamais réalisé avant, était incroyablement déterministe et fataliste. J'interprète chaque petite erreur comme un échec majeur, ce qui me catapulte dans une spirale descendante dont je dois m'extirper encore et encore. D'une certaine façon, je me suis convaincue que je serai toujours vulnérable à ce cercle vicieux, ce (comme elle le dit) schéma « boulimorexique » de restriction et de boulimie. Maintenant, je commence à voir mes « erreurs » comme des moments où je suis « moins compétente » — des contretemps dans un processus long, brouillon mais fertile (sans jeu de mots) pour devenir la personne que je VEUX et DOIS être. Fini de me laisser contrôler par mon « script » et mes anciens échecs. Repenser mon mode de raisonnement a vraiment été transformateur. Je peux me pardonner pour un moment « d'incompétence » et remonter tout de suite à cheval. J'ai aussi commencé à explorer le besoin que j'ai d'être une toute petite personne, comme une enfant (je ne fais qu'un mètre cinquante et j'ai l'air d'une lycéenne, ça n'aide pas !). Je dois déballer toute mon enfance, et, petit à petit, je comprends énormément de choses. Et j'ai réalisé que malgré tout ce que j'ai accompli — je suis mariée, propriétaire de ma maison, en CDI à un poste que j'adore — je ne me sens toujours pas « femme ». Donc j'y travaille. L'autre jour, j'ai baissé les yeux vers mon petit ventre mou et, pour la première fois, je l'ai trouvé mignon. Nous avons vraiment le pouvoir de nous surprendre et ça a été l'une des meilleures révélations pour moi dans ce parcours de guérison.

La thérapie dialectique/cognitive et comportementale nous apprend que les pensées négatives génèrent des émotions négatives, puis des actions négatives. Avec l'AH, des pensées comme « *la prise de poids ne va jamais s'arrêter* », « *les autres vont penser que je me suis laissé·e aller* » et « *je me sens gros·se* » conduisent à la peur de prendre du poids qui s'accompagne parfois d'anxiété, de dépression ou de colère. Ces émotions peuvent rapidement mener à des actions destructrices comme restreindre son alimentation ou retourner à la salle de sport. Ce cycle peut être inversé en identifiant ces pensées négatives, en les interrompant et en les transformant en pensées positives.

*Lisa* : Vous savez de quoi on parle ici, non ? Changer ces raisonnements nocifs ! Ce que vous croyez sur vous-mêmes, ce que vous vous dites et ce que vous pensez de vous-même influence énormément les choix que vous faites. C'est une réaction, en fait. Réfléchissez-y une minute. Ces pensées négatives peuvent agir comme du sable mouvant. Si je me répétais en boucle « je prends trop de poids », « je suis paresseuse » , « je suis médiocre » (wow, c'est une torture d'écrire ça), je n'aurais probablement pas tellement de courage pour essayer de guérir, encore moins pour faire des efforts conséquents. Du coup, j'emprisonne ces pensées négatives et je constate comme elles sont invalidantes. Ensuite, je réfléchis à ces vérités : cette graisse restaure ma santé. Cette sensation de paresse est en fait du repos pour donner le temps à mon corps de se réparer. Oh et le commentaire sur la médiocrité — c'était juste un exemple, car je suis loin d'être médiocre et vous aussi. Chacun·e d'entre nous est unique à sa manière. Sentez-vous le vent qui revient gonfler nos voiles ? (clin d'œil)

Alors comment transformer des pensées négatives en croyances positives ? De nombreuses stratégies existent, mais c'est à chaque personne de trouver celles qui lui conviennent. Ne vous laissez pas décourager si une méthode ne fonctionne pas; essayez-en une autre, puis une autre !

## Astuces pour transformer votre raisonnement

**Un monologue intérieur positif.** Ça vous arrive de vous planter devant le miroir (ou n'importe où) et de commencer à critiquer votre corps ? Arrêtez ça immédiatement, car c'est un schéma de pensée qui va vous mettre des bâtons dans les roues pour tout le reste du processus. Au moment où la critique fuse, imaginez que vous regardiez votre meilleur·e ami·e. Comment lui parleriez-vous ? Utiliseriez-vous des mots comme moche ou laid·e ? Compareriez-vous ses bras à des saucisses ou ses jambes à des troncs d'arbres ? Non. Vous lui offririez bienveillance et compassion. Il y a même fort à parier que la regarder évoque en vous quelque chose qui n'a rien à voir avec son apparence physique, une douce sensation de complicité et de bien-être. Cette sensation n'est en aucun cas dépendante de son physique, ni du vôtre par ailleurs. Dorénavant, pensez à vous parler avec la même bienveillance qu'à votre ami·e. Vous êtes bien plus que votre apparence. Quand la prise de poids et les calories supplémentaires vous préoccupent, recadrez ces pensées. Visualisez plutôt ce que vous aimez en vous. Si vous n'en êtes pas encore là, essayez de « faire semblant » jusqu'à y arriver. Choisissez n'importe quelle caractéristique et faites-vous un compliment. « Je suis patient·e. » « Je suis un·e ami·e/partenaire fidèle. » « Je suis une star du karaoké. » « Je suis déterminé·e. » Même si vous ne croyez pas encore à vos pensées positives, vous y arriverez avec le temps. Les mots sont très puissants.

> *Jaclyn* : Si vous vous sentez fainéant·e, dégoûtant·e et pas à l'aise dans vos vêtements, vous faites ce qu'il faut. Ça veut dire que vous progressez parce que, si vous n'étiez pas mal à l'aise et ne regrettiez pas l'époque où vous étiez plus mince, je me dirais que vous n'êtes pas en train de travailler dur en prenant du poids/mangeant plus. J'ai dû faire comme si j'aimais mieux mon corps et tout ça. Ça aide de faire semblant, car cela entraîne votre esprit à cette sensation. Dès que des pensées auto-destructrices surgissent, identifiez-les et remplacez-les par quelque chose de mieux, comme « ce processus me permet d'avoir un enfant », « mon corps est un palace cinq étoiles pour bébé ! ». Je comprends aussi qu'on puisse se sentir rassasié·e et qu'il soit tentant de sauter le petit-déjeuner, mais ne le faites pas. Cela déclenche le cercle vicieux ! Ce matin, je n'ai pas faim du tout car j'ai mangé un gros steak hier soir, puis une grosse cuillère de beurre de cacahuètes, mais je vais quand même bruncher avec mes ami·e·s comme tous les dimanches. En tout cas, quand vous n'avez pas le moral, souvenez-vous que c'est une sensation normale en ce moment et que si c'était facile pour vous, cela voudrait dire que vous ne travaillez pas assez vers la guérison. C'est comme ça que je préfère voir les chose.

**Affirmations.** Nous adorons les affirmations, ces phrases d'encouragement qui vous centrent sur vos objectifs comme outils de guérison. Puissantes et positives, les affirmations vous ancrent dans l'instant présent et ce qui est vrai, surtout quand vous n'avez pas le moral. Il peut être thérapeutique de choisir des affirmations qui vous parlent, de prendre le temps de les écrire sur de beaux supports si vous aimez les activités artistiques et de les afficher chez vous. Même si vous n'êtes pas fan des arts créatifs, sortir des crayons de couleur, du papier, des ciseaux, du tissu (ou autre chose) est un exercice de pleine conscience qui vous aidera à méditer sur ce que vous écrivez et ce que vous vous dites. Quel que soit le rendu final de vos affirmations (un post-it peut suffire !), placez-les partout : armoires, poches, cuisine, miroir de salle de bains. Cela vous permettra de recevoir de petites doses de positivité pendant toute la journée, y compris pendant les moments qui peuvent être compliqués : vous convaincre de manger une autre boule de glace, enfiler un jean devenu serré, vous regarder dans le miroir. Mémorisez vos affirmations préférées et répétez-les en boucle.

Voici quelques suggestions des membres du Forum — prenez le temps d'en trouver d'autres qui vous parlent vraiment sur des blogs, des sites internet ou dans des livres.

- Mon corps sait exactement ce qu'il doit faire et va se rétablir avec de l'énergie et du repos.
- Mon corps est GROS — Glamour, Ravissant, Optimiste et Serein. Ou je veux du GRAS — Grossesse, Règles, Amour et Santé.
- Je suis un·e combattant·e. Je peux être un·e battant·e en bonne santé, fertile et émotionnel·le !
- Plus de courbes = plus d'œstrogènes !
- Je suis plus que mon apparence.
- La guérison, c'est : admettre que tu as un problème et ne plus vouloir vivre ainsi; te donner la permission de manger car c'est nécessaire pour vivre et ça ne devrait pas être limité; te donner la permission de te détendre et d'aller mieux.
- J'ai confiance en mon besoin de continuer à manger et à me reposer, même quand je doute.
- Les défis alimentaires ne sont pas négociables (ex. : tu manges du beurre cette semaine, pas négociable).

**Souvenez-vous de votre objectif.** Dans les moments difficiles, il est facile de perdre de vue vos raisons de faire le PAM et d'être tenté·e de reprendre vos vieilles habitudes. C'est à ce moment précis que vous devez vous souvenir de votre objectif ultime : votre santé, une grossesse, la santé de votre future famille, vous libérer de compulsions alimentaires/d'exercice physique… votre objectif ultime est précieux et valide. Vos actions présentes vous y mèneront. À choisir, vous préféreriez être mince ou être enceint·e ? Avoir un corps trop mince pour vous avec des os fragiles ou être en bonne santé avec des os solides qui vous porteront toute votre vie ?

> *Jessica W* : Aujourd'hui, quand je me suis vue dans le miroir et que j'ai constaté que je n'étais plus aussi maigre qu'avant, je me suis juste dit : « Oui, je progresse ! » J'ai vu ça comme une compétition que je gagnais. Donc, si vous aussi vous aimez la compétition/atteindre des objectifs (comme toutes les personnes avec l'AH, non ?), essayez ! Concentrez-vous sur la bataille à remporter !

**Revenez à la réalité.** La plupart des gens, avec ou sans AH, ont des pensées négatives sur leur corps de temps en temps. C'est dans ces moments qu'il est utile de « redescendre sur Terre ». Quand vous critiquez chaque partie de votre corps que vous n'aimez pas pendant la guérison, les autres vous voient dans votre globalité. Iels voient un·e ami·e, un·e partenaire, un frère ou une sœur moins narcissique et sûrement beaucoup plus flexible.

Vos proches vous aiment pour votre beauté intérieure et remarquent que vous êtes devenu·e plus pétillant·e, présent·e, vivant·e et en meilleure santé. Beaucoup ont dit que leurs partenaires les trouvaient plus sexy après leur prise de poids; si seulement nous pouvions nous voir avec les yeux de nos partenaires au lieu de passer notre temps à répertorier nos défauts ! Demandez-vous si vous avez choisi vos ami·e·s et votre partenaire uniquement en fonction de leur beauté, de leur poids, de leur pratique sportive ou de leur alimentation ? Ou bien avez-vous été attiré·e par leur personnalité, leur intelligence, leur sens de l'humour, leur caractère, etc. ?

**Râlez pendant cinq minutes**. Parfois, il faut laisser sortir ses émotions. Ce parcours est difficile, autorisez-vous cinq minutes (ou plus) pour râler quand il le faut. Laissez sortir votre colère; exprimez ouvertement votre dialogue intérieur (écrire peut être bénéfique); apitoyez-vous sur votre sort; pleurez la perte de ce que vous auriez voulu — et passez à autre chose. Ensuite, prenez un moment pour changer et recadrer vos pensées. Réfléchissez à ce que vous avez gagné pendant le PAM. Énumérez les aspects positifs : plus de temps pour vos ami·e·s et votre famille, de nouveaux loisirs, vous êtes moins centré·e sur vous-même et votre apparence, etc. Vous pouvez aussi sortir vos affirmations.

> *Chassta* : J'ai pris mes « cinq minutes » (façon de parler) et je me sens pleinement ressourcée. L'apitoiement . . . l'une des pires émotions humaines. Je me suis résignée à pleurer la mort de la Chassta-mince et d'accueillir sa version fertile 2.0. Jouez hautbois, résonnez musettes ! Enfin, je sais que le boost en aliments denses aide beaucoup et que je suis sur le bon chemin.

**Lâchez prise.** Combattre l'AH, c'est parfois stressant. Vous ne contrôlez plus rien ou ne savez plus ce qui va se passer ni quand. Pire, vous ne connaissez pas les nombres qui semblent si importants — combien de kilos vous devez prendre et dans combien de mois vous serez guéri·e (ou enceint·e). Cela peut être très angoissant. Tout ce que vous pouvez faire, c'est suivre le Plan d'Action Menstruations et laisser votre corps faire le reste. Nous sommes conscientes que ce n'est pas la réponse que vous auriez voulue, mais c'est la bonne. Pour rendre le processus moins douloureux, essayez des activités comme des exercices de respiration profonde, la méditation, la marche, la prière ou le yoga doux. Lorsque vous vous sentez stressé·e ou triste, pratiquez la relaxation, même pendant une ou deux minutes. Vous verrez qu'une pratique régulière du lâcher-prise vous apportera paix et acceptation. Cela vous aidera non seulement à vous sentir mieux sur le moment, mais aussi à réduire l'inhibition de l'hypothalamus provoquée par le cortisol (hormone du stress).

> *Paraskevi* : Nous passons notre vie à essayer de découvrir, comprendre et apprendre qui nous sommes… mais on ne peut s'accrocher à rien d'autre qu'à l'expérience du moment présent. Nous naissons avec la santé; notre corps sait quoi faire avec tous les nutriments, il suffit de faire confiance à la sagesse de la nature et de la vie. Nous avons le pouvoir de contrôler tous ces raisonnements insensés et destructeurs et de passer à quelque chose de constructif; ce gâchis d'énergie peut être transformé pour changer le monde. Notre génération doit se renouveler, s'améliorer, trouver le bonheur pour que nos enfants aillent plus loin que nous.

## Mieux dans ses fringues, mieux dans sa tête

Vous prenez du poids. S'habiller devient souvent un casse-tête, car vos vêtements ne vous vont plus du jour au lendemain ou presque. Cela peut être terrifiant de ne plus rentrer dans vos vêtements, mais c'est la preuve que votre santé s'améliore et que vous prenez soin de vous. Pour faciliter votre guérison, vous pouvez faire le tri dans vos habitudes toxiques et votre garde-robe en vous débarrassant des hauts et des jeans qui ne vous vont plus. Si possible, faites une petite folie et achetez de nouveaux vêtements dans lesquels vous vous sentez confortable. Considérez aussi les services de location de vêtements, les boutiques vintage ou les vide-dressings selon votre budget. Si c'est un processus difficile pour vous, vous pouvez commencer à penser à vos vêtements plus petits comme « des vêtements de maladie », car vous n'étiez pas capable d'avoir vos règles à cette taille.

Remplacer ces vêtements trop petits, c'est un pas vers la liberté totale, les règles et la grossesse (si c'est votre souhait). Dites adieu aux matins passés à rentrer péniblement dans des vêtements inconfortables qui vous font penser toute la journée au poids que vous avez pris. Donnez ou recyclez ces vêtements — libérez votre placard, votre tête et votre vie de ces vêtements de maladie. Si vous ne pouvez pas aller aussi loin pour l'instant, mettez-les dans un carton et rangez-le ou demandez à un proche de les cacher.

Maintenant, allez faire du shopping ! Allez-y avec un·e ami·e car votre jugement sur ce qui vous va bien est sûrement en panne. Ces nouveaux vêtements doivent être confortables et vous devez vous sentir confiant·e dedans. Privilégiez les vêtements élastiques, fluides, extensibles — des leggings ou des robes qui conviennent à la prise de poids. Comme ça, vous n'aurez plus à subir ce rappel permanent que votre taille évolue, ni racheter des vêtements en permanence. Et si vous espérez avoir un bébé, ce sont aussi des vêtements parfaits pour le premier trimestre.

> Justine : J'ai mis un pantalon que je n'avais pas mis pendant plusieurs mois, la prise de conscience a été brutale . . . il ne me va plus. Je l'ai tout de suite mis à la poubelle, j'en ai mis un autre et j'ai poursuivi ma journée. Comme je n'arrêtais pas d'y penser, je suis allée m'acheter un nouveau pantalon le même jour. Au passage : j'ai découvert une astuce pour acheter des pantalons. Dans la cabine, essayez-les en tournant le dos au miroir. Je sais que c'est contraire à la philosophie d'aimer et d'accepter votre corps, mais je pense que la cabine d'essayage est l'endroit le plus difficile pour faire ça. J'y vais plutôt au feeling et ça m'aide énormément !

## Dites adieu à la balance

Ressentez-vous le besoin de vous peser tous les jours (ou plus) ? Vous pesez-vous nu·e, après le sport, avant de manger ? Le chiffre affiché dicte-t-il le déroulement de votre journée et ce que vous allez ou non manger ? Êtes-vous content·e si le chiffre est bas ? Si le chiffre est élevé, avez-vous une mauvaise journée, pleurez-vous ? Si vous avez répondu oui à l'une de ces questions, la balance exerce trop d'influence sur votre vie. Ne laissez pas un simple chiffre vous définir, affecter votre humeur ou altérer vos actions quotidiennes en termes de nourriture, d'exercice physique ou de vie sociale.

> Steph : Quand j'étais au plus profond de la maladie, j'étais vissée à ma balance. C'était la mesure de toute ma vie. Si elle affichait le « bon » chiffre (c'est-à-dire le poids que la voix de mon TCA me soufflait ce jour-là), je passais une bonne journée, une journée fantastique. Cela me motivait à continuer de faire du sport et de restreindre la quantité que je mangeais. Les jours où le chiffre était mauvais, j'étais furieuse. Je savais que je devrais manger moins et faire plus de sport ce jour-là. Que je serais dure avec les autres et avec moi-même. Que j'aurais des colères comme un enfant de deux ans.
>
> J'aimerais vous dire que le jour où j'ai renoncé à ma balance a été le plus beau jour de ma vie. Mais non. J'avais peur de prendre « ma bonne vieille amie » et terrifiée de ne pas savoir, de perdre le contrôle. Cela dit, il a été plus facile de prendre du poids sans me peser. Mon travail était de manger et de me reposer, sans chiffre sur une boîte pour me donner un sentiment de culpabilité. Avec le temps, j'ai guéri et je n'ai plus attaché

d'importance à la balance. J'avais l'air d'être en bonne santé, j'étais toujours moi et je n'étais pas définie par un chiffre. Ma vie est devenue remplie de joie et basée sur mes ami·e·s, ma famille et des expériences.

Pendant le PAM, il est souvent bénéfique de se débarrasser de la balance. Ne vous rendez pas malade en regardant le chiffre grimper jour après jour. Vous n'avez pas *besoin* de connaître votre poids pour vaincre l'AH. Dans bien des cas, il est préférable de faire sans ce chiffre et de faire confiance à votre corps.

Si vous n'êtes pas prêt·e à arrêter définitivement de vous peser, essayez de monter moins souvent sur la balance. Si vous vous pesez tous les jours, essayez de sauter un jour dans la semaine. Vous pouvez demander à votre partenaire, ami·e, colocataire, parent, frère, sœur de cacher la balance si vous n'arrivez pas à résister au besoin de vous peser. Une fois que vous aurez réussi à vous abstenir de vous peser pendant un jour, essayez plusieurs jours d'affilée, puis encore plus, jusqu'à ce que vous soyez définitivement débarrassé·e de votre dépendance à la balance.

Vous serez peut-être parfois confronté·e à votre poids. Lors de rendez-vous médicaux, vous serez peut-être pesé·e dans le cadre de votre guérison ou pour doser des médicaments (mais c'est souvent superflu et la pesée systématique perpétue la grossophobie dans le système médical). Vous avez le droit de refuser d'être pesé·e ! Vous pouvez aussi monter sur la balance à l'envers et demander à ne pas connaître votre poids. Grâce à ces actions simples, votre poids n'a plus le pouvoir de contrôler votre vie ou de ruiner votre journée.

Il est souvent plus facile de prendre le poids nécessaire pour guérir lorsque vous n'êtes pas tourmenté·e par un chiffre en augmentation permanente. Nous sommes convaincues que, comme beaucoup de personnes guéries de l'AH, votre balance ne vous manquera pas et que vous vous sentirez plus libre sans cette petite boîte pour vous définir.

> *Michelle H* : Je ne pourrais pas dire à quel point me débarrasser de ma balance a changé ma vie. Si vous hésitez à le faire, croyez-moi, ça a été un pas énorme, gigantesque vers ma guérison (de mon AH et de mon TCA). J'ai réalisé il y a quelque temps que je ne voulais plus laisser un truc en plastique avec des chiffres électroniques me définir et maintenant je respire. Je sais que mon IMC n'est pas dans « leur » plage saine, mais la théorie de l'IMC est très problématique. Plus je vois de signes annonciateurs du retour de mes règles, plus je suis convaincue que je fais ce qu'il faut. J'ai toujours des journées où il est dur de ne pas faire la même taille

que l'été dernier, mais il y a mille fois plus de points positifs. Avec le recul, je ne suis plus du tout la personne qui se réveillait tous les matins épuisée et chancelante, qui était totalement apathique. Donc oui, ça vaut le coup, vraiment.

## Faire face aux commentaires

*Steph* : Je ne comprends pas trop pourquoi, mais entre l'instant où mon mari et moi avons commencé notre projet grossesse et environ un an après l'accouchement, tout le monde s'estimait habilité·e à faire des remarques ou poser des questions sur mon corps ou mon poids. Ma question préférée était « tu as pris combien pendant ta grossesse ? » Pourquoi c'était ma préférée ? Parce que je ne l'ai jamais su. J'ai jeté ma balance il y a des années, j'ai laissé mon gynéco suivre mon poids pendant ma grossesse et je n'y ai pas pensé. Quand je répondais aux gens que je n'en avais aucune idée, iels écarquillaient les yeux. Je me suis toujours demandé ce qui leur donnait soudainement le droit de me demander mon poids ? On aurait dit qu'à partir du moment où je voulais avoir un enfant, tout ce qui me concernait relevait du domaine public . . . Non merci !

Il est quasiment impossible d'éviter les commentaires pendant le processus de guérison. Ça peut aller de « tu as meilleure mine », « tu es tellement plus joli·e maintenant » à « tu es enceint·e ? », « tu as pris combien de kilos ? » ou, « wow, quelqu'un a dévalisé le rayon bonbons ! ». Comme s'il n'était pas assez compliqué de gérer les aspects physiques et psychiques du PAM, il semblerait que tout le monde, de votre partenaire à vos collègues, a une opinion sur votre corps à clamer haut et fort.

Ces commentaires peuvent être à double tranchant. D'un côté, vous pouvez vous sentir encouragé·e et déterminé·e à poursuivre le parcours quand on vous dit que vous avez l'air plus joli·e et en meilleure santé. Ou bien votre AH peut vous suggérer que les gens pensent que vous vous « laissez aller » et nuire à votre guérison.

Ne tombez pas dans ce piège — quand on vous fait des commentaires positifs, c'est la vérité. Oui, vous êtes plus attirant·e et en meilleure santé ! N'allez pas chercher plus loin que ça. Face à des remarques comme « tu étais tellement maigre avant » ou « tu es bien mieux depuis que tu as pris du poids », vous pouvez vous sentir en colère, triste ou craindre que votre pire cauchemar se soit concrétisé et que les gens aient remarqué votre prise de poids. Vous pouvez aussi les voir comme un signe supplémentaire que vous

vous rapprochez de la guérison. Étant donné que vous recevrez sûrement des commentaires, que vous le vouliez ou non, le mieux est de les anticiper. D'abord, livrez-vous à une introspection pour déterminer si les commentaires sont plutôt susceptibles de stimuler ou de freiner votre progression. Si entendre votre partenaire vous dire que vous êtes plus sexy et que vous rayonnez vous encourage à manger plus, expliquez-lui (et à d'autres personnes au courant de votre parcours) que ces retours positifs peuvent vous aider. À l'inverse, si les remarques vous perturbent, demandez à votre entourage de ne pas parler de votre corps ou de votre guérison.

Vous pouvez influencer certaines personnes, mais il est impossible de contrôler ce que tout le monde va vous dire. Beaucoup de personnes ressentent le besoin de donner leur avis gratuitement sur l'apparence des autres. Pendant la guérison, une remarque désinvolte d'un·e inconnu·e, d'un·e collègue ou d'un·e proche peut faire très mal, mais dites-vous qu'il s'agit presque toujours de paroles dites sans réfléchir plutôt que par méchanceté, car beaucoup sont imprégné·e·s (piégé·e·s ?) dans la culture des régimes omniprésente. Si un commentaire est encourageant et que vous arrivez à le prendre pour argent comptant (et nous l'espérons), c'est gagnant-gagnant ! Remerciez la personne et mettez le commentaire dans votre poche pour un futur moment difficile. Cependant, une remarque indésirable ou qui paraît négative peut être dévastatrice. Pour vous aider, imaginez à l'avance comment répondre aux commentaires pas très agréables. Par exemple, si on vous demande si vous avez pris du poids, vous pouvez répondre avec ironie « peut-être, j'adore les chocolats de Noël ! », « on s'en fiche, non ? » ou encore « j'essaye de prendre du poids pour voir ce que ça fait ». Vous pouvez inverser la situation en demandant « pourquoi est-ce que ça t'intéresse ? » ou « quelle question originale, pourquoi est-ce que tu me demandes ça ? ». Un simple « pardon ? » peut suffire à faire comprendre que la remarque ou la question était malpolie. Ou, si vous le sentez, vous pouvez confier que vous essayez de retrouver vos règles/tomber enceint·e et que prendre du poids augmentera vos chances d'y parvenir — cela coupera sûrement l'envie à la personne de faire d'autres remarques ! Après votre échange, veillez à revenir aux pensées positives dont nous avons parlé plus haut. Ne laissez pas les mots des autres vous contaminer. Utilisez vos affirmations, invoquez vos raisons pour ce parcours et continuez d'avancer.

> *Casie* : J'ai eu une semaine difficile, un collègue m'a demandé si j'étais enceinte à une conférence et cela m'a fait pleurer. C'était super gênant. Effectivement, j'ai pris du poids en peu de temps … et deux autres internes

ont annoncé leur grossesse. J'espère que mes larmes signifient que mes hormones sont enfin reparties à la hausse. D'un autre côté, ma grand-mère de 85 ans dit à longueur de journée que j'ai « bonne mine » et que je suis « sexy ». Je pense qu'il faut se concentrer sur ce genre de commentaires, garder la tête haute et persévérer.

*Clover* : Apparemment, c'est fréquent que les ami·e·s, la famille et des inconnu·e·s commentent ou vous interrogent sur votre poids et des parties de votre corps, donc je vais vous fournir d'autres astuces (et quelques mensonges éhontés) pour gérer le sujet. Une stratégie est d'aborder la situation avant que qui que ce soit d'autre puisse le faire. « Salut tout le monde, regardez-moi, j'ai pris du poids ! » Haha. Selon le contexte, j'annonce parfois de but en blanc que j'essaye de prendre du poids « juste pour voir ce que ça fait ». Une autre approche, c'est d'être sarcastique : « Oui, je prends du poids. J'essaye de m'engraisser et de prendre des forces pour l'hiver. » Je dis ça même au début du printemps. Parfois, ce ne sont pas les remarques qui posent problème, mais le silence, qui peut être TRÈS bruyant, si vous voyez ce que je veux dire. Quand c'est comme ça, je fais avec et je me rappelle que j'ai un but ultime et que ma confiance en moi ne doit pas (ne devrait pas) être basée sur les opinions des autres.

## En résumé

La tâche est plutôt simple : augmenter la consommation énergétique et attendre les résultats. Malheureusement, pour beaucoup d'entre nous, c'est plus facile à dire qu'à faire. Les habitudes ne changent pas du jour au lendemain et, pour guérir, il faut généralement du soutien. Nous avons besoin de techniques de self-care pour nous guider pendant le PAM. En cas de moment difficile, aidez-vous de ce chapitre. Surtout, souvenez-vous de ces éléments clés :

- Transformez vos pensées grâce à un monologue intérieur positif, des affirmations, en lâchant prise. Quand vous en avez besoin, autorisez-vous à râler pendant cinq minutes, puis recadrez ensuite vos pensées.
- Débarrassez-vous de vos jeans trop petits et de vos autres vêtements « de maladie » et achetez des vêtements confortables, qui vous vont mieux et dans lesquels vous pouvez prendre du poids, comme des leggings ou des robes fluides.

- Dites adieu à votre balance. Si c'est difficile, faites-le petit à petit en espaçant de plus en plus vos pesées. Appuyez-vous sur vos ami·e·s et votre famille.
- Si vous avez besoin de plus de soutien, consultez un·e psychologue pour vous guider pendant cette période.
- Voyez les commentaires positifs sur votre corps comme la vérité (c'est le cas) et laissez-les vous motiver. Soyez prêt·e à riposter en cas de commentaires indésirables et armez-vous de stratégies pour faire face aux conversations difficiles.

*Lisa* : Je pense à plein de choses en lisant ce chapitre, mais je vais essayer de rester concentrée sur les « problèmes » de poids. Ce qu'il faut retenir, c'est que vous ALLEZ vous épanouir si vous décidez de suivre les étapes vers la guérison complète, physiquement mais aussi mentalement. En fait, vous allez vous épanouir sur tous les plans. D'après le Larousse, s'épanouir c'est « acquérir la plénitude de ses facultés intellectuelles ou physiques; être bien dans sa peau, dans son corps » et même « prendre des formes pleines et harmonieuses ». Je trouve que ces définitions collent parfaitement au PAM. Pour aller plus loin dans l'aspect mental, je trouve que, pour s'épanouir, il faut parfois renoncer aux plans, au besoin de comprendre et aux certitudes. La vie est pleine de moments que l'on ne comprend pas. Il n'y a pas de plan pour tout (et ce n'est pas souhaitable). Il n'y a pas d'explication pour tout. Vous vous épanouirez en arrivant à accueillir ces moments plutôt qu'en vous noyant dans les questions et les incertitudes.

Pour vous quitter avec quelques phrases inspirantes, nous avons demandé aux membres du forum de donner leurs affirmations les plus efficaces.

*Judith* : « C'est mon parcours et mon parcours est différent. »

*Ami* : « Qu'est-ce qui peut m'arriver de pire ? Prendre du poids et tomber enceinte ? »

*Abby* : « J'ai appris à me traiter avec bienveillance car, la plupart du temps, je fais de mon mieux. Je ne me sentirai pas coupable de prendre soin de moi. Je ne serai pas dure envers moi-même aujourd'hui. Je m'aime et je m'accepte toute entière — même les qualités que je trouvais insuffisantes avant. »

*Rachel* : Je repoussais ma peur de gagner du poids en me disant simplement « c'est l'objectif. »

*Laurie* : Ton apparence n'a « AUCUN PROBLÈME »

*Amanda M* : « Je suis plus forte que l'AH. Maintenant, je dois manger et me reposer pour compenser des années d'alimentation insuffisante et d'excès d'exercice physique. »

*Natalie* : J'avais une approche un peu plus « dure », je me rappelais sans cesse que j'agissais de manière vaniteuse et superficielle avant et que mes proches ne m'aimaient pas que pour mon apparence (et ne remarquaient pas si je m'arrondissais un peu !)

*Sheeza* : Je disais que nos ventres sont comme des hôtels. En se nourrissant bien, nos bébés auront une suite de palace et un séjour super confortable. Les bébés mal nourris vivront dans un motel crado . . . Ce n'est pas juste.

# 12
# Plan d'Action Menstruations : Ralentir le sport

Si vous êtes déterminé·e à retrouver des cycles menstruels (et peut-être à optimiser vos chances de grossesse), le mieux est d'agir sur plusieurs leviers à la fois. Nous avons vu que la première partie du PAM consiste à manger plus. La deuxième partie ?

**Réduire l'exercice physique. . . Voire l'arrêter.**

C'est simple, non ? Oui, sauf que c'est tout l'inverse de ce qu'on nous a appris. Mais pourquoi suggérons-nous la diminution ou même l'arrêt complet de l'activité physique ? Tout d'abord, pour les mêmes raisons qui font que vous devez manger plus. En ce moment, votre corps vous signale que vous lui en demandez trop. Le meilleur moyen de retrouver vos cycles et votre fertilité, c'est de *tout faire pour vous reposer et guérir.* (Si vous ne faisiez pas de sport à la base mais envisagez à présent de vous y mettre pour compenser vos apports supplémentaires en calories, sachez que ce n'est **absolument pas** le bon moment.) « Tout faire » se traduit par manger plus et vous dépenser moins (probablement beaucoup moins ou pas du tout) tout en réduisant votre stress. En travaillant simultanément sur ces trois variables, vous arriverez à diminuer vos niveaux d'hormones du stress et à accroître vos hormones de l'énergie. En inversant plusieurs signaux en parallèle, vous obtiendrez un meilleur retour sur investissement, c'est-à-dire une reprise plus rapide de votre système reproducteur.

Il peut être difficile d'arrêter le sport, en particulier pour les accros au sport parmi nous. Nous sommes habitué·e·s à l'adrénaline, au «soulagement du stress», aux endorphines et à l'euphorie d'un nouveau record personnel.

Souvent, rien d'autre ne nous procure une telle sensation de réussite. Pour beaucoup de personnes qui ont suivi le PAM, il a été plus difficile d'arrêter le sport que de manger plus.

Toute cette transpiration risque de vous manquer au départ, mais des activités plus douces peuvent être tout aussi bénéfiques (voire plus) pour votre cœur et votre santé. Gardez à l'esprit que ce choix est temporaire. Plus tard, vous pourrez reprendre des activités plus intenses, avec une meilleure perspective. Le plus fascinant dans la décision de réduire ou d'arrêter le sport est que votre capacité à lâcher prise révélera chaque jour votre force *véritable*. En donnant carte blanche à votre corps pour faire ce pour quoi il est programmé, vous lui offrez de guérir à 100 % et d'obtenir une meilleure santé, des règles et peut-être un bébé.

*Carly* : Impossible d'expliquer à quel point il est important de *réduire l'activité physique*. L'exercice de faible intensité (la marche, le yoga doux) est OK si vous n'y passez pas des heures pour compenser les longs footings, les sessions de musculation, etc. Mon poids était très sain quand j'ai commencé à prendre du Clomid, mais ça n'a pas marché tant que je faisais 1 h 30 à 2 h de sport presque tous les jours. Si vous vous demandez si vous en faites trop, c'est que c'est le cas ! Sérieusement. #allin ! Quand j'ai enfin obtenu un test de grossesse positif, je faisais du yoga une ou deux fois par semaine. *C'est tout !*

*Amy S* : Vous *pouvez* faire moins de sport, c'est sûr. Croyez-moi, je n'aurais jamais cru être capable de me laisser prendre du poids et de réduire mon activité physique. *Jamais* !! Voici les raisons qui m'ont permis d'y arriver : (1) je préfère avoir un bébé que d'être mince; (2) j'avais une très mauvaise densité osseuse à cause d'une insuffisance d'œstrogène pendant des années (mon taux d'$E_2$ le plus faible s'élevait à 2 pg/mL !) — face à ces résultats, je me suis dit « OK, je veux un bébé, mais je veux/dois aussi être en bonne santé. Quel est l'intérêt d'être mince si c'est pour que tous mes os se brisent alors que je suis encore jeune et que va-t-il m'arriver en vieillissant ? » Même ma mère, qui est diététicienne et qui assiste à des conférences sur l'ostéoporose, m'a fait la morale. « Amy, je sais que tu veux avoir des enfants et j'ai envie d'avoir des petits-enfants, mais mon plus grand souhait, c'est que tu sois en bonne santé. Tu n'en as pas envie ? » (3) Je me suis dit que si j'avais une fille et que *tous* ses médecins lui disaient que son aménorrhée était vraiment dangereuse pour sa santé, qu'elle devait prendre du poids et faire moins de sport pour guérir, je serais super triste que la minceur soit sa priorité; enfin, (4) je me suis dit que si c'est ce que je voudrais pour ma fille ou même mes ami·e·s; pourquoi ne pas pouvoir vouloir ça pour moi ? Je me le dois bien. Et, sur une note plus légère, j'apprécie de pouvoir faire des pauses dans ma routine sportive et de manger ce que je veux. Et de ne pas avoir faim.

Comment faire pour que le sport ne soit plus un *besoin* mais une partie banale de votre vie ? La transition est différente pour tout le monde. Certaines personnes veulent tellement guérir (en général en raison d'un désir brûlant de grossesse) qu'elles donnent tout dès le départ et arrêtent l'exercice d'intensité élevée d'un seul coup. Cependant, ce n'est pas si simple en général. Donc on ralentit un peu le rythme, on fait un peu moins de sport et on observe les résultats. Mais plus on attend sans résultats, plus on se rend compte que même nos footings de cinq kilomètres (beaucoup plus courts qu'avant) empêchent la guérison et il devient alors plus facile d'arrêter complètement la course à pied ou le sport.

> *Jennifer C* : Aujourd'hui, pour la première fois en 17 ans, je n'ai pas du tout fait de sport... Et tout s'est bien passé. Je ne me suis pas tapé la tête contre les murs, je n'ai pas tout cassé. PAS de mauvaise humeur. En fait, après le travail, j'ai passé quelques heures à parler avec mes parents. Ma mère était en larmes car elle avait retrouvé sa fille. J'ai l'esprit clair, je me sens forte. Je conseille aux personnes qui ont l'impression de devoir faire du sport tous les jours pour ne pas se détester, comme moi pendant presque toute ma vie, de lâcher prise. Vous méritez de vous aimer. Personne ne peut vous prendre cela. La méthode qui me convient, c'est de prendre les jours comme ils viennent, sans penser à hier ou à demain. De RESTER dans le moment présent. Il m'a fallu un an de travail, mais mes rêves sont sur le point de se réaliser. J'ai compris que quand on veut vraiment quelque chose, on est capable de se battre pour surmonter les obstacles.

## Plan d'exercice

> *Amanda S* : Aujourd'hui, j'ai eu mes règles ! Cela fait plus de trois ans que j'ai arrêté la pilule et que j'ai découvert que j'avais l'AH. J'ai pris du poids cette année, mais ce qui a vraiment changé dernièrement, c'est

mon activité physique. Trop accaparée par mon travail et mes études, je n'ai pas pu aller à la salle de sport pendant plus d'un mois. Je suis tellement heureuse et soulagée que je suis au bord des larmes.

Le plan est tellement simple que nous n'avons pas vraiment besoin d'y consacrer une section entière. Le chemin le plus rapide vers la guérison consiste à arrêter tout exercice d'intensité élevée et à rester sur son canapé ou à faire de l'exercice en douceur. En général, de la marche (pas rapide), du yoga (pas du hot yoga) et d'autres activités de ce type sont beaucoup plus douces pour le corps et permettent de continuer à se sentir dynamique (si c'est ce que vous souhaitez). D'un autre côté, le besoin mental de faire du sport perpétue votre problème. Si vous arrêtez complètement le sport pendant un certain temps, vous verrez à quoi ressemble votre vie sans la compulsion d'être toujours en mouvement et il vous sera plus facile de surmonter votre addiction. Notre étude a révélé trois facteurs liés au retour des cycles :

- réduction de l'intensité du sport;
- réduction des minutes passées à faire du sport;
- réduction immédiate, « brutale » de l'exercice plutôt que progressive.

Comme nous l'avons décrit dans le chapitre 3, nous avons demandé plusieurs fois aux participantes à l'enquête de noter l'intensité de leur pratique sportive de 0 à 10. Le score moyen pendant l'AH était de 7; chez les personnes qui avaient retrouvé des cycles naturels, il était descendu à 3,5. Un score de 7 équivaut à une course rapide, avec un rythme cardiaque compris entre 160 et 169 battements par minute (bpm), un essoufflement important et des phrases hachées. À 3,5, la transpiration et l'essoufflement sont faibles ou modérés. C'est une différence énorme.

Le deuxième facteur était la diminution du temps consacré au sport, avec généralement moins de trois heures par semaine d'exercice d'« intensité élevée » (course à pied, spinning, CrossFit, cours de fitness, machines de salle de sport, musculation) dont on diminue l'intensité également. Le dernier facteur et le moyen d'atteindre votre objectif le plus rapidement, était la réduction drastique et immédiate de l'exercice. Nos données montrent que les chances de guérison sont beaucoup plus élevées et rapides si vous instaurez le PAM (#allin) immédiatement en arrêtant complètement l'exercice d'intensité élevée, plutôt qu'en le diminuant progressivement.

Comme beaucoup des participantes à l'enquête essayaient de tomber enceintes et suivaient donc des traitements, les données décrivent le retour de cycles naturels avant une grossesse ou le début d'un traitement de la fertilité afin d'éliminer tout biais. 61 % de celles qui ont réduit immédiatement le sport ont retrouvé des cycles naturels avant une grossesse. Pour celles qui avaient opté pour une diminution progressive du sport, seules 46 % des participantes ont retrouvé leurs cycles (p < 1x10$^{-3}$) au cours de la même période. Plusieurs raisons peuvent expliquer cette différence :

- l'exercice d'intensité élevée peut empêcher d'atteindre le niveau de calories supplémentaires nécessaire;
- la présence de cortisol induite par la conservation d'exercices d'intensité élevée, suffit à inhiber l'hypothalamus.

Il est ainsi fréquent que le processus de guérison ne commence qu'après l'arrêt complet de l'exercice intense. Cela ne veut pas dire qu'il est impossible de retrouver vos règles avec une réduction progressive du sport, mais cela prendra sûrement plus longtemps. Ainsi, les règles ont mis deux mois de plus à revenir chez celles qui ont utilisé la méthode progressive. C'est une raison de plus pour se lancer à fond dans le PAM *dès maintenant*.

> **Steph** : Je ne sais pas pour vous, mais quand quelqu'un me dit de faire moins d'exercice intense, je veux savoir ce que ça veut dire précisément. Sans explication, j'interpréterais ça comme une absence d'essoufflement. Donc je veux être très claire. Cela peut sembler répétitif mais, si vous êtes comme moi, vous avez besoin de l'entendre des milliers de fois. Quand on parle d'arrêter l'exercice d'intensité élevée, cela veut dire arrêter les cours de fitness (step, kickboxing, CrossFit, spinning, tout ça), la course à pied, le sport (football, basket, natation) et la musculation. Moins intense, ce sont les activités de détente qui sont permises : le yoga, le Pilates ou la marche. Pas de visage rouge, pas d'essoufflement et pas de transpiration.

> **Deborah** : J'aimerais avoir votre avis. Je connais sûrement déjà la réponse, mais j'ai besoin d'une confirmation. En lisant vos commentaires sur vos « séances de sport », j'ai revu ma routine sportive « diminuée ». C'est vrai, j'en faisais BEAUCOUP moins et j'avais arrêté la musculation. Mais quand je lisais « trois à quatre marches par semaine », mon cerveau traduisait « marcher en grenouille sur une pente de 12 % à la vitesse de l'éclair », ce qui est honnêtement beaucoup plus dur qu'un footing tranquille, mais je pouvais me dire « j'ai seulement marché ».
>
> Pour le Pilates, je vais au cours d'un prof très drôle, que j'adore, mais c'est super dur. Je suis un zombie en sortant. On commence directement par les « cent battements » des bras, puis, pendant 60 minutes, chaque centimètre carré de mon corps est épuisé, douloureux et me crie d'arrêter

(je pensais être athlétique, mais apparemment le Pilates sollicite des muscles dont j'ignorais jusqu'ici l'existence). Donc un cours relaxant et sculptant est sûrement bénéfique, mais le mien me stressait et j'avais tellement mal au ventre et aux fesses en sortant que j'avais du mal à rire ! Comme je ne suis pas très douée pour prendre les choses à la légère, il m'a semblé préférable d'arrêter d'y aller. Je pense que je vais essayer le yoga. Je suis sûre que le Pilates est très sculptant et très bon pour beaucoup de monde, mais ce n'est pas pour moi. Voilà, j'essaye seulement de déterminer ce qu'est une semaine de séances de sport réduites étant donné que mon radar ne fonctionne pas très bien !

Parmi toutes les formes d'exercice intense, la course à pied semble avoir le pire effet chez les personnes en AH; très peu ont réussi à retrouver leurs cycles en continuant de la pratiquer. Si vous aimez courir, passez au minimum à du vélo elliptique (en s'assurant de pouvoir parler en même temps; maintenant, Nico passe ses appels téléphoniques pendant qu'elle est sur son vélo), à de la marche ou à des promenades douces à vélo. Vous verrez d'autres astuces pour réduire et éliminer la course à pied au chapitre 14.

*Ellie* : Le meilleur conseil qu'on m'ait donné (et le plus dur à accepter) a été d'éliminer totalement le sport de ma vie et de manger des aliments variés. Oui, c'est possible de faire de la marche/du vélo pour le plaisir et, si c'est trop difficile, de faire de l'exercice doux de temps en temps (sans trop faire monter la fréquence cardiaque). Mais il est évident que l'intensité élevée est devenue la norme dans notre société, alors que c'est ce qu'il ne faut *surtout pas* faire en AH, a fortiori si on a un projet grossesse. Les longs footings et les séances de sport où la fréquence cardiaque est élevée nuisent aussi à la conception quand on souffre d'AH. Et manger des aliments faibles en calories, c'est ajouter de l'huile sur le feu. Votre corps est sous-alimenté et sursollicité, c'est-à-dire *stressé*. Plus vous faites subir de stress à votre corps, moins vous avez de chances de concevoir.

*Nico* : Une fois que j'ai reçu mon diagnostic d'AH, j'ai compris que je devais réduire *de beaucoup* mon activité physique. Je me suis donc promis de faire un seul type d'exercice par jour plutôt que deux ou trois et de choisir entre un entraînement et un match de hockey. *Et* je devais avoir deux jours de repos par semaine. J'ai même publié mon contrat avec moi-même sur mon blog pour m'obliger à le respecter. Cela me paraissait être une réduction énorme sur le moment, mais j'ai réalisé plus tard que même cette routine plus modérée m'empêchait d'ovuler et d'avoir mes règles.

## Ce qu'en dit la recherche

Aucune étude clinique n'a cherché à déterminer le niveau d'exercice approprié pour les personnes cherchant à guérir de l'AH. Cependant, de nombreuses données vont dans notre sens. La preuve la plus frappante provient d'une étude déjà citée, où deux groupes de femmes sédentaires aux cycles réguliers ont commencé un programme de course à pied. Le premier groupe (12 femmes) a consommé plus de calories pour compenser l'exercice physique (courir 11 km par jour en moyenne, cinq jours par semaine); pas le deuxième groupe (16 femmes), qui a perdu près de 500 g par semaine. Les participantes ont été observées pendant deux mois. Même dans le groupe qui consommait théoriquement assez de calories, seules deux personnes avaient des cycles menstruels normaux; les autres n'ovulaient pas ou avaient des dysfonctionnements de la phase lutéale (IL, chapitre 19), la partie du cycle suivant l'ovulation. Dans le deuxième groupe, aux calories restreintes, une seule personne a eu un cycle normal pendant le premier mois d'entraînement.

Le deuxième mois, personne n'a eu de cycle normal; 75 % n'ont pas ovulé et ont eu un retard de règles, ce qui suggère une aménorrhée (l'étude n'a pas duré assez longtemps pour le confirmer). À la fin de l'étude, les participantes ont été suivies pendant six mois et ont toutes retrouvé une ovulation normale pendant cette période, mais seulement en se dépensant moins[1] (malheureusement, nous n'avons pas plus de détails). Les cycles anormaux survenus chez les personnes qui avaient des apports énergétiques censés être suffisants suggèrent fortement que de l'exercice physique intense comme la course à pied est nuisible. En toute logique, la poursuite d'une pratique sportive intense est donc contre-productive pendant le processus de guérison.

L'association entre des cycles anormaux et la course à pied, même avec un apport suffisant, a été corroborée par d'autres études. Par exemple, une étude a montré que 55 % des cycles étaient anovulatoires ou avaient des irrégularités de la phase lutéale chez 24 personnes courant en moyenne 32 kilomètres par semaine[3]. Dix ans plus tard, dans une étude similaire comprenant de nombreux types d'exercice, 50 % des cycles des participant·e·s à l'étude comportaient des anomalies[4]. *Ces données suggèrent fortement que l'exercice d'intensité élevée nuit aux cycles menstruels et empêche leur retour, quel que soit l'apport énergétique.*

## Cycles menstruels de femmes suivant un programme de course à pied[2]

| | | Course à pied + calories supplémentaires (groupe 1, 12 femmes) | Course à pied + restriction calorique (groupe 2, 16 femmes) |
|---|---|---|---|
| | | Nombre de femmes dans chaque catégorie (% entre parenthèses) | |
| **Pre-mier mois** | **Cycles normaux** | 2 (17 %) | 1 (6 %) |
| | IL | 4 (33 %) | 10 (63 %) |
| | Anovulatoire | 3 (25 %) | 5 (31 %) |
| | Saignements anormaux | 5 (42 %) | 3 (19 %) |
| | Retard des règles | 0 (0 %) | 1 (6 %) |
| **Deu-xième mois** | **Cycles normaux** | 2 (22 %) | 0 (0 %) |
| | IL | 4 (44 %) | 2 (13 %) |
| | Anovulatoire | 3 (33 %) | 12 (75 %) |
| | Saignements anormaux | 4 (44 %) | 6 (38 %) |
| | Retard des règles | 1 (11 %) | 12 (75 %) |

Ce tableau compare les cycles menstruels de femmes courant et consommant plus de calories pour compenser les calories brûlées à ceux de femmes courant et mangeant peu pour perdre du poids. Le nombre et le pourcentage de cycles normaux et de cycles avec différentes anomalies des deux groupes sont comparés de chaque côté, avec le premier mois d'entraînement en haut et le deuxième mois en bas. La somme des pourcentages n'est pas égale à 100 car les personnes peuvent appartenir à plusieurs catégories. *IL = insuffisance lutéale / dysfonctionnements de la phase lutéale.

*Nico* : J'ai suivi 40 cycles menstruels après la naissance de chacun de mes enfants. Ma phase lutéale semble beaucoup varier en fonction de mon niveau d'activité physique. Je ne suis pas certaine d'avoir eu une alimentation constante, mais je le suppose étant donné que mon poids a toujours été stable au moment de mon retour de couches. Voici les données :

Vous pouvez voir qu'après la naissance de n° 3, ma PL était beaucoup plus longue qu'après mes deux premières grossesses et s'est encore améliorée jusqu'à devenir ma plus longue PL naturelle (12 jours). Je suis sûre que vous pouvez deviner quelle était la différence... Très peu d'exercice ! Après la naissance de n° 1 et n° 2, je pratiquais toujours le hockey sur glace deux ou trois fois par semaine, j'allais au travail en vélo deux fois par semaine et je faisais de la musculation deux fois par semaine.

Après n° 3, j'avais seulement le temps pour un trajet à vélo et un entraînement de hockey par semaine, en plus de courir après les enfants. Après n° 3 et ma PL de 12 jours (cycle 5), j'ai commencé à faire des exercices d'abdominaux tous les jours pour réduire ma diastasis (séparation des muscles de l'abdomen provoquée par la grossesse) et j'ai refait du hockey sur glace intense deux à trois fois par semaine. La durée de mes PL a chuté immédiatement (alors que j'avais pris quelques kilos, donc je n'étais pas en déficit énergétique). Donc je suis convaincue que l'exercice seul, même sans déficit énergétique, a un effet sur mes cycles.

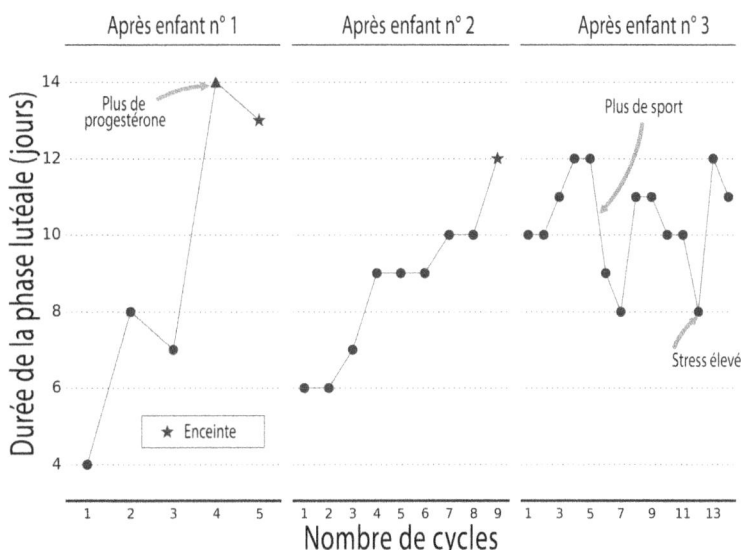

**Phase lutéale et exercice.** Voici la durée de ma phase lutéale (PL) lors de la reprise de mes règles après chacune de mes grossesses. Après n° 1 (*à gauche*), je suis retombée enceinte au quatrième cycle. Après n° 2 (*au milieu*), je suis tombée enceinte au neuvième cycle et n° 3 (*à droite*) était ma dernière grossesse ! La flèche indique l'augmentation de mon niveau d'exercice après n° 3 et vous pouvez en constater les effets : ma phase lutéale (PL) est passée de 12 jours à 8. Du stress quelques mois plus tard (un tout-petit avec une jambe cassée) a aussi réduit ma PL.

Une étude d'observation a passé un an à suivre deux femmes mangeant plus pour tenter de guérir leur aménorrhée (mais continuant le sport) et a montré qu'elles continuaient à avoir des cycles anormaux. Les deux femmes ont augmenté leur IMC et retrouvé leurs règles en se contentant de manger plus, mais leurs cycles étaient irréguliers, anovulatoires ou avaient des IL[5]. Ces données laissent penser que les cycles menstruels peuvent revenir avec des calories supplémentaires uniquement, mais ils sont souvent anormaux et donc associés à des taux de grossesse plus faibles.

Une étude prospective réalisée au Danemark appuie l'hypothèse de l'effet négatif de l'exercice intense sur les cycles et sur la durée de conception pour certaines personnes. Un groupe de 3 628 femmes avec un projet de grossesse et des cycles réguliers a été suivi pendant un an (12 cycles) ou jusqu'à la conception. Il en est ressorti une forte corrélation entre des niveaux augmentés d'exercice intense (course à pied, cyclisme rapide, fitness, gymnastique ou natation) et un temps plus long pour concevoir, en particulier chez les femmes dont l'IMC était inférieur à 25. En moyenne, il a fallu deux cycles de plus pour concevoir avec plus de cinq heures hebdomadaires d'exercice intense et n'importe quelle durée d'exercice intense était associée à une période de conception plus longue. À l'inverse, jusqu'à cinq heures hebdomadaires d'exercice modéré (marche rapide, promenade à vélo, golf, jardinage) étaient associées à une période de conception plus courte[6].

Ces études renforcent notre affirmation, l'exercice d'intensité élevée peut être néfaste pour le système reproducteur. En d'autres termes, si l'exercice perturbe les cycles menstruels de femmes qui mangent suffisamment, imaginez la difficulté pour un système reproducteur (qui a été sous-alimenté au point de s'arrêter) de redémarrer dans ces conditions*.

Notre enquête a produit des résultats similaires. Celles qui ont poursuivi l'exercice d'intensité élevée (course à pied, vélo elliptique, escalier mécanique, sport en équipe, fitness, vélo/spinning), même en réduisant l'intensité, avaient moins de chances de retrouver des cycles naturels. Celles qui pratiquaient ce type d'exercice pendant plus de trois heures par semaine n'ont été que 30 % à retrouver leurs cycles, alors que 54 % de celles qui y passaient moins de trois heures, avec une intensité réduite, les ont retrouvés. C'est une diminution quasiment de moitié des chances de restaurer les cycles naturels.

> *Lisa* : Oh là là. À l'époque, j'étais persuadée d'être dans la minorité qui n'avait pas besoin de prendre du poids et de faire moins de sport. Et si j'avais lu cette statistique de 30 %, j'aurais croisé les doigts si fort que j'aurais coupé ma circulation. Comme d'habitude, j'ai appris à mes dépens. J'ai continué l'exercice d'intensité élevée pendant deux ans avant de reconnaître enfin que je ne faisais PAS partie de ces 30 % magiques et que je devais réduire temporairement le sport intense. En m'y mettant plus tôt, j'aurais guéri bien avant . . . Comme vous maintenant ! :)

Par ailleurs, des chercheurs ont étudié les variations des taux de cortisol et d'autres hormones du stress et ont découvert que l'exercice à plus de 60 % d'intensité augmentait fortement le taux de cortisol[7], qui inhibe ensuite l'hypothalamus. Aucune variation du cortisol n'a été observée pour

---

\*     Voir le chapitre 21 pour des informations sur l'exercice après la guérison.

une intensité maximale de 40 %, donc nous vous suggérons de maintenir votre fréquence cardiaque (la mesure de l'intensité) à 100 bpm (battement par minute) ou moins, ce qui correspond à 50 % de la fréquence maximale pour une personne moyenne de 20 à 40 ans.

> *Robyn Nohling, infirmière et diététicienne* : Inutile de mesurer votre fréquence cardiaque dès que vous faites du sport, c'est encombrant ! L'objectif, c'est d'évoluer vers une relation douce et intuitive avec le sport, pour une pratique qui soutient votre santé psychique et mentale pendant le PAM et après. Une règle de base pour maintenir la fréquence cardiaque sous 100 bpm, c'est de pouvoir chanter à tout moment les paroles de votre chanson préférée à tue-tête. Si vous êtes essoufflé·e, ralentissez jusqu'à pouvoir chanter sans problème.

Si vous désirez poursuivre l'exercice d'intensité élevée, réfléchissez bien à ce que cela vous coûte. Nous suggérons fortement d'arrêter ce type d'exercice pour le moment. Plus tard, vous pourrez certainement rajouter des activités comme la course à pied à votre répertoire.

D'accord, partons du principe que vous prenez le taureau par les cornes et suivez notre recommandation (si la marathonienne Tina Muir y a réussi, vous en êtes aussi capable !) Sans exercice d'intensité élevée, les chances de retrouver des cycles menstruels sont identiques (autour de 54 %) avec ou sans activités douces comme la marche ou le yoga. Si vous avez envie de vous promener (attention, on ne parle pas d'une marche rapide sur une pente de 12 % pendant une heure), allez-y.

Certaines font très régulièrement de l'exercice intense et maintiennent des cycles menstruels normaux[8], mais il n'existe *aucune donnée* soutenant l'exercice intense et le *retour* de cycles réguliers.

> *Stacey H* : Les règles reviennent à un moment différent chez chaque personne. J'ai commencé à prendre du poids en juin 2012 en ajoutant petit à petit des calories et en faisant progressivement moins de sport. Cinq mois plus tard, j'ai décidé d'arrêter totalement l'exercice physique. J'ai ovulé un peu plus d'un mois plus tard. Cela dit, quand j'ai arrêté le sport, je faisais de mon mieux pour rester avachie sur mon canapé, littéralement. J'étais nerveuse à l'idée de marcher 10 minutes pour aller dans le centre-ville parce que je ne voulais pas faire peur à mon corps. Oui, votre corps a vraiment besoin de se reposer ! Je pense que j'aurais ovulé plus tôt si j'avais arrêté l'exercice avant.

## Rappelez-moi pourquoi je fais ça

Croyez-le ou non (et vous n'y croirez probablement pas avant de passer par là), vous vous sentirez sûrement mieux physiquement en faisant moins de sport (et aussi mentalement, mais c'est une autre histoire — nous y viendrons) ou, au moins, vous ne vous sentirez pas moins bien. Votre corps vous remerciera de lui donner le temps de se réparer et de se reposer. Vos vieilles blessures guériront, vous vous sentirez moins fatigué·e, plus dynamique et la montée de l'œstrogène vous fera sentir tous les effets positifs décrits dans le chapitre 10. Et, oui, vous commencerez à avoir vos règles ou à mieux réagir à votre PMA. (Mais comme nous l'avons évoqué dans le chapitre 10, il est possible que vous ayez temporairement l'impression d'avoir été renversé·e par un bus, avec des courbatures et une sensation de léthargie. Pendant ce temps, votre corps consacre cet apport inédit d'énergie et de repos à réparer les cellules et les organes endommagés.)

Certains jours, vous aurez l'impression que nous vous demandons *l'impossible*. Surtout au début, quand beaucoup dérapent et vont courir ou à la salle de sport. Ne vous inquiétez pas, ce n'est pas une séance de sport qui va faire basculer votre guérison. Compensez avec une bonne glace en plus et passez une journée tranquille le lendemain. Le chapitre 13 contient d'autres astuces pour faciliter la transition entre l'obsession pour le sport et le chemin vers la guérison.

Lorsque vous comprendrez les avantages de diminuer le sport et appliquerez nos recommandations, vous ressentirez une liberté qui vous avait jusqu'alors manqué. Vous vous mettrez à d'autres activités et découvrirez que vous appréciez ne plus être cloué·e à la salle de sport ou à vos baskets. Vous n'aurez plus à mettre un réveil aux aurores pour faire du sport; vous aurez plus de temps à consacrer aux personnes qui comptent pour vous, aux tâches qui étaient négligées, à la détente et à la découverte du monde merveilleux qui vous entoure. Votre proches vont aussi apprécier cette nouvelle version plus détendue de vous-même !

Enfin, nous vous avons conseillé au début de ce chapitre de vous souvenir que la réduction de l'exercice est une mesure temporaire de guérison. Une fois que vous aurez retrouvé vos règles ou serez enceint·e, vous pourrez le réintroduire (lentement) ! Toutes les personnes qui ont souhaité reprendre le sport après la guérison de l'AH ou une grossesse y sont parvenues, en maintenant leurs cycles pour la plupart. Cependant, après la guérison, le sport n'est plus autant au sommet de nos priorités. Beaucoup d'entre nous cessent de ressentir le besoin compulsif de se dépenser chaque jour et découvrent que de l'exercice modéré plusieurs fois par semaine est le plus agréable et durable (mais aussi bien plus sain que l'exercice intense et quotidien que beaucoup faisaient avant de guérir).

> Helen : Alors que la saison des fêtes approche et que je déguste un cappuccino aromatisé au praliné dans un café, je tiens à prendre une minute pour remercier du fond du cœur cette communauté, car je ressens à nouveau la joie de cette période spéciale de l'année ! À l'époque de l'AH, je me demandais en paniquant comment éviter les repas et caser mes séances de sport pendant les fêtes. Ce matin, en écoutant la pluie battre contre mes fenêtres, emmitouflée sous une couverture avec mes filles au lieu de courir trempée, j'ai pensé à vous et je me suis sentie comblée d'avoir cette deuxième chance dans la vie.

## En résumé

La deuxième étape de notre Plan d'Action Menstruations consiste à en demander moins à votre corps à court terme, en réduisant ou en arrêtant l'exercice physique. Laissez les calories supplémentaires que vous consommez aller à l'alimentation et à la restauration des systèmes qui ont été délaissés pendant si longtemps. Plus vous arriverez à vous reposer, moins il faudra de temps pour les réparations et le retour à la normale de votre système. Votre corps souhaite se reproduire; c'est l'impératif biologique de notre espèce. Donnez-lui une chance de se reposer et de se réparer, de reprendre des forces et de se restaurer avant de lui en demander plus avec une grossesse ou avec des cycles menstruels réguliers ET de l'exercice.

Encore une fois, nous recommandons à court terme :

- D'arrêter l'exercice d'intensité élevée comme la course à pied, les cours de fitness/spinning/CrossFit et autres activités où votre rythme cardiaque atteint ou dépasse 100 battements de cœur par minute.
- De faire plutôt de l'exercice de faible intensité (p. ex. marche, yoga, stretching) ou pas d'exercice du tout.
- Si vous décidez de continuer le sport de manière intense, malgré tout ce que vous avez lu dans ce chapitre, il est conseillé de manger environ deux calories supplémentaires pour chaque calorie brûlée par le sport pendant la guérison.

Reposez-vous davantage (temporairement) pour réparer votre organisme et trouvez d'autres méthodes pour faire face aux difficultés émotionnelles et profiter de votre vie (chapitre 13) afin d'accomplir votre objectif ultime : *le retour de votre santé et de votre fertilité.* Nous espérons que cette période vous apportera à vous aussi la liberté que l'on ressent quand on choisit de faire du sport au lieu de le laisser prendre le contrôle. Sur le long terme, les personnes guéries de l'AH ont découvert qu'elles :

- ont une attitude plus détendue et moins compulsive envers l'exercice : elles peuvent passer un jour ou deux, voire toute une semaine, sans séances de sport et cela ne leur fait ni chaud ni froid.
- ont intégré l'importance de faire une pause en cas de blessure.
- privilégient leurs ami·e·s/leur famille aux séances de sport.
- laissent l'exercice s'intégrer à leur vie et non l'inverse.

*Lisa* : Waouh ! J'adore ce chapitre (même si je l'aurais détesté en pleine AH). Comme dit un vieux proverbe, « il n'y a que la vérité qui blesse ». Je parle pour moi, mais les suggestions « réduire ou même arrêter l'exercice » et « passer une journée ou deux sans séances de sport » pour guérir m'auraient fait grincer des dents au milieu de l'AH. À l'époque, je faisais des séances longues et intenses SANS PROBLÈME, j'adorais ça. Je n'avais aucun concept de modération et jamais besoin de « jours de pause », même quand j'étais blessée. En lisant ce chapitre sur l'exercice physique, avez-vous aussi grincé des dents ou paniqué ? Si oui, vous êtes en bonne compagnie. Comme la plupart d'entre nous, vous allez devoir vraiment creuser pour suivre la prescription d'exercice suggérée pour la guérison.

Mon métier de coach sportive ne m'a pas aidée. Réfléchissez, pouvez-vous citer des coachs qui ont pris du poids et arrêté le sport ? Du coup, j'ai dû trouver beaucoup d'astuces mentales pour ne pas m'écarter du chemin de la guérison. Surtout, toutes mes actions et décisions étaient très réfléchies. C'était DIFFICILE de donner des instructions et des entraînements barbares à mes client·e·s pendant que je restais assise sur un banc (rester assise en tongs m'a permis de réduire mon activité physique au travail). Une vraie torture, haha. Je me rappelais sans cesse (et je le fais encore) que mon apparence physique et mon incapacité à être une star de la salle de musculation ou de la piste d'athlétisme ne réduisent pas ma capacité à être une excellente épouse, meilleure amie ou coach. Ce n'est pas parce que mon physique évoluait que mon cerveau allait tomber de ma tête ou que j'allais devenir une personne de moindre valeur ! Je pense que cette logique peut s'appliquer à chaque domaine de notre vie. Nous sommes bien plus que notre apparence et nos capacités physiques, mais nous continuons à nous contorsionner pour rentrer dans cette petite boîte étroite.

# 13
# Faire du sport pour vivre et pas l'inverse

Quand votre vie tourne autour du sport, il est quasiment impossible d'imaginer s'en passer. Dans votre univers, la journée démarre ou se termine forcément avec une séance de sport. L'exercice est votre moment à vous et vous permet de rester athlétique, de canaliser les émotions négatives et de soulager le stress. Vous courez, nagez, pédalez, allez à des cours, faites partie d'une équipe car vous aimez ça, vous avez des objectifs à atteindre et des courses ou compétitions à remporter. L'exercice n'est pas juste une partie de votre vie, c'est TOUTE votre vie. Si votre pratique sportive vous définit au moins en partie, vous demander d'y renoncer peut vous sembler insupportable. Vous pourriez peut-être essayer de faire moins de séances ou de réduire (un peu) leur durée, mais tout arrêter ? Pas question ! Et que penser de la suggestion de faire plutôt de la marche, du yoga ou du Pilates ?! C'est ridicule, ces activités n'ont rien à voir ! Non, cela n'a aucun sens. Vous ne ferez pas ça, c'est impossible; vous n'êtes pas comme les autres, vous trouverez une meilleure option. Cela ne peut pas figurer sur l'ordonnance pour retrouver vos règles, redevenir fertile.

Ces pensées vous ont peut-être traversé l'esprit ? Nous aussi! À mesure de nos efforts vers le but ultime qu'est la guérison de l'AH, nous avons vécu une transformation mentale et physique. Nous sommes devenues capables de prendre du temps pour discuter tranquillement avec un·e ami·e en marchant; de faire la grasse matinée plutôt que de se lever tôt pour faire notre séance quotidienne; de sortir plus tard, parce que nous avons plus d'énergie (et pouvons dormir plus tard); nous avons ralenti jusqu'à pouvoir enfin profiter des petits bonheurs de la vie. Nous avons compris et accepté que la vie ne se résume pas au nombre de calories brûlées ou à la vitesse de course. La vie, c'est le bonheur, la santé et être bien avec les gens qu'on aime.

Même si cela vous semble impossible pour le moment, vous connaîtrez vous aussi cette transformation.

> Megan : Le PAM a eu tant d'effets incroyables pour moi que je suis presque reconnaissante d'avoir eu l'AH. Vraiment ! En plus d'avoir fait disparaitre un tas de problèmes de santé (ongles cassants, palpitations, constipation, peau sèche, sueurs nocturnes, fatigue, AMÉNORRHÉE, etc.), ces quatre mois m'ont appris à être patiente, m'ont montré que la vie ne se résume pas à s'épuiser à la salle de sport et ont amélioré énormément ma relation avec mon partenaire (émotionnellement et sexuellement) — nous sommes plus proches que jamais. J'ai plus de compassion envers les autres, je suis plus compréhensive et plus calme que je ne l'ai jamais été.

> Tania : Je pense (mais ce n'est que mon avis) que ce « processus » a pour but de nous apprendre à nous détendre et à gérer le stress sans brûler l'équivalent en calories. Je crois que c'est pour ça que je subis de plein fouet toutes les émotions (les hormones !) que j'avais enfouies. Je crois que cela va nous faire réaliser qu'il n'y a aucun mal à passer du temps à la maison avec nos bébés et que nos corps et l'activité physique ne sont pas l'objectif ultime . . . En tout cas, c'est ce que je suis en train d'apprendre.

Alors comment arriver à un stade où vous arrivez à réduire ou éliminer temporairement l'exercice ? Où vous n'aurez pas envie de tacler toutes les personnes qui vous dépassent en courant et ne serez plus obsédé·e par votre « décision » de ne pas faire de sport pendant une journée, une semaine ou un mois. Aaaaaaah ! C'est plus ou moins facile, car chaque parcours est unique. Certaines personnes arrivent à se détacher rapidement de leur routine sportive. D'autres ont besoin d'un peu plus de temps pour apprendre à apprécier les chances qui se présentent; leurs séances d'entraînement leur manquent toujours, mais elles parviennent à accepter et admettre que ce choix est volontaire et temporaire. Ce stade de votre vie n'est pas la saison du sport, mais celle de la préparation de votre santé, de votre fertilité et peut-être de votre future famille. Quel que soit le chemin que vous choisirez, cette interruption de votre routine habituelle améliorera votre santé et votre bien-être. Ce n'est pas toujours facile, mais le jeu en vaut la chandelle.

> **Helen** : En toute honnêteté, je gère mieux l'arrêt du sport. C'est une lutte permanente, mais vous vous sentirez moins déprimé·e quand vous verrez à quel point la vie est belle quand elle n'est pas dominée par tous les aspects de l'exercice physique. J'ai commencé ce parcours il y a plusieurs années et cela ne fait que depuis trois mois que c'est devenu plus normal de ne pas m'entraîner.
>
> J'ai des placards remplis de trophées et de photos de bons moments, mais ils ne veulent rien dire. Il y a toujours une personne qui s'entraîne plus dur et qui est meilleure. Je vous promets que vous réaliserez un jour que les victoires et l'entraînement ne sont pas de véritables réussites dans la vie. Ce qui nous complète, c'est la parentalité, le couple et redevenir une personne « normale ». J'ai énormément de chance d'avoir un enfant que j'adore mais, même pendant sa première année, j'étais tellement déterminée à reprendre la compétition que j'ai perdu de vue ce qui comptait vraiment. Ces derniers mois, j'ai réalisé qu'être une bonne personne n'a rien à voir avec l'entraînement, la minceur et l'acharnement. Le vrai bonheur, c'est voir l'amour se refléter dans les yeux de son enfant.

Il est crucial d'être encouragé·e alors que vous tentez de concevoir votre vie sans sport intense et de vous accommoder de ces changements. Voici quelques stratégies pour vous aider à vous adapter à cette nouvelle normalité.

**Prenez les choses au jour le jour.** Il peut vous paraître colossal et angoissant d'envisager d'arrêter le sport. Vous ressentez peut-être une foule d'émotions avant même d'arrêter l'exercice et de découvrir le monde de la détente. Cependant, il est impossible de prédire comment vous allez vous sentir avant de vous être reposé·e. Alors, allez-y, essayez. Pour l'instant, ne pensez pas en jours, en semaines ou en mois; limitez-vous à 24 h. Aujourd'hui, faites le choix de ne pas faire de sport. Donnez du temps à votre corps pour se reposer et se régénérer. Consacrez ce temps libre à d'autres activités qui vous plaisent : sortir entre ami·e·s, lire un bon livre, commencer un nouveau loisir ou tout simplement vous relaxer sur le canapé si vous le souhaitez (c'est plus difficile que ça en a l'air, mais c'est faisable). Puis, le lendemain, engagez-vous à prendre un nouveau jour de repos. Cependant, si vous êtes angoissé·e et ressentez autant de pression qu'une cocotte-minute, commencez par prendre des « journées de repos actif » en faisant de la marche, du yoga ou du Pilates.

*Isla* : Vous n'avez rien à perdre en vous arrêtant pendant deux semaines. Même les athlètes de plus haut niveau le font hors saison . . . Pourquoi sommes-nous incapables de nous pardonner si nous le faisons pendant quelques semaines ou mois pour guérir notre corps ou nous préparer à une grossesse ??? Vous n'avez rien à perdre en vous arrêtant pendant deux semaines. Même les athlètes de plus haut niveau le font hors saison. Pourquoi sommes-nous incapables de nous pardonner si nous le faisons pendant quelques semaines ou mois pour guérir notre corps ou nous préparer à une grossesse ???

*Lauren* : En automne 2013, cela faisait deux ans que je n'avais pas eu mes règles. J'ai appris que l'AH avait aussi des effets négatifs sur le cœur, les os et la santé métabolique. Je savais ce que je devais faire, mais *j'étais incapable d'arrêter*. J'ai beaucoup prié pour avoir des réponses et Dieu m'a enfin donné la mienne. Vous savez ce qu'il a fait ? Il m'a fait trébucher pendant que je descendais l'escalier au travail et j'ai eu une entorse de la cheville ! Ça me fait rire, car Nico disait toujours : « si votre jambe était blessée, vous n'essayeriez pas de faire du sport avec, vous lui laisseriez le temps de guérir ». Folle comme je suis, j'ai tenté de faire du sport malgré mon entorse, mais je me suis rendu compte que cela faisait plus de mal que de bien. J'ai reconnu qu'il s'agissait d'un signe et qu'il était temps de guérir — ma cheville, mon système reproducteur, mon métabolisme, etc. C'était difficile, mais la communauté du Forum m'a soutenue. Au départ, je me disais que je ne m'arrêterais qu'un mois et que je pourrais reprendre mes anciennes habitudes, quoi qu'il arrive. Mais vous savez quoi ? Après ce premier mois, je ne VOULAIS PAS retourner à ma vie d'avant. J'étais très inspirée et, honnêtement, plus heureuse que jamais, donc j'ai continué. Deux mois plus tard, j'avais retrouvé mes cycles menstruels.

**Concentrez-vous sur les bons côtés.** À la fin de votre première journée de repos, dressez une liste de tout ce que vous avez pu faire au lieu d'aller à la salle de sport. Mieux, ajoutez d'autres choses que vous aimeriez faire avec votre nouveau temps libre. Si vous ressentez l'envie de refaire du sport, utilisez votre liste et pensez aux éléments positifs engendrés par votre temps de repos. Pour vous encourager encore plus, vous pouvez ajouter ce qui vous déplaît dans votre routine d'exercice intense : courir en plein hiver les poumons brûlants et le nez gelé à cause de l'air froid, manger très tard le soir après le sport, passer la journée avec des courbatures aux jambes, souffrir de blessures chroniques et passer à côté de moments avec vos proches, par exemple. Ou si vous voulez voir les choses différemment, vous pouvez écrire les raisons pour lesquelles l'exercice n'est pas bon pour vous en ce moment : mon corps est stressé et c'est plus difficile de courir quand il gèle; mon corps est fatigué, donc faire de l'exercice avec seulement cinq heures de sommeil augmente le stress sur mon hypothalamus, etc.

> Vanessa A : Même si je n'en avais aucune envie, si je m'étais donné l'objectif de me lever à 5 h pour aller courir, je le faisais quoi qu'il arrive. Même avec un rhume ou la grippe. Pendant environ trois ans, je me sentais très coupable le dimanche après-midi si je n'avais pas couru 30 à 40 kilomètres le matin ! C'est tellement agréable de me réveiller en me demandant si j'ai envie d'aller courir et de pouvoir refuser sans problème ! Je me rends compte que j'apprécie plus la course à pied maintenant que ce n'est plus une obligation. J'ai aussi réalisé que je n'allais pas devenir obèse si je ne faisais pas de sport tous les jours. Je suis surprise de constater que mon poids s'est stabilisé, alors que je fais beaucoup moins de sport et que je grignote plus qu'avant.

**Faites de l'exercice en pleine conscience.** Le concept « d'exercice en pleine conscience » peut vous échapper au départ. Pour beaucoup d'entre nous, en pleine AH, le sport se résume au nombre de calories brûlées ou à la distance, l'intensité ou la vitesse maximale. Mais il existe une autre possibilité, qui consiste à modifier les raisons de faire du sport. Au lieu de vous concentrer sur les calories et l'intensité, concentrez-vous sur le moment présent, sur la joie des mouvements de votre corps, même à un rythme plus lent ou pendant moins longtemps. Des efforts conscients pour faire évoluer votre attitude et votre approche de l'exercice physique peuvent transformer votre bien-être mental et physique. Par exemple, si vous avez envie d'aller courir, contentez-vous d'une marche ou d'un footing et prêtez attention à ce que vous voyez et à ce que vous entendez autour de vous. Prenez la peine d'explorer votre environnement plutôt que de le traverser à toute vitesse. Si vous suivez des cours de boxe ou de fitness, essayez peut-être de vous mettre plutôt au yoga ou au Pilates et concentrez-vous sur le bien-être que cela apporte à votre esprit et à votre corps. Si vous faites du sport collectif, cherchez peut-être à entraîner une équipe ou à faire du bénévolat afin d'être utile aux autres sans participer activement. Si vous faites du RPM/spinning, allez plutôt vous promener à vélo avec un·e ami·e; appréciez la chaleur du soleil sur votre peau, imprégnez-vous de votre environnement et discutez.

*Anna* : Plutôt que de tenter de contrôler mon corps avec X minutes d'exercice physique et X calories brûlées par jour, je vais vraiment essayer de le laisser décider quand il a eu assez à manger ou s'il a envie de se dépenser. Je suis la première à admettre que c'est plus facile à dire qu'à faire, surtout parce que j'ai entraîné mon cerveau pendant très longtemps à continuer jusqu'à avoir atteint mon objectif. Je pense que je déborde de persévérance et d'énergie, mais je dois maintenant rediriger ces qualités. Je viens juste d'aller nager. Plutôt que de compter mes longueurs et de me chronométrer pour être sûre d'avoir « assez » nagé, j'en ai profité pour bien réfléchir (principalement à comment répandre le message de l'AH dans le monde entier) et j'ai même discuté entre deux longueurs avec un vieux monsieur qui nageait comme une tortue. Avant, j'aurais boudé (en silence) parce qu'il cassait mon rythme. C'est agréable de ralentir et de s'arrêter pour profiter de la vie — c'est cliché mais c'est vrai, je trouve !

**Ne restez pas seul·e.** Cela a souvent été dit, mais il est important de le répéter : trouvez un bon système de soutien, que ce soit ce livre, une communauté sur internet, la spiritualité, les ami·e·s, la famille ou des professionnel·le·s. Vous n'avez pas à traverser cette épreuve seul·e. Si vous commencez à sentir que vous êtes sur le point de basculer, nous vous encourageons à exploiter vos ressources.

Appelez un·e ami·e ou votre psychologue ou allez lire un article sur internet. Ouvrez ce livre et lisez les témoignages inspirants d'autres personnes qui sont passées par là. Recherchez des personnes qui vous stabilisent et peuvent vous rappeler les raisons de vos efforts acharnés. Tellement de belles choses vous attendent !

*Jessica* : Quand j'ai commencé à poster sur le Forum, je ne m'attendais pas à tant d'amour, de soutien et d'informations. Les personnes incroyables qui y contribuent au quotidien m'ont encouragée, m'ont tenu la main, se sont montrées patientes et m'ont aidée à trouver la force et le courage d'adopter et de maintenir les changements. Fin octobre 2013, j'ai complètement arrêté l'exercice, excepté la marche et du yoga doux. J'ai aussi complété peu à peu mon alimentation, surtout avec des lipides (et de la glace !).

*Lisa* : Je suis partisane des systèmes de soutien pendant la guérison. Pas parce que nous avons besoin d'assistance pour guérir mais parce que « serrer les dents » seul·e pendant le processus est un gâchis d'énergie. Mon système de soutien comportait :

• **Dieu/la prière** : Mes croyances et des prières régulières ont recentré mes pensées sur ce qui est bon, vrai et beau. J'ai médité sur la force, l'espoir et la foi pour la guérison et la restauration. Même quand ma foi faisait la taille d'un petit pois, je pouvais être assurée qu'il y avait une raison derrière ce que j'estimais avoir échoué.

- **La communauté de l'AH :** Je ne pourrais pas imaginer mon parcours sans ce soutien. Ces personnes m'ont écoutée, ont partagé leurs propres points de vue, se sont montrées fiables et pleines de ressources, ont été déterminantes dans ma guérison et sont devenues comme des frères et sœurs (ou des enfants adoptifs... beaucoup sont plus jeunes que moi !).

- **Mon mari :** C'est mon plus grand fan ! Il m'a encouragée, m'a fait rire et me rappelait en plaisantant, quand je râlais à cause des kilos que je prenais, que j'étais sa « petite machine à prise de poids » (avec un sourire très fier).

- **Une psychothérapie :** C'est intéressant car, quand je suggère la psychothérapie, j'observe souvent une réticence au concept de trouver un·e « professionnel·le » (sûrement en raison des préjugés). Je rappelle à mes ami·e·s que nous n'allons pas voir un psy parce que nous sommes faibles ou brisé·e·s. Au contraire, nous voulons avoir de meilleurs outils pour suivre ce parcours et obtenir de l'aide face aux défis que nous rencontrons. Quand je regarde en arrière, je me rends compte que j'ai commencé très jeune à utiliser des méthodes toxiques pour gérer mon stress (c.-à-d. contrôler mon alimentation) et que j'ai arrêté de développer des méthodes saines. Je n'ai jamais appris d'autres façons de gérer le stress, la colère, la tristesse, l'anxiété et plein d'autres émotions. C'est tout un processus d'apprendre de meilleures méthodes que la restriction alimentaire et l'excès de sport et un·e bon·ne psychologue peut faire la différence. Ça a vraiment été le cas pour moi.

Les systèmes de soutien sont sains, ils nous seront utiles toute la vie et peuvent avoir un effet positif sur nos parcours.

**Apprenez de nouvelles compétences.** L'exercice représente sûrement une grande partie de votre vie. En arrêtant, vous vous demandez quoi faire de tout ce temps libre. L'exercice vous a peut-être permis d'exceller dans un domaine, d'avoir du temps pour vous ou juste d'avoir un loisir. Il n'y a aucune raison de penser que de nouvelles compétences dans un autre domaine ne pourraient pas répondre aux mêmes besoins. Cela peut sembler difficile au premier abord mais, avec le temps, cela vous apportera de la joie et peut-être une nouvelle passion. Par exemple, suivre un cours de décoration ou de dessin peut être une excellente manière de perfectionner une nouvelle compétence et d'occuper votre journée. Le tricot ou le crochet peut s'avérer utile pour des vêtements pour bébé ou pour vous. Pensez à votre vie et à d'autres activités que vous avez appréciées. Comment intégrer ces centres d'intérêt à votre vie actuelle ? Avez-vous déjà été scout ? Vous aimeriez peut-être diriger une troupe. Aimez-vous écrire ? Envisagez de commencer un blog. Redirigez l'énergie et l'ambition que vous consacrez au sport vers un autre loisir ou du bénévolat.

> *Brittney* : Je sais que l'exercice soulageait mon stress mais j'ai découvert d'autres moyens de le canaliser, comme de longues promenades avec mon chien ou un DVD de yoga très relaxant.

> *Nico* : Au summum de mon AH, je passais tout mon temps libre à faire du sport — au moins deux heures par jour. Quand j'ai réduit mon activité physique, j'ai retrouvé un alphabet à broder que j'avais commencé quelques années plus tôt mais que j'avais abandonné à la lettre H. Il m'a fallu 26 heures par lettre, mais cet objectif m'a permis d'avoir une activité bien plus relaxante et saine pour mon corps tout en me donnant quand même un objectif à atteindre. Maintenant, il est terminé et accroché fièrement dans la chambre de mon bébé.

**Vivez les émotions.** L'exercice a pu être un exutoire ou une distraction aux émotions désagréables qui remontent maintenant à la surface ou bien vous avez peut-être le sentiment de vous détester ou de ne jamais être à la hauteur; cela peut sembler accablant pendant le PAM. Il est temps de reconnaître vos émotions et d'y faire face au lieu de les éviter. La thérapie cognitive et comportementale (TCC) ou sa cousine plus concrète, la thérapie comportementale dialectique (TCD) comptent parmi les nombreuses options de thérapie qui peuvent offrir des outils utiles pour changer votre perspective. Si votre santé émotionnelle vous pose problème, il est fortement recommandé de consulter un·e professionnel·le formé·e à l'une de ces techniques. La thérapie individuelle peut vraiment vous aider à faire les changements mentaux qui vous libéreront de vos compulsions alimentaires et sportives. En particulier, la TCD[1] offre de nombreuses manières de faire face à ces émotions, dont :

- Comprendre les émotions : les identifier et saisir ce qu'elles vous font.
- Réduire la vulnérabilité émotionnelle : diminuer les émotions négatives et augmenter les positives
- Atténuer la souffrance émotionnelle : laisser partir les émotions douloureuses grâce à la pleine conscience et les transformer par des actions contraires.

Il est important de ne pas ignorer vos émotions. Confrontez-les et traitez-les pour pouvoir avancer.

*Steph* : La TCD m'a vraiment sauvé la vie. Je l'ai découverte en guérissant de l'anorexie et je l'utilise toujours au quotidien. L'une de mes compétences de TCD préférées, c'est la distraction. Par exemple, si la prise de poids m'angoisse, je vais prendre une orange congelée dans mon congélateur (ça marche avec n'importe quel agrume). Ça paraît sûrement étrange, mais il faut essayer. Je tiens l'orange et je me concentre sur l'expérience : l'odeur, la texture et la température. C'est une technique d'ancrage qui aide à apporter du calme et de la sérénité. Au lieu de ruminer sur la prise de poids potentielle, je me concentre sur les sensations liées à l'orange afin de me détendre et de revenir au présent.

J'utilise mon orange quand je ne vais pas bien. Une fois que je suis calmée, je peux utiliser les autres compétences que j'ai apprises pour identifier, comprendre et vivre mes émotions. Je repense à un moment qui s'est passé il y a quelques semaines. J'essayais de travailler assise à mon bureau, en pleine guérison, quand mon cœur s'est mis à battre à toute allure. Je ne pouvais plus me concentrer, j'avais besoin de fuir. Avant, j'aurais repoussé cette sensation en refusant de manger et en enfilant mes baskets pour aller courir. Mais avec l'aide de la TCD, j'ai pris du recul et j'ai observé mes sensations physiques (cœur qui bat très vite, souffle court), j'ai passé en revue les émotions qui pouvaient s'appliquer et j'ai identifié l'anxiété. J'ai pris une grande respiration et je me suis demandé pourquoi j'étais anxieuse. C'est là que j'ai compris que l'émotion servait à quelque chose. Elle me disait de me concentrer parce que je faisais une tâche importante. Une fois que j'ai identifié tout ça, j'ai utilisé ma technique TCD de respiration profonde pour traiter les symptômes physiques, puis j'ai décidé de faire une pause et de reprendre le travail ensuite. Je suis allée au salon de manucure. Je savais que j'avais le temps de finir ma tâche et que je serais plus rapide et efficace si je me montrais douce envers mon corps et prenais le temps de récupérer.

# En résumé

Ce chapitre a abordé différentes astuces pour l'arrêt de l'exercice et l'adaptation mentale et émotionnelle aux changements pendant la mise en œuvre du Plan d'Action Menstruations :

- Plutôt que d'imaginer passer toute votre vie sans faire de sport, prenez les choses au jour le jour. Que pouvez-vous faire aujourd'hui pour reposer votre corps ?
- Efforcez-vous de voir le positif pendant ce processus. Écrivez ce que vous avez le temps de faire à présent.

- Dans les moments difficiles, essayez de nouvelles activités et n'ayez pas peur de demander de l'aide.

- Ne vous cachez pas de vos émotions. Trouvez les bonnes méthodes, que ce soit la TCC, la TCD ou d'autres, pour les explorer et les gérer de manière saine.

*Lisa* : Il est très difficile de saisir le concept de ralentir. Je ne voulais PAS ralentir, prendre du poids ou faire moins d'exercice. Mais en fait, ce que j'évitais vraiment, c'était la sensation d'inconfort. Au départ, je pensais que je pouvais prendre une poignée de kilos et réduire l'exercice pour retrouver mes règles, en contournant l'inconfort. Bien d'autres ont tenté ce chemin, sans succès. Mais on apprend toujours de ses erreurs. Après cette tentative manquée, j'ai renoncé à mon corps « idéal », j'ai atteint un IMC supérieur à mon plan et j'ai considérablement réduit mon activité physique, ce qui m'a appris à accepter l'inconfort. Environ cinq mois de CETTE attitude m'ont amenée là où je suis : guérie.

# 14
# La course à la guérison
# (avec Steph)

SUR LE FORUM, nous avons remarqué que les adeptes de la course à pied ont généralement plus de mal à arrêter ou à réduire l'intensité de leur exercice physique que les autres. Nous avons donc décidé de consacrer un chapitre à ce sport. Steph court depuis très longtemps et, pour tomber enceinte, a diminué puis arrêté ses entraînements. Elle va partager son expérience en détail dans ce chapitre. Tina Muir est une marathonienne britannique de haut niveau qui a réduit sa pratique sportive avec notre Plan d'Action Menstruations afin de retrouver ses cycles et devenir maman. Vous retrouverez son témoignage inspirant à la fin de ce chapitre pour vous épauler si vous avez du mal à renoncer provisoirement à votre passion.

La course, c'est toute ma vie. J'adore ça. J'adore tout dans la course à pied. C'est ma passion. J'adore courir pour le plaisir. J'adore discuter avec mes ami·e·s pendant des heures en enchaînant les kilomètres. J'adore aussi la compétition. Que ce soit à l'entraînement ou en compétition, je donne tout pour m'améliorer, me dépasser et atteindre mes objectifs personnels. Mon temps et ma vitesse de course sont très importants. Je m'entraîne très sérieusement. Je fais ce que j'ai à faire. Ce n'est pas un choix, c'est un mode de vie. Je panique un peu sans mes séances et je déteste rater des séances d'entraînement ou des courses officielles. Je suis accro à la course à pied, c'est impossible d'imaginer ma vie sans elle. Alors je me suis sentie perplexe quand j'ai dû choisir entre la course à pied ou le bébé. Je pensais que c'était *toujours* la saison de la course et que ce serait *aussi* la saison bébé. *Pas vrai* ? !

Malheureusement, si vous avez une AH, vous allez sûrement découvrir que vous ne pouvez pas courir et retrouver vos règles en même temps. Les foulées vont devoir attendre car vous devez vous reposer et manger plus. J'ignore comment vous avez réagi quand on vous a prescrit l'arrêt du sport pour retrouver vos règles (ou ne serait-ce que réagir à une PMA), mais pour moi ça a été « *pas question* !!!!! ».

Quand j'ai reçu mon diagnostic d'AH et que mon médecin m'a dit d'arrêter la course, j'ai haussé le ton dans son cabinet. J'ai négocié, je l'ai supplié, je me suis montrée malpolie et désagréable. J'ai réagi à ce professionnel m'expliquant comment résoudre mon problème…en lui tirant la langue. Mais il avait raison; je ne pouvais tomber enceinte tout en pratiquant la course à pied. Mais à l'époque, avec tout ce que je viens de vous dire sur ma passion/obsession pour la course à pied, pensez-vous que ma réaction a été de ranger immédiatement mes baskets ? Impossible.

Donc j'ai fait ce que tou·te·s les passionné·e·s de course à pied feraient dans cette situation : j'ai continué. Mon chrono ralentissait jour après jour, comme si mon corps me disait que ce n'était plus la saison. Mais, même si c'était frustrant, je m'en fichais car j'étais inscrite à un marathon et je n'allais pas interrompre ma préparation. J'avais des objectifs et des aspirations. Je devais appliquer le plan. J'ai dit à un autre médecin qui m'avait prescrit du Clomid que je me limiterais à 24 kilomètres par semaine. Pour moi, ça voulait dire trois kilomètres en semaine, 21 le weekend et quelques séances intensives de vélo elliptique. Cela n'a pas impressionné mon médecin ni mes follicules. Elle m'a simplement répété que je n'allais pas tomber enceinte en continuant de courir et mes follicules me l'ont montré avec un taux de maturation « anormal ». J'ai réagi en faisant de grosses colères, puis en enchaînant les cookies aux pépites de chocolat fourrés aux Oréos (délicieux) jusqu'à ce qu'une grossesse arrive. Par chance, cela s'est produit peu de temps après l'arrêt de la course.

Aujourd'hui, je suis maman et j'ai repris la course à pied. C'est toujours ma passion. J'aime m'entraîner, j'aime repousser mes limites, j'aime battre mes records. J'adore toujours les marathons et j'ai la chance d'en avoir fait quatre depuis la naissance de mon fils. Mes cycles sont restés réguliers,

**parce que je sais comment manger assez pour mon corps et mon entraînement.** Je sais que je ne vais pas toujours battre mes records, que je dois parfois dévier du plan et que si je décide un jour d'avoir un autre enfant, je devrais peut-être troquer à nouveau la saison de la course pour la saison bébé. Ça n'a pas été facile d'arrêter la course la première fois et ce ne sera sûrement pas une partie de plaisir si je dois recommencer. Pourquoi est-ce encore compliqué ?! J'ai guéri. J'alimente mon corps. Je prends autant de jours de repos qu'il le faut, alors pourquoi faire une montagne de devoir faire une pause ? Pour comprendre, analysons les raisons de l'amour (ou de l'obsession) pour la course à pied.

**L'amour du sport.** Nous aimons courir pour la puissance, la force, l'adrénaline et l'excitation que cela nous apporte. Préparer une course avec des ami·e·s, repousser des limites qu'on n'aurait jamais crues possibles et voir des chronos qui dépassent nos rêves les plus fous, ça donne des sensations difficiles à trouver ailleurs. La course à pied est notre échappatoire. Elle nous aide à nous détendre quand nous sommes stressé·e·s ou en colère et à ressortir de bonne humeur même après une journée horrible. Il y a tellement de raisons d'adorer ce sport.

**L'identité.** Vous identifiez-vous comme un·e coureur·reuse ? Est-ce que cela vous définit ? Est-ce qu'arrêter reviendrait à perdre une partie de vous-même ou toute votre identité ? À l'époque où j'étais suivie pour mon trouble du comportement alimentaire, j'ai écrit dans un cahier « je suis plus qu'une coureuse ». C'était vraiment une GROSSE étape pour moi parce que, jusqu'à cet instant, la course et moi ne faisions qu'un. J'aimais (et j'aime toujours) attirer l'attention avec mes performances, par exemple quand quelqu'un me félicitait pour une course, était impressionné par ma vitesse ou ma distance ou me demandait comment se mettre à la course. Je travaille dur et j'ai du talent. Grâce à la course, je me sens spéciale.

**Réguler sa morphologie.** Chez les personnes qui ont l'AH, la course passe souvent du loisir à l'obligation. Quand j'étais en plein TCA, je devais absolument courir même si j'étais malade, fatiguée ou si j'avais faim. C'était ma priorité parce que c'était la réponse à tout : cela me permettait de gérer mes émotions, d'avoir l'impression d'être en contrôle, de réussir et, surtout, maintenir mon poids au « nombre magique » que je m'imposais. Quand j'ai reçu le diagnostic d'AH, je pensais avoir dépassé tout ça. J'avais guéri après avoir passé des mois sans courir. Mais quand on m'a dit que je devais prendre du poids et à nouveau arrêter la course, toutes ces pensées me sont retombées dessus et je me suis demandé si j'avais vraiment guéri.

Je me disais « je devrais être capable d'arrêter de courir, non ? » et « je ne cours pas pour manger, je mange pour courir ». Mais ce n'était pas si simple. Je devais courir, sinon . . . Sinon j'allais prendre du poids et, selon les normes ridicules de notre société, le monde s'écroulerait. Si vous pensez que vous devez courir (ou pratiquer tout autre sport), vous faites sûrement du mal à votre corps et il est temps de vous réveiller. La course devrait être une activité que vous aimez faire, un loisir. Si vous avez l'AH et courez pour éliminer ce que vous avez mangé, votre relation avec l'alimentation et la course est très probablement toxique. Le sport est sûrement devenu un moyen de maintenir un poids « trop maigre pour vous » et nuit à votre mental et à votre corps. Si vous êtes à ce stade, il est urgent d'arrêter de courir, pas seulement pour avoir un bébé, mais aussi pour retrouver votre santé.

Et maintenant ? J'ai expliqué pourquoi il était si difficile d'arrêter de courir, mais quels sont les avantages de cette interruption ? En fait, ces lignes vous ont sûrement donné envie d'enfiler vos baskets et d'aller courir, ce qui est tout l'inverse du but recherché. Poursuivons. Maintenant que vous avez réfléchi à ce qui rend l'arrêt de la course insurmontable, nous pouvons vous donner des conseils pour vous aider à faire une pause. Si vous le voulez, rien ne vous empêchera de reprendre la course à pied un moment donné, peut-être après avoir retrouvé des cycles réguliers (mais nous suggérons d'attendre trois cycles avant d'augmenter l'exercice physique), tant que vous veillez à compenser votre dépense énergétique en surveillant les effets potentiels sur votre cycle. Des membres du Forum ont repris doucement la course à pied pendant leur grossesse, d'autres ont attendu quelques semaines ou quelques mois après la naissance de leur enfant. Mais en ce moment ? C'est la saison de la guérison.

**Si vous aimez la course à pied.** Vous pouvez toujours aimer la course, même si vous devez mettre votre passion de côté pour le moment. Elle sera encore là quand vous irez mieux et vous pourrez mieux dès lors en profiter. Mais c'est peut-être une consolation dérisoire. Vous avez le cœur brisé, c'est maintenant qu'il faut vous aider ! Demandez-vous ce qui vous plaît dans la course ? Vous fixer un but et l'atteindre ? Dans ce cas, quelles alternatives pouvez-vous trouver ? Vous plonger dans votre travail ? Jouer à des jeux qui stimulent votre intelligence ? Suivre un cours de décoration d'intérieur ou apprendre à jouer d'un instrument ? Faire un puzzle de 2000 pièces ? Non, tout ça n'est pas comme la course à pied. Ces activités de diversion ne remplacent pas la satisfaction d'atteindre un objectif de course, mais le but est de vous divertir et d'atténuer votre manque.

Et si vous aimez courir pour libérer vos émotions ? Vous avez de la chance, il existe beaucoup d'autres techniques. Si vous êtes en colère, prenez une douche bien chaude. Si vous êtes triste, blottissez-vous contre votre partenaire et regardez votre film favori. Si vous êtes stressé·e, offrez-vous un massage, faites de l'acupuncture, allez vous promener ou sortez, en couple ou avec des ami·e·s. La course peut sembler être la seule et la meilleure manière de gérer les émotions, mais il en existe beaucoup d'autres en réalité. Elles sont peut-être moins efficaces ou vous découvrirez peut-être que vous les aimez encore plus !

> *Ashley* : En fait, je me sens moins stressée et plus détendue que quand je courais tout le temps. Je pense que c'est parce que je n'ai plus le stress/la pression de devoir aller courir ou faire du sport tous les jours. Si je suis d'humeur à aller me promener, j'y vais, sinon cela ne me fait rien !

**Si la course à pied fait partie de votre identité.** Il n'y a rien de mal à se considérer comme un·e passionné·e de course à pied. Si vous demandez à une personne membre d'une équipe de basketball de se présenter, elle vous dira qu'elle joue au basket ou bien elle vous parlera d'un tas d'autres choses pas forcément en lien avec sa pratique du basket. En résumé, vous n'êtes pas uniquement un·e coureur·reuse. Vous êtes plein d'autres choses. Forcez-vous à vous en souvenir en commençant par la base. Quel est votre métier ? Avez-vous des frères et sœurs ? Pensez à toutes les possibilités. Cela peut vous aider à réaliser que la course à pied n'est qu'une partie de ce que vous êtes. Cette partie est toujours là. Même si vous ne pouvez pas courir à ce moment précis, vous restez quand même un·e passionné·e de course. Et des millions d'autres choses. Vous n'avez perdu aucune partie de votre identité, vous faites seulement une pause. Et il est peut-être temps de modifier la liste ou de l'enrichir en développant une passion pour la pâtisserie, la lecture, l'écriture ou en démarrant un blog. Les possibilités sont infinies.

> *Sophie* : Vous allez peut-être vous surprendre et découvrir comme il est agréable de marcher en prêtant attention à votre environnement plutôt que de le voir défiler du coin de l'œil. Écoutez votre corps ! Chaque personne a un corps, un parcours et des besoins uniques. C'est peut-être un mal pour un bien : à présent, vous pouvez faire la grasse matinée et passer du temps avec vos ami·e·s et votre partenaire plutôt que de devoir penser à courir à n'importe quelle heure et par tous les temps. Je me rappelle avoir eu une barbe de glace en courant dans le froid (mais qu'est-ce qui

m'a pris ?). Plus jamais, jamais, jamais. Et vous avez tant d'autres qualités que la course. Vous verrez qu'une partie des bénéfices de ce processus est qu'il vous permet de vous réinventer en dehors de votre pratique de la course, du sport, etc. Quand vous redécouvrirez ce qui vous fait vibrer, vous verrez que cela vaut plus que toutes les courses du monde. Essayez de vous détendre et de profiter de la vie. Vous allez prendre du poids. Désolée, mais c'est ce que vous devez faire. Mais il n'y a rien à craindre. Vous prendrez aussi des kilos de santé, de bonheur, de rire et de fertilité.

*Gypsy* : Je crois de tout mon cœur que je reprendrai la course un jour, mais je pense que, pour le moment, je dois me concentrer sur ma guérison pour vaincre totalement l'AH, laisser mon corps reprendre des forces et trouver d'autres activités. Je dois réaliser que je n'ai pas le contrôle et que, malgré toutes mes tentatives acharnées pour le reprendre (c.-à-d. aller courir), la vie revient toujours me rappeler poliment que c'est impossible. Quand j'ai commencé le PAM, je suis passée par une période d'arythmie et de tachycardie. Je pense que mon cœur trouvait simplement un équilibre entre l'intensité de la course à pied et les journées calmes sans exercice. Je vous conseille d'apprécier et de prendre le temps de vraiment écouter les besoins et les désirs de votre corps. Ça prend du temps, mais vous réaliserez petit à petit les domaines de votre vie à améliorer. J'apprends que je dois me concentrer pour être vraiment dans l'instant présent, sans penser à ce qui vient ensuite ou à ce qui vient de se passer, simplement le lieu et le moment présent. J'espère que vous arriverez vous aussi à vous autoriser à aimer des parties de votre corps aujourd'hui.

**Si vous courez pour réguler votre poids/morphologie**... comment arrêter ? Enlevez vos baskets sans vous retourner. C'est ça, nous vous conseillons de tout arrêter d'un coup. Je ne dis pas que vous allez aimer ça (au contraire, vous allez sûrement détester), mais le jeu en vaut la chandelle. Vous devez apprendre que vous pouvez manger et ne pas faire de sport sans pour autant changer ce qui compte vraiment chez vous.

Personnellement, même quand on me disait que je serais plus heureuse à l'issue du processus, je n'arrivais pas à imaginer aller bien sans courir. J'aimais courir, c'était ma passion, mais j'avais aussi peur que mon corps change en arrêtant. Dans ces moments, il était essentiel pour moi de me répéter les phrases suivantes. J'espère qu'elles vous aideront aussi.

1) Prendre du poids ne change rien à ma valeur dans le monde.

2) En ce moment, il est meilleur pour ma santé de me reposer et de manger que de faire de l'exercice intense qui m'empêche d'avoir mes règles.

3) Je n'ai pas besoin de contrôler ma pratique de la course à pied ou mon alimentation pour être de bonne humeur ou gérer mes émotions.

4) Je peux trouver le bonheur avec une vie qui ne tourne pas autour de l'alimentation et du sport.

Je me répétais ces mantras en boucle. Certains jours étaient plus faciles que d'autres, mais les mantras m'ont aidé à affronter les journées les plus difficiles. Peut-être que cela ne vous suffira pas. Dans ce cas, relisez les chapitres 11 et 13 pour trouver d'autres idées pour tenir, que ce soit le soutien d'un·e ami·e, parler à un·e psychologue ou penser à votre objectif ultime.

*Tina Muir* : Le monde entier sait que les marathonien·ne·s sont un peu timbré·e·s. Nous ne nous en cachons pas, au contraire . . . Nous adorons notre sport, nous sommes fier·e·s de le pratiquer et ne me parlez pas du frisson ressenti pendant une course. Mais il y a un petit (gros) problème avec l'endurance pour beaucoup d'entre nous. Si vous lisez ce livre, vous n'avez plus du tout vos règles ou vos cycles sont très irréguliers. J'ai passé neuf ans sans avoir mes règles, en étant athlète professionnelle. J'ai toujours su que c'était mauvais pour ma santé, qu'il fallait que je fasse quelque chose, mais comment est-ce que j'étais censée arrêter de courir ? Impossible. Quand chaque nouveau médecin se contentait de me dire de faire une pause, je m'énervais de plus en plus, « ah oui, il suffit d'arrêter la course, vous voulez aussi que je m'arrache le bras et que je vous le donne ? ».

Après avoir représenté la Grande-Bretagne et l'Irlande du Nord dans un championnat du monde, mon rêve, quelque chose a changé. J'étais déterminée à retrouver mes cycles menstruels. Je n'étais pas encore prête à arrêter de courir, mais j'ai fait tout ce que j'ai pu. Vous savez, tout ce que Google vous a dit de faire avant que vous ne preniez la décision cruciale d'acheter ce livre. Enfin, environ six mois plus tard, j'ai complètement arrêté la course, après avoir lu « Je n'ai plus mes règles : le guide complet pour retrouver des cycles réguliers » (en anglais).

En fait, ce n'a pas été aussi terrifiant que ce que j'avais imaginé. Oui, ça a été dur et j'ai eu du mal à accepter de prendre du poids après tant d'années à essayer de ressembler à mes concurrentes, mais j'ai beaucoup appris sur moi-même et je me suis améliorée en tant que personne.

La plus belle chose, c'est que j'ai accouché d'une jolie petite fille, Bailey, moins d'un an après avoir arrêté de courir. Pour elle, je pourrais ranger mes baskets à tout jamais . . . mais je cours ! J'ai repris l'entraînement, peut-être pas à mon maximum (je ne suis pas sûre d'en avoir envie) et j'ai toujours mes règles. J'ai remporté le Semi-Marathon de Disney World en 2019, moins d'un an après la naissance de Bailey et je cours à nouveau 110 km par semaine, en allaitant et avec des cycles réguliers ! Les pages de ce livre y sont pour beaucoup. Écoutez-les, les auteures savent de quoi elles parlent. Quand j'ai arrêté la course, mon histoire a fait le buzz et People Magazine en a même fait un article ! Je suis devenue connue comme la fille en aménorrhée, mais je suis contente d'avoir permis une prise de conscience nécessaire sur ce sujet tabou. Bonne chance, les ami·e·s ! Je vous promets, ça vaut le coup !

## En résumé

Nous sommes beaucoup à associer notre identité à la course à pied. Nous en avons besoin, que ce soit pour la compétition, pour « l'euphorie de la course à pied » insaisissable ou pour rester mince. Demander à un passionné·e de course d'arrêter, c'est comme lui demander de renoncer à une partie de soi. Mais si vous souhaitez guérir de l'AH, l'arrêt est une pièce nécessaire du puzzle pour le moment.

Pour faciliter la transition, nous vous conseillons de vous adonner à des activités différentes (tricot, marche, yoga, bénévolat) et d'invoquer votre objectif ultime de guérison. Nous vous mettons au défi de franchir le pas et de découvrir un monde où vous pouvez ressentir un bonheur immense sans courir. Une fois que vous aurez retrouvé la santé, vous *pourrez* reprendre la course à pied (si vous le souhaitez). Mais vous compenserez alors correctement l'énergie brûlée, vous prendrez des jours de repos pour permettre à votre corps de récupérer et votre pratique sportive sera équilibrée avec le reste de votre vie plutôt que d'être *toute* votre vie.

*Clover* : Vous voulez savoir ce que j'ai chez moi ? Une grande boîte de rangement verte en plastique pleine de médailles et de trophées, de photos de moi en pleine course, des supers T-shirts 5 K, des records personnels, et . . . Vous savez ce que j'ai d'autre ? De l'ostéoporose et pas d'enfant.

Cela fait plus de 30 ans que je suis une « coureuse ». J'ai la course dans le sang et je pense que j'ai été créée pour ça, car je ressens la présence de Dieu quand je cours. Je sais que ça paraît un peu extrême, mais je veux vous expliquer le rôle énorme que joue la course dans ma vie car je parie que vous comprenez ma passion. Cela dit, sachez que la course n'était pas le problème; le problème, c'était que je courais le ventre vide en pensant que c'était « le seul exutoire ». Vous me croiriez si je vous disais que l'arrêt de la course n'a pas été si compliqué une fois que j'ai pris la décision de suivre le PAM ? Pour être totalement honnête, c'est ma deuxième tentative qui a été facile. La première fois, pas vraiment. Mais quand j'ai pris la décision, ça a été simple, pour plusieurs bonnes raisons :

1) J'ai réalisé que je me tuais à petit feu, littéralement. Mes organes s'arrêtaient les uns après les autres : ma masse osseuse diminuait, j'avais des blessures d'entraînement chroniques, des palpitations cardiaques sorties de nulle part, etc. Sachant que la course était un facteur de mon AH, j'ai volontiers arrêté pour mon bien-être immédiat et à long terme.

2) Je savais que ma décision d'arrêter de courir était temporaire. Six mois à un an, c'est un sacrifice plutôt court pour la restauration de ma santé.

3) Après avoir toujours couru pendant 30 ans, c'était un défi mental de ne pas courir. Et comme je voulais prouver que je ne m'écroulerais pas mentalement, j'ai relevé le défi.

C'est sûr, il y a des moments où j'étais au bord des larmes quand des ami·e·s me parlaient de leurs chronos incroyables. Mais franchement, ça sert à quoi de se rendre malade pour ça ? Tout le monde se fiche de savoir que j'ai des abdos en béton et que je cours plus vite que tout le lectorat de ce livre. Ah ! Vous voyez, j'étais définie comme une « coureuse », pas seulement dans ma tête mais aussi par mon entourage (mon mari, mes ami·e·s et mes voisin·e·s). Il n'y a rien de mal à être réputé·e pour son talent ou sa passion pour un sport, mais cela devient un problème si vous vous acharnez malgré les conséquences nuisibles. C'était devenu un besoin de courir/m'entraîner. Cela me dévorait et en même temps je m'y accrochais de toutes mes forces (un peu comme dans le Seigneur des anneaux . . . « mon précieux »). Ça vous parle ? Sinon, c'est formidable, mais si cela vous ressemble et que vous ne voulez toujours pas faire les changements, je vous encourage à relire les témoignages de ce chapitre.

P.S. Alors que j'ai arrêté la course et la musculation pendant un an, je cours et je m'entraîne de manière intense avec des cycles réglés comme du papier à musique. Le sport ne me dévore plus, je dévore la vie. Et je suis capable de bouger avec modération !

# 15
# Savoir s'entourer pour guérir

Si vous êtes marié·e, vous avez écouté le ou la maire vous rappeler que « les époux se doivent mutuellement respect, fidélité, secours, assistance ». Ces obligations s'appliquent particulièrement au parcours de guérison de l'AH. Bien sûr, les informations contenues dans ce chapitre s'appliquent à tous les couples, mariés ou non ! On dit que les épreuves partagées permettent de renforcer les liens; essayez de mettre à profit cette période de guérison de l'AH et les défis pour renforcer les fondations de votre couple.

Sur le Forum, le rôle des partenaires dans le PAM a toujours fait l'objet de nombreuses discussions. Pendant l'écriture de ce livre, nous avons pensé aux moments où les personnes bien intentionnées dans nos vies ont eu un impact positif . . . Ou l'inverse. Afin d'essayer de mieux comprendre le point de vue de nos conjoint·e·s, nous avons interrogé de manière anonyme les partenaires des participantes à notre enquête. Nous avons inclus certaines des réponses pertinentes et émouvantes à ces 20 questions dans ce chapitre.

Les informations qui suivent vous sont destinées (même si la majeure partie de la première section récapitule ce que vous avez déjà lu dans le chapitre 5) ainsi qu'à votre conjoint·e ou à d'autres personnes qui vous soutiennent. Vos proches peuvent lire l'intégralité du livre s'iels le souhaitent, mais nous leur conseillons de parcourir au minimum ce chapitre, conçu pour les aider à mieux vous soutenir et vous comprendre. La dernière section vous permettra de vous mettre à la place de votre moitié.

Notre objectif est de fournir une liste d'idées et d'actions utiles ou à éviter aux couples investis dans le PAM afin de vous aider à ouvrir le dialogue et à mieux vous comprendre. Par exemple, quelles sont les suggestions que vous aimeriez voir votre partenaire appliquer ? Êtes-vous réticent·e·s à l'idée d'utiliser certaines stratégies ?

Il n'est jamais évident de se mettre à la place de l'autre, mais nous espérons que ce chapitre vous aidera à développer votre empathie mutuelle et que votre couple ressortira de ce parcours plus fort que jamais.

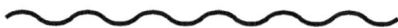

## Partenaires, commencez ici ...

*La perspective d'un homme qui est passé par là* : Si vous lisez ces lignes, c'est qu'il y a forcément un problème. Peut-être que votre partenaire ne mange pas assez, passe sa vie à la salle de sport et est énervé·e quand iel ne peut pas y aller, n'a pas eu ses règles depuis des années et a une approche très stricte ou inflexible de la nourriture, de son emploi du temps ou de ses activités. Si vous avez déjà dû lui trouver des excuses car iel ne voulait pas aller au restaurant ou sortir ou dit souvent être malade ou ne pas être en forme — poursuivez votre lecture. La raison derrière tout cela, c'est sûrement un problème avec l'alimentation (insuffisante) ou le sport (en excès) ou un mélange des deux. Je vous préviens tout de suite, je ne vais même pas faire semblant de comprendre, tout comme nos partenaires ne nous comprennent pas toujours non plus. Nous sommes beaucoup à préférer gérer les problèmes en passant à l'action plutôt qu'en parlant. Si « X » a besoin d'être réparé·e, il suffit de le faire ou de trouver une personne qualifiée. Les problèmes d'alimentation et d'exercice physique dans la vie de votre partenaire ont besoin d'une solution : leur impact sur sa santé et ses relations est énorme et va en s'aggravant. Cela étant dit, c'est à votre conjoint·e que revient la décision de chercher à améliorer sa santé. S'iel décide de franchir le pas, vous pouvez jouer un rôle majeur dans sa guérison. S'iel refuse d'admettre le problème pour le moment . . . Soyez patient·e. Quand les problèmes de santé (ostéoporose, blessures, infertilité, etc.) apparaîtront, iel reconnaîtra (espérons-le) le problème qui est devant son nez et décidera de le régler. Si vous lisez ce livre, il est fort probable que votre partenaire ait reconnu son existence et tente de s'y attaquer. À vous d'entrer en scène. Les auteures de ce livre ont accumulé énormément d'expérience et ont passé un nombre incalculable d'heures à étudier l'AH et les moyens d'en guérir. Dans ce chapitre, elles vont vous présenter l'AH et vous apporter des conseils pratiques pour aider au mieux votre moitié. Vous traversez cette épreuve à deux. Plus la guérison sera rapide, plus votre couple pourra reprendre sa vie et aller de l'avant. Les dommages physiques sont totalement réparables dans la plupart des cas et votre relation sortira grandie de cette épreuve. Lancez-vous dans ce marathon. — *Jim Roberts, époux d'une femme guérie de l'AH*

Comme vous le savez, votre partenaire n'a pas ses règles. Iel s'efforce de trouver la meilleure méthode pour retrouver des cycles. Dans les chapitres précédents, nous avons expliqué que l'absence de règles est le plus souvent due à une combinaison de facteurs de stress sur l'organisme, aussi bien du point de vue physique que mental (chapitres 1 à 3). Sur le plan physique, le problème vient d'un apport énergétique insuffisant et de la restriction de certains groupes d'aliments, ainsi que de l'exercice physique. De plus, un niveau de stress élevé à cause du quotidien et des « règles » associées à la restriction alimentaire et à l'excès de sport, pèse sur le mental. Nous avons aidé des milliers de personnes à guérir de l'AH et notre expérience nous permet de suggérer d'augmenter la quantité et la variété alimentaire et de réduire fortement l'exercice d'intensité élevée pour le moment, ainsi que de diminuer les facteurs de stress quotidiens (chapitres 8 à 14). Ce processus peut s'avérer difficile, d'autant plus que beaucoup des personnes atteintes d'AH se sentent plus attirant·e·s et ont l'impression d'avoir le contrôle en restant « mince » et athlétique. Nous devons affronter de nombreuses peurs pour avancer dans ce parcours. Nous avons tendance à nous inquiéter de ce que vous et d'autres allez penser si notre corps change et si nous perdons notre identité de « personne mince ». Nous craignons ne pas pouvoir gérer notre stress sans faire de sport. Surtout, nous avons peur de sortir de ce long parcours avec un corps différent, mais toujours sans règles ni fertilité. Nous nous inquiétons énormément, ce qui nous amène à votre position peu enviable. Votre rôle en tant que partenaire dans ce processus est de soutenir votre proche au cours des défis qu'iel rencontrera dans son parcours vers la guérison. Vous devrez sûrement être aux petits soins pour votre partenaire et lui rappeler à quel point vous l'aimez et tenez à iel, qu'iel vous attire aussi bien mentalement/émotionnellement (insistez surtout sur ce point) que physiquement et que ce parcours est extrêmement important pour sa santé future et votre famille.

Dans la vie de tous les jours, nous demandons constamment des conseils : pour acheter des pneus, trouver un·e comptable, un·e mécanicien·ne, un·e jardinier·e, un·e avocat·e, etc. Alors pourquoi pas écouter des partenaires de personnes ayant souffert d'AH ? Nous en avons interrogé·e·s et avons recueilli leurs opinions et leurs conseils. Ce chapitre comprend plusieurs témoignages, signalés par le symbole "❖".

## Comprendre l'absence de règles

Beaucoup des conjoint·e·s interrogé·e·s ignoraient la sous-alimentation, le stress, l'excès d'exercice ou le fait de se trouver en dessous d'un poids d'équilibre optimal pouvaient empêcher les cycles menstruels et rendre infertile. Nous allons donc récapituler la science derrière ces corrélations. Pour plus de détails, nous vous invitons à lire le chapitre 5.

La capacité du corps à se préserver est impressionnante. Une grande partie de notre physiologie est régulée par une petite région du cerveau, l'hypothalamus. De la taille d'une amande, cette structure collecte des informations de tout l'organisme : nos réserves graisseuses, nos apports alimentaires (y compris la quantité de lipides, de protéines et de glucides), notre niveau de stress et nos dépenses énergétiques — et détermine la quantité d'énergie disponible. Quand l'énergie est suffisante et que le niveau de stress est minime, le corps continue à fonctionner normalement. S'il n'y a pas assez d'énergie ou que le niveau de stress (provoqué en partie par le sport dans certains cas) est élevé, l'hypothalamus arrête plusieurs systèmes. Comme le stockage des graisses et la reproduction (c.-à-d. les cycles menstruels) sont inutiles à la survie, ils sont les premiers à être interrompus. De nombreuses personnes sont fières de perdre de la graisse car la société nous a fait croire que c'est plus attirant. Cependant, moins de graisse corporelle c'est aussi prendre le risque de perdre nos règles. Nos corps refusent de se reproduire si nous n'avons pas assez d'énergie, donc nos cycles menstruels s'arrêtent.

Ce trouble ne se résume pas à l'interruption des règles. La chute des hormones entraîne d'autres effets indésirables, dont une baisse de la libido et de la lubrification, une mauvaise régulation de la température (vous avez déjà remarqué que votre partenaire avait tout le temps froid ?), un arrêt de la pousse des cheveux et des ongles, une baisse de la solidité des os (souvent, cela se manifeste bien plus tard) et d'autres choses comme une baisse des performances athlétiques[1]. Les effets indésirables et les conséquences sur la santé sont énormes.

Contrairement à ce que l'on croit généralement, tout cela peut se produire à n'importe quel poids. C'est important de le répéter : il est possible de perdre ses cycles menstruels à n'importe quel IMC. Un déficit énergétique chronique, l'exercice ou le stress peuvent provoquer l'arrêt des règles à tout poids. Le terme technique est « l'aménorrhée hypothalamique » (AH) : une absence de règles parce que l'hypothalamus (le centre de contrôle du cerveau) ne communique plus avec les ovaires, qui ne peuvent donc plus assurer la maturation des ovules, producteurs d'œstrogène.

Mais que faire ? Selon la combinaison unique de facteurs ayant conduit à l'AH chez votre partenaire (chapitres 1 à 3), le traitement de votre partenaire passera par tout ou partie de ces mesures :

- Une augmentation à long terme des calories consommées pour convaincre l'hypothalamus que le déficit énergétique a disparu; cela entraînera probablement une prise de poids plus ou moins importante.
- Une diminution de la durée et de l'intensité de l'exercice physique.
- L'élimination des sources principales de stress.
- Une réduction des pensées et des comportements de restriction sur les choix alimentaires et le sport pour diminuer le stress global.

Commencez-vous à réaliser pourquoi ce n'est pas vraiment une « promenade de santé » ?

## Ça se répare ?

Beaucoup d'entre vous voudront résoudre le problème, car vous voulez soutenir votre partenaire. C'est là le dilemme. Vous ne pouvez pas le faire à sa place. La plupart du temps, quand iel se plaint de son poids, de ses craintes ou de l'inconfort de la guérison, ce n'est pas pour chercher une solution, mais plutôt de l'empathie. Souvent, iel attend seulement que vous répondiez « oui, ça craint », « c'est vraiment injuste » ou « je suis fier·e de toi » en l'enlaçant. Vous pouvez en dire plus si cela vous semble approprié : par exemple, vous admirez ce qu'iel fait ou vous remarquez ses efforts pour guérir. Mais, sauf s'iel vous demande clairement des idées pour avancer, limitez-vous aux encouragements.

- ❖ « Je ne pouvais pas résoudre le problème, mais je lui ai toujours dit que j'étais à ses côtés ! »
- ❖ « C'était le plus dur, parce que j'aime apporter des solutions et aider les autres, mais elle était la seule à pouvoir agir. »

❖ « Les hommes aiment trouver des solutions. Nous essayons d'aider nos épouses en leur donnant des conseils alors que nous ne connaissons rien au sujet. »

❖ « Soyez patient·e·s. Elle a besoin que vous l'écoutiez et l'encouragiez. N'essayez pas de trouver une solution, elle s'en occupe. Soyez toujours là pour elle, elle fera ce qu'il faut. »

❖ « Je me retenais de proposer des solutions quand elle se plaignait sans cesse de la difficulté du parcours et je me contentais de valider ce qu'elle ressentait. »

## Adieu jeans trop serrés

Pour que votre conjoint·e traite l'AH de manière saine et réaliste, iel va probablement prendre du poids en mangeant plus pour relancer son métabolisme. Selon son poids de départ, la prise de poids peut être importante, ce qui peut faire peur étant donné l'aversion (infondée et injuste) de la société pour les personnes aux corps plus gros; peut-être que vous ressentirez également ces émotions à certains moments. De manière générale, les partenaires que nous avons interrogé·e·s ont affirmé apprécier la prise de poids de leur partenaire, mais certain·e·s ont déclaré avoir peur que cela « aille trop loin ». Nous souhaitons vous rassurer. Nos corps sont parfaitement capables de déterminer leur taille optimale. C'est un véritable sentiment de liberté de laisser notre corps décider au lieu de le forcer à faire une taille déterminée par des agences de mannequinat, des stylistes et Photoshop. Que cette taille soit validée ou non par la société, notre expérience nous a montré que les personnes guéries de l'AH et leurs partenaires trouvent que les avantages l'emportent de beaucoup sur les inconvénients. Il est aussi important de reconnaître les dégâts causés par l'obsession de la société pour l'apparence : financiers (en nous persuadant d'acheter des produits pour « éliminer » nos défauts), émotionnels (en provoquant des pensées négatives incessantes sur nous-mêmes, basées sur la comparaison avec les autres ou sur des normes irréalistes) et physiques (l'aménorrhée hypothalamique pour nous, les régimes yo-yo et leurs conséquences terribles pour des millions d'autres).

Dans tous les cas, votre moitié aura sûrement du mal à accepter l'idée de grossir. Cela peut être d'autant plus difficile si son corps en début de parcours n'est pas clairement en sous-poids. Pas seulement parce que cela peut donner l'impression de réduire à néant tous les efforts accomplis pour obtenir son poids cible (ou celui de la société), mais aussi à cause des messages qui martèlent en permanence que les personnes non minces ne sont pas attirantes/en bonne santé/dignes d'être aimées. Votre partenaire peut être obsédé·e par la graisse qui apparaît sur son ventre et ses bras, partir chaque jour à la chasse à la cellulite et traquer la moindre imperfection de manière générale. Cependant, vous et d'autres remarquerez plutôt les changements positifs : iel aura l'air moins fatigué·e, en meilleure santé et plus pétillant·e. Nous avons demandé aux conjoint·e·s de personnes en AH si elles appréciaient les commentaires sur leur prise de poids. Un thème récurrent était que, pendant le parcours vers la guérison, elles avaient du mal à croire les retours positifs, mais que cela les avait aidées à persévérer. Cependant, certaines interprétaient les commentaires bien intentionnés de manière négative; d'autres préféraient ne recevoir aucun commentaire sur leur apparence. Dans ce cas, du soutien plus général sur les changements de style de vie et les avantages non physiques était utile. Essayez d'insister le plus possible sur le fait que vous voyez et appréciez votre partenaire pour bien plus que son apparence.

## Idées pour aider à accepter la prise de poids

Les encouragements sur les attributs physiques formulés comme des compliments peuvent être déformés, donc nous vous conseillons de vous concentrer sur des qualités (détermination, intelligence, fiabilité, souplesse, motivation) et des traits de caractère (gentillesse, altruisme, digne de confiance).

Dans notre étude, nous avons demandé ce qui avait aidé les partenaires de personnes atteintes d'AH à les soutenir dans le défi de la prise de poids. Voici quelques idées.

**Commentaires positifs.** Prendre volontairement du poids tout en faisant moins d'exercice physique peut envahir notre cerveau de pensées critiques. Vos commentaires encourageants, non basés sur l'apparence, peuvent vraiment contribuer à contrer cette négativité. Remarquez et appréciez les changements de comportements qui offrent plus de souplesse, de nouveaux choix alimentaires, permettent de manger ensemble et de passer plus de temps à deux sans faire de sport, etc. pour motiver votre conjoint·e. Plus vous renforcez les avantages de la guérison, plus les nouvelles habitudes sont susceptibles de tenir à long terme. Dans notre étude, 80 % ont approuvé cette technique de mise en avant des changements positifs des habitudes. Vous pouvez tester quelques approches et vous baser sur la réaction de votre partenaire pour décider ou non de les réutiliser.

❖ « Je me souviens lui avoir dit qu'elle riait plus souvent pendant la guérison. »

❖ « Je lui répétais que je l'aimerais à n'importe quel poids ou taille, parce qu'elle est tellement plus que son apparence. »

❖ « Parlez-lui des bonnes choses qu'elle fait pour elle et pour votre couple. Si elle donne l'impression de rechuter, demandez-lui pourquoi et essayez de dialoguer. »

❖ « Dès que je mentionnais que je la trouvais plus jolie ou que je voulais lui offrir des vêtements, elle pensait que cela voulait dire qu'elle était « trop grosse ». Donc j'ai essayé de la complimenter plutôt sur ses nouvelles habitudes sportives et alimentaires, plus saines. »

❖ « Si je devais recommencer le processus de guérison avec ma femme, je lui rappellerais en permanence que ce qu'elle fait est bon pour sa santé ! »

❖ « Elle aime quand je remarque des changements positifs dans ses habitudes. »

**Encouragements avec l'alimentation.** Il est parfois compliqué d'acheter ou de commander des aliments « interdits » qui ne faisaient pas partie de notre menu quotidien, mais, quand c'est quelqu'un d'autre qui fait les courses ou suggère quelque chose, nous pouvons commencer à envisager de sortir de notre zone de confort et apprendre à apprécier l'expérience. Parfois, votre partenaire pourra décider ou accepter de manger un aliment, tout en continuant à se sentir hésitant·e. Ayez conscience de cet état d'esprit et montrez-vous rassurant·e en lui répétant que c'est une excellente décision et que c'est ce qu'il faut faire. D'autres idées peuvent être d'essayer de nouveaux plats ensemble; aller dans de bons restaurants; offrir des distractions avant, pendant et après les repas; et peut-être même retirer les étiquettes nutritionnelles.

❖ « Je lui ai suggéré de boire des milk-shakes et de manger plus de glaces. Miam . . . J'adore les glaces. Je lui ai proposé avec beaucoup d'entrain de me sacrifier pour l'aider à guérir en mangeant de la glace avec elle. »

❖ « Faire tout mon possible pour lui donner ce qu'elle voulait. Si elle voulait un McFlurry, je savais que ce n'était pas une demande facile pour elle . . . Donc je sautais dans ma voiture avant qu'elle change d'avis. »

❖ « Ce n'était pas facile. J'essayais de lui rappeler de trouver des choses sympas à manger ou à boire qui n'étaient généralement pas au menu pour elle. »

**Du soutien pour le shopping**. Quand un pantalon est trop serré au point que l'élastique nous « scie » la taille à longueur de journée, cela nous rappelle constamment que nous avons pris du poids. Il est plus facile de se sentir à l'aise dans notre corps et de reléguer la prise de poids dans un coin de notre tête en achetant des vêtements qui nous vont mieux. Nous recommandons des pantalons extensibles, des jupes et des hauts fluides (qui peuvent aussi être portés pendant le premier trimestre de grossesse si vous avez un projet bébé). Suggérer d'acheter de nouveaux vêtements peut toutefois être à double tranchant; il est sûrement préférable d'attendre que votre partenaire lance le sujet et d'appuyer l'idée avec douceur.

❖ « Mon épouse détestait penser que toute sa garde-robe ne lui irait plus et qu'elle n'aurait rien à mettre. Chaque centime consacré au shopping a aidé. »

❖ « Parfois, elle refusait tout encouragement lié aux vêtements. Elle déteste acheter des vêtements pour cette période et, quand j'ai voulu montrer mon soutien, elle n'a rien voulu entendre. »

❖ « Lui dire régulièrement qu'elle était belle pendant qu'elle reprenait du poids. »

❖ « Je l'ai tout de suite encouragée à aller acheter de nouveaux vêtements. Pendant sa prise de poids, ses vêtements ne lui allaient plus et elle était mal à l'aise. Après une sortie shopping, elle a semblé mieux dans sa peau. »

❖ « Ça a été extrêmement dur pour elle d'aller acheter des vêtements plus grands. Je l'ai accompagnée et je l'ai aidée à trouver plein de tenues qui lui allaient vraiment bien et, surtout, qui étaient confortables. »

**Parler des objectifs ultimes.** La grossesse et la restauration de la santé à long terme sont des objectifs on ne peut plus nobles. Parfois, il est utile de se remémorer les objectifs qui expliquent nos choix afin d'accepter l'inconfort temporaire de la prise de poids et de la réduction du sport. Rappelez régulièrement ces objectifs à votre moitié en lui répétant que vous êtes fier·e de ses efforts incroyables pour les atteindre.

❖ « Je pense qu'elle a fini par prendre conscience qu'elle devait agir différemment pour vivre la vie qu'elle souhaitait, notamment avoir de magnifiques bébés en bonne santé. Je lui disais aussi régulièrement qu'elle serait très belle en prenant du poids pour renforcer cela. Mais au final, elle a compris qu'elle n'aurait pas d'enfants en bonne santé si elle ne prenait pas de poids et que ce n'était pas juste envers eux ou envers elle-même. »

❖ « Elle a commencé par arrêter de faire du sport et cela nous a donné plus de temps pour nous. Puis, petit à petit, elle a commencé à réussir à manger au restaurant et chez des ami·e·s, un bond en avant pour notre vie sociale. Les calories supplémentaires lui ont permis de redevenir joyeuse. Elle est beaucoup plus agréable au quotidien. »

❖ « Je lui parlais du résultat final : se concentrer pour avoir un bébé, notre objectif commun. »

❖ « Elle aurait toute sa vie pour faire du sport, mais c'était le moment de laisser son corps se reposer. »

❖ « Une fois que ma femme a mieux compris les raisons scientifiques de son problème, elle a adhéré au concept et tout s'est amélioré. Je lui rappelais de temps en temps les raisons pour lesquelles elle faisait moins de sport — sa santé à long terme — et l'importance d'avoir des enfants pour notre famille. »

## Les difficultés de la diminution de l'exercice

Chaque personne souffrant d'AH est différente mais, pour la majorité d'entre nous, réduire nos entraînements est plus dur que manger plus (mais la prise de poids est une autre histoire). Dans la plupart des cas, le sport était un moyen de soulager le stress et parfois de nous « autoriser » à manger plus et de réguler notre poids. Il peut être difficile de réduire les heures ou l'intensité de notre pratique sportive car beaucoup d'entre nous aimons vraiment la façon dont l'exercice énergise et renforce notre corps. Ou bien nous sommes animé·e·s par un esprit de compétition (même s'il s'agit juste de battre nos records ou objectifs personnels) ou nous apprécions l'admiration des autres. Donc même si nous avons conscience que réduire notre activité physique accélérera probablement la guérison, nous pouvons mettre un certain temps à accepter l'idée que le sport freine notre guérison. Il est important que vous sachiez qu'il est inhabituel de retrouver ses règles en continuant le sport à une intensité élevée. Pendant le parcours de guérison, une diminution conséquente ou un arrêt complet de l'exercice intense s'impose donc. Comme nous l'avons dit, ce conseil est difficile à appliquer. Votre soutien peut vraiment contribuer à atténuer l'anxiété. Voici des suggestions de méthodes qui ont aidé d'autres personnes à soutenir leur partenaire pendant le parcours de guérison de l'AH :

**Faire preuve d'empathie et de soutien.** Nous avons déjà parlé de l'impact des commentaires positifs sur la prise de poids; c'est la même chose pour la diminution du sport. Même si vous ne pouvez pas vraiment vous mettre à sa place, dites-lui que vous comprenez que ces changements sont difficiles et exprimez régulièrement votre admiration pour sa détermination pour l'aider à mieux accepter la diminution du sport.

❖ « Je faisais preuve d'empathie en lui disant que je comprenais qu'elle était frustrée de ne pas pouvoir faire autant de sport qu'elle le souhaitait, mais que je voyais et que j'appréciais vraiment son sacrifice. »

❖ « Je lui disais que j'étais fier du sacrifice qu'elle faisait pour moi et pour notre famille. Les personnes non actives voient le sport comme un fardeau. Pour les personnes très actives comme elle, ne pas pouvoir faire de sport, c'est se faire violence. »

❖ « J'allais marcher avec elle pour remplacer le sport. »

❖ « Je l'emmenais en vacances loin de la salle de sport et je faisais en sorte de proposer des occupations « actives » quand j'arrivais à la convaincre de rater une séance. »

❖ « Je lui disais qu'elle était bien plus que ses habitudes sportives. »

**Trouver d'autres façons de réduire le stress.** Beaucoup utilisent l'exercice comme une soupape antistress, un moment qui permet de calmer les pensées qui s'agitent dans notre tête et de se concentrer sur quelque chose d'autre. Sans exercice, nos pensées peuvent être difficiles à dompter. Vous pouvez aider votre partenaire en l'encourageant à essayer des activités plus douces (et si vous faisiez du yoga ou de la méditation en couple ?) ou en faisant votre possible pour réduire d'autres facteurs de stress.

❖ « J'ai réalisé que, sans la course à pied, elle n'avait pas grand-chose pour gérer son stress, donc j'ai cherché des façons de réduire son stress dans d'autres domaines (en partageant davantage la vaisselle, le ménage, etc.). »

❖ « Je lui disais que je voulais qu'elle se sente bien mais qu'elle devait ralentir pendant la guérison. La course en demandait trop à son corps. »

❖ « Trouver des façons différentes de bouger, avec moins d'impact. »

**Modérer votre propre activité.** Pour les personnes atteintes d'AH, il est encore plus difficile de réduire l'exercice physique s'il s'agit de rester sans rien faire pendant que vous allez courir ou à la salle de sport. Cela ne veut pas dire que vous devriez tout arrêter, mais faites attention à ne pas mettre votre pratique sportive trop en avant. Par exemple, envisagez de modifier votre routine pour faire du sport à des moments où votre partenaire n'aura pas à en être témoin.

- ❖ « Je n'insistais pas pour qu'elle s'entraîne avec moi et j'essayais de la soutenir sans en faire des tonnes. Elle ne voulait pas s'étendre sur la réduction de son activité et je m'empêchais d'en faire une montagne. »
- ❖ « On faisait souvent du sport ensemble. Ça a été dur d'arrêter, encore plus pour elle que pour moi. Nos sorties et ma partenaire d'entraînement me manquent mais je sais que nous agissons pour notre bien. »

## Profiter de la vie

Voici votre chance de passer à *l'action*. Passez plus de temps entre ami·e·s et faites des activités ensemble. Iel pourra beaucoup apprendre : premièrement, que vous n'avez pas honte d'être vu·e en couple (une crainte illogique, mais parfois présente), ce qui peut vraiment booster sa confiance; deuxièmement, que même s'iel a peur des réactions face à sa prise de poids, la plupart des gens sont plus préoccupés par votre visite, par leur propre personne ou par les millions d'autres choses qui leur trottent dans la tête que par l'apparence des autres; troisièmement, qu'il existe plein d'activités agréables qui peuvent remplacer le sport; et enfin, que se distraire avec d'autres loisirs capables de soulager le fardeau des efforts de guérison facilite le processus.

Voici quelques idées d'activités : explorer un peu mieux l'endroit où vous vivez, faire du camping, apprendre à jouer d'un instrument, chanter, suivre un cours de cuisine (bonus : vous goûtez vos plats ENSEMBLE), visiter des musées locaux, partir en vacances et rendre visite à des proches. Si vous avez un rêve à réaliser à deux, c'est le moment idéal. Pensez à cette période comme l'opportunité de vous amuser ensemble et de croquer la vie à pleines dents.

- ❖ « Nous avons pris des vacances, ce qui lui a permis de constater qu'elle pouvait survivre sept jours sans aller à la salle de sport, contrairement à ce qu'elle pensait ! Après ça, la marche lui a suffi. »
- ❖ « Plus de sorties au restaurant et plus de moments en tête-à-tête. »
- ❖ « Allez au restaurant et passez un bon moment. Commandez une entrée, un dessert et une grosse entrecôte. Faites-la rire. Gravissez des sommets ensemble. *Perdez de vue l'apparence* et amusez-vous avec

l'amour de votre vie pour minimiser le fardeau de la prise de poids, pour vous deux. »

## Chercher et encourager l'aide extérieure

Nous sommes souvent fier·e·s de nos forces et de nos capacités. Nous aimons nous dire qu'il suffit de vouloir pour réussir. C'est souvent vrai, mais cela entraîne aussi une certaine réticence à demander de l'aide, même quand c'est nécessaire. Si vous avez l'impression que le soutien que vous offrez à votre partenaire ne fait aucune différence, une autre option est de chercher de l'aide. Par exemple, vous pouvez l'encourager à passer du temps avec des ami·e·s pour explorer ses émotions, à participer à des groupes de soutien ou à des blogs sur internet ou à se faire aider de manière plus formelle en consultant un·e psychologue spécialisé·e dans les troubles du comportement alimentaire ou l'infertilité. La thérapie de couple est une possibilité si vous avez du mal à communiquer et à vous comprendre ou vous pouvez consulter séparément. Avoir besoin d'aide n'enlève rien à vos capacités en tant que partenaire et personne, cela signifie que vous faites face à une situation pour laquelle ni vous ni votre partenaire n'avez les armes nécessaires. Il est souvent judicieux de se faire conseiller par une personne formée et expérimentée sur le sujet.

❖ « Faites appel à sa famille ou ses ami·e·s. Iel aura des journées difficiles. Ce sera dur pour vous. Vous ne saurez pas toujours quoi faire, quoi dire et parfois vous pourrez seulement l'écouter. Il faut comprendre qu'iel subit énormément de stress et que c'est une VRAIE épreuve qui lui fait très peur. Quand ma femme avait une journée difficile/chargée en émotions, je contactais sa mère ou un·e ami·e proche pour qu'elles puissent l'appeler et la soutenir. Je ne lui disais pas que j'étais à l'origine de cet appel, mais ça avait l'air de l'aider d'avoir quelqu'un d'autre pour l'écouter et faire preuve de compassion, en particulier une autre femme. Les mères ont un lien spécial avec leurs filles. »

❖ « Soyez patient·e, indulgent·e et solidaire. C'est vraiment dur d'écouter tout ça à longueur de journée, mais c'est 10 fois plus difficile de le vivre. Je vous encourage aussi à en parler (à quelqu'un d'autre). J'ai été étonné de voir que beaucoup d'hommes de mon entourage étaient passés par ce genre d'épreuve. Nous avons aussi besoin de lâcher du lest, sinon notre conjoint·e ressent notre frustration et cela ne l'aide pas à guérir. »

❖ « Suggérez-lui de se rapprocher de personnes qui sont dans ce parcours pour leur demander des conseils. Le Forum et d'autres groupes sont essentiels pour franchir ce dernier obstacle, réaliser qu'iel n'est pas seul·e et qu'il y a de l'espoir. Même si nous voulons être là et aider, il y a certaines choses que nous ne pouvons pas comprendre. Il faut vivre le PAM pour vraiment réaliser les obstacles émotionnels, physiologiques et hormonaux que cela implique. C'est important que chacun·e le reconnaisse. »

❖ « Iel a le droit de chercher de l'aide en dehors de votre relation. Les médecins et les psychologues sont formé·e·s à ces questions. Assurez votre partenaire que vous serez là à chaque étape du parcours, quoiqu'il arrive. »

## Ce qu'il faut s'abstenir de dire ou faire...

Si votre soutien et votre aide sont sûrement très appréciés, il est cependant possible d'en faire trop. Malheureusement, certaines approches peuvent faire fuir votre partenaire et créer un mur d'incompréhension entre vous. C'est le cas si vous invalidez ses sentiments en les rejetant, les minimisant, les prenant à la légère ou même en les ignorant. Que nos émotions soient rationnelles ou non, il est difficile de les maîtriser et entendre qu'il est ridicule de réagir d'une certaine manière n'atténue en rien l'émotion ressentie et ne fait qu'ajouter de la frustration. Vous devez admettre qu'iel se sentira parfois dépassé·e, triste, en colère, etc., à la suite de situations ou de perceptions qui vous échapperont totalement. Par exemple, iel pourra avoir le moral à zéro après une prise de poids minime (à vos yeux). Acceptez de ne pas forcément comprendre cette spirale émotionnelle, c'est sa manière de gérer le processus. Un homme a raconté qu'une de ses erreurs a été de « lui dire qu'il suffisait de manger. Je n'avais pas compris que c'était plus compliqué que ça. »

De manière générale, iel est susceptible d'être plus émotionnel·le que d'habitude, ce qui peut vous mettre mal à l'aise. La raison est parfois hormonale ou il peut s'agir plus simplement d'une réaction à l'impossibilité de se servir des restrictions alimentaires et de l'exercice pour gérer les émotions négatives. Sans ces méthodes, nous devons rechercher de nouveaux moyens de faire face à des humeurs variées et ouvrir les vannes émotionnelles fait partie du processus.

## Un parcours de longue haleine...

Le processus de guérison de l'AH peut prendre du temps (ou du moins en donner l'impression). Pendant cette période, il arrive de se sentir frustré·e envers la personne qui souffre d'AH ou le parcours de guérison. Ne vous trompez pas : retrouver la santé est un marathon, pas un sprint. Vraiment, il faudra faire des heures supplémentaires et jouer les prolongations. L'AH n'apparaît pas en un claquement de doigts et il en est de même pour la guérison. Patience est mère de vertu; il est indispensable de penser à long terme pour réussir à vaincre l'AH. Pensez-y en cas de frustration (la vôtre ou celle de votre conjoint·e). Par ailleurs, il est logique qu'il soit plus facile pour vous de vous adapter que pour votre partenaire; il est toujours plus facile de s'habituer à une nouvelle situation quand on n'est pas directement concerné·e. Dans votre cas, vous vous habituerez peut-être très vite à cette nouvelle version de votre moitié qui fait moins de sport, mange plus et occupe un corps légèrement différent. Ce n'est pas parce que ces changements récents deviennent normaux à vos yeux qu'iel le vit de la même manière. Il est tout à fait possible qu'iel ait modifié son comportement, mais se sente étranger·e à son corps et soit nostalgique de son ancienne vie. Nos actions peuvent changer bien avant notre état d'esprit; les nouvelles habitudes peuvent s'installer alors que la situation est encore très angoissante et compliquée pour votre moitié. Faites preuve de patience, de tolérance et de gentillesse. Et n'oubliez pas que le parcours est souvent long, la ligne d'arrivée peut être lointaine même s'iel progresse.

❖ « Chaque jour, j'ai écouté ses plaintes, ses craintes et ses angoisses. Beaucoup de larmes. Je lui rappelais à chaque fois avec beaucoup de patience les raisons du parcours, en l'encourageant et en la soutenant. Je devais incarner la voix de la raison parce qu'elle avait énormément de craintes irrationnelles. Ne perdez surtout pas votre calme en lui disant de laisser tomber et de faire ce qu'iel veut. »

❖ « Elle a eu de nombreuses crises d'anxiété à cause de la prise de poids, en général les jours où elle n'allait pas à la salle de sport. Quand on était censés s'amuser, elle se sentait coupable et mangeait en pleurant; je la prenais dans mes bras et je l'écoutais me dire qu'elle avait peur de grossir. Et c'était déclenché par la culpabilité de ne pas faire de sport ou par l'augmentation du chiffre sur la balance. Je lui assurais qu'elle en avait besoin. Besoin de repos. Besoin d'équilibre. »

❖ « Le plus grand défi en tant que conjoint·e, c'est de maintenir une relation saine au quotidien tout en refusant les restrictions alimentaires et l'excès d'exercice. La solution de facilité, c'est de garder le silence pour préserver l'harmonie, mais, à long terme, cela mène à la rancune et à la souffrance. L'honnêteté sur l'AH de ma compagne était efficace car je pouvais être avec elle et lui montrer que je comprenais les tentations et la spirale de l'AH. Ensuite, on pouvait changer ses habitudes alimentaires petit à petit. (À mon avis, le plus important est de modifier les habitudes alimentaires au quotidien et de s'y habituer.) J'ai aussi eu besoin de patience. Les changements se produisent lentement. Maintenant, mon épouse est plus aimante, plus prévenante et plus attentionnée qu'avant. Nous avons un bébé formidable, c'est vraiment incroyable de voir ma femme s'épanouir et devenir une mère aussi extraordinaire. Passer par l'AH et en guérir a fait d'elle une meilleure personne. Je suis reconnaissant envers Dieu pour l'AH et les ami·e·s et le soutien qui lui ont permis d'en guérir, ainsi que pour la personne qu'elle est devenue. »

## Derniers mots pour les partenaires

Vous ne vous attendiez probablement pas à un tel déluge d'informations. Même si la plupart d'entre nous ignorent tout de l'AH au départ, elle laisse une marque indélébile sur nos vies. J'espère que les auteures vous ont permis de comprendre ce qui arrive à votre partenaire et votre rôle potentiel dans sa guérison. Évidemment, il n'y a pas d'approche unique, mais plutôt un assortiment de suggestions visant à soutenir votre moitié dans sa quête pour retrouver la santé. C'est un processus, pas une case à cocher, on ne saurait trop insister là-dessus. Un processus qui, une fois achevé, renforcera et cimentera votre couple pour toute votre vie. — *Jim Roberts, époux d'une femme guérie de l'AH*

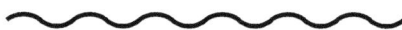

## Pour les personnes atteintes d'AH : Le point de vue de votre partenaire

Ok, revenons aux personnes directement concerné·e·s par l'AH. L'enquête de Lisa a posé certaines questions à nos compagnes et compagnons qui pourraient vous intéresser. Comme l'enquête était totalement anonyme, nous estimons que les réponses sont honnêtes. Nous espérons que cela atténuera vos craintes sur la réaction de votre partenaire à ce que vous devez faire pour guérir de l'AH et vous aidera à croire que ses compliments viennent du cœur.

## Et mes fesses, tu les aimes mes fesses ?

Même Brigitte Bardot avait des doutes sur son physique dans ses jeunes années, alors il est logique que nous aussi, surtout dans cette période de lâcher prise sur ce que nous pensions indispensable à notre attirance et à notre sex-appeal (la restriction de notre poids et le sport). Notre enquête a posé la question suivante aux partenaires : « Trouvez-vous votre conjoint·e plus ou moins attirant·e depuis qu'iel a pris du poids pour guérir de l'AH ? » Cette question peut sembler superficielle (elle l'est), mais nous l'avons posée car c'est une préoccupation très fréquente. Nous savons bien que notre charme ne dépend pas que de notre apparence, mais notre culture nous a persuadé·e·s que la taille X est belle et que toute taille supérieure ne l'est pas, même si c'est vraiment tordu. Cependant, quand nous avons posé cette question aux partenaires, nous avons obtenu les réponses que nous attendions : tou·te·s ont coché « plus attirant·e » ou « la question est ridicule ». Mais notre réponse favorite a été « ma véritable réponse est que je la trouve aussi attirante qu'avant. Mais pourquoi ceci n'était pas une option ? ». Voici des commentaires d'autres conjoint·e·s décrivant leur ressenti sur l'apparence de leur partenaire pendant la guérison de l'AH :

- ❖ « Les (nombreux) kilos supplémentaires ne se voyaient pas tant que ça et lui donnaient l'air d'être en meilleure santé. Sinon, cette question est sexiste car l'attirance ne devrait pas être définie par l'apparence. Sa personnalité n'a pas changé pendant qu'elle guérissait de l'AH. »
- ❖ « Elle est plus attirante et je trouve qu'elle a un meilleur sens de l'humour. »
- ❖ « Je suis un amateur de fesses et j'adore ses nouvelles courbes ! Avec la guérison, elle a pris du recul et a réalisé qu'elle n'était vraiment pas en bonne santé. Ça lui a donné un meilleur état d'esprit. »
- ❖ « Elle était teeeeeelllement plus attirante quand elle pesait plus. Le seul problème, c'est que dès qu'elle commençait à être plus sexy, elle reperdait du poids. C'était très frustrant ! »
- ❖ « Elle a perdu beaucoup de poids quand on s'est mariés. J'étais content quand elle en a repris. »

Nous espérons que vous voyez le tableau. Votre conjoint·e *n'est pas* aussi inquiet·e par la prise de poids et votre apparence que vous et pense vraiment que vous êtes aussi attirant·e, voire plus.

*Melli* : Je ne vais pas mentir : certains jours, c'est toujours compliqué de voir mon nouveau corps dans le miroir (le weekend que j'ai passé ballonnée à cause de mon SPM n'a pas aidé !), mais je comprends petit à petit que je ne vois pas du tout la même chose que le reste du monde. J'ai été faire les boutiques avec mon mari ce weekend et j'ai failli fondre en larmes quand j'ai essayé un manteau d'une taille qui était « grande » pour moi avant car il m'allait parfaitement désormais. J'ai commencé à me lamenter et mon mari gentil, doux, patient et aimant s'est mis en colère et est parti. Ça m'a coupée dans mon élan. Quand je me suis excusée d'avoir été aussi énervante, il m'a répondu qu'il n'était pas en colère pour lui mais parce qu'il essayait seulement de me protéger de moi-même. Il ne comprend pas ce que me renvoie le miroir et, comme beaucoup de nos partenaires, pense que je suis plus belle maintenant qu'avant. Donc ayez confiance en ces hommes et ces femmes qui débordent de sagesse, parce qu'iels sont très intelligent·e·s (après tout, ils nous ont choisi·e·s, non ?!) et nous aiment quand nous n'y arrivons pas très bien nous-mêmes.

## D'autres facettes de la guérison appréciables

Maintenant que vous avez lu les nombreux témoignages d'autres conjoint·e·s, vous allez peut-être commencer à accepter les compliments de votre moitié. Et, comme beaucoup des partenaires interrogés, iel appréciera sûrement que vous passiez moins de temps à la salle de sport et que vous soyez moins obsédé·e par l'alimentation et l'exercice. Les autres changements de la personnalité qui vont souvent de pair avec l'assouplissement de nos règles et habitudes sont aussi remarqués et appréciés. Par exemple, notre capacité à respecter des emplois du temps, des routines et une certaine rigueur est souvent jugée utile, mais peut parfois aller trop loin. Nous avons augmenté l'intensité dans tous les domaines et la rigueur s'est transformée en rigidité. Voici les mots de certains partenaires sur les aspects de la guérison qu'iels ont accueillis à bras ouverts :

❖ « TOUT. C'est toujours la personne dont je suis tombé amoureux il y a si longtemps (environ 12 ans). Elle a même l'air d'être encore plus formidable que quand je l'ai rencontrée. Je la trouve plus attentionnée et aimante envers moi et les autres maintenant que pendant ces trois ou quatre années sombres. »

❖ « Elle est devenue heureuse et plus fun. »

❖ « Son concept de ce qui est « important » a changé du tout au tout. Ça l'a aidée à relativiser tous les aspects de sa vie. Elle est plus détendue et ça a apporté plus de joie à notre relation. »

❖ « Elle réagissait mieux à mon désir, comme quand on s'est rencontrés, avant sa prise de poids. Je pense qu'elle est devenue plus agréable, probablement parce qu'elle n'a plus faim en permanence. »

❖ « L'assouplissement de ses « règles » et le retour de sa vraie personnalité. »

❖ « Elle avait plus d'énergie et n'était plus aussi tracassée par ce qu'elle mangeait ou par la salle de sport. »

## Aspects que les partenaires trouvent frustrants

La guérison n'est pas tous les jours facile et c'est pareil pour les personnes qui sont à nos côtés. La frustration peut découler de ce qui nous exaspère également : ne pas savoir combien de temps le processus va durer par exemple. Et oui, notre incapacité à abandonner nos habitudes et tendances propres à l'AH peuvent aussi agacer. Que pouvez-vous faire ? Cela peut aider d'avoir conscience des aspects potentiellement problématiques et peut-être de faire un effort pour réagir ou agir différemment.

**Flou et incertitude.** Les personnes qui partagent notre vie aimeraient tant pouvoir nous dire : « tout ça sera fini si tu prends X kilos »; « attends quatre (ou cinq ou huit) mois et tu retrouveras tes cycles menstruels »; et surtout, si vous avez un projet enfant, pouvoir dire « d'ici un an, nous aurons un bébé », parce que tout est plus facile si vous savez que vos espoirs se concrétiseront. Malheureusement, le futur n'est connu de personne et c'est aussi frustrant pour nos partenaires que pour nous. (Mais nous pensons que nos statistiques sur la guérison et ce que vous allez lire sur la grossesse vous aideront à vous sentir mieux.) Voici certaines des frustrations exprimées :

❖ « Un aspect difficile de l'AH, c'est que l'on ignore ce qu'est le nombre magique. Par exemple, si elle avait su qu'elle devait prendre exactement dix kilos, ça aurait sûrement été plus facile. Mais c'était vraiment compliqué de ne pas savoir si c'était 5, 10 ou plus. Au début, elle avançait à pas de fourmi. Elle a commencé à guérir seulement quand elle a fait des efforts intenses et s'est lancée pour de bon dans le PAM. Au final, ce n'était pas beaucoup de kilos en plus, mais elle a dû arrêter de penser par tranches de 500 g pour que ça marche. Je crois qu'elle prenait souvent un ou deux kilos, arrêtait et disait « ça devrait suffire, je vais voir si ça fonctionne ». Comme ce n'était pas le cas, elle reprenait un petit kilo et c'était reparti pour un tour. Elle a eu du mal à abandonner ce raisonnement, mais c'était nécessaire pour qu'elle guérisse. »

❖ « Je voulais qu'elle guérisse du jour au lendemain. Il m'a fallu du temps pour accepter la durée du processus. »

❖ « C'était une période angoissante, car on ne savait pas si la prise de poids allait marcher. Les questions et les inquiétudes incessantes étaient frustrantes parce qu'on avait sans cesse les mêmes conversations. »

**Les tendances AH qui persistent.** Comme nous l'avons mentionné, nos partenaires apprécient la souplesse et le relâchement des règles sur l'alimentation qui accompagnent généralement la guérison de l'AH. Iels se sentent parfois irrité·e·s quand certaines de ces habitudes ont la vie dure ... Encore une raison pour être #allin ! Des partenaires ont fait part de certaines de leurs contrariétés :

❖ ...« Ne pas réussir à comprendre comment elle percevait son corps et pourquoi elle avait autant de mal à s'autoriser à prendre du poids. Je compatis à 100 %, mais c'était dur pour moi de ne pas comprendre son état d'esprit et ça me mettait en colère contre notre culture, qui lui a martelé cette doctrine de la maigreur. »

❖ ...« Qu'elle voie la guérison comme un moyen d'arriver à ses fins — tomber enceinte. La guérison a été de courte durée. »

❖ « Son comptage des calories. Au départ elle continuait à utiliser son application de suivi des calories. Une fois qu'elle l'a désinstallée, ça a été facile d'arrêter. »

❖ « Sa rigidité en termes de choix alimentaires et sa réticence à essayer de nouvelles choses. »

❖ « Ses difficultés à modifier ses habitudes alimentaires, qui se sont seulement améliorées quand elle est tombée enceinte. »

**Trouble de l'image et de l'estime de soi.** Nos conjoint·e·s nous ont choisi·e·s pour notre personne toute entière, pas seulement pour notre beauté extérieure. Iels s'intéressent plus à notre personnalité qu'à notre apparence ... Pourquoi en sommes-nous incapables ? Votre corps et votre pratique sportive ne changent rien à la personne que votre conjoint·e, votre famille et vos ami·e·s aiment. Alors faites de votre mieux pour vous aimer autant que vos proches, qui sont exaspéré·e·s quand vous faites une fixation sur votre apparence « horrible » plutôt que sur toute la beauté qu'iels perçoivent (intérieure et extérieure). Nous leur avons suggéré qu'il ne servait à rien d'invalider vos émotions en insinuant que vous êtes ridicule ou irrationnel·le. Il en va de même quand vous repoussez leurs compliments et refusez de les croire. Voici des exemples de ce qui a perturbé les conjoint·e·s :

❖ « Quand elle ne me croyait pas ou ne percevait peut-être pas son corps comme je le vois. La mise en avant par les médias de célébrités qui souffrent clairement d'AH mais sont présenté·e·s comme « en bonne santé » et « fertiles ». Photoshop est le diable incarné ! »

❖ « De la voir aussi dure avec elle-même. Elle pensait toujours qu'elle était « grosse » (et que c'était « une mauvaise chose » d'avoir un poids élevé) et était terrifiée à l'idée de perdre ses abdominaux et son tonus musculaire. »

❖ « Son incapacité à me croire ou à me faire confiance au départ quand je lui disais que cela ne me dérangeait pas du tout qu'elle prenne du poids. »

❖ « Quand elle rejetait mes compliments ou se dévalorisait. »

❖ « Ses inquiétudes sur ce que les autres penseraient de son corps. Ne jamais croire en elle. »

**Inquiétudes au sujet du couple.** Pour finir, malgré ce que nous pouvons penser, nos partenaires sont investi·e·s dans leur couple et tiennent à en prendre soin. Il est essentiel de traverser cette épreuve main dans la main, en particulier si vous espérez avoir un enfant. N'oubliez pas que votre moitié est sûrement doué·e pour enfermer ses émotions à double tour et ne sait peut-être pas comment les partager. Selon un·e partenaire, « vous devez comprendre que, tout comme vous, iel ressent chaque émotion, peine et déception tout au long du parcours ». En particulier en cas de désir d'enfant, « l'infertilité peut aussi être compliquée pour les hommes, même si c'est plus facile pour nous que pour les femmes. Vous n'avez pas besoin de nous aider, à part reconnaître que nous souffrons aussi. » Voici une excellente suggestion :

❖ « Essayez de parler avec votre partenaire des moyens de vous soutenir, en lui expliquant peut-être gentiment quand une de ses tentatives ne fonctionne pas. »

## Derniers mots

Pourquoi sommes-nous aussi incapables de nous aimer et de nous accepter ? Pour quelle raison laissons-nous la société définir la norme à suivre pour être acceptable ? Et pourquoi continuons-nous à nous comparer aux autres plutôt que de respecter et de reconnaître les vérités énoncées par les personnes qui nous aiment ? Ces attitudes nous privent de notre joie et de notre capacité à nous aimer et volent aussi ce qui appartient à notre partenaire. Ces personnes merveilleuses nous aiment vraiment, au-delà de notre physique ou nos talents, au-delà de ce que les yeux peuvent percevoir. Il est temps pour nous de suivre cet exemple en nous aimant et en reconnaissant notre valeur.

# 16
# Toujours pas de règles ?!

Ça y est, vous avez suivi le Plan d'Action Menstruations, vous vous sentez « normal·e » (vous avez peut-être retrouvé la santé et le bonheur), vous mangez plus, vous vous détendez et vous profitez de la vie. Pourtant, vos règles n'ont toujours pas fait leur grand retour. Vous pensez peut-être : « Le PAM ne sert à rien ! Je me retrouve avec des kilos en plus, moins de muscles et toujours aussi infertile. »

ATTENDEZ ! Avant de partir courir un marathon, donnez-vous un peu plus de temps.

Tout n'est pas perdu. Vous êtes sur la bonne voie.

Le PAM est efficace. Alors comment expliquer que rien ne se passe pour vous ? Où sont vos menstruations ? Pourquoi n'êtes-vous pas déjà enceint·e ? Nous allons envisager plusieurs raisons du maintien du blocage de votre système reproducteur. Avant cela et avant que ce livre ne soit relégué au statut de cale de chaise, examinons la situation de plus près. Nous sommes prêtes à parier que certains phénomènes vous ont échappé.

## Signes de guérison

Prenez quelques instants pour réfléchir à l'état de votre corps dernièrement. Avez-vous remarqué plus de glaire cervicale ? Vos seins grossissent-ils ou sont-ils douloureux ? Avez-vous une chevelure plus abondante ? Ressentez-vous davantage de désir sexuel ? Ce sont des signes que votre corps se prépare au grand évènement. Dans très peu de temps, vous devrez dépoussiérer cette bonne vieille boîte de tampons (ou peut-être envisager l'achat d'une coupe menstruelle pour aider l'environnement).

Au-delà des symptômes physiques, plusieurs techniques permettent de vérifier votre progression. Vous pouvez commencer par demander un bilan sanguin à votre médecin. Les médecins choisissent souvent d'évaluer le taux d'œstradiol ($E_2$), mais nous ne remarquons généralement presque aucune différence pour l'$E_2$ (ou la FSH) après la guérison, donc ne soyez pas découragé·e si votre $E_2$ a peu varié. En effet, le taux d'$E_2$ moyen des participantes à l'enquête s'élevait à 19 µg/mL et n'est monté qu'à 22 (81 pmol/L) après la guérison. L'augmentation du taux de LH semble être un meilleur marqueur de la réaction de votre corps aux changements.

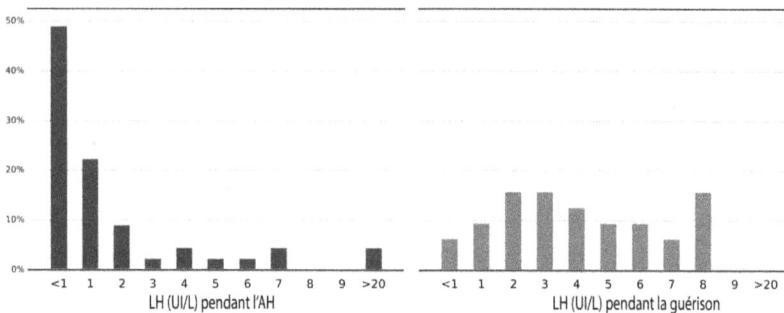

**La LH pendant et après l'AH.** (*À gauche*) Taux de LH au moment du diagnostic d'AH (40 femmes). Les taux de LH étaient inférieurs à 2 UI/L chez 69 % des participantes à l'enquête (plage normale : 2-12 UI/L). (*À droite*) Taux de LH après avoir suivi le PAM; seules 9 % avaient une LH inférieure à 2 UI/L.

La LH moyenne des participantes ayant fourni cette information est passée de 1 UI/L pendant l'AH à 3,1 (plus de trois fois plus !) après la guérison. La LH augmente parce que l'hypothalamus redémarre et envoie à nouveau des signaux de GnRH. Un taux de LH plus élevé est un excellent signe que votre système reproducteur se réveille.

Un test aux progestatifs est une autre manière d'avoir une idée des progrès de la guérison. Vous en avez peut-être déjà fait un pendant la phase de diagnostic : cela consiste à prendre un progestatif comme le Duphaston pendant cinq à dix jours, puis d'attendre pour voir si des saignements surviennent. Quand l'AH fait rage, il n'y a généralement aucune réaction. Cependant, si vous retentez le test aux progestatifs après avoir fait des changements de style de vie et obtenez des saignements, cela signifie que votre endomètre a reçu assez d'œstrogène pour atteindre au moins 4 mm d'épaisseur. Les saignements en réaction au progestatif sont un grand pas dans la bonne direction et présagent le retour imminent de cycles naturels ou une bonne réaction à une PMA.

## Temps et patience

*Leslie* : Nous livrons un combat acharné et c'est encore plus dur quand on a l'impression de tout donner sans voir de résultats. Avez-vous complètement arrêté le sport ? Je vous promets que c'est vraiment ce qui semble fonctionner le mieux avec l'AH. Gardez la tête haute et poursuivez le combat car vous en sortirez gagnant·e. Il faudra peut-être plus de kilos ou plus de temps, mais ce jour arrivera.

Si vous avez suivi le PAM pendant plusieurs mois et attendez toujours désespérément la première tache de sang, vous pouvez être tenté·e de jeter l'éponge. Vous vous dites peut-être que si le plan n'a pas déjà fonctionné, il ne fonctionnera jamais et qu'il vaudrait mieux reprendre vos vieilles habitudes. Cependant, cela serait contre-productif. La patience est un véritable défi, mais nos corps ne peuvent pas guérir du jour au lendemain. Pensez au nombre d'années que vous avez passées à négliger votre corps, au peu de calories que vous mangiez et à l'intensité de votre pratique sportive ou de votre niveau de stress. Votre corps n'aura pas besoin d'autant de temps pour guérir car il est très résilient, mais il a quand même beaucoup de réparations à effectuer. La patience est la clé.

Voyez la guérison de l'AH comme une convalescence après une grosse opération ou un grave accident : vous remarquerez des changements minimes petit à petit, mais la guérison complète peut durer plus longtemps que ce que vous pensiez ou espériez. Votre corps a besoin de temps, de calories et de repos pour guérir mentalement et physiquement. Nous avons indiqué plus tôt que 60 % des participantes à l'enquête avaient ovulé moins de six mois après le début du processus de guérison et c'était avant de développer le concept du #allin. Six mois, ça peut sembler une éternité si vous espériez une grossesse hier ou attendez impatiemment le retour de vos règles. Cependant, en prenant de la hauteur, vous réaliserez que six mois sont un investissement minimal par rapport à tout ce que vous avez à gagner : bien-être, retour de vos règles, grossesse (si vous le souhaitez). Et rien à perdre. D'un autre côté, si vous avez passé le cap des six mois et n'avez toujours pas retrouvé vos menstruations, le reste de ce chapitre va 1) vous permettre de vérifier si vous faites tout ce qui est possible pour attirer un ovule dans vos trompes et 2) vous donner des pistes si votre patience a atteint ses limites. Pour vous encourager, sachez que 86 % des participantes à l'enquête ont retrouvé des cycles naturels en moins d'un an, mais que beaucoup n'ont pas fourni des efforts intensifs dès le départ. Le temps de guérison aurait probablement été plus court si elles avaient tout mis en œuvre pour appliquer la méthode #allin dès le premier jour.

> *Meg* : J'ai retrouvé mes cycles menstruels après quatre ans passés à « tenter » de guérir. Avant de rejoindre le Forum, j'avais seulement atteint un IMC de 19,5, mon poids « optimal » selon mes médecins. Comme mes cycles ne sont pas revenus, les spécialistes ont dit que mon poids n'était donc pas à l'origine du problème et que ce devait être mon master, le stress, bla bla bla. Mais j'ai obtenu mon diplôme, je me suis mariée et mon niveau de stress a énormément diminué. Et toujours pas de règles. Puis j'ai découvert le Forum et vous m'avez convaincue que je devrais prendre un peu plus de poids pour voir. Il a fallu du temps, mais ça a marché. Je pense que j'ai commencé à prendre du poids quand j'ai commencé à écrire sur le forum, donc il a fallu environ six mois de \*vraie\* guérison avant ma première ovulation.

> *Amanda M* : J'ai 35 ans et mes jours de fertilité sont comptés, donc j'ai commencé un parcours PMA pendant ma période de prise de poids et de repos. Entre novembre 2013 et mai 2014, j'ai fait deux cycles de Clomid et quatre d'injections, puis mon endocrinologue a suggéré une exploration chirurgicale car du liquide avait été détecté autour de mon ovaire droit. J'étais SUPER déçue et frustrée !!! Mais je n'avais pas le choix, donc j'ai attendu.
>
> Il s'avère qu'être mise sur la touche m'a fait du bien car, un mois après, j'ai eu mes premières règles naturelles en 10 ans !!! J'étais stupéfaite. Je le suis encore. Honnêtement, je pensais que ça n'arriverait jamais. Je croyais au processus de prise de poids et de repos et je savais que ça pouvait marcher . . . Pour les autres, pas forcément pour MOI. En fait, si. J'ai réussi à regagner la confiance de mon corps. Il m'a fallu trois ou quatre mois de prise de poids et six mois environ avec ce poids plus élevé. J'ai pris quasiment dix kilos en tout.

Maintenant que j'ai retrouvé mes règles et que je peux revenir sur mon parcours, je me rends compte que mon corps est encore plus intelligent que ce que je pensais. Je voulais tomber enceinte le plus vite possible, en partie parce que je veux avoir un bébé, mais aussi parce que j'avais hâte de me débarrasser de tout ce processus désagréable. Mais mon corps savait que j'avais beaucoup à apprendre, donc il a pris le temps de guérir pour permettre à mon mental d'évoluer. Je précise que j'ai encore des progrès à faire, mais j'ai appris à respecter et à apprécier mon corps et sa capacité à guérir. Je ne le maltraiterai plus jamais comme je l'ai fait pendant tant d'années. J'ai appris à aimer tant de plaisirs de la vie, des petits plaisirs comme faire la grasse matinée le weekend (plutôt que de me lever à 5 heures pour m'entraîner pendant deux heures) et des choses plus importantes comme consacrer plus de temps à mes proches en savourant ces moments plutôt que d'être toujours irritable et fatiguée à cause du manque de nourriture et de l'excès de sport.

Si vous n'avez pas encore retrouvé vos cycles, posez-vous cette question : avez-vous appliqué PLEINEMENT (et pas a moitié) le Plan d'Action Menstruations ? Si ce n'est pas le cas, c'est sûrement la raison pour laquelle vous ne constatez pas de résultats.

Être #allin, c'est loin d'être facile. Parfois, vous pouvez croire que vos efforts sont à leur maximum alors que votre guérison est toujours entravée par certaines limites et restrictions. Replongez-vous dans les chapitres 8 et 12, lisez nos recommandations et demandez-vous si vous appliquez toutes nos suggestions. Faites-vous toujours de l'exercice ? Si oui, que faites-vous ? Courez-vous plusieurs fois par semaine (cela ne va pas vous aider) ou faites-vous quelques promenades tranquilles (beaucoup plus susceptibles de vous aider à guérir) ? Pensez à votre IMC et à votre poids; avez-vous défini une limite à ne pas franchir ? Les kilos nécessaires sont différents pour chaque personne et vous réduisez vos chances de guérir si vous empêchez votre corps d'atteindre son propre poids d'équilibre. Qu'en est-il de votre alimentation ? Continuez-vous à limiter ce que vous ingérez ? Refusez-vous de manger certains aliments parce qu'ils sont « mauvais pour la santé », ce qui limite votre apport calorique (même involontairement) ? Mangez-vous toujours des fruits et légumes en grandes quantités ? Si vous avez répondu oui à une ou plusieurs de ces questions, il est temps de bien réfléchir à vos priorités et à votre motivation. Êtes-vous prêt·e à tolérer plus d'inconfort pour enfin récolter les bénéfices de vos efforts ? Nous vous encourageons à aller plus loin maintenant que vous connaissez mieux le travail que vous avez à faire. En fin de compte, c'est pourquoi cette méthode se nomme #ALLIN. S'investir à moitié n'est pas efficace (voire pas du tout).

> *Tara R* : Accrochez-vous ! Vous pouvez le faire ! Ça en vaut la peine. C'est la troisième fois que je pensais avoir ovulé, pour seulement réaliser une semaine plus tard que mes espoirs étaient infondés et que ce n'était pas du tout le cas. Je me suis dit « Je n'en peux plus. Je n'en peux plus de manger autant chaque jour, de devoir renoncer à ma passion pour le sport, de me trouver horrible dans tous mes vêtements et de ne TOUJOURS PAS ovuler. Je n'en peux plus ! »
>
> Mais quand je lis que c'est aussi dur pour les autres, je vois que je ne suis pas seule. Nous pouvons le faire !!! Nous devons rester concentré·e·s et patient·e·s et nous focaliser sur toutes les belles choses que nous avons en dehors de l'AH. Je vais continuer à prévoir des activités sympas pour penser à autre chose. La semaine dernière, j'ai suivi un cours de création de bijoux. (*Tara est tombée enceinte naturellement moins d'un mois plus tard.*)

## Stress

> *Steph* : J'ai commencé le processus de guérison de l'AH en novembre 2011. En février 2012, je n'avais toujours pas mes règles et j'en avais assez (je ne suis pas la personne la plus patiente au monde). Je n'avais pas réellement fait d'efforts intenses avant février 2012. Mais entre la découverte de mon AH, le besoin de faire des changements non désirés dans ma vie et l'absence de bébé, je me sentais triste, en colère, bouleversée et stressée. Comme tout le monde, j'ai entendu « détends-toi et tu tomberas enceinte ». Pourquoi est-ce que les gens disent ça ?! Comment se détendre quand on désire désespérément avoir un bébé et qu'on fait tout notre possible pour tomber enceinte, mais que rien ne se passe ? Certes, il est vrai que le stress affecte la capacité à guérir, non seulement le stress psychologique, mais aussi le stress physique (c.-à-d. provenant du sport). Si vous avez vraiment appliqué toutes les recommandations en matière d'alimentation et d'exercice sans remarquer de signes de fertilité, peut-être que le stress est l'obstacle que vous devez éliminer.

Vous avez peut-être entendu parler de personnes ayant perdu leurs règles pendant plusieurs mois à cause du stress, pour les retrouver quand les choses s'étaient calmées ou d'autres qui sont tombées enceintes pendant leurs vacances après un long combat contre l'infertilité. D'où viennent ces histoires ? Leur but n'est pas de vous narguer; ces situations arrivent et montrent bien que la réduction du stress peut affecter la vitesse de guérison.

Formidable, mais comment déstresser en suivant un parcours aussi éprouvant ? Il existe quelques options qui ont aidé d'autres personnes et que vous pourrez aussi trouver utiles. Certes, ces suggestions ne vont probablement pas éliminer vos réactions naturelles au stress d'un coup de baguette magique, mais elles peuvent agir sur votre capacité à le gérer de manière saine. Nous avons mentionné des personnes qui sont tombées enceintes en vacances; vous éloigner de vos responsabilités habituelles (et relâcher des habitudes alimentaires et sportives trop strictes) est idéal pour le PAM. Réfléchissez à d'autres manières de réduire les facteurs de stress dans votre vie : si vous ressentez beaucoup de pression au travail, vous pouvez peut-être envisager de poser des limites sur vos horaires/lieux de travail et prendre des moments pour vous, aussi bien chez vous qu'au bureau. Si c'est possible, pourquoi pas envisager un changement de poste ou de carrière ? Si votre vie de famille est une source d'angoisse permanente, réfléchissez avec votre partenaire ou un·e ami·e à des aménagements pour réduire cette anxiété/ces émotions envahissantes.

Une autre possibilité est d'arrêter momentanément de penser à la grossesse et au retour de vos règles. Cela ne signifie pas que vous devriez arrêter de suivre le PAM, mais plutôt que vous devriez trouver d'autres activités pour occuper votre temps et vos pensées. Pour les participantes à l'enquête, les techniques pour soulager le stress comprennent la prière, la méditation, passer du temps en famille ou entre ami·e·s, la lecture, la cuisine ou la pâtisserie, trouver du soutien en ligne et l'acupuncture. Cette dernière est souvent suggérée pour soulager le stress et retrouver ses règles, mais ni l'acupuncture ni la naturopathie ne peuvent remplacer le PAM.

> *Steph* : J'ai adoré l'acupuncture. Pendant les séances, je visualisais mon futur enfant et je lui parlais. C'était très spirituel, je ressentais une forte connexion. Est-ce que je pense que c'est grâce à ça que j'ai un bébé maintenant ? Non, mais ça a été bénéfique pour ma santé mentale.

Si vous pensez que l'acupuncture peut vous apporter quelque chose, n'hésitez pas. Néanmoins, vous devez réaliser que l'acupuncture seule, sans aucun changement de style de vie, a peu de chances de faire revenir vos cycles menstruels. Cependant, si vous avez consacré du temps et des efforts à la guérison, elle peut vous aider à franchir cette dernière étape.

> *Lauren* : Je ne pense pas que l'acupuncture ait déclenché mes cycles. À mon avis, c'est plutôt parce que je mangeais plus et que je faisais moins de sport. Mais l'acupuncture (toutes les deux semaines) en plus d'un

complément alimentaire à base de carnitine et d'un meilleur sommeil ont renforcé mes changements de style de vie et m'ont peut-être permis de retrouver mes règles plus tôt. Beaucoup de personnes ont guéri sans acupuncture, donc ce n'est pas un passage obligé. Il n'est pas nécessaire de puiser dans son plan d'épargne pour ça. Continuez simplement vos efforts pour appliquer le PAM !

Si vous cherchez à compléter votre arsenal de guérison, des études sur un petit nombre de personnes démontrent que la TCC (Thérapie cognitive et comportementale) et l'hypnose contribuent au retour des cycles menstruels, en particulier chez les personnes qui ont un IMC normal (en général supérieur à 22). Dans l'étude classique de la TCC sur les personnes atteintes d'AH dont nous avons déjà parlé, sept personnes sur huit ayant suivi une TCC ont recommencé à ovuler, contre deux sur huit dans le groupe de contrôle[1]. De même, 9 des 12 participantes d'une étude utilisant l'hypnose pour traiter l'AH ont ovulé au moins une fois en 12 semaines après une seule session[2]. L'article complet décrit précisément la méthode utilisée, ce qui permet aux professionnel·le·s de l'hypnose de reproduire efficacement le traitement. Enfin, quelques personnes ont retrouvé des cycles menstruels avec des anxiolytiques. Votre sensibilité au stress peut bloquer votre hypothalamus, quel que soit votre équilibre énergétique et peut bloquer la reprise des cycles[3]. Une étude sur des singes « sensibles au stress » a montré que la prise de citaloprame[4] permettait de faire revenir les taux d'œstrogène et de progestérone à la normale (probablement grâce à une augmentation du taux de LH[5]). Ces médicaments peuvent être contre-indiqués pendant la grossesse, donc prévenez votre médecin si vous essayez de concevoir; il peut être pertinent de privilégier une autre option dans ce cas.

> Leah : Je viens d'avoir mes règles, de vraies règles avec des crampes et un flux abondant. Ce sont les premières comme ça depuis l'AH !!! Je me suis demandé pourquoi mes cycles avaient repris soudainement après tout ce temps et j'ai réalisé que mon médecin a vraiment augmenté ma dose d'Effexor la semaine dernière pour traiter mon anxiété. (*Les cycles menstruels de Leah ont repris quelques semaines après l'augmentation de sa dose d'antidépresseur, 25 mois après la fin de l'allaitement et 52 mois après l'accouchement. Depuis, ils sont réguliers.*)

> Anna F : Cela fait un moment que je consulte le Forum de temps et temps et que j'ai de l'ostéoporose, mais j'ai mis du temps à comprendre. J'ai toujours été un poids plume et, même maintenant, je n'ai pas eu besoin de prendre beaucoup de poids, il a suffi que je remplace la salade

par des féculents et des lipides pour bien nourrir mon corps. J'ai aussi eu besoin de vraiment réduire mon anxiété. Si vous en souffrez aussi, sachez que ça peut nuire au retour de vos cycles menstruels. À l'époque, je pensais « mon AH est différente. Je ne fais jamais de sport et je ne vois pas l'intérêt de courir, sauf si on est pourchassé·e ! ». J'ai du mal à expliquer ce que j'ai ressenti quand j'ai eu mes règles toute seule pour la première fois. Les petites choses que nous ne contrôlons pas nous inquiètent tellement, alors qu'elles n'ont aucune importance en réalité. Si quelqu'un pouvait me le rappeler la prochaine fois que je fais une crise d'anxiété, ce serait génial. (*Anna a passé plus de cinq ans à essayer de guérir, de mai 2008 à décembre 2013. Le processus a été long et Anna a eu besoin de prendre des anxiolytiques et du Clomid pour relancer ses cycles menstruels. Elle a eu ses règles en décembre 2013 et est tombée enceinte quatre cycles plus tard. Ses règles ont repris huit semaines après l'arrêt de l'allaitement.*)

## Des compléments à la guérison

Le doute peut parfois s'infiltrer si vous n'avez toujours pas de règles au bout de six mois d'efforts intenses. Selon la pression que vous ressentez par rapport à la guérison, quelle qu'en soit la raison, vous pouvez attendre un peu plus longtemps (en vous rapprochant peut-être d'autres personnes dans la même situation) ou explorer d'autres méthodes pour stimuler l'ovulation. Nous avons déjà parlé de certaines méthodes comme la TCC, l'hypnose et les anxiolytiques. Certains compléments alimentaires sont aussi connus pour participer au retour des cycles menstruels, en particulier l'acétyl-L-carnitine ou ALCAR, les graines de lin moulues et les isoflavones de soja, dont nous parlerons plus loin.

Vos recherches sur internet ou certains praticiens vous ont peut-être fait découvrir une foule d'autres compléments, mais faites très attention car, bien souvent, ils n'apportent rien à la guérison ou sont même nocifs, comme le gattilier. Concentrez-vous plutôt sur les suppléments qui ont un effet avéré sur la guérison de l'AH en ignorant ceux ne disposant d'aucune donnée montrant un quelconque effet sur le retour des règles, comme les compléments censés « restaurer l'équilibre hormonal » composés de plusieurs ingrédients. Souvent, les doses sont trop minimes pour permettre un quelconque effet, les interactions entre les ingrédients n'ont pas été étudiées et les mécanismes n'ont aucun lien avec l'AH.

Par ailleurs, il est important de signaler que, alors que de nombreux·ses médecins proposent de « relancer » les cycles avec la pilule, un traitement hormonal substitutif ou du Provera/du Duphaston, nous avons constaté que ces trois options ne fonctionnent pas. Pendant la prise, l'œstrogène et la progestérone augmentent assez pour interrompre la production de FSH et de LH par l'hypophyse, puis l'arrêt du traitement entraîne une légère reprise de la production de FSH et de LH pour déclencher en théorie le processus de maturation folliculaire[6]. Néanmoins, comme cela fonctionne très rarement, nous supposons que la reprise dure très peu de temps ou n'atteint pas un taux nécessaire pour réellement démarrer et maintenir le processus de maturation folliculaire. À notre connaissance, il n'existe pas de données sur la reprise de cycles menstruels après la prise de pilule, d'un traitement hormonal substitutif ou de Provera chez une personne atteinte d'AH. Nous allons vous présenter ci-dessous d'autres options de traitements qui fonctionnent différemment et dont l'effet sur la reprise de cycles réguliers a été démontré.

Après les compléments alimentaires, l'étape suivante est la prise d'un traitement sur ordonnance. Si vous n'avez pas de projet de grossesse, les cycles peuvent être restaurés avec des médicaments pour la fertilité et d'autres traitements qui agissent sur différents systèmes, que nous détaillerons plus loin. Attention, ces options sont des compléments du PAM. En d'autres termes, vous pouvez les envisager si votre cycle menstruel n'a pas repris après une période raisonnable de consommation énergétique adéquate, de forte diminution du sport et de bonne gestion du stress. Les médicaments ne remplacent pas l'alimentation et le repos. Par ailleurs, avant de commencer à prendre un traitement ou un complément alimentaire, consultez votre médecin et recherchez les effets indésirables potentiels et les interactions entre les médicaments. Par exemple, l'ALCAR est déconseillée aux personnes ayant des antécédents de crises d'épilepsie et interagit avec le warfarin et le acenocoumarol, des anticoagulants[7].

Si vous espérez une grossesse, le parcours commence aussi avec des médicaments par voie orale pour favoriser l'ovulation. Si cela ne fonctionne pas, les injections d'hormones (ou une pompe à GnRH) sont généralement proposées à ce stade pour déclencher l'ovulation et permettre une grossesse. L'option suivante est la fécondation in vitro (FIV) (Volume 2). Si les médicaments par voie orale n'entraînent pas l'ovulation, nous vous encourageons à attendre encore un peu.

## Compléments alimentaires

L'ALCAR est le premier complément alimentaire à envisager. Trois études sur un petit nombre de personnes ont démontré que l'ALCAR, disponible sans ordonnance, pouvait contribuer à la reprise des cycles. Dans chaque étude, les participantes ont été divisées en deux groupes, un groupe au taux de LH inférieur à 3 UI/L et un groupe au taux supérieur à ce seuil[8]. L'ALCAR a eu peu d'effet sur les taux d'hormones pour le groupe à LH plus élevée, mais les taux de LH et d'$E_2$ des personnes au taux de LH faible ont considérablement augmenté, ce qui indique un déblocage de l'hypothalamus. Dans ces trois études, environ 60 % du groupe à LH faible et 40 % du groupe à LH normale ont ovulé au moins une fois dans les trois mois suivant la prise quotidienne d'ALCAR[9]. Les résultats de ces études suggèrent une dose de 1 g par jour, 500 mg le matin et 500 mg le soir. La guérison n'est pas accélérée par une dose plus élevée.

Les graines de lin moulues sont un autre « complément alimentaire » que nous suggérons pour la guérison de l'AH à la suite de recherches menées sur le protocole de la rotation des graines, souvent recommandé sur internet ou par des naturopathes pour « équilibrer les hormones ». La rotation des graines consiste à consommer des graines de lin et de citrouille pendant la première moitié du cycle (la phase folliculaire ou de la pleine lune à la nouvelle lune si vous n'avez pas vos règles), puis des graines de sésame et de tournesol pendant la phase lutéale ou de la nouvelle lune à la pleine lune. Ce protocole n'est pas appuyé par des recherches scientifiques, mais, si l'on se penche sur chaque type de graines, on découvre des bienfaits potentiels, en particulier pour les graines de lin.

1) Moins de cycles anovulatoires chez les personnes qui ont des cycles réguliers[10]
2) Phase lutéale plus longue avec un meilleur ratio progestérone/œstradiol[11]
3) Baisse des hormones du stress et du stress ressenti[12]
4) Plusieurs bienfaits d'ordre général sur la santé : amélioration du bilan lipidique, diminution du risque de maladie cardiovasculaire, baisse de l'A1c en cas de diabète de type 2 et prévention possible du cancer[13]

Nous suggérons donc d'envisager d'inclure les graines de lin moulues au processus de guérison. La dose recommandée, selon l'étude sur l'ovulation et la longueur de la phase lutéale[14] s'élève à 10 g par jour. Leur teneur naturelle en lipides et en calories constitue un autre avantage.

Les isoflavones de soja (IS) sont un autre complément alimentaire susceptible de relancer les cycles menstruels SEULEMENT SI votre hypothalamus est revenu à la normale. Il y a un taux de réussite d'environ 50 %, ce qui peut être une simple coïncidence. En outre, les IS ne fonctionnent PAS et ne sont pas recommandées en début de guérison. Les isoflavones se lient aux récepteurs d'œstrogène dans le cerveau et les activent, ce qui conduit l'hypothalamus à détecter un taux d'œstrogène plus élevé[15]. Vous pouvez les prendre pendant cinq jours pour que votre cerveau détecte ce taux supérieur, puis arrêter pour qu'il perçoive une chute d'œstradiol. Ce processus imite les changements hormonaux naturels au moment de la dégradation du corps jaune (chapitre 5) et peut déclencher la maturation folliculaire si l'hypothalamus n'est plus inhibé. Votre corps prend ensuite le relais pour produire les hormones nécessaires au reste du cycle et est susceptible d'ovuler 7 à 14 jours en moyenne après la prise du dernier comprimé. S'il n'y a pas d'ovulation, nous suggérons de faire une deuxième tentative 28 jours après la première. Si cela ne fonctionne toujours pas, alors il faut laisser plus de temps au processus de guérison ou tenter l'un des traitements plus puissants que nous allons aborder.

La dose recommandée s'élève à 200-250 mg d'IS *actifs* par jour (le plus souvent de la génistéine et de la diadzéine) pendant cinq jours. Faites attention aux ingrédients que vous achetez, l'étiquette de certains compléments peut indiquer « 100 mg d'isoflavones » par exemple mais ne contenir que 13,8 mg d'isoflavones actifs en regardant de plus près. Par ailleurs, quelques personnes ont récemment indiqué s'être senties déprimées avec les isoflavones de soja. Si cela vous arrive, c'est sûrement dû aux IS et cela s'arrange rapidement dans la plupart des cas avec l'arrêt de la prise. N'essayez pas d'en reprendre par la suite. Si vous vous inquiétez ou vous sentez déprimé·e au point que cela perturbe votre quotidien, consultez un·e professionnel·le de la santé mentale afin d'établir un plan d'action.

La prise d'œstradiol a un effet qui peut être similaire aux IS, à l'inverse du traitement hormonal substitutif qui consiste à prendre de l'œstrogène et parfois aussi de la progestérone en continu pendant plus de 21 jours. On peut supposer qu'une cure de cinq jours d'œstrogène pourrait permettre à l'hypothalamus de détecter une chute d'œstrogène et de relancer ainsi le processus de croissance folliculaire, mais ce n'est qu'une théorie.

# Options médicales

Viennent ensuite les traitements sur ordonnance (certains peuvent cependant être disponibles en pharmacie selon les pays) pour relancer les règles. Ils comprennent le clomifène, le létrozole et parfois le tamoxifène, des médicaments utilisés pour déclencher l'ovulation. Tout comme pour les isoflavones de soja, le cerveau détecte une chute d'œstradiol et l'hypothalamus démarre alors le processus de croissance folliculaire.

Le clomifène et le tamoxifène lient les récepteurs d'œstrogène dans le cerveau et bloquent la capture d'œstradiol naturel, sans activer les récepteurs eux-mêmes[16]. Le cerveau réagit à cette chute d'œstrogène en lançant la croissance folliculaire. Le létrozole bloque la conversion de testostérone en œstradiol, ce qui réduit son taux et entraîne aussi le début de la croissance folliculaire. Dans ce chapitre, nous allons aborder uniquement le clomifène, car c'est le médicament sur lequel il y a le plus de données sur la reprise des cycles. Le Volume 2 offrira plus d'informations sur le létrozole et le tamoxifène.

Une étude de 2007 portant sur huit personnes atteintes d'AH a montré l'efficacité du clomifène dans la reprise des cycles menstruels[17]. Elles ont reçu un nouveau traitement, le « protocole étendu » (PE) du Clomid et ont toutes retrouvé des cycles menstruels pendant au moins six mois. Cette méthode fonctionne car le cycle menstruel est comme une machine à engrenages où chaque étape est actionnée par la précédente (chapitre 5). Une fois que l'hypothalamus n'est plus inhibé et que le cycle hormonal redémarre, il a tendance à continuer, sauf en cas de déséquilibre énergétique causé par une alimentation insuffisante ou une pratique sportive avec trop peu de calories.

*Molly S* : Je n'ai pas encore retrouvé mes règles, mais j'ai remarqué que j'ai des symptômes « menstruels », de l'acné à la même période chaque mois, beaucoup de signes de fertilité . . . Puis rien. J'ai réussi à accepter le fait que mon corps ait besoin d'un coup de pouce et j'espère être en meilleure condition pour commencer les médicaments qu'il y a un an. (*Molly est tombée enceinte de jumeaux lors de son cycle d'injections suivant. Après avoir tenté trois cycles sans succès avec un IMC d'environ 20, elle a complètement arrêté le sport, a pris une semaine de vacances et a nourri son corps ! Elle a commencé son quatrième cycle avec 5 kg de plus et est tombée enceinte de jumelles.*)

*Laure* : Fin juin, mes règles sont arrivées au bout de trois mois de Clomid. J'ai pleuré de joie. Puis, fin juillet, j'ai à nouveau eu des règles, mais sans Clomid. Et elles sont revenues hier, toujours sans traitement ! Je suis tellement heureuse. Mon corps fonctionne à nouveau ! Ces cycles ont eu une durée presque normale, 35 et 36 jours.

Il n'existe pas d'études similaires sur le létrozole ou le tamoxifène chez les femmes atteintes d'AH, mais il est raisonnable de penser que des protocoles élargis de ces molécules produiraient les mêmes résultats, étant donné qu'ils stimulent l'hypothalamus comme le Clomid. Sans les signaux suppresseurs envoyés par un régime alimentaire limité ou un programme d'exercice intense, nous pensons qu'une fois que le cycle des hormones menstruelles est déclenché par les médicaments, il n'a aucune raison de s'arrêter à nouveau[18]*.

Une autre possibilité est basée sur des études menées dans les années 1990 sur un autre médicament, la naltrexone, afin de déclencher l'ovulation de participantes atteintes d'AH. La naltrexone bloque le récepteur d'opioïdes dans le cerveau qui est activé par des opioïdes comme l'oxycodone, la morphine et d'autres médicaments contre la douleur chronique comme la codéine et le Tramadol. Il a été démontré que cette activation réduit la sécrétion de GnRH[19] et interrompt donc les cycles menstruels. Les antagonistes opioïdes, qui ont une action opposée, ont produit des résultats initiaux positifs sur l'augmentation des signaux de GnRH et ont provoqué l'ovulation de trois femmes[20].

Les résultats de deux grandes études de suivi sont rapportés à la page suivante. Environ 75 % des personnes recrutées dans ces études ont ovulé avec la prise de naltrexone; l'étude Remorgida et al.[21] a suivi ces patientes et a observé les éventuels cycles menstruels suivants. Comme pour les études sur l'ALCAR, Genazzani et al.[22] a réparti les sujets en fonction de leur taux de LH (faible ou normal soit >3 UI/L). De la même manière que pour l'ALCAR, l'augmentation du taux de LH a été observée uniquement chez les femmes qui avaient un taux de base faible, mais l'ovulation a concerné les deux groupes. Nous déconseillons la naltrexone en première intention étant donné qu'aucune étude n'a été réalisée sur les personnes atteintes d'AH depuis 1995. Cependant, si vous avez essayé les autres méthodes suggérées sans succès, il est opportun de mentionner la naltrexone à votre médecin car son mode d'action est différent. Il est important de signaler que le traitement n'a pas fonctionné chez les trois femmes en sous-poids (IMC < 18,5) de l'étude Remorgida[23], donc la naltrexone ne peut pas court-circuiter la guérison.

**Ovulation avec prise de naltrexone**

| | Remorgida[24] | Genazzani[25] |
|---|---|---|
| Nombre de participantes | 15 | 30 en tout : 15 à la LH < 3 UI/L; 15 à la LH > 3 UI/L |
| Posologie | 50 mg/jour pendant 35 jours; en cas d'ovulation, continuer le traitement pendant 60 jours supplémentaires | 50 mg/jour pendant six mois |
| Nombre d'ovulations | 8 personnes sur 15 ont ovulé en 35 jours | 11 sur 15 dans le groupe à LH faible et 13 sur 15 dans le groupe à LH élevée ont ovulé en 90 jours |
| Nombre de cycles par participante ayant ovulé pendant la période de l'étude | Entre 1 et 3 en trois mois | Entre 1 et 6 en six mois |

Les recherches sur l'AH font souvent remonter un autre traitement prometteur pour la restauration des cycles : la leptine[26]. Les menstruations sont ainsi revenues pour 75 % des participantes prenant ce traitement dans le cadre d'une étude[27] et beaucoup d'autres taux d'hormones sont revenus à la normale. En France, le Myalepta (métréleptine) est autorisé depuis 2018, mais sa prescription est très restreinte et concerne uniquement le traitement substitutif de la lipodystrophie (une maladie chronique) à l'heure où nous écrivons ces lignes. Il a été démontré qu'une autre molécule, la kisspeptine, pouvait augmenter la production de GnRH chez les personnes atteintes d'AH[28], mais elle n'est pas encore disponible sur le marché en 2022.

## Recommandations

Le tableau ci-dessous résume nos suggestions de compléments alimentaires et de traitements pour la reprise des cycles APRÈS avoir fourni de sérieux efforts pour guérir. La meilleure façon d'évaluer si c'est bien le cas est de faire un bilan sanguin pour évaluer votre taux de LH et d'œstradiol. Un autre signe est la présence fréquente de GCBO. Un test au Provera/Duphaston (acétate de médroxyprogestérone) peut aussi servir à voir si vous saignez ou non.

**Suggestions de protocoles de compléments ou de médicaments par voie orale**

| Statut de guérison | Taux de LH | Complément/ Médicament | Protocole de dosage | Durée |
|---|---|---|---|---|
| Précoce / Premiers signes de guérison | < 3 UI/L | Acétyl-L-carnitine | 500 mg matin et soir (1 g par jour en tout) | En continu jusqu'aux règles du troisième cycle environ, prise en parallèle avec les IS et du Clomid possible**. |
| Guérison bien établie, pas de saignements en réaction au Provera* | 3-5 UI/L | Clomid Protocole étendu (PE) ** | 50 mg pendant 5 jours + 100 mg pendant 5 jours[29] | 1 cycle avec ovulation, puis deux cycles supplémentaires à 100 mg/jour pendant 5 jours à partir du 3e jour du cycle. S'il n'y a pas d'ovulation après deux tentatives, réévaluer les efforts de guérison ou essayer une autre méthode. |
| Guérison bien établie, saignements en réaction au Provera* | > 5 UI/L | Isoflavones de soja (génistéine et diadzéine) | 200 – 250 mg/jour pendant 5 jours | Trois cycles avec ovulation, commencer la prise le premier jour des cycles suivants. S'il n'y a pas d'ovulation lors du premier cycle, réessayer 28 jours plus tard. S'il n'y a toujours pas d'ovulation, essayer une autre option. |
| Guérison bien établie, saignements en réaction au Provera* | > 5 UI/L | Clomid** | 50 mg/jour pendant 5 jours | Trois cycles avec ovulation. Commencer la prise le 3e jour des cycles suivants. S'il n'y a pas d'ovulation, essayer une dose plus élevée ou une période plus longue. |
| Guérison bien établie, après avoir essayé les IS et le déclenchement de l'ovulation par voie orale | > 5 UI/L | Naltrexone | 50 mg/jour | En prendre tous les jours pendant 3-6 mois. |

* Il n'est pas nécessaire de faire un autre test aux progestatifs à ce stade, mais cela peut contribuer à guider le choix du protocole.

**Une étude a observé une amélioration de la réaction au Clomid chez les personnes atteintes de SOPK qui prenaient de l'acétyl-L-carnitine en parallèle. Si vous prenez déjà de l'ALCAR, il n'est pas nécessaire d'arrêter si vous essayez le Clomid. Si le Clomid ne fonctionne pas, vous pouvez envisager de prendre de l'ALCAR en plus de la poursuite de vos efforts pour guérir[30].

De nombreux facteurs entrent en jeu dans le choix des traitements : votre budget, votre mutuelle, l'avis de votre partenaire et votre patience (ou impatience). Êtes-vous capable d'attendre quelques mois de plus ? Cela vous donne-t-il la nausée d'y penser ou pouvez-vous apprécier cette période de guérison ? Le sentiment de stagner est-il pire pour votre santé mentale que le stress souvent associé aux traitements ? Élaborez un plan qui vous convient, comme « on attend un cycle naturel pendant encore X mois, puis on passe à la PMA ». Souvent, le fait d'avoir un plan facilite l'attente en soulageant l'impression d'être face à un tunnel sans fin.

## Pourquoi moi ?

Pendant que vous attendez le retour de vos règles, avec ou sans compléments alimentaires ou médicaments, vous pouvez avoir l'impression que tout votre travail n'a servi à rien, surtout si vous avez un désir d'enfant. Quel est l'intérêt ? Il est particulièrement difficile de voir d'autres personnes réaliser votre rêve. Les annonces sur les réseaux sociaux d'autres passionné·e·s de courses à pied, athlètes ou personnes plus minces que vous qui tombent enceintes en un claquement de doigts peuvent faire l'effet d'une douche froide. Ou vous pouvez vous morfondre après un appel de « Marie Fertile » (insérez le nom d'un·e ami·e/cousin·e) qui vous annonce une grossesse « inattendue ». Oui, vous « likez » la publication et vous poussez des cris de joie en public, mais, plus tard, vous pleurez ou déversez votre colère sur votre partenaire ou un·e proche, surtout si vous vous sentez incompris·e. Il est normal de vous sentir triste en voyant les autres connaître facilement le bonheur que vous désirez tant.

> *Judith* : Mon nouveau mantra pour cette année est « C'est mon chemin; mon chemin est différent », mais il a vraiment été mis à l'épreuve hier ! Ma meilleure amie a un fils de deux ans adorable, conçu du premier coup alors qu'elle court et est super mince et a un mari qui fume et qui boit beaucoup. Je pensais que c'était un coup de chance, mais non — elle a essayé une deuxième fois et hop, elle est enceinte de bébé numéro deux ! Évidemment, je suis contente pour elle, mais c'est incroyable que la grossesse arrive en un claquement de doigts pour certaines personnes alors qu'elle est quasiment impossible pour d'autres !

On dit souvent que l'herbe est toujours plus verte chez les voisin·e·s. C'est facile de regarder les autres avec jalousie et de se demander comment iels peuvent être enceint·es ou réglé·e·s et pas vous. Pourquoi est-ce que vous n'avez pas cette chance ? En réalité, si iels partagent vos anciennes habitudes et craintes, il n'est pas question de chance. D'une certaine manière, nous, les personnes atteintes d'AH, avons de la chance. Même si le processus de guérison peut sembler exténuant, il est libérateur. Les personnes qui partagent nos habitudes destructrices sans avoir l'AH ont peut-être pu tomber enceintes, mais elles auront toujours des problèmes liés à l'alimentation, à l'exercice et au stress après l'arrivée du bébé. Les personnes qui ont guéri de l'AH disent que de nombreux aspects de la guérison leur ont beaucoup apporté : de la patience, pouvoir commander ce qui a l'air appétissant au restaurant, le bonheur, la fin des « compulsions », plus de temps et d'énergie pour profiter de la vie, de meilleures performances sportives, une meilleure humeur, des relations plus enrichissantes, ne plus avoir froid, accepter leur corps, retrouver leur libido, faire la grasse matinée, ne plus organiser leur vie autour des séances de sport, les desserts, un système digestif guéri, une liberté alimentaire, une meilleure santé osseuse, rire plus fort, laisser leur corps décider quoi manger et quand, ne plus avoir l'impression d'avoir perdu le contrôle sur leur alimentation, moins d'anxiété, découvrir une personne plus drôle et plus équilibrée . . .

*Carly* : Quand je suis enfin tombée enceinte, je ne faisais qu'une ou deux séances de yoga par semaine. C'est tout ! Je tiens aussi à dire que si vous faites ça maintenant, cela facilitera énormément votre grossesse ! Quand vous aurez envie de glucides avec peu de valeur nutritive pendant le premier trimestre, vous ne vous sentirez plus coupable et vous l'accepterez facilement. Quand vous nourrissez un fœtus, vos envies correspondent à ses besoins. Je dis beaucoup ça à propos de l'exercice. Je n'ai pas du tout bougé la semaine dernière, vous savez pourquoi ? Après une longue journée de travail (debout, je suis enseignante), je mourais d'envie de faire une sieste sur mon canapé à 15 h 30. Et c'est ce que j'ai fait ! Dans une ancienne vie, je me serais sentie coupable et j'aurais fait de l'exercice après mon réveil. Mais si mon corps souhaite se reposer pour prendre soin des petits jumeaux qui grandissent, c'est ce que je vais leur donner.

Par-dessus tout, pendant cette période de guérison, nous vous encourageons à prendre de la hauteur. Il est très facile de se focaliser sur l'objectif final (la grossesse ou le retour des cycles menstruels) au point de ne pas réaliser tout ce que la guérison vous apporte ainsi qu'à vos proches. En reculant d'un pas, vous pourrez observer les avantages des recommandations que vous avez appliquées. Vous remarquerez que vous ressentez plus de bonheur dans l'ensemble (sauf peut-être en ce qui concerne votre apparence, mais, 1/ ça se travaille et 2/ comme nous l'avons déjà dit, les autres ne partagent généralement pas cette opinion), que vous participez aux activités du quotidien, que vous soutenez les personnes qui vous aiment ou comptent sur vous et que vous améliorez votre santé. L'AH est une bénédiction et une malédiction. Le diagnostic de l'AH tire la sonnette d'alarme : il vous signale que vous vous faites du mal et que vous devez changer. Oui, vous êtes sûrement concentré·e sur un objectif ultime et il n'y a rien de mal à ça, mais vous verrez que le processus fait bien plus que vous rendre vos règles ou vous apporter une grossesse; il vous permet de reprendre votre vie en main.

> *Andrea R* : Quand mes grands-parents sont venus nous voir pour les fêtes, j'ai eu le courage de demander à ma grand-mère ce qu'elle pensait de mon apparence/si elle trouvait que j'avais pris trop de poids. Elle s'est mise à pleurer. Elle m'a dit : « Tu n'imagines pas à quel point tu es belle maintenant. Je disais toujours à ta mère que, si tu continuais à maigrir, tu ne vivrais pas assez longtemps pour voir tes enfants grandir. Je suis si heureuse de te voir à nouveau épanouie et en bonne santé. » Elle a dit beaucoup d'autres choses et nous avons versé beaucoup de larmes. Mais ça m'a fait un choc car elle a sûrement raison. Si j'arrive à prendre du poids et même si je ne peux plus jamais tomber enceinte, au moins ça m'a vraiment fait réaliser que je devais aller mieux pour mes enfants. Je ne dis pas que tout devient plus facile, je me suis effondrée aujourd'hui encore à cause de mon corps, mais mes enfants et les futurs enfants que j'espère avoir comptent sur moi.

> *Jennifer C* : Je me suis sentie vraiment bizarre le mois dernier : mes seins étaient vraiment douloureux, j'avais un gros ventre ballonné, alors que mon poids est stable et que j'ai réduit l'exercice à des promenades d'une heure cinq jours par semaine. C'est beaucoup pour moi. Je me promenais ce matin quand j'ai senti du liquide couler. Puis j'ai eu des crampes très douloureuses. Je suis rentrée chez moi pour aller aux toilettes et j'avais mes règles. Après 20 ans sans cycles menstruels ! J'espère que c'est pour de bon et qu'ils seront réguliers. Vous aviez raison, tout l'inconfort et la prise de poids en valaient la peine. Mes os sont protégés. GÉNIAL !!!
> *(Jennifer a travaillé dur pendant neuf mois avant de commencer une PMA. Elle a pris du Clomid pour sa première grossesse, mais a malheureusement fait une fausse couche. Treize mois plus tard, elle est retombée enceinte, naturellement cette fois.)*

## Derniers mots

Il est difficile d'accepter de se battre au quotidien pour retrouver des cycles menstruels ou tomber enceint·e sans que rien n'arrive. Vous avez peut-être simplement besoin de temps (nous savons à quel point c'est frustrant, mais c'est la vérité) ou vous devez peut-être vous demander si vous faites vraiment tout votre possible. Il arrive aussi parfois que le stress inhérent à ce parcours contribue au problème. Il peut être atténué par des vacances ou une pause dans la routine quotidienne, la lecture, l'apprentissage d'une nouvelle compétence, le yoga ou l'acupuncture, voire un traitement médical au besoin. Dans tous les cas, ne voyez pas cette période comme une perte de temps; c'est du temps mis à profit pour votre santé émotionnelle et physique pour le reste de votre vie.

> *Elissa* : Quand je repense à mon ancienne routine sportive et à mon alimentation « saine », je n'arrive pas à croire que je vivais comme ça. Je crois que l'AH m'a ouvert les yeux et, malgré l'ascenseur émotionnel que ça a été, je suis reconnaissante envers cette expérience car j'ai retrouvé la personne que je suis vraiment. Vous pouvez y arriver aussi !

> *Lisa* : Oh, je me souviens du jour qui a marqué mes cinq mois d'efforts intenses sans règles. J'avais l'impression d'être une saucisse prête à exploser. Je continuais de trouver des excuses à ma transformation physique auprès de mes ami·e·s et connaissances avec des commentaires spontanés comme: « Je, euh, prends du poids pour pouvoir m'entraîner avec des haltères plus lourds ? » ou « Je, hum, j'augmente mes réserves de graisse pour pouvoir tomber enceinte ? » ou encore « Oui, j'ai vraiment arrêté de courir et de m'entraîner intensément au bout de 30 ans. » L'ironie, c'est qu'environ une semaine après ce cap des cinq mois et en ayant pris une taille de pantalon à contrecœur, mes règles sont arrivées !!! J'ai sauté de joie. Voici mon premier message sur le forum après avoir eu mes règles :

> « Aujourd'hui, j'ai eu mes règles pour la première fois en plus de 12 ans. J'en ai les larmes aux yeux. Je suis tellement reconnaissante. J'en suis au cinquième mois (environ) d'exercice réduit, c.-à-d. de marche (avec quelques joggings et séances de squats) et d'augmentation de mes calories depuis le deuxième mois en BANNISSANT toute activité entraînant un déficit énergétique. Il y a un mois, j'ai commencé à prendre un petit-déjeuner, ce que je n'avais pas fait en près de huit ans.

> Je ne me sens pas très bien dans ma peau, mais j'accepte d'être mal à l'aise dans mon corps pour ma santé et une chance de tomber enceinte. Je suis loin d'être sortie du tunnel, mais réussir à avoir mes règles toute seule est un excellent signe.

Notez : j'ai 43 ans et si mon corps peut guérir de toutes ces années de négligence, le vôtre aussi. En fait, j'étais persuadée d'être trop âgée pour réparer tous ces dégâts.

Pour finir, grâce à Dieu, j'ai trouvé ce Forum il y a des années, j'ai bombardé Nico de questions détaillées, j'ai appris petit à petit à croire les informations fournies par tout le monde et plus tard (beaucoup plus tard) j'ai enfin appliqué les méthodes PROUVÉES. »

Vous vous souvenez quand j'ai écrit que je « m'excusais » pour les changements extérieurs de mon physique et de mon style de vie ? J'ai arrêté net quand j'ai retrouvé mes règles (même si je suis déçue d'avoir eu besoin de cette « récompense » pour gagner la confiance que je n'avais pas). Je partage mon expérience en espérant que vous en retirerez deux choses. 1) Même si la guérison est parfois invisible, sachez qu'il se passe des choses positives et que vous connaîtrez vous aussi cette joie le moment venu. 2) Je vous encourage à regarder au-delà des imperfections et à accueillir les changements, sans donner d'excuses et d'explications car vous faites ce qu'il faut pour retrouver la santé. Ne plus être enchaîné·e aux performances et aux durées d'entraînement, à un régime alimentaire strict et aux groupes d'aliments est une vraie liberté. La liberté que vous méritez.

# Troisième partie:
# Retrouver et conserver votre cycle menstruel

# 17
# Retrouver des cycles naturels

ASHLEY : Mes règles ont enfin débarqué hier matin ! Ça m'a perturbée car je n'avais pas de tampons sous la main, mais j'ai fini par en trouver un vieux en farfouillant dans ma collection de sacs à main, puis j'ai foncé à la supérette pour en acheter. Pour fêter ça, mon mari et moi allons au restaurant et à un match de basket. Quoi qu'il en soit, je compte manger comme d'habitude et continuer à faire du sport de faible intensité jusqu'à ce que je tombe enceinte. Je veux être sûre que mes cycles menstruels continuent !

Steph : Le retour de mes règles, que je n'avais plus depuis plus de 10 ans, a été bien plus excitant que quand je les ai eues pour la première fois à 12 ans. À l'époque, j'étais gênée et je ne voulais en parler à personne. À 27 ans, j'avais hâte de le crier sur tous les toits — et on peut dire que je l'ai fait ! Le lendemain du début de mes règles, mon mari et moi déjeunions entre amis (il devait y avoir cinq couples à table) quand j'ai annoncé fièrement, les yeux brillants et avec un sourire immense : « Aujourd'hui, je suis une femme. J'ai eu mes règles. » Tout le monde m'a félicitée pour cette annonce surprenante.

Lacey : Il fallait que je vienne le dire à tout le monde — aujourd'hui, j'ai eu mes règles ! J'imagine que j'avais raison quand je pensais avoir ovulé. Pour l'instant c'est un flux très léger, plutôt comme du spotting, mais j'ai des crampes et je pense que je peux m'attendre à plus. J'ai tellement hâte de voir ce jour arriver ! Et maintenant la partie agréable commence, faire un bébé !

*Stephanie J* : Ça y est, je commence à botter les fesses de l'AH. J'ai remarqué du spotting aujourd'hui, ce sont les règles NATURELLES n° 2 ! Je n'aurais pas pu y arriver sans toutes ces personnes adorables et sans ces 14 kilos supplémentaires, hahaha. Dès que je vais aux toilettes, je fais une petite danse de joie.

*Priscilla* : Mes règles (douloureuses) sont arrivées hier soir, mais aujourd'hui je vais fêter ça !!! Quand je pense au chemin que j'ai fait en six mois, pour ne plus être dans l'état dans lequel j'étais les sept dernières années de ma vie, j'ai le souffle coupé. Je suis très fière d'avoir réussi à mettre de côté mon désir d'avoir ce que je voyais comme le corps « parfait ». J'ai compris que le corps que j'ai maintenant est MON corps parfait. C'est le corps qui va enfin me permettre de réaliser mon plus grand rêve !!! »

Une fois que vous aurez appliqué le Plan d'Action Menstruations pendant un moment (manger plus, réduire l'exercice intense, travailler à conquérir vos pensées négatives et vos spirales comportementales, laisser du temps à votre corps pour retrouver son équilibre), vous remarquerez des améliorations. Nous avons beaucoup parlé de ces changements : avoir plus chaud, remarquer que vos cheveux et vos ongles poussent, avoir plus d'énergie, etc. D'autres signes annoncent plus clairement le retour de vos cycles menstruels, en particulier les variations de la glaire cervicale provoquées par l'augmentation de vos taux d'hormones à l'approche de l'ovulation (chapitre 18). Une ou deux semaines après l'un de ces épisodes de pertes plus abondantes, vous aurez peut-être la bonne surprise de découvrir du sang dans votre culotte !

*Nico* : Environ huit mois après avoir arrêté la pilule, j'ai passé trois semaines de vacances en Afrique du Sud, le pays où j'ai grandi jusqu'à l'âge de dix ans. J'ai passé beaucoup de temps en famille, j'ai joué quelques parties de golf et j'ai fait du tourisme. Ma sœur était aussi du voyage et était ravie de parler de sa nouvelle grossesse à notre famille. Ce n'était pas facile de garder le sourire lors de chaque annonce alors que j'espérais tellement tomber enceinte, mais j'ai tenu le coup. Et puis, chez ma tante et mon oncle, juste après la fameuse annonce, j'ai remarqué que j'avais mal en bas du dos . . . Ce qui m'arrive en général la veille de mes règles. Je suis allée aux toilettes et là, alerte rouge ! DU SANG !! Je suis redescendue avec un grand sourire sans que personne ne comprenne pourquoi. C'était donc vrai : j'avais besoin de manger plus et de me poser. Pas de hockey, pas de musculation, pas de vélo; seulement un peu de golf et des promenades. Le lendemain, j'ai écrit sur mon blog : « Je ne sais pas si c'est parce que je suis moins stressée, que je me dépense très peu ou que je mange comme quatre pendant mes vacances, mais ces bons vieux Anglais (mes règles) ont débarqué hier !

La première ovulation naturelle, c'est le jackpot de la guérison de l'AH et les règles sont un cran au-dessus. Ces résultats sont la concrétisation de tous les changements et efforts énormes que vous avez faits et justifient chaque seconde difficile. Si vous découvrez du sang en allant aux toilettes, bravo, vous êtes à nouveau en bonne santé !!! La plupart d'entre nous se réjouissent d'acheter pour la première fois depuis des années des serviettes hygiéniques et des tampons ou des cups ou culottes de règles pour les plus écolos et même les crampes menstruelles peuvent nous faire sauter de joie.

À l'euphorie initiale de la concrétisation de vos efforts acharnés succèdent souvent une foule de questions : Que pouvez-vous attendre de vos cycles ? Vont-ils être « normaux » tout de suite ? Dans le cas contraire, combien de temps faudra-t-il pour qu'ils soient réguliers ? Pouvez-vous commencer à manger moins et à faire plus de sport maintenant que votre corps « fonctionne » ? Quand allez-vous tomber enceint·e ??? Les expériences d'autres personnes peuvent soulager certaines de vos inquiétudes et vous donner des attentes réalistes sur les semaines ou les mois à venir.

Pour commencer, nous allons répertorier les signes qui suggèrent l'imminence de votre première ovulation et de vos premières règles. Ensuite, nous allons vous donner une idée de la nature de vos nouveaux cycles naturels et parler des modifications potentielles de votre régime alimentaire et de vos habitudes sportives. Des méthodes pour suivre vos cycles seront aussi abordées, mais le Volume 2 vous donnera beaucoup plus de détails sur ce que vous devez savoir si vous avez un projet bébé.

## Le retour de vos cycles

Cela fait un moment que nous n'avons pas abordé la physiologie des cycles menstruels, donc c'est le moment d'une petite révision. Quand votre hypothalamus se réveillera, il commencera par envoyer des vagues plus fréquentes de gonadolibérine (GnRH), qui stimule la production d'hormone folliculostimulante (FSH) et d'hormone lutéinisante (LH) par l'hypophyse. Cela démarre alors le processus de croissance et de maturation de l'ovule (chapitre 5). Un follicule devient dominant et sécrète de l'œstradiol ($E_2$) au fil de sa croissance, ce qui conduit à des modifications de votre corps qui contribuent à la fertilité.

Il faut savoir que vous ovulerez très probablement avant d'avoir vos premières règles, ce qui signifie que si vous guettez les signes de fertilité que nous décrivons ici et dans le chapitre 18, vous pourrez repérer votre première ovulation et tomber enceint·e sans passer par la case des règles. Cela arrive !

Le signe le plus évident d'augmentation de taux d'$E_2$ (et donc qu'un follicule évolue) est votre glaire cervicale, une substance contenue dans l'utérus et le col de l'utérus. L'$E_2$ et d'autres hormones modifient la quantité et la texture de cette substance pour lui permettre de favoriser la rencontre du sperme et de l'ovule. En dehors de la période de croissance folliculaire, la glaire cervicale (GC) est peu abondante et a une texture crémeuse ou gluante. Quand le taux d'$E_2$ commence à augmenter, la GC devient plus abondante et plus liquide. À mesure de la maturation du follicule dominant, elle devient de plus en plus abondante et sa texture ressemble à du blanc d'œuf (GCBO). En général, elle se remarque dans votre culotte ou sur le papier toilette quand vous essuyez votre vulve (région autour de l'entrée de votre vagin). Si vous prenez de la GC entre le pouce et l'index puis séparez vos doigts, le liquide s'étire entre eux. Cette glaire cervicale qui ressemble à du blanc d'œuf est souvent abondante juste avant l'ovulation (mais pas toujours).

D'autres méthodes pour prédire l'ovulation comprennent l'autopalpation du col de l'utérus ou les tests d'ovulation (des bandelettes urinaires qui mesurent votre taux de LH). Vous pouvez alors confirmer l'ovulation en prenant votre température tous les jours. Nous détaillerons ces techniques dans le chapitre 18.

Par ailleurs, sachez qu'il est normal pendant la période de guérison d'avoir plusieurs « épisodes » (quelques jours d'affilée) de GCBO avant d'ovuler réellement. Vous remarquerez peut-être ces épisodes espacés d'environ 14 jours alors que vous vous approchez de la guérison. Pourquoi ? Deux semaines, c'est le temps qu'il faut au follicule pour passer de la phase préovulatoire à la phase ovulatoire[1]. Au début d'un cycle menstruel normal, l'ovaire contient plusieurs petits follicules (de 10 à 20 environ). L'augmentation du taux de FSH fait grossir ces follicules, puis l'un d'entre eux évolue plus vite que les autres et devient « dominant ». Ce follicule sécrète alors d'autres hormones qui arrêtent la croissance des autres. Quand il arrive à maturation, un pic de LH survient et l'ovule est expulsé.

Cependant, pendant le processus de guérison, il est fréquent que ce processus démarre mais que l'hypothalamus ne soit pas encore capable de réagir au pic de LH. Dans ce cas, le follicule dominant disparaît et tout repart à zéro[2]. Dans certains cas, il faut passer par trois à quatre vagues de recrutement folliculaire et d'épisodes de GCBO pour enfin avoir une ovulation. Chez certaines personnes qui suivent le PAM, la GC garde un aspect blanc d'œuf pendant des semaines d'affilée. Cette texture particulière est un signe formidable que vous n'êtes plus loin de la guérison et du retour de vos cycles naturels ! Par ailleurs, si vous faites souvent des tests d'ovulation, vous remarquerez peut-être que la ligne qui indique votre taux de LH varie au cours du temps : cela peut être associé aux phases folliculaires. Certaines personnes constatent que la ligne s'assombrit à l'approche de l'ovulation, surtout un ou deux jours avant. D'autres ne voient pas de deuxième ligne avant d'obtenir un test très clairement positif.

> *Jodie* : J'ai une question pour tout le monde. Je n'ai toujours pas retrouvé mes règles depuis que j'ai arrêté d'allaiter. J'ai eu un peu de pertes brunes à un moment, mais pas depuis la fin du mois d'août. Je pense que mon corps essaye d'ovuler. J'ai eu quelques épisodes de GCBO avec un col ouvert et mou, mais deux semaines plus tard, pas de règles, encore une GCBO et un col mou.

> *Devon* : Si tu observes beaucoup de GCBO c'est peut-être que l'ovulation se met en place. La plupart des participant·e·s du forum ont plusieurs épisodes avant d'avoir leurs règles. C'est possible que ton corps ait simplement besoin de plus de temps pour se remettre en marche.

> *Lindsey W* : J'ai retrouvé mes cycles menstruels, mais il a fallu du temps. Nos corps ont souvent des faux départs, c'est-à-dire des épisodes de GCBO sans ovulation. Je savais que j'étais en voie d'ovuler quand j'ai commencé à avoir plus de pertes, mais il m'a quand même fallu un mois et deux faux départs pour ovuler.

## Longueur des cycles en début de guérison

Comme nous l'avons évoqué, votre première ovulation (avant vos premières menstruations post AH) et vos premières règles après la guérison de l'AH donnent l'impression d'avoir gagné le gros lot. Mais, à l'approche de votre 14e jour de cycle (J), le moment où l'ovulation est « censée » se produire, vous ressentirez peut-être une certaine anxiété. Pas de panique ! Les premiers cycles durent bien souvent plus longtemps que la normale.

Pour les participantes à notre enquête, la durée médiane de la période entre les premières règles et la deuxième ovulation naturelle s'élevait à 25,5 jours, soit de 13 à 63 jours. Pour 87 %, l'ovulation est survenue avant le 45e jours. En général, l'ovulation survenue avant le 30e jours se répétait environ au même moment lors du cycle suivant. Quand la deuxième ovulation survenait après le 30e jour, la suivante (la troisième) avait lieu 11 jours plus tôt en moyenne. La plage du groupe était très vaste, avec l'ovulation suivante survenant de 30 jours plus tôt à 15 jours plus tard (les ovulations tardives étaient souvent dues à une hausse de l'activité physique). L'attente de la prochaine ovulation semble souvent interminable, d'autant plus qu'un long cycle diminue le nombre d'opportunités de conception. Il existe des options pour aider à accélérer vos cycles menstruels si vous n'en pouvez plus d'attendre ou si vous avez déjà eu quelques longs cycles naturels et souhaitez les raccourcir pour augmenter vos chances de concevoir. Ces méthodes comprennent des médicaments, comme les isoflavones de soja disponibles en pharmacie ou des médicaments sur ordonnance comme le Clomid, le Femara ou le Tamoxifène. Nous les traiterons plus en détail dans le Volume 2.

> *Nico* : À mon retour de vacances, j'ai consulté un autre endocrinologue avec beaucoup d'espoir. J'étais au 13ᵉ jour de mon propre cycle ! Mes espoirs n'étaient pas vains : à l'échographie, j'avais . . . Accrochez-vous ! Un follicule de 14 millimètres ! Je l'avais fait toute seule. J'étais ravie, j'allais peut-être tomber enceinte naturellement ! Sauf que j'ai revu ma première endocrinologue deux jours plus tard et l'écho n'a montré aucune croissance. Mon éternel optimisme a pris un coup.
>
> L'endocrinologue m'a dit que des injections de gonadotrophines (FSH et LH pour stimuler la croissance des ovules que j'étais apparemment incapable d'assurer moi-même) étaient ma seule option. Nous avons pris rendez-vous une semaine plus tard. Elle a refait une échographie et mon follicule avait dû disparaitre puisqu'elle ne l'a pas mentionné. Mais bien plus tard j'ai découvert que j'avais un taux d'œstradiol de 280 pmol/L, ce qui suggère fortement que j'aurais pu produire mon propre ovule si j'avais attendu un peu plus longtemps (mon taux naturel d'E$_2$ tourne autour de 75 ou 110 à chaque bilan).
>
> *Charissa* : Aujourd'hui, c'est le 27ᵉ jour de mon cycle et j'attends toujours l'ovulation. J'ai eu quelques épisodes de GC plus fertile, sans aller jusqu'au blanc d'œuf. Mais ma température a diminué. Je trouve que c'est la pire partie de mes cycles, attendre l'ovulation quand elle est à deux doigts de survenir. Des choses insignifiantes peuvent me remplir d'espoir

ou me mettre le moral à zéro. C'est ridicule, car je suis quasiment certaine que mon ovulation aura lieu la semaine prochaine. Je me persuade que ça va arriver plus vite, mais je suis toujours déçue. Mais je sais que je devrais être reconnaissante d'avoir des cycles naturels et de progresser.

*Sarah Q* : Je sais ce que ça peut faire d'avoir des cycles longs, surtout quand on attend et qu'on espère ovuler plus tôt pour au final ne pas avoir de grossesse. Au retour de mes règles, j'ai maintenu mon poids les deux premiers cycles, mais j'ai réduit mes entraînements à un minimum de yoga et j'ai pris quelques kilos pour le dernier pour voir si cela ferait une diffé-rence. Ça a marché !

Ce qui est rassurant, c'est que les chances de grossesse sont les mêmes que votre ovulation soit standard (avant le 21e jour) ou beaucoup plus tardive, au 45e jour par exemple. Cela ne change rien non plus au taux de fausse couche (Volume 2). Une ovulation tardive après l'AH n'est pas problématique étant donné que le retard concerne l'initiation de la croissance folliculaire et non l'ovulation. Une fois que la croissance folliculaire démarre, le processus se poursuit à un rythme classique, donc le développement de l'ovocyte suit son cours normal.

C'est ce qu'a vécu Dana[3], une habituée du Forum, dont le 25e jour du cycle ressemblait plutôt au 5e jour à l'échographie d'après son gynécologue. Quand elle lui a demandé si une ovulation tardive changeait quelque chose à la qualité de l'ovule, il a répondu : « Absolument pas. Les taux d'hormones plus faibles signifient seulement que vous barbotez plus longtemps dans la phase folliculaire. » Son ovulation est survenue huit jours plus tard, le 33e jour et elle est tombée enceinte.

*Sarah Q* : J'aimerais intervenir dans la conversation sur l'ovulation tardive et vous rassurer car cela ne m'a pas empêchée de tomber enceinte. Pour ma première grossesse, j'ai eu un test positif après avoir ovulé le 42e jour et, cette fois, je suis tombée enceinte avec une ovulation survenue le 64e jour !!! Je suis actuellement enceinte de 11 semaines. Donc, comme vous le voyez, je n'ai eu aucun problème pour ovuler et tomber enceinte, mais ça peut être frustrant d'attendre aussi longtemps que l'ovulation arrive !

## Taux de grossesse par date d'ovulation

| Date d'ovulation | Nombre de cycles | Nombre de grossesses | Pourcentage de cycles avec fécondation*† |
|---|---|---|---|
| Normale (jusqu'au 21ᵉ jour) | 333 | 134 | 40 % |
| Moyenne (22ᵉ – 30ᵉ jour) | 129 | 37 | 29 % |
| Tardive (31ᵉ – 45ᵉ jour) | 55 | 18 | 33 % |
| Très tardive (> 45ᵉ jour) | 51 | 15 | 29 % |
| Total | 568 | 204 | 36 % |

\* Les taux de grossesse varient peu entre les catégories; $p = 0{,}23$. La différence observée entre le taux avant et après le 21ᵉ jour est sûrement due au hasard.

† Remarque : la valeur élevée des taux de grossesse est potentiellement artificielle étant donné que les personnes sont plus susceptibles de fournir des données d'enquête pour les cycles satisfaisants. Néanmoins, ce biais ne change rien aux informations sur la date d'ovulation.

# Reprendre l'exercice physique

Vous vous demandez peut-être si le moment est venu de reprendre le sport après avoir retrouvé des cycles naturels ou décidé d'entamer un parcours de PMA. Honnêtement, il n'y a pas de réponse universelle à cette question. Nous pouvons vous dire que, de manière générale, si vos cycles sont naturels, nous suggérons d'attendre trois cycles consécutifs pour reprendre l'exercice intense, en faisant très attention aux effets potentiels de l'exercice sur la phase folliculaire (allongement) ou la phase lutéale (rétrécissement). Nous recommandons fortement de suivre votre ovulation (chapitre 18) pendant un bon moment après la guérison pour surveiller ces effets. Par exemple, si votre phase lutéale (PL, la période entre l'ovulation et les règles) durait 12 jours avant de reprendre le sport et qu'elle tombe à 9 ou 10 jours après la reprise, vous devriez peut-être réévaluer l'intensité ou la fréquence de vos entraînements, en particulier si vous espérez une grossesse.

Pour certaines personnes, l'exercice d'intensité élevée entraîne systématiquement une PL courte et il faut prendre cela en compte en cas de projet bébé (chapitre 19). Pour d'autres, une PL qui diminue avec le temps peut indiquer la disparition future des règles.

Si vous essayez de concevoir et suivez un traitement de fertilité, vous n'aurez pas les données apportées par les cycles naturels (p. ex. une PF plus longue ou une PL courte) mais, si l'effet du traitement ne correspond pas à vos espérances, vous faites peut-être trop de sport ou ne mangez pas assez. Nous suggérons fortement de continuer à limiter l'exercice d'intensité élevée jusqu'à la grossesse (nous aborderons le sport pendant la grossesse dans le Volume 2). Souvenez-vous des études sur la population danoise qui ont montré un allongement de la durée de conception avec toute pratique sportive intense[4]. Est-il plus important pour vous d'avoir votre dose de sport ou de bien réagir à votre traitement et d'avoir des chances élevées de tomber enceint·e ?

> Amy J : J'ai été diagnostiquée en AH en mai. J'ai eu du mal avec le concept d'arrêt du sport étant donné que mon endocrino m'a dit que je pouvais faire 30 minutes de cardio trois fois par semaine sans problème. J'ai découvert le Forum et j'ai appris la vérité. ZÉRO sport intense et manger plus !!! J'ai pris environ 8 kilos, j'ai arrêté le sport, j'ai pris du Femara pendant cinq jours . . . Et mes règles sont arrivées 33 jours plus tard. Mon deuxième essai aussi a bien marché. C'était très dur de prendre du poids et de ne pas faire de sport. J'ai eu des moments de doute, mais le Forum m'a aidée à « me calmer ». Je me suis dit bêtement « super, mes règles sont revenues. Ça ne peut pas faire de mal de refaire un peu de sport. » J'ai recommencé à faire 30 minutes de cardio « léger » cinq jours par semaine et, sans surprise, je me suis retrouvée avec un cycle de 50 jours, sans règles à l'horizon. Donc j'ai décidé de me reposer et j'ai eu ma réponse : mes règles sont arrivées en deux semaines. Je n'ai pas repris de Femara car je voulais voir où en était mon corps. J'ai commencé à prendre ma température et elle a monté le 16e jour !! Je suis au 4e jour post-ovulation, dans ma phase lutéale. Je voulais partager mon histoire avec les personnes qui doutent du processus ou qui envisagent de reprendre le sport, même « doucement ». NE LE FAITES PAS !!! C'est incroyable de savoir que mon corps fonctionne à nouveau. Je ne suis pas super fan de mon apparence à ce stade mais j'adore me sentir mieux !

## Changements des habitudes alimentaires après la guérison

Après la reprise de vos cycles, vous pensez peut-être à décrocher plus ou moins du régime alimentaire de guérison. Nous vous recommandons fortement de continuer à manger de la même manière que pendant la guérison, sans faire plus de sport intense, jusqu'à ce que vous ayez eu au moins trois cycles complets. Trop souvent, on a les premières règles, on pense « Youpi, je suis guéri·e ! » et on se remet à de l'exercice intense ou on décide de restreindre l'alimentation pour (re)perdre du poids . . . Et les deuxièmes règles n'arrivent jamais. En attendant trois cycles, vous permettez à vos hormones d'être plus équilibrées et à votre corps de s'habituer à cette nouvelle norme. Cela vous permet aussi de découvrir votre cycle menstruel. Nous vous conseillons d'apprendre quels sont vos signes d'ovulation pour pouvoir noter tranquillement vos dates d'ovulation et de règles. Cela vous permet de déterminer si vous ovulez pendant vos cycles et de connaître la longueur de votre phase lutéale, deux informations très utiles.

Après le troisième cycle, il est raisonnable de commencer à manger de manière plus intuitive. Le livre Alimentation intuitive d'Evelyn Tribole et Elyse Resch est un guide formidable pour vous aider à apprendre à suivre vos signes de faim et de satiété au lieu de vous forcer à manger tout au long de la journée. Vous pouvez remplacer certains (pas tous de préférence) « aliments de fertilité » par des options qui vous conviennent mieux. Votre poids va peut-être continuer à augmenter, rester le même, voire diminuer légèrement (mais si votre IMC est toujours inférieur à 22, nous vous encourageons à continuer à prendre du poids pour votre fertilité et votre santé à long terme) et vous devriez maintenir votre objectif de 2500 calories par jour, la quantité nécessaire à une personne active pour alimenter pleinement ses systèmes. Nous ne recommandons un régime *à aucun moment* après ce processus. Vous restreindre pour perdre ce que vous considérez comme « des kilos en trop » ou éliminer à nouveau des groupes d'aliments ramènera votre corps en déficit énergétique ou réduira les signaux hormonaux générés par certains groupes d'aliments, ce qui risquera de vous faire perdre tous les bénéfices de vos efforts récents. Il semble contreproductif de perdre quelques kilos si c'est pour risquer l'allongement ou la disparition de vos cycles menstruels, en particulier si votre objectif est la grossesse.

Si vous ressentez toujours le besoin ou le désir de perdre du poids, essayez de bien réfléchir aux raisons derrière ce sentiment. Si vous en avez les moyens financiers, envisagez de faire appel à un·e conseiller·e en image corporelle pour vous aider à travailler sur ces questions. Notre éditrice francophone, Florence Gillet, s'est d'ailleurs spécialisée dans ces sujets et propose une aide personnalisée en Français. Ou bien plongez pendant quelques semaines ou quelques mois dans le mouvement *body positive*, d'acceptation corporelle, Health At Every Size. Vous rencontrerez d'autres personnes qui ont décidé de rejeter la culture des régimes et son message toxique et cela vous permettra peut-être de les rejoindre, d'accepter et d'aimer votre corps tel qu'il est et pour ce qu'il fait plutôt que de passer du temps et de l'énergie mentale à essayer de le façonner aux normes néfastes et toxiques de la société. Il est aussi utile de comprendre la mythologie créée autour du poids et de la santé ou la maladie. Nous recommandons notamment la lecture des livres Gros n'est pas un gros mot de Daria Marx et Eva Perez-Bello du collectif Gras Politique et On ne naît pas grosse de Gabrielle Deydier. Le podcast Reset ton assiette est aussi une excellente ressource sur le sujet. Vous trouverez d'autres lectures, podcasts, documentaires et autres médias sur le site beyondbodyimage.com (en français et en anglais).

Un dernier commentaire sur le poids après la guérison : sur le long terme, il est sûrement meilleur pour la santé d'être dans la « zone fertile » ou au-dessus. Les études sur la densité osseuse et le poids concluent généralement qu'un IMC faible augmente le risque de fracture. Une méta-analyse des données prospectives de près de 60 000 personnes, soit 250 000 années de suivi, a observé de fortes corrélations entre le risque de fractures et l'IMC[5]. Ainsi, pour une personne dont l'IMC est égal à 20 et la DMO est inconnue, le risque d'avoir tout type de fracture est supérieur d'environ 20 % à celui d'une personne à l'IMC de 25 et de 95 % pour la hanche. Lorsque l'on intègre la densité osseuse (qui est généralement plus faible chez les personnes plus minces étant donné que le stress mécanique est réduit), on ne retrouve pas de variation du risque global de fracture entre un IMC de 20 et un IMC de 25, mais le risque de fracture de la hanche augmente de 42 % et est multiplié par deux quand l'IMC descend à 15. Voulez-vous reprendre vos vieilles habitudes coûte que coûte ? Nous sommes convaincues que la maigreur ne mérite pas ce sacrifice.

## En résumé

La reprise de vos cycles menstruels naturels est un rappel formidable que votre corps est à nouveau en bonne santé. Avant la reprise des cycles, vous remarquerez peut-être des signes de fertilité toutes les deux semaines environ, indiquant que votre corps se prépare à l'ovulation mais a encore besoin d'un peu de temps. Cela vous montre que vous êtes sur la bonne voie. Une fois que vous aurez vos premières règles, il est possible que vos premiers cycles soient plus longs que la normale. La période conduisant à l'ovulation devrait raccourcir en quelques cycles si vous continuez à appliquer le PAM. Si vos cycles ne raccourcissent pas naturellement, il est possible de prendre des médicaments pour stimuler l'ovulation (Volume 2).

> *Lisa* : Vous connaissez sûrement la chanson Celebration de Kool & the Gang ? Super, chantez avec moi ! « Celllllebrate good times, come on ! . . . »
>
> C'est vraiment ce que ça fait quand on passe par toutes les étapes précédant les règles et qu'on commence enfin à avoir des cycles naturels mois après mois (sauf, bien sûr, si une grossesse vient faire exploser votre

jauge de bonheur). C'est une grande occasion. Vous avez eu l'opportunité de VRAIMENT apprendre à vous connaître et de quitter votre zone de confort pour entrer dans l'inconnu. Vous avez patienté, vous avez travaillé dur et vous avez bien mérité de retrouver un corps en bonne santé! L'objectif, c'est de vous encourager à suivre la « méthode naturelle » un peu plus longtemps, même quand vous pensez qu'il ne se passe rien. En réalité, il y a des changements. Les bénéfices émotionnels, physiques et parfois spirituels sont ÉNORMES et continueront à déborder sur tous les aspects de votre vie.

# 18
# Confirmer l'ovulation

CONTRAIREMENT À LA CROYANCE générale et aux informations véhiculées par les médias, les règles ne sont pas l'événement majeur d'un cycle. Ce titre revient en réalité à l'ovulation ! En plus de permettre la grossesse, sa venue entraîne des changements hormonaux qui participent pour beaucoup à la santé des os, du cœur et du cerveau. Nous pensons qu'il est fondamental de suivre l'ovulation dès la reprise des cycles afin de bien comprendre son propre cycle menstruel. Ce suivi permet notamment :

- D'estimer la date des prochaines règles
- De déterminer la meilleure période pour tenter de concevoir
- À l'inverse, de savoir quand éviter les relations sexuelles non protégées pour éviter une grossesse
- D'évaluer les effets des changements en matière de pratique sportive ou d'alimentation (chapitre 21)

Afin que vous compreniez l'importance de l'ovulation, nous allons vous parler en détail de cette période. Lors d'un cycle menstruel normal (voir le chapitre 5 pour plus de détails), le processus menant à l'ovulation est déclenché par une augmentation de gonadolibérine (GnRH) en réaction à un signal reçu par l'hypothalamus. Cette montée de GnRH conduit l'hypophyse à sécréter plus d'hormone folliculostimulante (FSH), transportée dans le sang jusqu'aux ovaires afin de lancer la croissance folliculaire/la maturation de l'ovule. Pendant cette phase, la production d'œstradiol est 5 à 10 fois supérieure au taux de base, **ce qui constitue l'apport principal pour la croissance osseuse**. L'hypophyse libère un pic d'hormone lutéinisante (LH) quand elle détecte que l'œstradiol a atteint un certain seuil; le follicule éclate alors et l'ovule mature est libéré.

Puis, l'ovule descend les trompes de Fallope jusqu'à l'utérus à la recherche de sperme capable de le féconder . . . Mais cela n'est pas le sujet. Revenons au follicule : au lieu de disparaître, les cellules qui entouraient et soutenaient l'ovule pendant sa croissance se voient confier une nouvelle mission, sécréter de l'œstradiol et de la progestérone pour préparer l'endomètre à une éventuelle grossesse. Cette nouvelle structure, formée de ce qui reste après l'ovulation, s'appelle le corps jaune, acteur principal de la phase lutéale, période allant de l'ovulation au début des règles (chapitre 19).

Le taux d'œstradiol est maintenu à un niveau 3 à 5 fois supérieur à sa concentration de base, ce qui participe là encore à la croissance et au maintien des os. C'est bien plus que l'apport d'un traitement hormonal substitutif ou de la pilule contraceptive[1], ce qui explique pourquoi les cycles naturels ont tendance à permettre une meilleure croissance osseuse que la prise d'hormones.

Le taux de progestérone augmente immédiatement après l'ovulation pour être progressivement multiplié par 20 à 50, avec un pic environ 7 jours après l'ovulation dans une phase lutéale de durée normale. Des publications ont aussi montré un lien entre cet apport en progestérone et l'amélioration de la densité osseuse[2].

S'il n'y a pas de grossesse, le corps jaune se dégrade généralement au bout de 12 à 14 jours, ce qui s'accompagne d'une baisse des taux de progestérone et d'œstrogène, qui retrouvent peu à peu leur niveau de base. Ces variations hormonales sont à l'origine des règles et du début d'un nouveau processus de croissance folliculaire, initié par l'hypothalamus face à la diminution du taux d'œstradiol.

Il faut attendre l'ovulation pour connaître avec précision la date des prochaines règles; elles surviennent 14 jours plus tard pour les cycles normaux, mais un peu plus tôt dans 30 % des premiers cycles de guérison. Nous aborderons cette phase lutéale courte dans le chapitre suivant.

La grossesse est possible en cas de relations sexuelles dans les jours qui précèdent l'ovulation, en particulier la veille (nous aborderons cet aspect en détail dans le Volume 2). La fenêtre de fécondation a lieu pendant les cinq jours conduisant à l'ovulation, surtout en cas de présence de glaire cervicale qui ressemble à du blanc d'œuf (GCBO). C'est donc le moment d'avoir des rapports sexuels si vous espérez tomber enceint·e ou d'utiliser un moyen de contraception dans le cas contraire.

Enfin, le suivi de l'ovulation est une manière d'évaluer les effets de l'augmentation de la pratique sportive. Nous en parlerons plus en détail dans le chapitre 21, mais, pour faire simple, l'idée de base est de déterminer si l'augmentation de la fréquence ou de l'intensité de vos séances de sport entraîne une ovulation plus tardive ou une phase lutéale plus courte, ce qui suggère un changement trop violent pour votre corps. Dans ce cas, il est préférable d'attendre un cycle sans rien changer et de manger un peu plus pour compenser l'énergie supplémentaire brûlée par le sport.

## Signes de l'ovulation

Dans le reste de ce chapitre, nous allons explorer trois signes annonçant l'ovulation :

- Changements de la glaire cervicale (GC) — plus particulièrement une texture de blanc d'œuf (GCBO)
- Changement de la position du col de l'utérus (CU) — haut, mou et ouvert
- Montée de la LH, suivie avec des tests d'ovulation

*Remarque : la courbe de température permet de confirmer l'ovulation, sans pour autant l'anticiper.*

Si vous espérez une grossesse, il est essentiel d'avoir des relations sexuelles quand tous ces signes sont réunis, pas seulement au moment de l'ovulation, mais également les jours qui la précèdent (environ à chaque fois que vous repérez des signes de fertilité). Après l'ovulation, vos signes de fertilité reviennent à la normale et la fenêtre de fécondation se referme.

Si la grossesse n'est pas à l'ordre du jour, il y a peu d'intérêt à suivre ces signes de près, sauf si vous souhaitez utiliser cette méthode pour éviter une grossesse. Si vous utilisez un autre moyen de contraception, votre glaire cervicale et votre courbe de température suffisent à évaluer la santé globale de votre cycle. Au bout d'un certain temps, vous pourrez sûrement vous baser uniquement sur les changements de votre glaire cervicale pour savoir où en sont votre ovulation et votre cycle. Si vous souhaitez observer votre cycle pour éviter une grossesse, vous devez suivre très précisément votre ovulation et bien observer votre glaire cervicale pour vous assurer de ne pas avoir de relations sexuelles non protégées pendant la fenêtre fertile.

# Premier signe : la glaire cervicale

Plusieurs signes font leur apparition à l'approche de l'ovulation. Souvent, les sécrétions vaginales, appelées la glaire cervicale (GC), deviennent plus abondantes au cours des cycles naturels ou sous traitement dans certains cas. La texture de la GC évolue tout au long du cycle.

1) Après les règles, la GC est généralement épaisse, blanche et « collante » (voire quasiment inexistante); la hausse des hormones en cours de guérison déclenche souvent ce type de GC, qui est rarement synonyme de fertilité.

2) Le stade suivant, c'est la texture « crémeuse » : moins pâteuse, moins sèche, consistance d'une crème pour les mains et habituellement de couleur blanc opaque.

3) Ensuite, quand le taux d'œstrogène poursuit son ascension, la GC devient « liquide » : presque transparente, moins dense, mouille souvent les sous-vêtements sans laisser de résidus. Chez certaines personnes, cette GC indique le niveau maximal de fertilité.

4) Quand l'œstrogène augmente encore plus, avec la maturation du follicule, les sécrétions peuvent devenir encore plus abondantes, transparentes et élastiques. Il s'agit de la fameuse glaire cervicale blanc d'œuf (GCBO), à l'apparence et à la texture apparentées à du blanc d'œuf cru. Elle est généralement transparente, mais peut être teintée de blanc ou de jaune. La GCBO est la sécrétion la plus accueillante pour le sperme; les petits soldats peuvent y survivre jusqu'à cinq jours[3] ! Cette glaire fertile est parfois observée pendant un ou deux jours, mais il arrive qu'elle perdure pendant deux semaines.

5) En général, l'ovulation entraîne la disparition de la GCBO, même s'il en reste une petite quantité dans certains cas. Il est aussi possible de ne plus avoir de sécrétions ou d'avoir de la GC collante ou crémeuse.

La prise de Clomid pour stimuler l'ovulation (Volume 2), peut entraîner une GCBO plus épaisse, moins accueillante pour le sperme, voire pas de glaire fertile du tout. Par ailleurs, le sirop pour la toux (contenant uniquement de la guaïfénésine) est susceptible d'augmenter les chances de grossesse s'il y a d'autres signes de fertilité comme un col de l'utérus haut ou un test d'ovulation positif.

Vous vous demandez peut-être comment vous êtes censé·e repérer la GCBO pour anticiper votre ovulation. Vous pouvez commencer par regarder dans votre culotte (concrètement, elle sera plus mouillée que d'habitude).

Elle se repère aussi facilement en allant aux toilettes, en particulier à la selle, car la GCBO peut couler ou s'étirer depuis votre vagin. Si ce n'est pas le cas, tapotez votre vulve (la région autour du vagin) avec du papier toilette plutôt que de vous essuyer de manière classique pour voir s'il y a une texture plus glissante. Observez la couleur et la texture de la glaire sur le papier toilette. Ne vous arrêtez pas en si bon chemin et prenez-en un peu entre le pouce et l'index : si ça glisse, c'est de la GCBO. Pour terminer, séparez vos doigts. C'est élastique ? Alors c'est de la GCBO ! Cet examen peut sembler étrange ou peu ragoûtant à première vue, mais finira par vous sembler naturel (et, si vous voulez un enfant, autant vous habituer dès maintenant aux fluides corporels, car vous n'en avez pas fini !).

> *Chrissy* : Je tiens à vous dire que j'ai des torrents de GCBO ! J'ai l'impression d'avoir un chef dans mon utérus, qui prépare une sauce hollandaise et jette tout le blanc d'œuf dans ma culotte ! Haha !

Si vous espérez tomber enceint·e, l'arrivée de cette fameuse GCBO signale que le moment est idéal pour « faire des galipettes ». Vous n'ovulerez pas forcément les premières fois que vous verrez de la GCBO, car il arrive qu'un follicule ne finisse pas sa croissance, comme nous l'avons décrit dans le chapitre 17. Nous vous recommandons quand même de « faire la bête à deux dos », ne serait-ce que pour l'entraînement et parce qu'une grossesse sans avoir eu ses règles au préalable n'est pas impossible. Nous conseillons d'avoir des relations sexuelles un jour sur deux en présence de GCBO ou plus souvent si le cœur vous en dit (et aussi si vous remarquez d'autres signes de fertilité). Attention, certaines personnes n'ont pas de GCBO, seulement une GC plus liquide. Cela n'empêche pas l'ovulation; dès que vous remarquez une variation de la texture ou de l'abondance de votre GC, il est judicieux de se glisser sous les draps.

Avec le temps, vous apprendrez à suivre votre ovulation en vous basant uniquement sur votre glaire cervicale, mais, pour les premiers cycles, nous vous incitons à faire une courbe de température pour confirmer l'ovulation et en préciser la date.

Une fois encore, si vous ne souhaitez pas de grossesse, protégez-vous dès que vous remarquez de la GCBO, voire de la glaire liquide tant que vous ne connaissez pas votre cycle sur le bout des doigts.

# La position du col de l'utérus

Autre manifestation concrète de l'imminence de l'ovulation, le changement de position et de texture du col de l'utérus. Au début du cycle, quand vous n'êtes pas fertile, le col de l'utérus est dur, fermé et facile à atteindre (bas). Dans un cycle classique, il s'agit de la période allant de la fin des règles (inutile donc d'aller le palper) au 11ᵉ ou 12ᵉ jour du cycle, parfois plus tard lors de vos premiers cycles en guérison. À l'approche de la période la plus fertile, le col devient plus mou, plus ouvert et plus difficile à atteindre (plus haut). Une façon de vérifier la position du col (PC) est de s'allonger sur le dos avec les genoux levés et les pieds posés à plat (comme pour faire des abdos), puis d'insérer un index propre dans le vagin. Dans cette position, il est souvent relativement simple de sentir un col bas, dur comme une gomme de crayon à papier, mais il faut parfois explorer les côtés, car il n'est pas toujours bien centré. Pour atteindre un col haut, il est préférable de s'accroupir, comme pour aller à la selle. Plus l'ovulation est imminente, plus le col est difficile à atteindre et est mou et spongieux. Les sensations peuvent aussi être différentes pendant les relations sexuelles si vous savez à quoi prêter attention.

Il n'est pas toujours facile de trouver le col, donc vous n'aurez pas forcément envie de l'observer si vous notez seulement l'ovulation pour suivre votre cycle. Le fonctionnement du corps humain est toutefois fascinant. À l'approche de l'ovulation, non seulement les sécrétions évoluent pour être plus propices à la fécondation, mais la position du col de l'utérus change aussi pour mieux convenir à l'entrée et à la navigation du sperme dans les trompes de Fallope.

> *Message de Clover aux membres du Forum* : Parlons du col de l'utérus. OK. Hum … Bon … Une « amie » m'a demandé de poser cette question. Elle veut rester anonyme, donc ne me demandez pas de qui il s'agit. Voilà, « mon amie » se demande vraiment ce que l'on doit essayer de toucher plus bas. Elle a inséré plusieurs doigts jusqu'au ciel pour essayer de trouver ce fameux « col » dont tout le monde parle. J'ai même été sur YouTube, enfin « mon amie », mais sans résultats ! Qu'est-ce qu'il faut chercher ? Peut-être qu'elle n'a pas de col de l'utérus. J'imagine que je ne suis pas la seule à ne pas savoir conseiller mon « amie » ? HAHAHA.
>
> Réponses :

*Priscilla* : Clover, voici un lien : https://www.emancipees.com/me-thodes-naturelles/col-uterus/ . . . Ce n'est pas une vidéo, mais je trouve que c'est très bien expliqué.

*Chrissy* : Pour trouver mon col de l'utérus, je dois monter, puis prendre à gauche !!!! Je suis tordue ! Au début, je ne le trouvais jamais parce que j'allais tout droit, c'est peut-être ce qui t'arrive ? (Enfin, *tousse*, ce qui arrive à ton amie.)

*Judith* : Clover, dis à ton amie que j'ai toujours eu du mal à expliquer comment trouver le col. Je ne suis pas très douée pour ce genre de choses. C'est peut-être pour ça que je n'ai pas de bébé, haha ! (*P.S. Judith a accouché pour la première fois en mars 2014 et a eu un deuxième bébé en décembre 2015.*)

*Jaclyn* : Quelques astuces pour trouver ton col de l'utérus :

1) Lave-toi les mains.
2) Fais un squat très bas, avec les jambes écartées.
3) Insère un doigt (j'utilise mon majeur, car c'est le plus long) dans ton vagin.
4) Tousse/pousse/contracte tes abdominaux.
5) Tu devrais sentir quelque chose de mou (période de fertilité) ou de dur (période d'infertilité).
6) Tu peux aussi « récolter » de la glaire cervicale dans ton vagin et l'exa-miner (c'est très utile si tu n'as jamais beaucoup de GC à analyser, comme moi).
7) Il faut quelques cycles pour comprendre les variations, mais il devrait remonter et être plus doux (comme les lèvres) quand tu es fertile, avec des sécrétions élastiques et être plus bas et plus dur (comme le bout du nez) dans la phase d'infertilité qui suit l'ovulation.
8) N'oublie pas de te couper les ongles !

Ce dernier point est vraiment important. Haha !

# Tests d'ovulation

En plus d'observer votre GC et votre PC, les tests d'ovulation (TO) ou les moniteurs de fertilité permettent de repérer que l'ovulation approche. Ces tests urinaires mesurent la LH (et parfois l'œstradiol ou d'autres hor-mones) et sont « positifs » quand ils détectent un pic, ce qui veut dire que l'ovulation aura sûrement lieu dans les 24 à 36 heures qui suivent. En réalité, l'ovulation survient environ 36 heures après le début du pic de LH, mais nous donnons une fourchette, car le TO ne capture pas forcément le début du pic.

Il existe plusieurs marques de tests d'ovulation, avec des prix variés : l'option la plus économique, les bandelettes, à 25 € les 100 bandelettes sur internet et les 20 en pharmacie, ou, pour plus cher, des tests digitaux, voire des moniteurs de fertilité qui contrôlent les taux d'hormones réels.

Les bandelettes bon marché ont deux lignes : une ligne de « contrôle » sombre qui indique que le test a fonctionné et une ligne de « test » qui est invisible, foncée ou (beaucoup) plus foncée que la ligne de contrôle selon le taux de LH détecté. Une ligne très foncée indique qu'il s'agit du pic de LH. Les bandelettes peuvent être difficiles à interpréter, donc beaucoup de personnes les utilisent en début de cycle puis confirment un éventuel résultat positif avec un test digital, qui affiche généralement un smiley quand le taux de LH dépasse le seuil de déclenchement de l'ovulation. Comme les premiers cycles après l'AH sont souvent longs, enchaîner les TO digitaux peut coûter très cher, donc nous recommandons d'utiliser des bandelettes tant que l'ovulation est lointaine. Attention ! Les TO digitaux, en particulier ceux qui détectent aussi l'œstrogène et donnent un signal de « fertilité élevée » avec un smiley clignotant, ont des risques d'erreurs pendant la guérison de l'AH, contrairement aux bandelettes.

Comme nous l'avons dit précédemment, un TO positif indique généralement (mais pas toujours) que l'ovulation aura lieu sous 24 à 36 heures. En cas de désir d'enfant, le mieux est donc d'avoir des relations sexuelles tous les jours pendant deux ou trois jours. Il arrive d'obtenir un TO positif avec une vague de recrutement folliculaire sans ovulation (d'après une étude, cela concerne environ 10 % des cycles naturels[4]), tout comme il est possible d'avoir de la GCBO plusieurs fois avant d'avoir une réelle ovulation (chapitre 17). Il est frustrant d'avoir un TO positif sans aucune ovulation, mais la vague de recrutement suivante réussit dans la plupart des cas; le corps a simplement besoin d'un peu plus de temps pour relancer la machine. Continuez à prendre soin de votre corps et essayez de ne pas vous en vouloir. Parfois, les TO restent positifs pendant plus de deux jours. Plusieurs raisons peuvent expliquer ce phénomène. Tout d'abord, la grossesse, car les TO peuvent réagir à la hCG, hormone majeure produite par les embryons et mesurée par un test de grossesse à domicile. Une autre explication est un taux de LH constamment élevé, comme c'est souvent le cas pour les personnes atteintes de SOPK. Enfin, il arrive parfois que cela survienne par hasard. Deux femmes sur le forum ont eu cette expérience et ont fini par repérer leur ovulation en prenant leur température matinale. L'une a eu plus de neuf jours de TO positifs avant l'ovulation, l'autre a ovulé assez rapidement après son premier TO positif mais a continué à relever un taux de LH élevé pendant une semaine.

*Steph* : Les méthodes précédentes sont super pour savoir s'il est temps de se mettre à la fabrication des bébés, mais il n'est pas nécessaire de confirmer trois signes d'ovulation. Par exemple, vous pouvez avoir du mal à repérer la position de votre col, mais avoir de bons résultats avec les TO. Moi, je n'ai jamais été très douée pour la méthode de la position du col et je n'aimais pas les TO, ni suivre ma température. La glaire cervicale, ça me parlait et ça m'a suffi pour savoir quand aller au lit. Apprenez à connaître votre corps et ce qui fonctionne pour vous. Ce parcours est déjà assez stressant comme ça; si une méthode ne vous convient pas, essayez-en une autre !

## Confirmer l'ovulation

Si vous suivez votre GC, PC et utilisez des TO, vous avez sûrement une très bonne idée du moment de l'approche de l'ovulation. Après l'ovulation, tous ces signes repartent à zéro. Il y a beaucoup moins de GC et elle est généralement plutôt crémeuse, le col redescend et devient dur, les TO (si vous continuez à les faire) sont le plus souvent négatifs et la température repart à la hausse.

Ces symptômes varient d'une personne à l'autre. Par exemple, vous pouvez avoir de la GCBO pendant un ou deux jours après l'ovulation ou parfois avoir un tout petit peu de sécrétions d'apparence fertile à certains moments.

Nous avons parlé de la hausse de la température après l'ovulation. La manière la plus simple de confirmer que l'ovulation a eu lieu, c'est de prendre la température tous les jours, mais cela n'aide pas à prédire quand l'ovulation aura lieu. C'est une donnée utile, mais qui peut devenir un autre chiffre obsédant. Il est important de déterminer si prendre votre température est un bon outil pour confirmer votre ovulation ou si c'est un autre facteur de stress qu'il vaut mieux éviter.

> *Nico* : J'adore les données ! Ma température basale m'a donné le senti-
> ment de maîtriser un peu la situation pendant que j'attendais l'ovulation
> (et ensuite) en agissant de manière concrète. Lors du cycle de conception
> de mon premier enfant, j'ai commencé à relever ma température quelques
> jours après la fin de mes règles, en faisant aussi un TO par jour. Je ne m'at-
> tendais à rien du tout, mais c'était une façon de faire passer les deux mois
> qui nous séparaient du début d'un protocole de FIV. Imaginez ma sur-
> prise en découvrant les deux lignes foncées annonçant l'arrivée de l'ovu-
> lation ! J'ai eu un peu peur d'avoir raté notre fenêtre de conception, car

ma température était plus élevée ce matin-là, mais mes ami·e·s du blog m'ont assuré que le TO était plus fiable et qu'on devrait se précipiter dans notre chambre. Les trois jours suivants, j'ai obtenu un TO positif, suivi d'un négatif et d'une hausse de ma température. J'ai ovulé toute seule !!!!!!

La température à relever, c'est la température basale du corps (TBC), la température la plus basse en 24 heures, au repos. Elle se prend aussi bien par voie orale que vaginale.

Voici les critères reconnus pour confirmer l'ovulation avec précision :

- Prendre la température au réveil, avant de se lever, car elle augmente avec le moindre mouvement.
- Prendre la température à la même heure chaque jour. Chaque heure de sommeil supplémentaire entraîne une hausse de près d'un dixième de degré. Utiliser un thermomètre basal, plus précis, capable de détecter la variation de 0,2 à 0,3 degré qui confirme l'ovulation. Ils sont disponibles dans toutes les pharmacies et parapharmacies. Si vous avez déjà un thermomètre digital classique, essayez-le avant d'en acheter un autre. La seule exigence, c'est une précision au dixième de degré.
- Remarque : l'alcool peut augmenter artificiellement votre TBC.
- Ne vous inquiétez pas si les conditions ne sont pas « optimales » quand vous prenez votre température, ces « règles » sont seulement là pour vous guider. N'hésitez pas à expérimenter jusqu'à trouver une méthode qui vous convient.

*Nico* : Je sais que certaines personnes ont besoin de suivre les « règles » pour prendre leurs températures matinales, mais je me suis rendu compte que je préférais le faire de manière moins rigide. Déjà, j'ai commencé par utiliser un thermomètre banal, précis au dixième près et assez cohérent au quotidien pour me permettre de repérer mon ovulation sans problème. Ensuite, j'ai essayé de prendre ma température dès le réveil plusieurs jours d'affilée, mais ensuite je l'ai fait sur les toilettes. Ma température était la même, donc j'ai pris cette habitude pour ne pas réveiller mon mari avec le bip du thermomètre. (Je ne sais pas pourquoi, mais les génies qui ont créé mon thermomètre se sont dit qu'il devait vous rappeler toutes les cinq secondes qu'il collectait des données, c'est insupportable au petit matin !) Enfin, mon heure de réveil variait de 5 h 30 en semaine quand j'avais hockey sur glace à 9 h 30 le weekend et là encore la différence n'était pas énorme. Je retirais 0,1 à mes températures du weekend et je ne faisais rien pour les autres. Par contre, l'alcool augmentait vraiment ma température, donc j'ignorais le résultat si j'avais bu quelques verres la veille.

Les jours précédant l'ovulation, la température est généralement comprise entre 35,8 et 36,3 degrés (souvent moins avant la guérison). La température maximale (moyenne) détermine votre « plateau », la température qui sépare la période précédant l'ovulation et celle qui la suit. La température peut être plutôt homogène, avec une variation de seulement un ou deux dixièmes par jour ou beaucoup plus fluctuante, avec un demi-degré de différence d'un jour à l'autre. Cependant, après l'ovulation, la température moyenne est supérieure de deux dixièmes de degrés ou plus. Avant, il fallait tracer sa courbe de température à la main, mais il est maintenant possible de le faire sur internet ou avec une application sur smartphone.

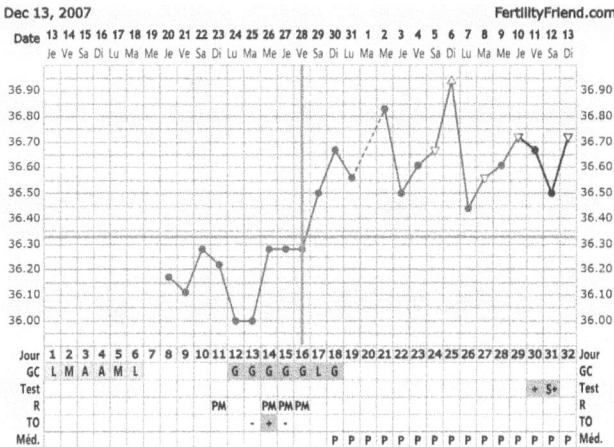

**Tableau issu de l'application Fertility Friend montrant les températures d'un cycle avec conception.** Avant l'ovulation, la température variait entre 36 et 36,3° donc le plateau se situe juste au-dessus de 36,3°. Après l'ovulation, les températures allaient de 36,4 à 37°. La première ligne sous le tableau qualifie le flux des règles (L = léger, M = moyen, A = abondant) et la glaire cervicale (G = GCBO, L = GC liquide), avec deux jours de GC fertile après l'ovulation. La ligne suivante montre les tests de grossesse positifs : le premier résultat positif a été obtenu 14 jours après l'ovulation et confirmé par une prise de sang le lendemain. La ligne en dessous montre la date et le moment des relations sexuelles (PM = le soir), la suivante indique les résultats des TO, puis la dernière ligne indique la prise de progestérone (P) après l'ovulation. Image reproduite avec la permission de fertilityfriend.com.

Le premier jour de température plus haute est le premier jour après l'ovulation (JPO). Trois jours de températures supérieures au « plateau » confirment l'ovulation, surtout s'il y a aussi un TO positif, de la GCBO et un col haut et mou. Une fois que votre température a augmenté, il est peu probable que des relations sexuelles supplémentaires entraînent une fécondation[5], donc vous pouvez faire une pause si vous essayez de concevoir (c'est vous qui voyez).

Plusieurs tendances se dessinent autour du moment de l'ovulation :

- Parfois, la température chute la veille ou le jour de l'ovulation.
- Dans certains cas, la température grimpe immédiatement après l'ovulation.
- Dans d'autres, la température augmente peu à peu les jours suivant l'ovulation.
- Il peut arriver qu'il y ait une « hausse en dents de scie » où la température augmente, puis redescend avant de remonter. Ne paniquez pas si votre température est plus basse que prévu alors que vous pensez être à 2 JPO (jours post-ovulation). Attendez un ou deux jours pour le confirmer.

Une fois l'ovulation confirmée, certaines personnes continuent à suivre leur courbe de température tous les jours tandis que d'autres trouvent qu'il est trop stressant de se focaliser sur ce chiffre au quotidien. Le relevé de la température après l'ovulation permet de constater qu'elle poursuit sa hausse dans 25 % des grossesses. Autrement, elle peut varier, mais c'est encourageant quand elle reste supérieure au plateau. La plupart du temps, si elle redescend jusqu'au plateau ou en dessous, les règles vont arriver (c'est moins le cas si la chute se produit au milieu de la phase lutéale en période d'essai bébé, car celle-ci peut aussi être due à la nidation, quand l'embryon s'implante dans l'utérus). Il est possible d'être enceint·e en ayant quand même des saignements autour de la date anticipée des règles. Si votre température ne chute pas ou si vos saignements sont inhabituels, nous vous encourageons à faire un test de grossesse avant de prendre tout traitement médical.

> *Gillian* : Je tourne en rond en attendant de pouvoir faire un test de grossesse. C'est une vraie torture. Je pensais que les tâches ménagères et trois partiels m'occuperaient, mais non… Je suis en train de lire tous les signes de grossesse sur internet et j'essaye d'écouter mon corps. Je n'en peux plus d'attendre. Je n'ai absolument aucun signe de grossesse, zéro, le néant. Ma température est élevée, mais ça ne veut rien dire. Mon instinct me dit que je ne suis pas enceinte. Je passe la journée à la maison, à étudier et à faire le ménage et ça m'affecte vraiment; j'ai l'impression de sombrer dans la dépression. (*Gillian était enceinte au moment où elle a écrit ces lignes, mais la grossesse s'est achevée par une fausse couche.*)

En plus (ou au lieu) de relever la température, une méthode plus fiable pour confirmer l'ovulation consiste à relever votre progestérone par prise de sang environ une semaine après l'ovulation. Cela fonctionne pour les cycles naturels ou sous traitement, mais la plupart des généralistes hésitent à prescrire cet examen, contrairement aux spécialistes en fertilité. Un taux de progestérone supérieur à 10 nmol/L confirme l'ovulation[6]; cela reste faible étant donné que le taux est supposé devoir atteindre au moins 30 nmol/L pour permettre une grossesse[7]. Si votre taux de progestérone est inférieur à 30 (9,4 ng/mL) ou si votre phase lutéale dure moins de 10 jours, le chapitre 19 offre des conseils pour améliorer la phase lutéale. De manière générale, le taux de progestérone n'est pas lié à la longueur de la PL[8]; nous avons observé des taux bien supérieurs à 60 nmol/L avec une PL courte.

## Résumé

Ce chapitre a présenté de nombreuses méthodes pour suivre et comprendre son cycle, qui s'appliquent aussi avec les traitements pour stimuler l'ovulation. Ces méthodes comprennent :

- L'observation de la glaire cervicale, qui ressemble souvent à du blanc d'œuf à l'approche de l'ovulation.
- L'examen de la position du col de l'utérus; un col haut et mou est propice au sperme et suggère l'ovulation.
- L'utilisation de tests d'ovulation; un TO positif précède en général l'ovulation de 24 à 36 heures.
- La courbe de température n'indique pas l'arrivée de l'ovulation, mais confirme qu'elle a eu lieu. Cette méthode de suivi de l'ovulation n'est par ailleurs pas recommandée à elle seule pour assurer la contraception ou pour tomber enceinte.

N'oubliez pas que le retour des règles après l'AH est souvent synonyme de cycles plus longs que dans les manuels de SVT. Ils se raccourcissent avec le temps, mais, si ce n'est pas le cas, nous aborderons les possibilités de traitement dans le Volume 2.

# 19
# Phase lutéale

LE CHAPITRE PRÉCÉDENT a exploré la première partie du cycle menstruel, avec notamment les signes avant-coureurs et les méthodes de confirmation de l'ovulation. L'autre moitié de votre cycle menstruel ou phase lutéale (PL) s'étend de l'ovulation au début des règles ou à la grossesse. Elle est tout aussi importante, aussi bien pour la conception que pour la santé osseuse. Pendant la PL, l'endomètre subit des changements provoqués par un pic de progestérone et un taux plus élevé d'œstrogène après l'ovulation, cela afin de préparer la nidation de l'embryon et le début de la grossesse. En cas d'antécédents d'AH, il arrive souvent que la PL soit courte; on parle alors d'insuffisance lutéale (IL). L'IL affecte les chances de grossesse, avec et sans PMA. Il existe une controverse sur les causes du défaut de phase lutéale (insuffisance lutéale, IL) et sur la nécessité et les méthodes de traitement. Nous allons présenter les preuves disponibles des deux côtés de l'argument et proposer des techniques pour allonger votre PL.

Une PL normale dure entre 10 et 14 jours. Pendant cette période, le corps jaune (structure héritée de l'éclatement du follicule pour expulser un ovule) produit de la progestérone et de l'œstrogène qui préparent l'utérus à la nidation. Une PL normale donne le temps à un embryon de s'implanter dans l'utérus et de commencer à sécréter « l'hormone de la grossesse », l'hormone chorionique gonadôtrope (hCG). La hCG soutient notamment le corps jaune et l'empêche de se désintégrer pour maintenir la production de progestérone et d'œstrogène, qui permettent à l'endomètre de continuer à s'épaissir au lieu de se désagréger comme il le fait pendant les règles en l'absence de grossesse.

Il a clairement été établi qu'un cycle anormal avec une PL courte (généralement définie comme inférieure à 10 jours[1]) ou trop peu de progestérone pour préparer l'endomètre (moins de 25 nmol/L[2]) entraîne une réduction des chances de grossesse[3] ainsi qu'une augmentation du risque de fausse couche[4]. De même, il est prouvé qu'une phase lutéale courte est moins favorable à la densité osseuse (voir références précédentes). Malheureusement, les PL anormales sont légion pendant la guérison de l'AH, voire plus tard dans certains cas. La PL est souvent le premier signe que le fonctionnement du système n'est pas idéal et est souvent le dernier élément du cycle à revenir à la normale avec la guérison. Si vous suivez vos cycles comme nous l'avons décrit dans le chapitre 18, une PL courte saute aux yeux. Cependant, une analyse de sang est la seule manière de dépister un taux de progestérone faible quand la PL a une durée normale. Cette pratique n'est pas standard, mais il existe aussi des bandelettes urinaires qui indiquent si votre taux atteint un seuil de 30 nmol/L environ.

Remarque : en cas de dosage de la progestérone pendant la PL, il est recommandé de prélever du sang à trois heures d'intervalle car la progestérone est produite par pulsations — mais ce n'est pas une pratique généralisée pour le moment. Un résultat faible unique (obtenu par 15 % des femmes ayant une PL courte) peut simplement indiquer qu'une pulsation est imminente[5].

> *Jamie* : Tout à l'heure, à mon rendez-vous de FIV, j'avais deux follicules d'assez bonne taille, donc je déclenche mon ovulation ce soir ! Je fais un dosage de progestérone parce que j'ai commencé à avoir de légers saignements 10 JPO (jours post-ovulation) et que j'ai eu une phase lutéale plutôt courte avec le nouveau protocole de Clomid. Je n'arrête pas de penser que j'aurais pu tomber enceinte si j'avais pris de la progestérone pendant ces cycles. Quoi qu'il en soit, c'est bientôt reparti pour deux semaines d'attente ! J'espère vraiment que ça va marcher !

> *Allison* : Étant donné que mes règles ont débarqué brutalement à seulement 5 JPO, la durée de mes phases lutéales m'inquiète. Je sais qu'il y a beaucoup d'aspects positifs, c'est ma première ovulation en plus de neuf mois, donc c'est une bonne chose d'avoir eu mes règles. Mais c'est dur de

ne pas être déçue. J'ai un flux abondant et ma température basale a baissé, donc les saignements ne sont définitivement pas à cause de la nidation.

*Lara* : Eh oui, j'ai mes règles. J'ai eu une phase lutéale super courte. Toutes les personnes qui m'ont demandé si je prenais des suppléments en progestérone s'y connaissent vraiment. Je ne suis pas trop déçue, c'est la première fois que j'ovule depuis longtemps. Je penserai à prendre des suppléments la prochaine fois.

Dans ce chapitre, nous allons nous plonger dans la recherche pour faire la lumière sur une croyance répandue chez les médecins : « une phase lutéale inadéquate est causée par une mauvaise ovulation » et qu'il « faut résoudre le problème d'ovulation, la prise de progestérone n'est pas une solution ». Cette théorie se base sur l'interprétation — discutable — de résultats d'études publiés au début des années 1970. Des recherches plus récentes ont démontré à l'inverse qu'il est possible de traiter certains problèmes qui surviennent spécifiquement au cours de la phase lutéale et n'ont aucun rapport avec la « qualité » de l'ovulation. La supplémentation en progestérone peut aider dans de nombreux cas. Cependant, si votre médecin est réticent·e à vous prescrire de la progestérone pour une IL, d'autres options abordées plus loin peuvent être efficaces.

## Physiologie de la phase lutéale

*Lara* : Quand j'ai parlé à mon médecin des suppléments en progestérone, il m'a répondu qu'ils étaient inutiles car, si un follicule ne produit pas assez de progestérone, il y a un bien plus gros problème. Je sais que la plupart d'entre vous ont pris ou prennent des suppléments en progestérone. Quel est votre avis sur son opinion ? Mon insuffisance lutéale m'angoisse un peu.

*Lena* : Mon endocrino refuse aussi que je prenne de la progestérone, même si j'ai eu deux phases lutéales courtes avec le Clomid. Elle pense que si le corps jaune ne produit pas assez de progestérone, l'ovulation est « mauvaise » et que la progestérone supplémentaire ne changera rien. Selon elle, l'insuffisance lutéale est due le plus souvent à une stimulation insuffisante du follicule pendant la phase folliculaire. Elle m'a dit que la progestérone aide un très petit nombre de personnes qui ne produisent pas assez de progestérone par elles-mêmes. Elle estime que cela veut juste dire qu'il faut augmenter la dose de Clomid pour stimuler encore plus le follicule en début de cycle.

Dans les années 1970, des études ont établi un lien entre l'insuffisance lu-téale et des taux de FSH et de LH inférieurs[6]. Cette faiblesse hormonale a été interprétée comme un problème de développement folliculaire. C'est de là que vient la théorie actuelle « d'ovulation de mauvaise qualité ». Une explication alternative pourrait être qu'une source commune est à l'origine de l'IL et des faibles taux d'hormones (p. ex. un déficit énergétique) et non que ces hormones entraînent l'IL. Plus tard, des études ont montré que, chez certaines femmes, l'IL peut être résolue en « renforçant » l'ovulation avec du Clomid[7], même si le Clomid provoque parfois l'IL[8] selon d'autres recherches. Ce paradoxe ne change cependant rien au débat sur la théorie de l'ovulation médiocre. Pour guérir l'IL en « renforçant » l'ovulation, une autre suggestion a consisté à injecter de gonadotrophines, qui stimulent la production de FSH et de LH et améliorent la croissance folliculaire. Cependant, il a été démontré que le soutien de la progestérone dans les cycles avec gonadotrophines est encore plus important que dans les cycles avec Clomid[9]. Toutes ces données n'appuient pas vraiment l'existence du lien entre qualité de l'ovulation et IL.

Les données des participantes à notre enquête montrent que les taux d'IL (PL de moins de 10 jours) entre les cycles naturels et avec traitement sont similaires :

- Cycles naturels : 30 % des participantes ont eu une IL lors de leur premier cycle
- Médicaments par voie orale : 38 % d'IL
- Cycles avec injections : 18 % d'IL (différence non significative).

Les différences de pourcentages entre les cycles naturels à l'ovulation en théorie inadéquate et les cycles soutenus avec une « ovulation renforcée » ne sont pas significatives , ce qui ne soutient pas le rôle de la « qualité » de l'ovulation dans l'IL.

Par ailleurs, les résultats d'une étude consistant à faire de l'exercice uniquement pendant la phase folliculaire ou la phase lutéale ont montré un raccourcissement de la phase lutéale pour les deux groupes, ce qui ébranle encore la théorie de la mauvaise ovulation. D'ailleurs, les phases lutéales courtes ont concerné plus de personnes du groupe qui faisait du sport pendant la phase lutéale, donc après l'ovulation, que de l'autre groupe[10]. Cette observation suggère que la « qualité » de l'ovulation n'a ici rien à voir avec l'IL, puisque l'exercice a commencé après une ovulation normale, il est donc impossible que l'ovulation elle-même soit à l'origine du problème.

Des recherches récentes ont permis de mieux comprendre ce qui entraîne l'IL. D'après l'étude Wuttke et coll., il existe trois catégories d'insuffisance lutéale : l'IL d'origine hypothalamique, l'IL à petites cellules lutéales et l'IL à grandes cellules lutéales[11]. Revenons un peu en arrière. Comme nous l'avons expliqué plus tôt, le follicule éclate pour libérer un ovule pendant l'ovulation, puis se transforme en corps jaune. Ce corps jaune comporte deux types de cellules sécrétant de la progestérone pendant la PL : les grandes et les petites cellules lutéales. Les grandes cellules lutéales produisent en continu la majeure partie de la progestérone et les petites cellules lutéales sécrètent des pulsations supplémentaires en réaction aux signaux de LH émis par l'hypophyse qui, loin de s'arrêter avec l'ovulation, continuent pendant tout le cycle. Cela fait un certain temps que nous n'avons pas mentionné la LH. Souvenez-vous, nous avons expliqué dans le chapitre 5 que l'hypothalamus déclenche des pulsations de gonadolibérine (GnRH), signaux principaux de l'émission de vagues de FSH et de LH par l'hypophyse. Pendant la PL, la progestérone sécrétée par les cellules lutéales interrompt la production de GnRH par l'hypothalamus tant que la progestérone n'est pas sous un certain seuil. L'hypophyse réagit aux pulsations de GnRH en générant de la LH, ce qui stimule la production de progestérone par les petites cellules lutéales et conduit donc à un taux de progestérone supérieur. Si toutes ces informations vous donnent le tournis, voici les trois éléments essentiels à comprendre :

1) Les grandes cellules lutéales produisent un niveau constant de progestérone.

2) Les petites cellules lutéales produisent des pulsations de progestérone supplémentaire.

3) Ces pulsations sont déclenchées par l'hypothalamus quand le taux de progestérone devient trop faible.

En cas d'IL d'origine hypothalamique, l'hypothalamus comprend que la progestérone atteint des niveaux beaucoup trop faibles, de sorte qu'il ne produit pas de GnRH à un intervalle normal. Cela signifie que les pulsations de progestérone ne sont pas assez fréquentes pour maintenir un taux satisfaisant. La mesure des pulsations de LH en cas d'IL hypothalamique a montré une fréquence bien plus lente que la normale[12] (on constate que c'est exactement le même problème qu'avec l'AH). Dans ce cas, l'injection de petites doses d'hCG (dont la composition est similaire à l'hormone LH) entraîne l'activation des petites cellules lutéales et permet donc de stimuler la production de progestérone, ce qui permet de résoudre l'insuffisance lutéale[13]. Cette expérience montre que l'IL est la conséquence d'une insuffisance en LH et non d'un défaut du corps jaune ou d'une « ovulation inadéquate ».

Dans le second type d'IL, les pulsations de LH sont normales mais les petites cellules ne produisent pas de progestérone. Le soutien par progestérone est donc nécessaire pour sauver la PL. Avec le dernier type, ce sont les grandes cellules qui ne produisent pas de progestérone, donc le niveau de base de progestérone est trop faible. Des injections de hCG stimulent la production de progestérone par les petites cellules et permettent ainsi une phase lutéale normale[14]. Un apport externe de progestérone fonctionne aussi (sous forme d'ovules par voie vaginale par exemple).

L'IL hypothalamique est la coupable désignée chez les personnes atteintes d'AH. Après la guérison de l'AH, même si l'hypothalamus et l'hypophyse parviennent à déclencher l'ovulation, il semble que l'hypothalamus reste plus sensible à une carence en progestérone, à un déficit en calories et au stress (dû au sport). Il est donc raisonnable d'envisager de traiter l'IL chez une personne guérie ou en cours de guérison de l'AH.

## Agir (ou pas) en cas de PL courte

Nous avons affirmé plus tôt que l'IL se guérit et c'est le cas. Mais il est aussi vrai que, très souvent, la PL s'allonge naturellement quand la guérison de l'AH se stabilise; il n'est donc pas toujours nécessaire d'intervenir. Pour 67 % des participantes avec une PL initiale courte, les cycles se sont allongés naturellement et une grossesse est survenue sans soutien par progestérone. Dans de nombreux cas, la PL a augmenté de quatre à cinq jours entre le premier et le deuxième cycle. Ces personnes ont attendu quatre cycles en moyenne avant la grossesse, soit de deux à huit cycles. Quelques personnes avaient des PL très courtes (trois et quatre jours) et sont tombées enceintes lors du cycle suivant. Le tiers restant a pris de la progestérone (souvent des capsules vaginales sur ordonnance) dans l'objectif d'allonger la PL et de permettre une grossesse. Nous tenons à rappeler qu'une phase lutéale courte peut nuire à la densité osseuse, mais elle est certainement plus problématique en cas de projet de grossesse.

Sur 10 participantes aux PL plutôt courtes (10 jours), 8 sont tombées enceintes sans progestérone supplémentaire et les deux restantes ont pris de la progestérone pendant le cycle avec fécondation. L'une d'entre elles a observé un rallongement naturel de sa PL avant la prise de progestérone mais a quand même décidé d'en prendre au cas où son taux serait faible.

L'autre est passée d'une PL de 10 jours à 7 jours, a pris de la progestérone le cycle suivant et est tombée enceinte.

Ces données suggèrent que, même en cas de première PL courte, la grossesse est possible étant donné que la PL s'allonge généralement avec le temps. Cependant, il arrive qu'elle reste courte. Nous suggérons alors d'essayer l'une des méthodes proposées ci-dessous pour avoir des chances optimales de grossesse. Si votre PL est constamment courte et que vous n'avez pas de projet bébé, ces méthodes peuvent quand même vous aider à améliorer votre niveau de progestérone et votre densité osseuse.

## Comment rallonger votre PL

De nombreuses options peuvent contribuer à rallonger la PL, avec aussi bien des médicaments sur ordonnance que des compléments alimentaires en vente libre. Les meilleurs traitements sont les prescriptions de progestérone ou les injections de hCG, mais de nombreux·ses médecins hésitent à les prescrire, encore plus si vous ne souhaitez pas tomber enceint·e.

- Progestérone sur prescription : ce médicament existe sous de nombreuses formes comme les capsules, crèmes ou gels vaginaux, les injections intramusculaires ou les comprimés à avaler. Rien ne suggère qu'un type est plus efficace, même si le comprimé l'est sûrement moins[15]. Les crèmes et les gels vaginaux coûtent souvent plus cher et ne sont pas forcément remboursés, il peut donc être intéressant de demander des capsules de progestérone bio-identiques.
- Les doses de progestérone bio-identiques varient de 100 mg une fois par jour à 200 mg trois fois par jour. L'effet varie peu en fonction du dosage, sauf en cas de taux de progestérone extrêmement faible; nous suggérons 200 mg une fois par jour. Le traitement se présente généralement sous forme de capsules molles à prendre par voie orale ou vaginale. Nous recommandons la voie vaginale qui permet une meilleure absorption[16]. Insérez les ovules juste avant d'aller vous coucher pour réduire les fuites et portez un protège-slip car les pertes sont grasses et difficiles à nettoyer.
- En cas de prise d'ovules deux ou trois fois par jour, il est utile de s'allonger pendant 20 à 30 minutes après l'insertion. Ce n'est pas obligatoire, mais l'écoulement sera important si vous vous levez immédiatement.
- Il a été démontré que les ovules de progestérone augmentent le taux de progestérone dans le sang d'environ 10 à 15 ng/mL[17].

- Injections d'hCG : la dernière méthode parfois prescrite par les médecins pour soutenir la phase lutéale (en général seulement après une stimulation ovarienne) est la gonadotrophine chorionique humaine (hCG) par injections. C'est le moyen le plus physiologique d'améliorer une PL, surtout en cas d'IL hypothalamique. Ces injections sont souvent administrées plusieurs fois pendant la PL, par exemple 1500 UI à 3, 6 et 9 jours après ovulation.

Certain·e·s médecins refusent de prescrire de la progestérone ou des injections. Dans ce cas, différents compléments alimentaires peuvent influencer votre taux de progestérone et la longueur de votre phase lutéale. Ces options sont :

- L'acide ascorbique (ou vitamine C; 750 mg par jour à partir du première jour du cycle), qui a été corrélé avec une augmentation de presque 100 % du taux de progestérone pendant la PL[18].
- Les graines de lin moulues sont aussi associées à un rallongement de la phase lutéale pouvant atteindre cinq jours. La dose administrée pendant l'étude s'élevait à 10 g par jour[19].
- L'effet sur la phase lutéale d'un mélange d'herbes nommé FertilityBlend™, a été évalué par une petite étude, qui a observé une augmentation de 50 % de la progestérone en milieu de PL ainsi que trois jours supplémentaires de températures basales supérieures[20].
- Il a été démontré que les crèmes à base de progestérone disponibles en vente libre augmentent le taux de progestérone dans le sang de 1 à 2 ng/mL[21]. Pour provoquer les modifications espérées de l'endomètre[22], certaines personnes concernées par l'AH en prennent pour allonger leur PL de un à deux jours. Ces crèmes s'appliquent en petite quantité sur la peau (du bras ou du ventre), pas dans le vagin !
- Le complexe de vitamines B a la réputation d'allonger la PL, même si aucune étude n'atteste de cette action.
- La mélatonine (3 mg/jour) est aussi suggérée pour augmenter le taux de progestérone pendant la phase lutéale[23].

Des études de patientes en FIV ont montré que la supplémentation en progestérone améliore nettement le taux de fécondation tout en diminuant le risque de fausse couche précoce[24].

Sans être aussi catégoriques, les études portant sur les cycles naturels appuient l'hypothèse qu'un niveau minimum de progestérone est nécessaire pour une grossesse réussie[25]. D'ailleurs, l'étude qui a montré une amélioration du taux de progestérone avec la vitamine C (déjà mentionnée) a aussi observé un taux de grossesse plus élevé dans le groupe qui prenait de la vitamine C[26]. Dans le groupe sans suppléments, 22 % des PL se sont améliorées, contre 53 % pour le groupe prenant de la vitamine C. Toutes les grossesses sont survenues chez les personnes dont la PL s'était améliorée. Il ne s'agit bien sûr que d'une seule étude, mais il paraît judicieux de tenter la vitamine C étant donné que cette méthode est simple, peu coûteuse et peut avoir d'autres bienfaits sur la santé.

En cas de prise de progestérone pour rallonger la phase lutéale et permettre une grossesse, il est généralement préconisé de continuer le traitement jusqu'à la fin du premier trimestre. Cependant, si le taux de progestérone est adéquat une fois la grossesse établie, il est raisonnable et sans danger d'arrêter le traitement à tout moment. Quand la grossesse survient, l'hCG de l'embryon se substitue à la LH de l'hypothalamus pour maintenir le corps jaune — les éventuelles injections de hCG pendant la phase lutéale ont le même effet.

Des données ont montré que le placenta se met à produire de la progestérone à la place du corps jaune à partir de sept à huit semaines de gestation (cinq à six semaines après l'ovulation)[27]. L'arrêt de la progestérone peut faire peur, même si de nombreuses personnes enceintes le font dès que leur médecin le demande sans aucun problème. D'autres arrêtent le soutien par progestérone petit à petit, pendant plusieurs semaines. Une fois que votre médecin vous dit d'arrêter, faites-le de la manière la plus confortable pour vous.

## Derniers mots

Comme nous l'avons expliqué, il est fréquent d'avoir une phase lutéale courte après avoir guéri de l'AH. La PL a tendance à s'allonger avec le temps, mais certaines personnes ont des PL naturellement courtes. Dans ce cas, si vous avez enchaîné plusieurs cycles sans grossesse ou si vous avez une densité osseuse faible, l'une de ces méthodes peut vous permettre d'augmenter le niveau de progestérone et de rallonger la phase lutéale :

- progestérone sur prescription
- injections d'hCG
- compléments alimentaires (vitamines C, vitamine B, mélatonine et FertilityBlend™)
- crème à base de progestérone en vente libre

*Lisa* : C'est génial de perdre ses règles puis de les retrouver enfin, pour finalement se rendre compte qu'on a une PL courte. Ce problème de PL a l'air de frapper un peu au hasard; il est impossible de savoir quelles personnes auront une PL courte parmi les guéri·e·s de l'AH. Avant d'ajouter ça à votre liste d'inquiétudes, notez que le bon côté de l'insuffisance lutéale, si vous êtes concerné·e, c'est qu'elle a de bonnes chances de se régler toute seule. Sinon, comme vous l'avez lu, il existe des solutions.

# 20
# Méthodes de contraception

SI VOUS NE SOUHAITEZ PAS de grossesse après (ou avant !) le retour des règles, le choix de votre contraception vous préoccupe probablement. La solution qui convient à chaque personne varie selon son corps, son pays et ses besoins. Nous vous proposons un tour d'horizon des options disponibles en indiquant les effets sur la santé osseuse, très importants à considérer en cas d'antécédents d'AH. Comme toujours, adressez-vous à un·e médecin, un·e gynécologue ou le planning familial pour obtenir des recommandations personnalisées.

Les méthodes de contraception sont permanentes ou temporaires. La vasectomie et la ligature des trompes appartiennent à cette première catégorie, même si la vasectomie est parfois réversible et que la PMA est possible dans tous les cas. Parmi les méthodes temporaires, on distingue les contraceptifs barrières et les contraceptifs hormonaux. Les contraceptifs barrières, tels que le préservatif, le diaphragme ou les spermicides, bloquent l'accès à l'ovule pour les spermatozoïdes. Avec la contraception hormonale, il n'y a pas d'ovulation, la glaire cervicale est épaissie, ce qui interdit le passage des spermatozoïdes et il n'y a plus de variations de l'endomètre, ce qui empêche la nidation. Le stérilet ou dispositif intra-utérin (DIU) au cuivre est une autre méthode qui n'appartient à aucune de ces deux catégories.

Si vous n'êtes pas dans une relation exclusive, il est essentiel de penser à la prévention des infections sexuellement transmissibles (IST). Seul le préservatif protège en cas de rapport avec pénétration. En outre, la digue dentaire évite la contamination pendant le sexe oral, tout comme les sous-vêtements en latex commercialisés depuis peu aux Etats-Unis.

Chaque méthode contraceptive est associée à des effets indésirables potentiels, qui apparaissent généralement dans les premiers résultats quand on tape « notice [nom du contraceptif] » sur internet. Nous vous recommandons de lire l'intégralité de la notice, en particulier la section des « effets indésirables ». Les réactions ont tendance à être locales pour les méthodes barrières, tandis que les contraceptifs hormonaux peuvent affecter tout l'organisme. Comme pour n'importe quel médicament, chaque personne réagit différemment; ce chapitre donne un aperçu global des types de contraception avec une attention particulière sur les enjeux liés à l'AH. Consultez un·e spécialiste pour choisir la méthode qui vous convient le mieux, en prenant en compte les effets indésirables les plus susceptibles de survenir.

Nous sommes beaucoup à penser que la contraception hormonale a joué un rôle négatif dans notre parcours d'AH et donc à avoir des préjugés sur toute cette catégorie. Cela se comprend tout à fait, surtout si un·e médecin vous a prescrit un contraceptif en vous donnant des informations incomplètes ou erronées. Néanmoins, les contraceptifs ne sont pas dénués d'avantages et certains nuisent beaucoup moins que d'autres. C'est notamment le cas de la contraception hormonale et du stérilet au cuivre, qui sont plus efficaces pour la contraception que les méthodes barrières et, dans certains cas, maintiennent l'ovulation. Il y a beaucoup d'éléments à prendre en compte !

## Efficacité contraceptive

Pour choisir une méthode de contraception, il est important de comprendre les risques de grossesse « théoriques » et « pratiques ». Ce schéma compare l'efficacité générale de la plupart des méthodes. Les moins efficaces sont les spermicides sans barrière et le retrait, qui entraînent environ 20 grossesses pour 100 couples par an, tandis que les plus efficaces sont la ligature des trompes et la vasectomie, qui aboutissent à moins d'une grossesse pour 100 couples par an. Dans tous les cas, il est impératif de bien comprendre comment et quand utiliser la méthode de votre choix ainsi que ses inconvénients potentiels. Lisez bien les notices et parlez-en longuement avec un·e spécialiste.

Nombre de grossesses par an — utilisation idéale
chez 100 personnes — utilisation habituelle

**Plus efficace**
(<1 grossesse par an
chez 100 personnes)

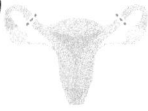 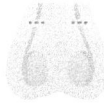  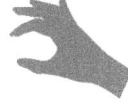

ligature des trompes  vasectomie  DIU  implant
0,5 / 0,5    0,1 / 0,15    0,5-0,6 / 0,7-0,9    0,1 / 0,1-0,6

 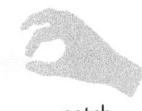  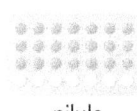

injection  patch  anneau  pilule
0,2 / 1,7-4    0,3 / 7    0,3 / 7    0,3 / 5,5-7

préservatif interne  préservatif externe  calendrier
5 / 21    2 / 5-13    3-5 / 12-21

diaphragme
16 / 17

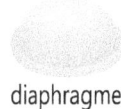

**Moins efficace**
(env. 20 grossesses par an
chez 100 personnes)

gel spermicide  cape cervicale  retrait
16 / 21    9 / 16  26 / 32    4 / 20
après / avant
la grossesse

**Efficacité contraceptive** : Le nombre de grossesses pour cent couples utilisant chaque méthode (d'après des statistiques de l'OMS[1]) apparaît dans les cercles gris. Les méthodes sont présentées par ordre d'efficacité. L'utilisation idéale correspond au taux de grossesse dans des conditions strictement contrôlées, tandis que l'utilisation habituelle est basée sur de grandes enquêtes prenant en compte le non-respect des consignes d'utilisation. Image sous licence de Shutterstock.com (utilisateur : TastyCat).

Ce chapitre est riche en informations. Les pages suivantes contiennent un tableau récapitulant toutes les méthodes qui seront ensuite présentées plus en détail.

# Options de contraception

| Catégorie | Méthode de contraception | Efficacité : grossesses pour 100 personnes par an* | Ovulation | Santé osseuse | Commentaires |
|---|---|---|---|---|---|
| Non hormonale : général | Ligature des trompes (personne qui a des ovules) ou vasectomie (personne qui a des spermatozoïdes) | 0,1/0,1-0,5 | Sans incidence | Sans incidence | Contraception « définitive », mais la vasectomie est parfois réversible et la PMA est possible. |
| | Retrait | 4 / 13,4-20 | Sans incidence | Sans incidence | Risque de grossesse élevé en cas de rapports sexuels pendant la période d'ovulation. Méthode déconseillée seule. |
| | Symptothermie (avec abstinence ou méthodes barrière pendant les périodes fertiles) | 3-5 / 13-23 | Sans incidence | Sans incidence | Crucial de surveiller tous les signes plutôt que de se baser sur les dates d'ovulation précédentes |
| | Spermicides | 16 / 21 | Sans incidence | Sans incidence | Protection contre les IST inférieure aux préservatifs, risque d'irritation vaginale |
| | Stérilet au cuivre | 0,6/0,8-1,4 | Sans incidence | Sans incidence | Risque de saignements plus abondants |

* Utilisation régulière/utilisation habituelle (OMS²)

| Catégorie | Méthode de contraception | Efficacité : grossesses pour 100 personnes par an* | Ovulation | Santé osseuse | Commentaires |
|---|---|---|---|---|---|
| | Préservatifs externe ou interne | Préservatif externe 2/5,4-13 Préservatif interne 5/21 | Sans incidence | Sans incidence | Meilleure protection contre les IST. À utiliser en plus d'autres méthodes quand le statut infectieux d'une personne est inconnu. |
| Méthodes barrières non hormonales | Éponge, diaphragme, cape cervicale | Éponge s.o. Diaphragme 16/17 Cape cervicale 26/32 (antécédents de grossesse) ou 9/16 (jamais de grossesse) | Sans incidence | Sans incidence | Protection contre les IST inférieure au préservatif. |
| Méthodes hormonales | Pilule contraceptive | 0,3/5,5-7 | Empêche l'ovulation | La densité osseuse a tendance à rester stable et peut s'améliorer avec la prise en continu (sans pause mensuelle), mais elle peut diminuer en cas de prise pendant l'adolescence. | Effets indésirables des progestatifs (plus de détails dans le chapitre !) |
| | Stérilet hormonal | 0,5/0,7 | L'ovulation est souvent maintenue, surtout avec ceux faiblement dosés | Sans incidence si l'ovulation est maintenue. Sinon, l'incidence sur la DMO est floue. Les options apportant de l'œstrogène sont sûrement meilleures (patch, anneau, pilule en continu). | Peut réduire les saignements menstruels. La glaire cervicale, les kits de prédiction d'ovulation et la température permettent de confirmer l'ovulation. Effets indésirables liés aux progestatifs. |

| Catégorie | Méthode de contraception | Efficacité : grossesses pour 100 personnes par an* | Ovulation | Santé osseuse | Commentaires |
|---|---|---|---|---|---|
| Méthodes hormonales | Implant | 0,1/0,1-0,6 | Empêche l'ovulation | Les données suggèrent l'absence d'incidence étant donné que les taux de FSH et d'E2 augmentent au bout de six mois. | Spotting fréquent pendant les premiers mois, puis arrêt des saignements menstruels. Effets indésirables liés aux progestatifs. |
| | Patch | 0,3/7 | Empêche l'ovulation | Peu de données; probablement meilleur que la pilule pour la densité osseuse, surtout si elle est utilisée sans pauses mensuelles. | Effets indésirables liés aux progestatifs. |
| | Anneau vaginal | 0,3/7 | Empêche l'ovulation | Peu de données; probablement meilleur pour la densité osseuse, surtout si elle est utilisée sans pauses mensuelles. | Effets indésirables liés aux progestatifs. |
| | Injection | 0,2/1,7-4 | Empêche l'ovulation pendant 3 à 6 mois, (voire un peu plus longtemps) | Des études ont montré une augmentation du risque d'ostéoporose. Déconseillé après l'AH pour cette raison. | Effets indésirables liés aux progestatifs. Arrêt de l'ovulation à plus long terme. Plus de temps nécessaire pour concevoir après l'arrêt. |
| | Pilule du lendemain | s.o. | Retarde ou empêche l'ovulation pour le cycle en cours | Sans incidence, sauf en cas d'utilisation régulière. | **Efficacité moindre si l'ovulation a déjà eu lieu.** |

Nous allons d'abord aborder les méthodes non hormonales, puis le stérilet au cuivre et enfin les contraceptifs hormonaux. Vous pouvez lire uniquement les options qui vous intéressent, mais il est toutefois conseillé de parcourir rapidement chaque section pour découvrir tout l'éventail des possibilités

## Contraception non hormonale

Les méthodes qui suivent — méthodes non hormonales générales, stérilet au cuivre et méthodes barrières — n'affectent pas le système hormonal. Ainsi, l'ovulation et les règles se produisent à leur fréquence habituelle. Ce type de contraception permet d'observer les variations du cycle et les éventuels problèmes hormonaux causés par la nutrition et le sport. Elle ne change rien à la formation osseuse. L'efficacité contraceptive est très variable; la vasectomie, la ligature des trompes et le stérilet au cuivre offrent les meilleurs résultats, tandis que les autres méthodes entraînent une grossesse chez 30 % des couples qui les utilisent pendant un an. Si vous tenez à éviter une grossesse, nous vous recommandons d'envisager la vasectomie ou la ligature des trompes, le stérilet, une méthode hormonale ou bien d'associer plusieurs contraceptions (préservatif et spermicide, observation du cycle et abstinence pendant la période fertile).

Méthodes non hormonales générales :

- vasectomie/ligature des trompes
- retrait
- contraception naturelle (symptothermie, surveillance du cycle) et abstinence ou méthode barrière
- spermicide : crème, gel, film, mousse et ovule à placer dans le vagin
- stérilet au cuivre
- méthodes barrières :
    - o préservatif externe
    - o préservatif interne (inséré dans le vagin)
- éponge
- diaphragme
- cape cervicale

**Vasectomie/ligature des trompes.** Cette option est intéressante pour les couples hétérosexuels qui cherchent à prévenir la grossesse sur le très long terme. La vasectomie du partenaire produisant des spermatozoïdes est très efficace et n'a bien sûr aucune incidence sur l'ovulation de l'autre personne. La ligature des trompes empêche la fécondation des personnes qui ovulent tout en maintenant l'ovulation.

**Retrait.** Cette méthode consiste à retirer le pénis du vagin avant l'éjaculation. Son taux d'efficacité est faible quand on l'utilise seule, car du sperme peut être libéré avant la « fin » et entraîner une grossesse pendant les jours les plus fertiles. Le retrait est donc déconseillé aux personnes qui désirent vraiment éviter la grossesse, sauf si on l'associe à une excellente observation du cycle pour éviter la période fertile.

**Symptothermie (surveillance du cycle).** Une autre méthode consiste à surveiller attentivement le cycle en relevant la température, l'aspect de la glaire cervicale, la position du col de l'utérus, voire en utilisant des kits de prédiction d'ovulation (chapitre 18). Ces observations sont censées permettre de repérer les jours fertiles, même si aucun cycle n'est identique et qu'il ne faut donc pas s'attendre à ovuler exactement au même moment chaque mois. Pendant TOUTE la période fertile (y compris juste après l'augmentation de la température, confirmant l'ovulation), il faut pratiquer l'abstinence ou utiliser une méthode barrière, la méthode du retrait (peu efficace) ou un spermicide afin d'éviter la grossesse. La surveillance doit être rigoureuse.

**Spermicide.** Les spermicides sont généralement à base de nonoxynol-9, un produit chimique qui désactive les spermatozoïdes et bloque leur accès au vagin. Ils sont disponibles sans ordonnance, sous forme de gels, crèmes ou ovules; n'hésitez pas à en essayer plusieurs. En général, un spermicide doit être appliqué dix à quinze minutes avant la pénétration vaginale et est efficace pendant environ une heure. Il faut le réappliquer avant un autre rapport sexuel, mais des utilisations répétées au cours d'une même journée augmentent le risque d'irritation du vagin et donc d'IST. Pour cette raison, il est conseillé d'utiliser aussi un préservatif.

En 2020, un nouveau type de spermicide a été autorisé aux États-Unis, le gel vaginal Phexxi. Il s'insère jusqu'à une heure avant un rapport sexuel et rend le pH du vagin plus acide, ce qui désactive le sperme. Il doit être réappliqué avant chaque rapport. En Europe, sa demande de mise sur le marché est encore à l'étude.

D'autres techniques spermicides, notamment à base d'anticorps, font l'objet de recherches et pourraient être commercialisées à l'avenir.

Les spermicides peuvent être combinés à une méthode barrière comme le préservatif, le diaphragme ou la cape cervicale.

*Encore une fois, ces méthodes sans hormones sont sans effet sur l'ovulation, donc sans incidence sur la densité osseuse.*

## Stérilet au cuivre (DIU)

- Dispositif de petite taille en forme de T, inséré par un·e profession-nel·le de la santé.
- Jusqu'à 10 ans d'efficacité; le placement doit être auto-vérifié tous les mois.
- Sans incidence sur l'ovulation.
- Sans incidence sur la densité osseuse.

Le stérilet au cuivre est un choix classique pour prévenir les grossesses à long terme, car il ne demande aucun effort au moment du rapport sexuel et ne présente aucun risque d'oubli (contrairement à la pilule). Ce dispositif de petite taille est inséré dans l'utérus (via le vagin) par un·e médecin. Il faut vérifier régulièrement son positionnement, car il arrive qu'il se déplace. L'action contraceptive du stérilet au cuivre est multiple[3] :

- Sa présence dans l'utérus entraîne une « réaction à un corps étranger », c'est-à-dire une inflammation qui rend l'utérus inhospitalier pour les spermatozoïdes et empêche la nidation (cela s'applique aussi au stérilet hormonal).
- Les ions cuivres sont toxiques pour les spermatozoïdes.
- La glaire cervicale diminue la motilité des spermatozoïdes.
- Peu de spermatozoïdes viables sont présents dans les trompes de Fallope.
- Peu d'ovules viables sont présents dans les trompes de Fallope après l'ovulation. On pense que les ovules se détériorent plus rapidement après leur expulsion.
- Les rares ovules fécondés ne se développent pas normalement aux toutes premières étapes de la division.

L'ovulation et les règles sont censées se poursuivre avec le stérilet au cuivre, à condition que les besoins énergétiques soient remplis. Les inconvénients possibles sont l'augmentation des saignements et des crampes pendant les cycles. Parlez à votre médecin pour déterminer si cette option vous convient[4]. Le stérilet est excellent pour prévenir la grossesse, mais il ne protège pas des IST; les méthodes barrières sont donc recommandées en cas de doute.

# Méthodes barrières

Les méthodes barrières sont plutôt efficaces en conditions idéales, mais, en pratique, leur utilisation est parfois compliquée. En cas d'oubli des instructions, elles peuvent se déchirer ou glisser. Il faut tenir compte du moment où la méthode doit être insérée/utilisée, qui peut augmenter ou non la tendance à l'utiliser. L'éponge, le diaphragme, la cape cervicale et le préservatif interne (vaginal) peuvent être insérés bien avant la pénétration, tandis que les préservatifs externes doivent être placés sur un pénis en érection. Remarque : au moment où nous rédigeons ce chapitre, l'éponge « Today » n'est plus fabriquée en raison de problèmes liés aux machines et à la pandémie, mais nous espérons que la production reprendra rapidement.

Le diaphragme et la cape cervicale doivent souvent être ajustés par un·e médecin et peuvent nécessiter une ordonnance, mais ce n'est pas le cas pour certains produits récents. Ces deux méthodes sont plus efficaces en association avec du spermicide (voir plus haut). Nous vous conseillons d'en parler à votre médecin ou au planning familial.

Seuls les préservatifs offrent une protection efficace contre les IST.

# Contraception hormonale

L'offre en contraception hormonale est abondante. Selon l'option choisie, l'ovulation peut être stoppée ou non et la densité osseuse peut varier ou rester stable. Nous allons aborder certains effets indésirables ou problèmes communs à toutes les méthodes, puis explorer chacune d'entre elles.

On retrouve une molécule de synthèse répliquant la progestérone naturelle dans la plupart des formules de contraceptifs hormonaux, qui s'appellent des progestatifs et agissent différemment selon leur composition exacte. En général, ces progestatifs empêchent la grossesse de trois manières : 1) ils bloquent l'ovulation en faisant croire au cerveau qu'elle a déjà eu lieu; 2) ils maintiennent un endomètre fin et en phase folliculaire pour empêcher la nidation; et 3) ils modifient la texture de la glaire cervicale pour faire barrage au sperme et donc rendre la fécondation impossible. Certains contraceptifs hormonaux contiennent aussi une molécule qui imite l'œstradiol, l'éthinylœstradiol la plupart du temps.

# Effets indésirables des progestatifs (potentiels)

Encore une fois, aucune des méthodes hormonales ne protège contre les IST. En cas de doute ou si vous ne connaissez pas le statut de votre ou vos partenaires, les méthodes barrières sont préconisées.

Il existe un risque d'accident par thrombose veineuse (formation de caillot sanguin), en particulier avec la pilule œstroprogestative ou combinée (qui contient de l'éthinylœstradiol et un progestatif) ou le Dépo-Provera, un contraceptif injectable. Le tabac multiplie ce risque. Les contraceptifs contenant uniquement un progestatif, comme la pilule mini-dosée, l'implant ou le stérilet, ne sont pas concernés par ce risque[5].

**Dépression.** Les contraceptifs à base d'hormones peuvent augmenter le risque de dépression. Une étude analysant 3 millions d'années-personnes de prise de contraceptifs hormonaux dans un registre de santé danois a montré un risque accru de recevoir une ordonnance d'antidépresseur ou un diagnostic de dépression après six mois de prise d'un contraceptif oral. Le risque était plus élevé pour les formules contenant des doses élevées d'œstrogène[6]. À l'inverse, une méta-analyse de 14 études (5 833 participants) n'a constaté aucune variation du risque de symptômes dépressifs[7]. Dans l'ensemble, ces données suggèrent de faire attention à l'humeur quand on prend une contraception hormonale. Si des symptômes dépressifs apparaissent après avoir commencé un contraceptif hormonal, il s'agit peut-être du coupable. Dans ce cas, contactez votre médecin ! Étant donné que le taux de dépression varie selon les contraceptifs, vous pourrez ainsi envisager de prendre une autre forme d'œstrogène ou de progestine ou bien adopter une autre forme de contraception[8].

**Carences alimentaires.** Dès les années 1970, des études ont montré que la pilule était liée à différentes carences alimentaires, notamment en acide folique (vitamine B9), en vitamines B2, B6, B12, C, E, en zinc, en sélénium et en magnésium[9]. Après l'arrêt de la pilule, le taux d'acide folique met environ trois mois à revenir à la normale, sans complément alimentaire. Il n'existe pas de données pour les autres nutriments. Tout cela justifie de prendre un complément alimentaire, par exemple une multivitamine classique ou adaptée à la grossesse ou bien d'intégrer ces micronutriments dans l'alimentation en suivant le tableau ci-dessous. De plus, un apport suffisant en calcium au quotidien — environ 1200 mg — est bon pour les os, comme nous l'avons vu dans le chapitre sur ce sujet et peut aussi contrebalancer la contraception hormonale[10].

## Compléments et apports minimaux recommandés[11] :

| Micronutriment | Où le trouver | Teneur minimale recommandée |
|---|---|---|
| Acide folique | Abats, légumes verts, légumineuses, œufs | 200 mg |
| Vitamine B12 | Viande, produits laitiers, œufs | 2,5 mg |
| Vitamine B6 | Produits animaliers et légumes | 1,4 mg |
| Vitamine B2 | Lait, produits laitiers, foie, légumes | 1,4 mg |
| Vitamine C | Légumes verts, agrumes, tomate | 80 mg |
| Vitamine E | Céréales, fruits, légumes | 12 mg |
| Zinc | Viande, cacahuètes, haricots, pain complet | 10 mg |
| Magnésium | Céréales, noix, amandes, sarrasin, lentilles, légumes verts | 375 mg |
| Sélénium | Légumes | 44 mg |

La prise d'un complément alimentaire contenant ces micronutriments peut également atténuer certains effets secondaires fréquents de la pilule[12]. Par exemple, le manque de vitamine B2 est lié à des maux de tête, fréquents avec la pilule. L'herbe du tigre ou Centenella asiaticus soulage la rétention d'eau due à la pilule, même si elle n'a rien à voir avec une carence[13].

La littérature sur l'influence d'autres contraceptifs sur les besoins nutritionnels est moins prolixe, faute de résultats concluants ou de recherche. Les carences nutritionnelles semblent moins fréquentes avec les contraceptifs à action locale comme l'anneau ou le stérilet, tandis que l'injection et l'implant entraînent autant de carences que la pilule.

- Une étude a montré une carence en vitamine D chez 12 utilisatrices de Dépo-Provera sur 13, sans pour autant établir de corrélation[14].
- Dans une autre étude, le Dépo-Provera était associé à un taux de vitamine D faible et à une baisse de la densité osseuse, mais le taux de vitamine D n'a pas été observé dans le groupe contrôle ou chez les personnes dont la densité osseuse est restée stable[16].
- Une autre étude a observé une baisse significative de la vitamine B12 avec la pilule et le Dépo-Provera[16].

Ces conclusions suggèrent fortement que l'ensemble des contraceptifs hormonaux systémiques entraînent des carences nutritionnelles. Il est donc recommandé de prendre une multivitamine ou un complément de grossesse avec toute contraception hormonale et après son arrêt pour démarrer un projet bébé.

**Attention aux rechutes.** Avec tous les contraceptifs hormonaux qui stoppent l'ovulation, il est essentiel de faire attention aux comportements qui peuvent vous faire retomber en AH, car le corps ne peut plus signaler qu'il va mal en arrêtant les règles. Voici quelques conseils d'habitudes à adopter : demandez-vous régulièrement si vous fournissez assez d'énergie à votre corps et si vous gérez bien votre stress. Si vous refaites du sport (ou si vous augmentez la durée ou l'intensité), n'oubliez pas de manger assez pour compenser l'effort. Surveillez l'apparition de symptômes d'apports insuffisants (relisez le chapitre 2 pour vous rafraîchir la mémoire), car ils peuvent indiquer que votre corps ne va pas bien et que vous repassez en AH. Enfin, en cas de doute, demandez à votre entourage s'iels ont remarqué certains changements, tels que la réapparition de vieilles habitudes.

# Méthodes contraceptives hormonales :

- pilule contraceptive par voie orale (pilule)
- stérilet hormonal
- implant
- patch
- anneau vaginal
- injection d'hormones
- contraception d'urgence (« pilule du lendemain »)

**Pilule contraceptive par voie orale**

- Pilules que l'on avale.
- Pour être efficace, la pilule doit être prise tous les jours à la même heure environ.
- Empêche la croissance folliculaire et l'ovulation.
- Souvent associée au maintien ou à la baisse de la densité osseuse; la prise prolongée (84 jours sur 91) semble être la meilleure méthode pour améliorer la densité osseuse.

Il existe de nombreuses pilules contraceptives, que l'on peut classer en deux grandes catégories : (1) œstrogène et progestatif; (2) progestatif uniquement. Dans presque tous les cas, la pilule arrête l'ovulation. Selon la formule et le dosage, les saignements mensuels sont plus ou moins présents. La plupart des plaquettes contiennent 21 comprimés actifs. Ensuite, la prise de placebo ou l'arrêt de la pilule pendant une semaine permet à l'endomètre accumulé de se désagréger sous forme de saignements menstruels (hémorragie de privation).

De nombreuses études se sont intéressées à l'incidence de la pilule sur la densité osseuse. Le consensus qui s'en dégage est que la prise de la pilule quelques années après la puberté peut nuire à la densité osseuse et entraîner un capital osseux moindre[17]. D'autres études suggèrent que la baisse de la densité osseuse entraînée par la pilule s'explique en partie, car la progestine et l'éthinylœstradiol sont métabolisés dans le foie (« effet de premier passage »), ce qui entraîne une baisse du taux d'IGF-1, hormone jouant un rôle dans la densité osseuse[18]. Une étude récente suggère néanmoins que sauter la semaine de placebos pourrait être bénéfique pour la santé osseuse, en particulier pour les pilules qui contiennent des analogues de l'œstrogène. En effet, la prise de la pilule tous les jours plutôt que 21 jours sur 28 augmente l'exposition à l'œstrogène de 33 %, sans chute mensuelle. Dans une étude récente sur des personnes atteintes d'insuffisance ovarienne primaire (le nouveau nom de la ménopause précoce), une formule contenant 30 µg d'éthinylœstradiol et de lévonorgestrel[19] a conduit à une amélioration de la DMO similaire à l'hormonothérapie bio-identique à doses élevées. Les résultats d'une autre étude sur des adolescentes ont aussi montré une augmentation de la DMO chez un groupe témoin (hausse plus légère) et un groupe prenant la pilule de manière prolongée (84 jours sur 91)[20]. D'après ces données, nous vous suggérons d'envisager de réduire la durée du placebo avec votre médecin si vous optez pour les contraceptifs par voie orale.

Dans ce contexte, l'absence de saignement mensuel est très différente de l'AH, car les hormones sont fournies par la pilule et que la DMO apparaît meilleure avec une substitution hormonale continue sur le long terme.

---

L'EFFET DE PREMIER PASSAGE, QU'EST-CE QUE C'EST ? Les médicaments que l'on avale sont absorbés par l'organisme via l'estomac et l'intestin grêle. Le sang provenant de ces organes rejoint ensuite le foie, puis le reste du corps. Le foie contient des protéines (appelées enzymes) qui dégradent les molécules; c'est l'un des systèmes de détoxification de l'organisme. Par exemple, l'alcool est dégradé dans le foie et est aussi soumis à l'effet de premier passage. Dans le cas des contraceptifs par voie orale, cette métabolisation réduit le taux d'une protéine importante pour la fortification des os, l'IGF-1 (Insulin-like Growth Factor One). Des données ont montré que cette baisse de l'IGF-1 explique pourquoi la pilule nuit plus à la densité osseuse que des hormones naturelles ou des progestatifs diffusés par un patch, par exemple.

## Stérilet hormonal

- Petit dispositif en silicone en forme de T contenant un progestatif, inséré par un·e spécialiste.
- Efficace pendant trois à sept ans selon la marque et le dosage. Le positionnement doit être auto-vérifié chaque mois par la personne qui le porte.
- Sans incidence durable sur l'ovulation.
- Sans incidence sur la densité osseuse.

Le stérilet hormonal est un petit dispositif en plastique en forme de T, qui contient du lévonorgestrel (ou LNG, un progestatif) à différents dosages. Le placement et l'insertion sont très similaires au stérilet au cuivre abordé plus tôt. L'efficacité contraceptive est excellente, avec un taux d'échec inférieur à 1 %. Le progestatif est diffusé lentement pendant trois à sept ans et reste principalement dans l'utérus. Il existe actuellement deux dosages, les dispositifs Mirena et Liletta (52 mg de lévonorgestrel) et les dispositifs Kyleena et Skyla (13,5 mg de lévonorgestrel). Le tableau ci-dessous résume les conclusions d'études sur les effets des différents dosages sur l'ovulation[21]. Avec le dosage le plus faible, l'ovulation survient presque toujours pendant la première année; avec le dosage le plus élevé, la majorité des personnes ovulent aussi avant le douzième mois, mais le risque de ne pas ovuler est plus important, donc nous recommandons le dosage le plus faible si possible.

Le maintien de l'ovulation permet d'avoir tous les avantages des variations hormonales habituelles, sans le risque de grossesse. Le stérilet hormonal a aussi tendance à réduire les saignements (grâce à son action sur l'endomètre), voire à les éliminer, même en présence d'ovulation. Encore une fois, l'absence de saignement n'est pas problématique et n'a rien à voir avec l'AH. Le corps continue d'ovuler et de récolter les récompenses hormonales associées à un cycle naturel.

## Ovulation avec un stérilet[22]

| Dosage du stérilet | Année 1 | Année 2 | Année 3 |
|---|---|---|---|
| | Personnes qui ovulent (total avec stérilet), % **d'ovulation** | | |
| 13,5 mg LNG | 34 (35), **97 %** | 25 (26), **96 %** | 26 (26), **100 %** |
| 52 mg LNG | 13 (17), **76 %** | 11 (13), **85 %** | 10 (11), **91 %** |

## Implant

- Petit bâtonnet en silicone contenant un progestatif, inséré dans le haut du bras par un·e spécialiste.
- Dure trois à cinq ans.
- Empêche l'ovulation, mais pas la croissance folliculaire (au bout de six mois environ).
- Pas d'incidence visible sur la densité osseuse.

L'implant à l'etonogestrel (un progestatif) est une autre méthode hormonale. Il s'agit d'un bâtonnet de la taille d'une allumette qui est inséré sous la peau du bras par un professionnel de santé et peut rester en place pendant trois à cinq ans. Il est invisible, mais se sent au toucher. Un de ses mécanismes d'action est l'arrêt de l'ovulation. Ainsi, seule une personne sur les 18 observées pendant trois ans lors d'une étude a ovulé, à partir du trentième mois[23]. Néanmoins, d'autres recherches ont montré que les taux d'œstradiol et de FSH étaient proches de la norme six mois après la pose et ont suggéré une reprise de la croissance folliculaire, également observée par des échographies[24]. L'ovulation est stoppée, car il n'y a pas de signal d'œstrogène déclenchant le pic de LH. Une étude sur le lien entre la DMO et l'implant n'a observé aucune différence entre les personnes portant l'implant et le groupe témoin ayant un stérilet non hormonal sur une période de deux ans[25]. Aucune variation significative de la densité osseuse n'a été observée pendant l'étude.

## Patch

- Timbre beige à coller sur la peau une fois par semaine.
- Empêche l'ovulation.
- Sans incidence sur la densité osseuse pendant un an. L'utilisation continue (sans semaine d'interruption) semble meilleure.

Le patch contraceptif contient de l'éthinylœstradiol et un progestatif, la norelgestromine. Il s'agit d'un timbre mince, souple et beige (on regrette qu'il n'y ait pas d'options plus discrètes pour les peaux foncées) d'environ 4 cm de côté, qui se colle à la peau. Il est recommandé de le placer sur le dos, l'abdomen ou le haut du bras. Le patch se remplace tous les sept jours et libère des hormones de synthèse par la peau. Cette voie évite « l'effet de premier passage » abordé plus tôt, qui pourrait expliquer partiellement la réduction de la densité osseuse observée avec la pilule[26]. Selon le patch prescrit, le port peut être interrompu pendant une semaine par mois, comme la semaine placebo avec la pilule ou bien être continu. Il est sûrement moins contraignant de devoir penser à changer le patch une fois par semaine que de se rappeler de prendre la pilule tous les jours. Pour la DMO, seule une petite étude a évalué les effets du patch[27] pendant un an et a constaté que la densité osseuse était restée stable dans les deux groupes. Par ailleurs, les taux hormonaux sont plus homogènes avec le patch, contrairement à la pilule qui entraîne des pics au moment de la prise, puis des baisses. L'apport d'hormones est ainsi constant tout au long de la journée, ce qui fait probablement du patch une meilleure option que les contraceptifs oraux, même si l'ovulation n'est pas maintenue. Plus d'études sont nécessaires pour pouvoir répondre avec certitude à cette question.

## Anneau vaginal

- Anneau en silicone contenant un progestatif et à insérer soi-même dans le vagin une fois par mois.
- Le placement doit être vérifié régulièrement.
- Empêche l'ovulation.
- Densité osseuse stable.

L'anneau vaginal contraceptif est un petit anneau en plastique inséré dans le vagin contenant de l'œstrogène et un progestatif. Tout comme l'implant et le patch, il agit notamment en empêchant l'ovulation[28], ce qui empêche de bénéficier de la hausse d'œstrogène et de progestérone survenant au milieu d'un cycle naturel. Cependant, tout comme le patch, l'effet de premier passage par le foie est évité puisqu'il n'est pas pris par voie orale. Dans une étude de deux ans, on a constaté que la DMO restait stable (variation du score z proche de zéro) avec l'anneau, tandis qu'elle augmentait légèrement dans le groupe témoin utilisant d'autres contraceptions non hormonales (variation du score z d'environ 0,2)[29]. L'étude sur la densité osseuse après l'utilisation du patch que nous avons mentionnée précédemment comprenait également un groupe utilisant l'anneau contraceptif; aucune variation de la DMO n'a été observée dans le groupe à l'étude et dans le groupe témoin[30].

Des recherches sont menées sur de nouvelles formules pour l'anneau vaginal, notamment avec de l'œstradiol bio-identique[31], ce qui pourrait permettre un taux d'œstradiol sanguin plus naturel et potentiellement meilleur pour la construction osseuse[32]. À suivre ! À l'heure actuelle, l'anneau a des effets similaires au patch sur les os : il est probablement mieux que la pilule, mais moins bien que d'autres méthodes qui maintiennent l'ovulation.

### Injections de progestatifs contraceptifs

- Injection de progestatif effectuée tous les trois mois par un·e spécialiste ou par la personne elle-même.
- À renouveler toutes les 13 semaines pour assurer la contraception.
- L'ovulation peut être interrompue pendant 7 mois après la dernière injection.
- Baisse de la densité osseuse, sans récupération au bout de deux ans sans injection.

Les injections de progestatifs sont effectuées tous les trois mois de manière intramusculaire (dans le muscle) ou sous-cutanée (sous la peau). Elles sont composées d'acétate de médroxyprogestérone retard (DMPA) ou d'énanthate de noréthistérone (NET-EN), des progestatifs qui restent longtemps dans la circulation sanguine avant d'être métabolisés. L'efficacité contraceptive est due à l'arrêt de l'ovulation. Les injections doivent être renouvelées tous les trois mois pour rester efficaces, mais des études ont montré que les formules actuelles empêchent l'ovulation pendant au moins six mois chez de nombreuses personnes[33].

Étant donné que les injections de progestatif bloquent la production d'œstrogène, on peut craindre un risque accru pour les os. Des études observationnelles ont montré un risque de fracture supérieur à long terme pour les personnes ayant reçu du DMPA[34]. La notice du médicament mentionne d'ailleurs le risque d'ostéoporose. Une étude cas-témoins sur 4 189 femmes a observé une hausse d'environ 50 % du risque de fractures, qui augmente avec la durée d'utilisation[35]. D'autres études sur des adolescentes et des personnes plus âgées ont découvert une baisse de la DMO, sans retour à la normale deux ans après l'arrêt des injections[36]. Compte tenu de ces données et de l'offre de méthodes contraceptives sans effets aussi néfastes sur la densité osseuse, nous pensons que les injections ne sont pas idéales pour les personnes ayant des antécédents de DMO faible ou d'AH (un facteur de risque pour la santé osseuse). Si certaines raisons vous font penser qu'il s'agit de la meilleure méthode pour vous, nous vous recommandons fortement de parler avec votre médecin de l'incidence sur vos os.

## Contraception d'urgence

- Les possibilités sont la pose d'un stérilet, les pilules contraceptives d'urgence (pilule du lendemain) ou des pilules de contraceptif oral combiné.

- Le stérilet empêche l'ovulation et la nidation tandis que les options orales empêchent ou retardent l'ovulation.
- Le stérilet n'a probablement aucun effet sur la densité osseuse et les méthodes orales non plus sauf en cas d'utilisation régulière.

**Pose de stérilet.** En cas de relation sexuelle non protégée, d'échec d'une méthode barrière pendant la période de l'ovulation, d'utilisation incorrecte de la pilule ou du patch, plusieurs options existent pour empêcher la grossesse, dont le stérilet au cuivre ou hormonal. Le stérilet au cuivre est recommandé pour la contraception d'urgence et permet aussi une contraception à long terme, tandis que des recherches sont en cours sur le stérilet hormonal. Lors d'une étude récente sur des participantes ayant opté pour un stérilet après avoir eu au moins une relation sexuelle non protégée dans les cinq derniers jours, seule une des 317 ayant reçu un stérilet hormonal avait un test de grossesse positif un mois plus tard et aucune des 321 ayant reçu un stérilet au cuivre[37]. La pose d'un stérilet est un bon choix pour empêcher immédiatement la grossesse et assurer une protection à long terme.

**Médicaments par voie orale.** Des médicaments à avaler sont disponibles avec ou sans prescription. La pilule du lendemain est en vente libre en pharmacie. Il en existe deux sortes : l'acétate d'ulipristal (EllaOne) et le lévonorgestrel (Norlevo), les deux agissant en se liant au récepteur de la progestérone en pour empêcher la fixation et donc retarder l'ovulation. Il est aussi possible de prendre plusieurs doses de pilules standard dans la même journée. Le site internet https://not-2-late.com/ (en anglais) explique comment utiliser de nombreuses pilules contraceptives en tant que contraception d'urgence. Attention : en général, ces méthodes retardent l'ovulation du cycle en cours, sans l'éliminer; il est donc essentiel de se protéger pendant le reste du cycle. Par ailleurs, plus la contraception d'urgence est prise peu de temps après le rapport non protégé, plus elle est efficace. Les données montrent que l'ulipristal est la méthode la plus efficace avec un taux de grossesse inférieur de 40 % au lévonorgestrel, lui-même plus efficace que les contraceptifs oraux avec 40 % de grossesses en moins[38]. Le taux de grossesses après la pose d'un stérilet est bien plus bas que celui de toutes ces méthodes, mais les données proviennent toutefois d'études différentes[39].

Étant donné que ces méthodes empêchent ou retardent l'ovulation, elles sont moins efficaces si l'ovulation a déjà eu lieu et qu'un rapport sexuel s'est produit dans la même journée.

Les médicaments par voie orale sont moins susceptibles d'agir sur la santé osseuse étant donné qu'ils retardent l'ovulation, mais ne l'empêchent pas. Cependant, l'utilisation fréquente peut être néfaste; il est donc recommandé d'envisager une autre forme de contraception.

Étant donné que la pilule du lendemain n'affecte qu'une seule ovulation, sa prise ne pose aucun problème pour le maintien des cycles après la guérison.

# Arrêt des contraceptifs

La grossesse n'est pas votre priorité pour le moment, mais vous avez peut-être envie d'avoir un bébé plus tard.

Si vous utilisez une méthode barrière, la pilule, le patch ou l'anneau vaginal, il suffit d'arrêter puis de tenter de concevoir (en ayant des rapports sexuels au bon moment, comme l'indiquent le chapitre 18 et le Volume 2).

Le stérilet et l'implant doivent être retirés par un·e médecin·e. Si le stérilet au cuivre ou hormonal n'a pas interrompu l'ovulation, il est possible d'espérer une grossesse dès l'ovulation suivant le retrait. En cas d'arrêt de l'ovulation à cause des hormones provenant de l'implant ou du stérilet hormonal, elle peut reprendre dès le mois suivant[40]. Toutefois, si l'ovulation s'est arrêtée avec le port du stérilet au cuivre, la cause est sûrement différente et il faudra la déterminer au plus vite.

Après l'arrêt des injections contraceptives, il faut attendre (voir le tableau) que les hormones aient quitté l'organisme. S'il n'y a pas d'ovulation six mois après la dernière injection, nous recommandons une prise de sang pour déterminer si les injections agissent encore ou s'il y a un autre problème. Des taux de FSH et de LH faibles suggèrent que les injections agissent encore. La reprise de l'ovulation est liée à la dose du médicament et à la vitesse à laquelle l'hormone quitte l'organisme. Voici les résultats d'une étude sur la reprise de l'ovulation chez des personnes ayant reçu une injection unique de DMPA par voie sous-cutanée[41] :

**Ovulation après injection contraceptive**

| Dose (nombre de participantes) | Ovulation au bout de 3 mois après l'injection | Ovulation au bout de 6 mois après l'injection | Nombre d'ovulations à la fin de l'étude (7 mois après l'injection) |
|---|---|---|---|
| 45 mg (15) | 3 | 9 | 14 |
| 75 mg (12) | 4 | 4 | 4 |
| 105 mg (15) | 0 | 3 | 3 |
| Depo-SubQ™ 104 mg (15) | 0 | 1 | 1 |

# Le retour de la fertilité

Les résultats des nombreuses études sur la reprise de la fertilité après l'arrêt d'un contraceptif sont variés. Le consensus semble indiquer pas ou peu d'incidence sur la fertilité. Ce n'est donc pas un paramètre important dans le choix de la méthode contraceptive.

Pour comprendre l'incidence potentielle de la contraception, il faut connaître le taux de fertilité standard des couples qui n'ont jamais utilisé de contraception hormonale. Quelques études s'y sont intéressées, mais elles ont étonnamment assez peu de données.

Les taux de grossesse observés étaient généralement compris entre 85 et 92 %. Nous allons les comparer aux taux après la contraception pour en évaluer l'effet potentiel. Toutefois, il est possible que des participant·e·s aux études mentionnées aient utilisé une contraception avant de tenter de concevoir, mais ce sont les meilleurs moyens de comparaison disponibles.

**Taux de fécondité**

| Nombre de couples | Description de l'étude | Taux de grossesse en 12 mois |
|---|---|---|
| 346 [42] | Couples recevant une formation sur la planification familiale naturelle, dont les moments les plus susceptibles de conduire à une grossesse | 92 % (80 % de grossesses à 6 mois) |
| 3 736 [43] | Utilisateurs de l'application Natural Cycles ayant changé leur statut de « prévention de la grossesse » à « projet de grossesse » sans changer d'avis plus tard | 84,7 % en 13 mois |
| 157 [44] | Sondage américain sur la croissance des familles de 2002 | 88 % |
| 4 133 [45] | Personnes tentant de concevoir entre 2013 et 2019 | 86 % |

Plusieurs études se sont intéressées à la question de la fertilité après la contraception. La meilleure façon d'examiner ces données consiste à les regrouper en faisant une « méta-analyse », ce qui a été fait en 2018 : cette revue a combiné les données de 22 études comportant un total de 14 884 personnes essayant de concevoir[46]. Parmi eux, 735 ont arrêté l'implant, 139 une contraception injectable, 2 374 un stérilet et 11 636 la pilule. Les taux de grossesse suivants ont été obtenus :

- Implant : 83,45 %* (*Une étude ayant obtenu des taux particulière-ment bas a été exclue, le taux s'élève à 74,7 % avec ces résultats.)
- Stérilet : 84,75 %.
- Injections : 77,74 %.
- Pilule : 87,04 %.

Pour toutes les méthodes, 83,1 % de toutes les personnes ayant tenté de concevoir après l'arrêt de la contraception sont tombées enceintes la pre-mière année. La méta-analyse permet d'éliminer certaines des variations propres à chaque étude en regroupant toutes les données, ce qui permet d'obtenir des conclusions plus fiables.

> *Steph* : Ça fait beaucoup d'informations ! Si, comme moi, la science et la recherche ne sont pas vos passions, vous vous demandez peut-être où nous voulons en venir. Ce que je retiens, c'est que les chances de gros-sesse après l'arrêt de la contraception sont quasiment les mêmes pour toutes les méthodes, donc ne basez pas votre décision sur ce facteur. Mais attention, n'oubliez pas que pour les personnes à risque d'AH comme nous, il peut être important d'éviter les méthodes qui agissent sur les hor-mones et empêchent de vérifier si l'ovulation a bien lieu.

Soulignons que la fertilité varie dans les trois premiers mois selon que la méthode arrêtée soit non hormonale ou hormonale. Ainsi, certaines études ont observé un taux de conception accru après les méthodes non hormo-nales[47]… et d'autres le résultat inverse, un taux plus élevé après l'arrêt de méthodes hormonales[48]. Ces conclusions contradictoires permettent de dé-duire que les différences éventuelles sont minimes et ne devraient pas peser dans votre choix de méthode contraceptive.

Pour finir, nous tenons à répéter que la contraception hormonale peut diminuer la teneur de certains nutriments importants, notamment pour une grossesse saine. Il faut donc s'assurer de consommer des aliments qui les contiennent, voire de prendre des suppléments vitaminés (éventuellement pour la grossesse si en projet bébé).

## En résumé

Voici des facteurs importants pour déterminer la contraception qui convient le mieux à votre organisme et à votre mode de vie :
- Votre risque d'exposition aux infections sexuellement transmissibles ;

      o   Une méthode barrière doit être utilisée en plus d'autres méthodes si vous ne connaissez pas les antécédents de votre / vos partenaire(s) ou si vous avez des doutes quant aux IST.

- L'efficacité souhaitée.
- L'apport ou non d'hormones.
- L'incidence sur la santé osseuse.
- La capacité réaliste à bien utiliser la méthode choisie.
- Le prix.

Pour la densité osseuse, la recherche suggère que les méthodes optimales sont celles qui maintiennent l'ovulation et donc des cycles hormonaux classiques : les méthodes barrières, le stérilet au cuivre et le stérilet hormonal. Viennent ensuite les méthodes qui ne passent pas directement par le foie : l'anneau vaginal, l'implant et le patch. Il ressort de certaines études que la prise de la pilule en continu peut aussi atténuer certains de ses effets négatifs sur la densité osseuse. Les contraceptifs hormonaux qui empêchent l'ovulation sont sûrement moins bénéfiques pour les os, en particulier la pilule avec schéma classique (trois semaines de comprimés, une semaine de pause ou de placebos). Enfin, l'injection contraceptive apparaît comme la pire option pour la DMO — nous la déconseillons, sauf s'il s'agit de la seule option possible pour certaines raisons.

> *Nico* : J'ai choisi différentes méthodes de contraception à différents moments de ma vie. À la fin de l'adolescence, j'ai commencé à prendre la pilule pour éviter à tout prix une grossesse, mais je me suis aperçue qu'il m'arrivait de l'oublier, donc j'ai choisi l'implant (Norplant). J'ai eu un peu de spotting au départ, puis mon ovulation et mes règles se sont arrêtées. Je pensais que c'était génial — mais en y repensant, je me dis que ce n'était pas l'idéal pour ma santé osseuse. Quand mon implant a été retiré, j'ai tout de suite repris la pilule, car j'allais me marier et qu'une ovulation après un oubli n'aurait pas été un drame. À 31 ans, j'ai arrêté la pilule pour tomber enceinte… et vous connaissez la suite !
>
> Entre mes grossesses, je tenais absolument à éviter de nuire à mon cycle ou à ma fertilité et je voulais *savoir* ce qu'il se passait, donc mon mari et moi avons décidé d'utiliser des préservatifs. Cette période m'a permis d'apprendre à bien connaître mon corps et mes cycles. Cela m'a beaucoup aidée : connaître mon ovulation m'a permis de retomber enceinte plus facilement, suivre la durée de ma phase lutéale m'a permis de reconnaître les effets du sport et du stress sur mon corps et, de manière générale, je me sentais plus en adéquation avec mon corps.

Après la naissance de mon troisième fils, j'ai décidé que je ne voulais plus d'enfants et j'ai donc choisi de me faire poser le stérilet Mirena, après avoir vu que le taux d'ovulation était élevé en faisant des recherches. Je trouvais agréable de ne pas avoir à penser à ma contraception (surtout quand on a le cerveau en compote des parents de jeunes enfants !) et d'avoir des saignements très peu abondants. Ma sœur en avait aussi un et m'avait dit qu'elle n'avait que quelques gouttes roses par mois. Au début, j'ai eu un peu de spotting, comme avec l'implant, puis j'ai rapidement repris une ovulation régulière avec un petit saignement mensuel. J'ai continué à observer des changements réguliers de ma glaire cervicale (avec une texture de blanc d'œuf comme avant) et j'ai aussi suivi ma température pour confirmer l'ovulation. Comme j'avais un rendez-vous chez ma gynécologue peu de temps avant la date d'ovulation prévue, j'ai demandé à relever mon taux d'œstradiol : 139 pg/mL (510 pmol/L), confirmant la croissance d'un follicule. D'après ma température, j'ai ovulé quatre jours plus tard.

Quand j'ai fait retirer ce Mirena cinq ans plus tard, mon ovulation a continué au même rythme, mais mes règles étaient BEAUCOUP plus abondantes. J'ai acheté une coupe menstruelle (que je recommande !) Mon médecin et quelques ami·e·s m'ont raconté des histoires terrifiantes de personnes tombant enceintes par surprise en milieu de quarantaine (et j'étais convaincue que j'en avais fini avec les grossesses), donc j'ai décidé de faire poser un nouveau stérilet trois mois plus tard. Maintenant, mon ovulation est toujours régulière, mais les saignements sont moins abondants. Comme j'approche de la périménopause, mes cycles se raccourcissent un peu.

Par ailleurs, je n'ai remarqué aucun effet sur mon cycle après les vaccins contre la Covid, mais mon ovulation a subi un grand retard quand j'ai fini par l'attraper. Des études ont montré que la vaccination et la Covid peuvent avoir des effets variés sur les cycles menstruels (tout comme d'autres maladies, cela n'est pas spécifique à la Covid)[49].

# 21
# Santé à long terme

NOUS AVONS BEAUCOUP mentionné la guérison complète de l'AH, mais nous tenons à préciser ce que nous entendons par « guérison complète » avant d'aller plus loin. La guérison a un volet physique et un volet mental. Du côté physique, il s'agit du retour des menstruations et de l'apparition d'autres bienfaits une fois que le corps reçoit assez d'énergie. Du point de vue mental, il s'agit plutôt de revoir vos priorités, c'est-à-dire que vous ne basez plus votre estime personnelle et votre identité sur votre alimentation, votre apparence et vos prouesses athlétiques.

À quoi ressemble la vie d'une personne qui a vraiment guéri ? Peut-être à quelque chose comme ça . . . Peu de règles alimentaires sauf 1) ne pas sauter de repas, 2) manger dès qu'elle a faim et 3) ne jamais faire de sport le ventre vide. Elle ne « s'autorise » pas de petits plaisirs, parce que rien n'est interdit. Elle satisfait toutes ses envies de gras, de sucré, de salé puis reprend sa journée sans y penser. Au restaurant, elle ignore les options faibles en calories et se concentre sur ses plats favoris, sans hésiter à piocher dans la corbeille de pain, à commander une entrée et à se lécher les babines en pensant au dessert. Des séances de sport agréables ont refait leur apparition, mais elle les suit d'une collation ou d'un repas, surtout quand son estomac gargouille et ce même si ce n'est pas « l'heure de manger ». Elle perçoit la nourriture comme du carburant pour ses activités et l'exercice physique comme une activité agréable et saine, non comme une manière de perdre du poids ou de brûler des calories. Bien sûr, il peut arriver que l'état d'esprit d'avant tente de s'infiltrer de nouveau. Mais la personne guérie, consciente de ces pensées négatives, sait reconnaitre qu'elles sont toxiques et réagir en les ignorant ou en les confrontant à l'aide des méthodes développées pendant le PAM, sans retomber dans ses anciennes habitudes. Ou en cas de dérapage occasionnel (p. ex. choisir une séance de sport plutôt qu'un dîner entre ami·e·s), elle s'en rend compte très vite et fait de meilleurs choix pour soutenir sa santé globale. Si la personne guérie de l'AH a du mal à faire ces choix, elle demande de l'aide avant de retomber dans la spirale de l'AH. Il s'agit (d'une version) de la guérison.

Si vous n'êtes pas encore totalement guéri·e, continuez en laissant la porte entrouverte. *Il n'est jamais, jamais trop tard.* Si vous tentez de suivre le PAM, mais n'êtes pas encore de l'autre côté de l'AH, réfléchissez à ce qui vous retient d'aller plus loin. Ce chapitre vous permettra peut-être d'identifier certains de vos blocages; autrement, vous pouvez aussi obtenir de l'aide en parlant à un·e professionnel·le.

> *Lisa* : C'est quoi « la guérison » ? Pour beaucoup parmi nous, c'est pouvoir enfin apprécier notre santé et nos ami·e·s et aussi savourer les autres bienfaits de la prise de poids : des cycles réguliers, des os plus solides, plus d'énergie, un bon équilibre hormonal . . . Et être libéré·e des restrictions alimentaires et des agendas rigides; la liste est interminable.
>
> En plus de ces aspects généraux, la guérison au niveau des choix et des quantités d'aliments est différente pour chaque personne. Pour moi, la différence entre un état d'esprit d'AH et de guérison totale se résume à l'absence d'anxiété à l'idée de manger certaines choses. Par exemple, l'idée de manger du pain avec mon repas comme dans l'exemple ne m'angoisse pas; je n'aime pas tellement ça donc je n'en prends pas. Par contre, je me jette sur les desserts au chocolat.
>
> *Steph* : Un samedi après-midi à 14 h. Aaron et moi allons chercher un café au drive de McDonald's. D'un seul coup, je pense « Ooooh, j'ai envie de glace » et je me retrouve à déguster un Sundae. Je n'ai pas couru très longtemps aujourd'hui. Ce n'est pas grave. Je vais manger de la pizza ce soir avec probablement des M&M's en dessert, mais ce Sundae ne va pas remplir mes pensées. Je préfère les consacrer à l'adorable petit garçon qui dort à l'arrière de la voiture, au bébé qui grandit dans mon ventre, à mon mari au volant et à mon gentil labrador noir qui se repose. C'est ma guérison et je suis reconnaissante.

# Faire du sport sainement

Plus haut, nous avons affirmé qu'une personne guérie fait du sport pour le plaisir et la santé, pas pour brûler des calories. C'est un peu vague, vous ne trouvez pas ? Vous préféreriez peut-être des injonctions précises ? En fait, il n'en existe pas, à part la nécessité de vous nourrir assez pour votre pratique sportive, quelle qu'elle soit.

Pour beaucoup d'entre nous guéri·e·s de l'AH, le temps passé à se dépenser est beaucoup plus restreint qu'avant par d'autres facettes de notre vie. Le travail, les loisirs, les amis, les enfants nous empêchent en grande partie de reprendre une pratique sportive intense. Nous casons vingt à trente minutes de sport çà et là car nous savons qu'il est bon pour notre santé de faire travailler notre cœur et nos muscles. Bien sûr, le sport peut rester une priorité; certaines personnes ayant souffert d'AH dans le passé participent à des marathons, voire à des triathlons, mais conservent des menstruations régulières ! Vous savez pourquoi, n'est-ce pas ? Elles prennent soin d'ingérer une quantité de calories suffisante et de manger de tout.

> *Jennifer* : Je cours toujours, mais à un bon poids et avec des cycles réguliers, sans traitement ! En plus, je vais beaucoup plus vite que quand j'étais plus maigre, donc ça montre que quelques kilos supplémentaires ne font pas de mal. Je ne souhaite pas avoir d'autres bébés, mais c'est super de savoir que je suis à un point (post-AH) au niveau des calories et de la masse graisseuse me permettant de courir et m'entraîner comme je le fais tout en ayant mes règles chaque mois. Avant d'essayer de concevoir, je faisais des marathons en 3 h 38. Après avoir pris du poids, eu deux bébés et retrouvé un poids sain, avec des cycles réguliers, j'ai fini un marathon en 3 h 03 au printemps. Vous POUVEZ vous entraîner de manière intense, continuer à avoir vos règles et être en bonne santé !

# Manger sainement

Comme pour les habitudes sportives à long terme, il n'y a pas non plus de règles fixes pour les habitudes alimentaires. Après l'AH, certaines personnes suivent un régime particulier pour gérer un SOPK (correctement diagnostiqué), d'autres sont végétariennes et bien sûr chaque personne a ses propres préférences. Une fois encore, l'essentiel est de manger suffisamment. Les repas couvrent généralement nos besoins caloriques et, si nous avons encore faim, nous mangeons plus. Une fois que vos cycles sont réguliers, il n'est plus nécessaire de vous forcer à manger des calories supplémentaires comme pendant le PAM. Suivez vos signaux de faim et de satiété en prenant des repas normaux (et des collations, surtout si vous allaitez, faites beaucoup d'exercice intense ou êtes enceint·e) ou en faisant ce qui vous plaît et c'est tout.

Vous choisirez certains aliments pour leur goût et leur valeur nutritive et d'autres pour la joie qu'ils vous procurent, sans penser aux calories et aux ingrédients (miam . . . du cheesecake). Il y aura probablement certains aliments que vous n'aimerez pas et que vous ne mangerez donc pas. Si vous vous rendez compte que vous continuez à éviter certains aliments parce que vous les trouvez anxiogènes, vous pouvez continuer à les éviter ou vous efforcer d'éliminer le pouvoir qu'ils exercent sur vous. Demandez-vous pourquoi cet aliment précis vous stresse. Quel est le pire qui puisse arriver si vous le mangez ?

## La pente glissante du retour vers l'AH

Tout au long de ce livre, nous avons partagé avec vous de nombreux témoignages décrivant comment chaque personne se sent mieux après la guérison. Malgré tout, nul n'est à l'abri de certains éléments qui déclenchent des pensées toxiques, même après le retour des cycles et la guérison mentale. Des déclencheurs suscitant à nouveau le désir — le besoin — de trouver le contrôle avec d'anciens comportements qui donnent un sentiment de sécurité et de confort, même si nous savons consciemment que ces comportements sont toxiques. Nous ne pouvons jamais relâcher notre vigilance. Pour certaines personnes, les pensées sont flottantes et espacées, tandis qu'elles sont une lutte quotidienne pour d'autres. Vous saurez que vous avez atteint la vraie guérison quand vous parviendrez à reconnaitre les impulsions négatives, à les repousser et à continuer à vous nourrir convenablement même si vos démons vous incitent à faire tout le contraire.

> *Elissa* : Je pense que, quel que soit le trajet parcouru, nous aurons toujours besoin de petits rappels pour nous secouer. Je me sens à un stade vraiment différent que quand j'étais en pleine AH, je me suis retrouvée. Cependant, j'ai peur de glisser lentement dans une pratique sportive trop intense et de recommencer à me sous-alimenter si je deviens trop stressée. Pendant le PAM, j'ai pris l'habitude de faire l'inverse dès que j'avais la moindre pensée négative sur moi-même, une pulsion d'exercice ou l'envie de choisir l'aliment le plus « sain » plutôt que celui qui était « mauvais pour la santé ». Du coup, je me faisais un compliment, je prenais un dessert supplémentaire, je sautais ou écourtais ma marche/

mon entraînement quotidien, etc. Cette approche m'a aidée à bannir ces pensées négatives et à leur enlever leur pouvoir. Maintenant que j'ai une fille, je suis vraiment déterminée à ne jamais lui transmettre ces tendances d'AH, d'autant plus qu'elle doit déjà faire face à des médias et à une société obsédés par le corps.

*Rachel* : C'est toujours très difficile et c'est bien d'avoir un rappel que je dois faire attention à ce que je fais avec mon corps. Pour moi, la guérison de l'AH est comme la sobriété pour les alcooliques : c'est le parcours d'une vie entière, elle est toujours là et il faut y faire attention.

*Sarah W* : Voilà ce que j'ai à dire. J'aime être mince. J'aime la sensation d'être mince. Pendant des années, j'étais en surpoids et mal dans ma peau. Le problème, c'est que quand j'ai atteint mon poids le plus faible (techniquement à un IMC normal), j'ai encore eu des réactions négatives. Je me suis dit que je ne pourrais jamais gagner. Et, vous savez, j'ai un très bon IMC maintenant, 22 et des poussières et ce devrait être une réussite : j'ai maintenu ce poids pendant des mois en mangeant bien, en me faisant plaisir régulièrement et avec une pratique sportive saine. Mais non. Je suis toujours hantée par le désir de maigrir. Évidemment, je n'essaye pas vraiment, je n'ai pas perdu de poids depuis des mois. J'ai bien conscience que je suis belle et en bonne santé. Mais mon cerveau a encore du chemin à parcourir. À un moment, entre mes 25 et mes 30 ans, je pesais plus que maintenant et je faisais autant de sport sans aucun problème. Aucun. J'étais heureuse. Je veux retrouver ça, mais, depuis que j'ai erré dans ces eaux troubles, ma tête a malheureusement du mal à retrouver le rivage.

*Phoebe* : C'est un combat jour après jour. Ma fille a trois ans, nous essayons d'avoir un autre bébé et j'ai pleuré samedi dernier quand j'ai dû acheter un pantalon plus grand. Pfff. Après sa naissance, j'ai immédiatement replongé dans mon trouble du comportement alimentaire et dans l'AH. Je pense que c'était à cause du stress et du manque de temps pour moi. Le traitement est super, mais ça ne fait pas tout disparaître d'un coup et ça n'arrête absolument pas le combat. Mon instinct est toujours de me restreindre si je ne mange pas de façon réfléchie, c'est vraiment constant. Je vais beaucoup mieux, je ne dis pas le contraire, mais je suis loin d'être parfaite et j'ai toujours du mal. Souvenez-vous que, pour être maman, il faut d'abord être une personne et prendre soin de soi. Mon psychologue dit toujours que la « voix du TCA » est la dernière à s'en aller. Il faut VOUS donner la priorité.

*Natalie* : Je pense qu'il est parfois quasiment impossible de contourner les anciennes manières de penser. Même sans antécédents d'AH, tout le monde est bombardé de messages terribles sur l'apparence. J'ai surmonté beaucoup de mes problèmes et je suis à un stade où je me sens vraiment bien. Mais c'est un véritable effort de rester sur cette voie et certains jours sont plus faciles que d'autres.

*Liz S* : Moi aussi, j'ai encore du mal. Après mon premier bébé, je mangeais mieux, mais je faisais le plus de sport possible. Puis j'ai eu moins de temps libre, donc j'en ai fait moins. Je pense que, pour la plupart d'entre nous, c'est difficile de trouver un bon équilibre, d'accepter vraiment qui on est, de savoir que notre valeur n'est pas basée sur un nombre ou une taille.

*Laurie* : Je ne suis plus aussi dure envers moi-même si je rate un entraînement ou si je mange un aliment très calorique. Cela dit, j'y pense tout le temps et c'est toujours en arrière-pensée, surtout maintenant que je ne suis plus enceinte. Mais nous devons nous souvenir que nous sommes fort·e·s et nous pouvons déplacer des montagnes.

*Stacey H* : C'est toujours dur, d'ailleurs, hier, j'ai fait promettre à mon mari d'intervenir si je maigrissais. J'étais à 12 semaines postpartum la dernière fois que je me suis pesée, mais vu comme mes vêtements flottent, je suis largement descendue sous mon poids d'avant la grossesse (même s'il est encore bien au-dessus de mon poids AH). Je dois admettre que j'aime ça. Je ne fais pas tellement de sport, mais j'ai commencé à éviter les aliments « lourds » que je mangeais avant. Par exemple, je n'ai pas racheté de beurre de cacahuètes après l'avoir fini parce que je trouve que je l'ai mangé trop vite. C'est idiot et j'y travaille. Je pense que je devrais peut-être aller consulter un·e psychologue d'ailleurs.

## Identifier, prévenir et gérer les éléments déclencheurs

Il est très utile d'identifier les causes de vos doutes et de vos pensées négatives pour pouvoir les éviter ou au moins apprendre à réagir autrement. Une façon de voir vos déclencheurs est de les comparer à un fort courant marin. Quand une personne nage et est prise dans un tel courant sans connaître le danger, elle est rapidement entraînée au large, impuissante. Une personne préparée sait qu'il faut garder son calme et ne pas gaspiller d'énergie à nager à contre-courant. Elle nage alors en parallèle avec le rivage, puis dévie lentement vers la plage ou agite ses bras et appelle à l'aide jusqu'à être en sécurité hors du courant. Pour les personnes guéries de l'AH (ou qui y travaillent), les déclencheurs peuvent entraîner d'anciens comportements d'AH. Mais avoir un plan pour réagir permet d'éviter les réactions toxiques. Comme les courants d'arrachement, les éléments déclencheurs sont parfois invisibles. Cependant, si nous apprenons à identifier leurs signes avant-coureurs, nous pouvons élaborer une stratégie pour y faire face. Qu'il s'agisse de poser des limites avec les personnes qui suscitent des pensées négatives, de quitter la pièce pour appeler un·e ami·e, de prendre une profonde inspiration en pensant à des affirmations ou de voir un·e thérapeute, le plan pour faire face aux déclencheurs quand ils surviennent peut faire toute la différence.

Différentes circonstances, comme celles qui sont citées ci-dessous, peuvent accroître votre vulnérabilité aux anciennes habitudes et manières de penser :

- Vous estimez que votre famille est au complet et donc qu'un système reproducteur fonctionnel n'est plus indispensable.
- Du stress survient dans votre vie et vous étiez habitué·e à le gérer avec des restrictions alimentaires ou de l'exercice physique.
- Votre temps est limité et les repas sont en bas de l'échelle des priorités.
- Certaines personnes (souvent la famille) font des commentaires sans comprendre les effets potentiels qu'ils peuvent avoir.
- Vous passez du temps avec des personnes qui souffrent de dysmorphophobie, de troubles du comportement alimentaire ou d'une addiction au sport.
- Vous recommencez à vous peser tous les jours ou chaque semaine.
- Vous avez du mal à accepter votre corps postpartum ou après la guérison.
- Vous souffrez d'anxiété ou de dépression (peut-être du postpartum).

En identifiant les situations qui vous concernent, vous pourrez envisager des étapes proactives à prendre pour empêcher la rechute.

**Maintenir la guérison après les enfants.** Si vous espérez avoir d'autres enfants, l'espoir d'une prochaine grossesse peut faciliter le maintien de la guérison. S'il n'y a pas d'autre bébé au programme, souvenez-vous de tous les autres bienfaits. Pour aller plus loin, prenez un stylo et écrivez cinq raisons de maintenir la guérison. L'une d'entre elles peut être de prévenir d'éventuels futurs soucis de poids, alimentation et image corporelle chez vos enfants.

**Gérer le stress.** Si vous avez l'habitude de gérer votre stress en contrôlant votre alimentation et en faisant du sport, il peut être facile de retomber dans ces habitudes. Essayez d'identifier les problèmes et les situations qui vous mettent la pression, puis utilisez les outils proposés dans les chapitres précédents pour accepter vos émotions.

> *Celena* : Le stress est un de mes éléments déclencheurs. Je me rends compte que j'ai tendance à faire plus de sport quand je suis stressée. J'en ai conscience et j'essaye de manger plus pour compenser. En cas de dérapage, je me suis promis de rester au-dessus d'un certain IMC. Mais je me sens sûrement mieux avec un poids un peu plus élevé.

**Ne pas avoir ou prendre le temps de manger.** Si vous avez de jeunes enfants, vous leur donnez la priorité. Souvent, iels ont tellement besoin de vous que vous n'arrivez pas à vous alimenter tout en leur donnant à manger, en changeant les couches et en faisant les milliers de choses dont iels ont besoin. Ou, si vous êtes au milieu d'un projet important au travail, vous pouvez avoir du mal à faire une pause pour manger. Si c'est le cas (et peut-être que votre « personnalité AH » prend (in)consciemment du plaisir à éviter des repas), vous devez vraiment vous assurer d'ajouter des calories supplémentaires quand vous pouvez manger, après le travail ou quand les enfants sont au lit par exemple. N'oubliez pas de vous préparer des collations rapides, bourrées d'énergie et faciles à manger pour ne pas avoir le ventre vide pendant des heures si vous n'avez pas le temps de prendre un repas complet.

> *Lindsey* : J'ai toujours beaucoup de mal. Je n'échoue pas volontairement, mais j'ai du mal à trouver le temps de manger pendant la journée et j'ai repris la course à pied (parce que j'aime ça, pas pour perdre du poids).

**Famille.** La famille peut être un terrain miné. Il est extrêmement difficile de déconstruire des années de schémas et de se défaire de réactions profondément enracinées. Pour ce domaine particulier, il peut être utile de parler à un·e psychologue ou à une personne neutre afin de trouver des méthodes pour désamorcer les situations tendues.

> *Leah* : Pour moi, le problème n'est pas vraiment « quoi », mais « qui ». La petite sœur de mon mari est une brindille qui mange très peu et participe à des marathons. Elle est aussi matérialiste et superficielle et j'ai une relation assez distante avec elle maintenant. C'est mon élément déclencheur.

**Amitiés de salle de sport.** Si vous ressentez de la jalousie ou de la nostalgie de votre corps ou de vos habitudes d'avant autour de certaines personnes, en particulier en cas de commentaires sur votre nouveau mode de vie, vous pouvez envisager d'éviter ces environnements (par exemple la salle de sport) ou ces personnes. Il est aussi possible de répéter vos affirmations et de vous rappeler que votre mode de vie est sain, même s'il ne correspond pas à l'idéal de la « perfection esthétique ».

> *Nicole* : Uh, c'est vraiment dur pour moi en ce moment parce que je suis coach de fitness. J'ai commencé à donner des cours de Zumba, ce que j'adore, mais c'est super dur pour moi d'observer toutes les femmes super athlétiques et obsédées par le sport quand je suis à la salle de sport.

**Retour de la balance.** Il est fréquent de reprendre des pesées régulières en changeant d'humeur selon le chiffre affiché. Nous avons pour la plupart passé des années à contrôler notre poids en adoptant les croyances de la société que « la minceur est formidable » et qu'on n'est « jamais trop mince ». Si vous n'avez pas jeté votre balance pendant le PAM ou si elle est revenue dans votre vie, envisagez de réinstaurer des limites à son utilisation (p. ex. pas plus d'une fois par semaine) ou de vous en débarrasser pour de bon. Vous découvrirez peut-être le bonheur de la liberté de s'alimenter en écoutant ses sensations plutôt que sa balance.

> *Dawn* : Je ne me limite pas, je fais de l'exercice d'intensité modérée trois fois par semaine et je me sens bien. Mais je continue à me peser et, si je vois le chiffre monter (même s'il a plutôt l'air stable), je panique et j'ai l'instinct de vouloir reprendre les restrictions.

**Haine de son corps ou dysmorphophobie.** Si vous avez des pensées négatives par rapport à votre corps nous vous incitons à relire les idées évoquées dans le chapitre 11. Quand ces pensées surgissent, essayez de vous souvenir que votre corps est incroyable et miraculeux. Votre corps est un formidable cadeau. Inversez ces pensées et songez à tout ce que votre corps guéri a fait et à ses capacités !

Quelle que soit l'étape du PAM où vous vous trouvez, il est fréquent d'avoir des moments de doute. Ce n'est pas parce que vous avez de telles pensées que vous retombez automatiquement en AH. À présent, vous savez comment freiner ces pensées négatives. Même les personnes guéries passent par des moments similaires de pensées et de comportements qui appartiennent au passé. Voici une petite liste de signaux d'alarme selon la thérapie comportementale dialectique (des situations qui vous alertent de dérapages potentiels). Si plusieurs vous concernent, vous retombez peut-être dans les habitudes d'AH et vous devriez évaluer vos choix :

- Vous passez plus de quelques minutes par jour à penser à des aspects négatifs de votre corps.
- Vous mangez à des horaires extrêmement stricts.
- Vous mangez toujours les mêmes « aliments ».
- Vous vous sentez angoissé·e quand vous ne pouvez pas faire de sport.
- Pesées fréquentes (chaque jour ou plus).
- Vous comptez les calories.
- Vous essayez de « sécher » (prendre du muscle et perdre de la masse grasse).

Que faire si vous identifiez un ou plusieurs de ces signaux d'alarme ? Nous vous conseillons de faire très attention au contexte quand ces comportements font leur apparition. Prenez le temps d'analyser vos émotions. Pouvez-vous identifier ce qui précipite la réaction problématique ? Prenez en compte tout ce dont nous avons parlé dans ce chapitre ou d'autres éléments déclencheurs spécifiques. Après avoir découvert l'origine de vos émotions, vous pouvez anticiper comment changer le contexte ou votre réaction. Si vous avez besoin d'aide, faites-vous aider par votre partenaire, un·e ami·e ou un·e psychologue spécialisé·e. Intervenez rapidement avant de retomber dans l'AH.

> *Sarah* : Le travail m'aide. C'est une distraction qui aide à gérer l'anxiété. Mon cerveau est accaparé par d'autres choses, pas comme à la maison avec un bébé et moins de préoccupations « complexes ». Je suis aussi entouré·e d'autres adultes qui ont des conversations d'adultes. Honnêtement, je suis tellement prise par mon travail et mes enfants que je n'ai pas le temps de penser ou de m'intéresser à mon apparence. Le travail est aussi une façon d'explorer d'autres facettes de ma personnalité. C'est une autre identité à remplir, plutôt que celle de l'AH/de la minceur/de la santé. Quand vous avez la tête pleine de chiffres, il est bon de penser STOP. Ou même de vous demander pourquoi c'est aussi important pour vous. Si vous vous surprenez à calculer combien de calories vous avez mangées ou à avoir envie de courir, demandez-vous ce qui se passe vraiment. Que ressentez-vous ? Essayez-vous d'oublier quelque chose qui vous met mal à l'aise ou de gérer votre souffrance/votre stress ? Il existe de nombreux livres sur l'image corporelle qui peuvent vous aider. Si ce n'est pas déjà fait, arrêtez de lire les magazines de fitness ou les magazines féminins. Ne suivez pas les blogs fitness, etc. Tout ça, c'est très toxique.

# Os et autres systèmes

Nous avons déjà parlé des données disponibles sur les effets positifs considérables de la prise de poids et du retour des règles sur la densité osseuse, même chez les personnes qui s'approchent ou ont dépassé les 40 ans (en tout cas, ça a été le cas pour Amy S. et Clover et c'est donc sûrement possible pour vous aussi). De nombreuses recherches ont montré que l'aménorrhée nuit à la santé des os et peut-être même à votre cœur et à votre cerveau. Nous espérons que votre volonté de rester en bonne santé jusqu'à un âge avancé est assez forte pour vous garder de reprendre vos anciennes habitudes. Beaucoup d'entre nous se sont dit « bon, je peux toujours perdre le poids après avoir eu mes enfants », mais ont réalisé avec le temps que ce n'est pas une bonne mentalité. Nous avons besoin d'os, d'un cœur et d'un cerveau en super bonne santé pour pouvoir continuer à nous occuper de nos bébés pendant très longtemps et aussi pour nous amuser dans nos vieux jours plutôt que d'atterrir trop tôt dans un fauteuil roulant, à l'hôpital ou en maison de retraite. Les raisons de maintenir la guérison sont infinies.

> *Beth* : Je dois me rappeler sans cesse que je n'ai pas nui seulement à mon système reproducteur ou à tout ce qui se voit comme mes cheveux, ma peau et mes ongles, mais que d'autres régions moins évidentes et plus importantes ont souffert : mon cœur, mon cerveau, mes os, etc. Quand j'ai lu l'article Insidious Activity[1] sur le blog de Gwyneth Olwyn, qui décrit les dégâts potentiels des comportements de restriction comme les atteintes musculaires, les déséquilibres en électrolytes et la démyélinisation des nerfs, je me souviens avoir pensé « wow, c'est beaucoup plus grave que ce que j'imaginais ». Je pensais que l'affaiblissement de ma fréquence cardiaque au repos, qui était descendue à 40 (et qui était à 60 pendant la majeure partie de ma vie sportive) était un signe que j'étais vraiment athlétique alors que, en cas de comportements restrictifs, ça peut en fait indiquer de la bradycardie. Ces derniers mois, je faisais aussi de la tachycardie (l'impression que le cœur accélère et bat très fort pendant quelques secondes alors que j'étais au lit, avec souvent la sensation qu'il s'arrête un instant) et j'ai réalisé que c'était déjà arrivé quelques années plus tôt quand je faisais un régime avant mon mariage. J'avais aussi très souvent des vertiges quand je me levais, même quand je venais juste de manger et que l'hypoglycémie n'était clairement pas responsable. Apparemment, c'est un problème de circulation qui s'appelle « l'hypotension orthostatique » et qui peut aussi être dangereux. Je suis ravie de signaler la disparition de tous ces soucis au cours du mois dernier, depuis que je mange plus et que

je fuis la salle de sport. Ma fréquence cardiaque au repos est remontée à 60 !

# Derniers mots

Nous avons principalement écrit ce livre dans l'espoir d'aider les autres à s'attaquer à leurs problèmes d'alimentation et de sport et à réaliser que la vie peut être bien plus riche que tout faire pour être mince (pour nous) et athlétique. Nous espérons que vous parviendrez à atteindre le même stade que beaucoup d'entre nous qui avons parcouru ce chemin avant vous : un stade où vous mangez librement, où l'exercice est motivé par le plaisir et la santé et où vous avez beaucoup de temps à consacrer aux autres aspects importants de la vie comme la famille, les ami·e·s et les activités qui vous donnent le sourire.

> *Nico* : Cela fait presque neuf ans maintenant que j'ai vaincu l'AH. Je mange librement quand j'ai faim et parfois quand je n'ai pas faim, mais que quelque chose de délicieux se présente. Si j'ai un petit creux quand j'écris tard le soir, je mange une poignée de noix, des céréales ou de la glace. J'arrête de manger quand je n'ai plus faim, sauf si le dessert m'appelle, auquel cas mon deuxième estomac prend le relais (Steph et Lisa en sont témoins). J'aime faire du sport. Mon but n'est plus de brûler des calories, mais d'avoir un corps en mouvement et en bonne santé et de profiter du sport que j'adore. Entre mes trois garçons et l'écriture de ce livre, j'ai de la chance si j'arrive à caser trois séances de hockey sur glace par semaine. Je sais que mon mode de vie est sain, car j'ai mes règles chaque mois. Même si cela fait neuf ans que je suis guérie, il m'arrive de repenser à perdre du poids, souvent à cause de comparaisons avec les autres, de postes sur les calories ou quand je me sens triste pour une raison quelconque. Dans ces moments, perdre quelques kilos pour « me sentir mieux dans ma peau » semble attirant pendant quelques minutes, puis je repense à toutes les bonnes choses dans ma vie, je réalise que j'ai sûrement besoin de calories « supplémentaires » ou que perdre du poids ne va rien changer à la source de mes sentiments négatifs, puis je passe à autre chose. Maintenant, ma vie est tellement plus belle.

> *Steph* : Environ deux fois par an, je partage l'histoire de ma guérison avec des personnes qui souffrent de troubles du comportement alimentaire dans l'espoir de les inspirer à ne jamais baisser les bras et à réaliser qu'il y a d'autres choses dans la vie. Je tiens à vous quitter avec un message similaire. Au-delà des démons alimentaires et sportifs, il y a une belle vie

à vivre qui vous attend. Il m'a fallu des années pour y parvenir. Ce n'a pas été facile ni agréable, mais ça en a valu la peine. Nous méritons toutes et tous cette vie. N'abandonnez jamais. Persévérez. Voyez la lumière au bout du tunnel et sachez que nous sommes toujours là pour vous.

*Lisa* : Je pense que c'est un combat à vie pour la plupart d'entre nous. Même les personnes qui sont vraiment guéries ressentent parfois ce fardeau qui semble sortir de nulle part. Personnellement, j'associe mon parcours de TCA et d'exercice avec les contractions pendant l'accouchement, dont l'intensité et la fréquence varient. C'est pendant les moments vraiment difficiles que nous devons nous souvenir que cela va passer. C'est temporaire ! Continuez à travailler dur et à garder la tête haute, à développer des méthodes plus saines pour affronter la vie. C'est la liberté que nous avons gagnée grâce à notre dur labeur.

# Quatrième partie :
# Récits d'espoir et de guérison

*Steph* : Pendant ma première semaine de traitement de mon trouble du comportement alimentaire, j'ai été à un événement intitulé « espoir et inspiration ». C'était un forum qui avait lieu une fois par mois, où quelqu'un qui avait guéri venait témoigner. Je me sentais chanceuse de pouvoir écouter son histoire et je savais qu'un jour je serais à sa place. Pas seulement parce que je voulais retrouver la santé, mais parce que je voulais moi aussi aider les autres. Pouvoir écouter le témoignage d'une personne qui a guéri, avec ses difficultés et ses victoires, aide à guérir et motive à persévérer, à se battre et à s'en sortir. Le discours m'a énormément aidée à l'époque. Et depuis que je suis guérie, je suis très souvent intervenue à cet événement.

Des dizaines de milliers de billets sur le Forum et sur des groupes de soutien en ligne témoignent du succès continu du Plan d'Action Menstruations pour retrouver les règles, la santé et tomber enceint·e. Il faudrait des années pour tous les lire, mais la motivation que l'on ressent en voyant la transformation se produire n'a pas de prix. D'ailleurs, quand une nouvelle personne découvre le livre, c'est souvent l'histoire d'une personne « qui a vécu exactement la même chose » qui permet de croire que son histoire se finira tout aussi bien. Beaucoup de client·e·s francophones qui ont retrouvé leurs règles ont accepté de partager leurs témoignages ici. Vous pouvez suivre leur cheminement pour vous aider dans le vôtre.

# 22
# Sur le chemin de la guérison

## Coralie, 27 ans, Belgique

Janvier 2020 :

Tout commence pour moi en janvier 2020. Avec mon compagnon, nous décidons de nous mettre à la course à pied afin de se préparer pour courir un semi-marathon qui aura lieu en mai 2020 (je précise qu'avant ça, je ne faisais pas ou peu de sport depuis 5-6 ans). Je trouve un programme d'entraînement qui nous convient bien, ça commence doucement et cela augmente progressivement. Assez rapidement, je me dis qu'on peut en profiter pour faire plus attention à notre alimentation, je commence à chercher des nouvelles recettes sur Instagram. Les transformations physiques vont assez vite (auparavant, je n'avais pas vraiment de problème avec mon image, mon physique était tel qu'il était, je n'ai jamais connu de variations de poids importantes. Avec mon compagnon, on a toujours profité sans se prendre la tête que ce soit au niveau sport ou au niveau alimentation, on a plutôt tendance à faire la fête et à faire des apéros entre copains qu'à faire du sport).

Mars 2020 :

Mes règles n'arrivent pas, j'ai un stérilet en cuivre donc pas de contraception hormonale et je suis pourtant super régulière habituellement. Je sais que j'ai perdu un peu de poids suite à ma reprise du sport mais je n'ai pas de balance donc je n'ai aucune idée de l'étendue de la perte. J'appelle ma gynéco un peu en panique, elle me reçoit le lendemain. Rien d'inquiétant pour elle, elle me dit qu'on attend trois mois et que je dois revenir la voir si mes règles ne sont pas revenues entre temps. Le Covid commence à ce moment-là, elle me dit que le stress lié au contexte peut jouer.

Juillet 2020 :

Toujours pas de règles à l'horizon. Par contre, j'ai perdu du poids (entre-temps j'ai acheté une balance…). J'ai aussi entamé un programme de remise en forme physique et de musculation, je fais du sport minimum six fois par semaine. On est confinés, je trouve que c'est vraiment facile de tenir une rigueur que ce soit au niveau alimentation ou du sport. Il n'y a plus de verres improvisés entre copains, de soirées jusqu'au petit matin ou d'apéros entre collègues qui viendraient perturber ma petite organisation que je pense super saine à ce moment-là. Par contre, cette histoire de règles qui n'arrivent pas, ça me tracasse toujours et je décide de reprendre un rendez-vous chez ma gynécologue. Cette dernière n'est toujours pas plus inquiète mais je lui parle de ce désir d'enfant que nous avons depuis quelques temps et elle m'envoie chez un collègue spécialiste qui me fera faire différents tests.

Septembre 2020 :

J'ai rendez-vous avec ce spécialiste. A l'issue de ce rendez-vous, je repars avec une prescription pour une prise de sang, il me conseille d'essayer de reprendre du poids juste pour voir si cela change quelque chose (mais il constate que mon IMC est toujours « correct ») et de si possible diminuer un peu le sport. Autant dire qu'après ce rendez-vous, je ne change absolument rien à mes habitudes. C'est à cette période que je commence à me rendre compte que j'exerce un contrôle alimentaire que je n'avais jamais expérimenté avant. Je veux tout faire maison, je remplace toutes les matières grasses par des variantes plus « saines », je compense si je craque, je passe des heures à faire mes courses en ne sachant pas quoi acheter, je ne sais plus si je mange suffisamment…. De plus, je me sens mal et je culpabilise si je loupe une séance de sport.

Octobre 2020 – février 2021 :

Le spécialiste m'a envoyé chez un endocrinologue qui me fait faire examens sur examens étalés sur plusieurs semaines. A chaque fois, tous les résultats sont bons ou ne décèlent rien d'anormal. J'ai l'impression de tourner en rond. A ce stade, j'attends clairement que les médecins trouvent ce que j'ai pour me donner un traitement sans devoir changer mes habitudes ni reprendre du poids. J'ai finalement rencontré durant cette période trois endocrinologues différents. Je commence à perdre patience car à part me faire des examens, cela ne mène à rien. Le dernier médecin que je vois, me dit qu'il me laisse trois mois pour récupérer mes règles en reprenant du poids et en diminuant le sport. J'espérais un traitement, une réponse concrète, je sors perdue et agacée du rendez-vous, car il me précise qu'il n'est pas certain que cela fonctionne. Sans vouloir me l'avouer, je pense que j'avais bien compris que ma relation au sport et à la nourriture étaient devenue problématique et que cette absence de règles y était étroitement lié. Je doute sur le fait d'y arriver seule, je suis stressée et excédée car il ne me propose aucun accompagnement (et à ce stade, je n'ose pas en demander). Je me dis que si dans un mois, je n'ai pas repris du poids, je demanderai de l'aide à une diététicienne. Je décide à ce moment-là de diminuer le sport. Je parviens à me limiter à trois séances par semaine.

Avril 2021 :

Je tombe sur une story sur Instagram. Une personne que je suis partage son expérience concernant son absence de règles. Dès qu'elle en parle, je comprends que j'ai exactement la même chose, je me reconnais dans presque tout ce qu'elle évoque. Elle parle du compte de Florence sur l'aménorrhée et de la méthode All In. Je n'hésite pas une seconde, le soir même, j'envoie un message à Florence.

Avril – mai 2021 :

Je me sens tellement rassurée d'être accompagnée, d'avoir un cadre, qu'on me confirme un diagnostic, de me sentir comprise. L'idée de reprendre du poids ne me plaît toujours pas, mais je ne suis plus seule. Le livre de Nicola Sykes (Rinaldi) a été une révélation, Florence m'avait dit « tu vas avoir l'impression qu'il a été écrit pour toi » et je n'ai pas meilleurs mots. Je me tiens à la méthode à la lettre, en essayant de ne pas trop me poser des questions, je suis convaincue que c'est la solution pour moi. Rapidement, je sens que les choses sont en train de changer et que mon corps réagit car les symptômes se multiplient (sueurs nocturnes, bouffées de chaleurs, mon humeur change et je réalise que je cesse de me sentir constamment affamée). Tout va très vite, je reprends du poids rapidement. Je le sais car lors d'une visite en mai chez l'endocrinologue, j'apprends que je suis de nouveau à mon poids de janvier 2020. Mais en parallèle, avec Florence, j'ai l'impression de découvrir un autre monde. C'est bien plus que remanger en suffisance, c'est apprendre la bienveillance envers soi et les autres, la liberté alimentaire et mentale, l'acceptation de soi, le développement personnel. Tout ce qu'on aborde en coaching me passionne. Le suivi régulier permet aussi de déconstruire les différents sentiments qui me traversent (comment gérer le regard des autres par exemple…) et ne pas être seule dans ce processus permet de couper court à des réflexions intérieures, qui auraient été très énergivores. J'ai l'impression de reprendre vie, d'avoir envie à nouveau de m'impliquer dans ce que j'entreprends.

Mes règles sont de retour depuis juin 2021 et elles ne sont plus jamais reparties. La méthode et le coaching ont été pour moi indispensables. Je ne sais pas comment j'aurais fait pour m'en sortir si je n'avais pas vu ce post sur Instagram ce soir-là. J'ai beaucoup appris sur moi-même, j'ai grandi et j'ai cessé de me débattre, seule contre moi-même.

Avril 2022 :

Aujourd'hui, je suis reconnaissante d'avoir vécu ce parcours, d'avoir été en aménorrhée, d'avoir lu le livre de Nicola Sykes (Rinaldi), d'avoir eu la chance d'être accompagnée par Florence, d'avoir tant appris sur moi-même. J'ai retrouvé l'équilibre des années précédentes, l'alimentation n'est plus une préoccupation, mon corps a retrouvé son poids de forme (je ne me pèse pas mais je le sens), je profite de la vie sans me poser de question. Je me sens libre et tellement mieux armée pour les prochaines étapes de la vie.

J'ai un peu de recul maintenant, l'année qui vient de s'écouler n'a pas été simple mais mes préoccupations ont été tellement différentes de l'année 2020-2021. On a entamé un parcours PMA qui n'a pas été facile (malgré le retour de mes cycles réguliers car au cours des différents rendez-vous, on avait appris que ce serait sans doute une étape obligatoire pour nous). Cependant, je suis tellement reconnaissante de l'avoir commencé en paix avec mon corps, avec mon alimentation, avec moi-même. J'ai pu me concentrer entièrement à ce projet. Aujourd'hui, le rêve se concrétise, j'ose à peine le dire car c'est un peu tôt mais je suis enceinte de 10 semaines.

J'en profite pour te glisser ici Florence, un énorme merci. Sans toi pour me guider lors de ce cheminement, je n'aurais pas tant appris, tant grandi et je n'aurais pas envisagé ce parcours PMA aussi sereinement, je ne l'aurais jamais vécu comme je l'ai vécu. Tu as ouvert beaucoup de portes pour moi, bien plus que ce que je n'aurais pu imaginer en avril 2020. Ma manière d'envisager la vie a beaucoup changé depuis le coaching qu'on a eu ensemble, j'ai continué à lire et à me passionner pour le développement personnel, j'ai appris à me sortir de ma zone de confort et surtout à lâcher prise. L'aménorrhée, le livre de Nicola Sykes (Rinaldi) et le coaching avec toi ont été des déclencheurs, je suis tellement reconnaissante car grâce à tout cela, je me sens tellement grandie et sereine pour entamer ce nouveau chapitre que j'attendais avec tellement d'impatience.

## Caitlin, Québec

En m'asseyant pour écrire ma propre histoire, je me souviens de celles que j'ai lues (encore et encore !) dans la première édition de ce livre en anglais. Contrairement à ces dernières, qui étaient écrites en temps réel, j'ai maintenant l'avantage d'écrire la mienne avec du recul. Mon fils de deux ans s'est endormi dans sa chambre après une journée bien remplie. Nous avons eu notre cours de natation habituel du samedi matin et nous sommes allés manger une crème glacée pour célébrer la première journée de printemps ici à Montréal. Donc, alerte spoiler, mon histoire se termine bien et ma vie est maintenant remplie de choses que je n'aurais jamais cru possibles.

Je suppose que cette histoire commence il y a environ cinq ans, même si on peut soutenir que c'était en fait bien avant. Mais c'est en mai 2017 que mon mari et moi avons décidé qu'il était temps d'avoir un bébé. Des opportunités professionnelles nous avaient amenés de New York à Paris un an plus tôt. Après nous être installés dans nos nouvelles vies, nous étions prêts à être parents. C'était une décision excitante ! J'ai arrêté de prendre la pilule, que je prenais depuis plus de 15 ans et puis rien ne s'est passé — pas de règles. Après quelques mois, je suis allée voir une gynécologue. Elle m'a dit en toute confiance de ne pas m'inquiéter — qu'il était normal que les règles mettent un certain temps à revenir après l'arrêt de la pilule. Elle a fait un examen et a mentionné que j'étais mince. Je lui ai dit que je l'avais toujours été, ce qui était vrai, mais que je n'avais pas toujours été aussi maigre.

À l'époque, je pensais être le summum de la bonne santé. J'adorais faire du sport et je faisais attention à ce que je mangeais. C'était le cas depuis longtemps, mais j'ai définitivement poussé les choses encore plus loin après avoir déménagé à Paris. Au départ, j'avais peur de ne pas trouver le type de cours de sport que je trouvais en abondance à New York. À Paris, je me suis donc inscrite dans une salle de sport chic et j'ai pris des cours dans des studios spécialisés. J'ai réussi à faire un entraînement intense tous les jours et je me suis félicitée d'avoir découvert et profité de toutes ces opportunités. J'ai également commencé à restreindre davantage mon alimentation. J'étais arrivée avec des règles concernant la nourriture, mais je me permettais de les enfreindre chez les gens, en voyage, pendant les week-ends, etc. Plus maintenant. Je suis devenue plus restrictive et j'ai supprimé complètement certains groupes d'aliments. J'ai aussi commencé à expérimenter en ne m'autorisant à manger qu'à certaines heures et j'ai fini par faire un jeûne progressif. Je pensais avoir trouvé le moyen de m'épanouir dans mon nouvel environnement et je croyais être dans la meilleure forme de ma vie. J'admets que j'aimais aussi beaucoup ma maigreur et toute l'affirmation extérieure qui en découlait.

Lorsque j'ai confié à ma mère que mes règles n'étaient pas revenues après avoir arrêté la pilule, elle m'a gentiment demandé si je ne devais pas essayer de prendre un peu de poids. Je l'ai ignorée, après tout, j'étais en pleine forme. Pendant un certain temps, j'ai attendu sans rien faire, puis je suis finalement retournée chez la gynécologue au début de 2018. Cette fois, elle n'était pas aussi rassurante. Elle m'a prescrit un tas d'examens et un spermogramme pour mon mari. J'ai fait des analyses de sang, une échographie transvaginale et une hystérosalpingographie. Elle m'a dit que tout semblait normal et que mes ovaires étaient simplement « endormis ». Elle a dit que nous allions essayer de les réveiller et de me faire ovuler en utilisant du Clomid. J'étais tellement soulagée de penser que la prise d'une pilule allait résoudre le problème. Bien sûr, le Clomid ne m'a pas fait ovuler et j'étais très inquiète et très confuse quant à la raison. Elle m'a ensuite fait prendre de la progestérone, mais je n'ai toujours pas saigné. Lorsque je l'ai rencontrée pour discuter des prochaines étapes, elle m'a dit qu'elle m'adresserait à sa collègue, un autre médecin, qui avait de l'expérience avec la pompe à GnRH.

À ce moment-là, nous étions en juillet 2018. J'ai pris rendez-vous avec le nouveau médecin pour septembre, ce qui me semblait à des années-lumière. Je ne comprenais toujours pas ce qui se passait avec mon corps et pourquoi cette pompe serait la prochaine étape. Après avoir beaucoup cherché sur Internet, j'ai trouvé le livre « No Period. Now What ? » de Dre. Sykes et tout s'est éclairci. Je me souviens de l'avoir lu et avoir pleuré, à la fois de soulagement et de peur. Je me suis immédiatement reconnue et j'étais tellement soulagée d'avoir un nom pour ce qui se passait dans mon corps. J'ai également réalisé que le fait d'avoir une AH signifiait que je devais tout changer dans mon mode de vie, ce qui était vraiment terrifiant. Pour moi, il était plus facile de réduire l'exercice que de modifier mon alimentation. J'ai compris comment supprimer les séances d'entraînement intenses — il fallait simplement que j'arrête d'aller à ces cours. Et comme ces nouvelles connaissances coïncidaient avec les vacances d'août en France, période pendant laquelle la plupart des salles de sport étaient fermées, il était beaucoup plus facile d'arrêter. D'un autre côté, j'ai eu beaucoup de mal à savoir ce que je devais manger. La réponse, bien sûr, était n'importe quoi, mais cela semblait si intimidant. J'avais l'impression d'avoir radicalement changé ma façon de manger du jour au lendemain, mais en réalité, j'ai fait des modifications progressives au début en réintroduisant lentement des aliments. Pour la première fois en plus de deux ans de vie en France, j'ai mangé une baguette ! J'ai commencé à manger des choses que j'avais mangées et trouvées réconfortantes quand j'étais enfant. Lorsque j'étais au restaurant, les menus semblaient truffés d'aliments dangereux et je me contentais de commander la même chose que les autres.

J'ai commencé à prendre du poids rapidement, ce qui était le but, mais c'était aussi très difficile. Je me sentais vraiment perdue et seule. Être mince et en forme avait été une part importante de mon identité. Je me souviens d'avoir pleuré dans les cabines d'essayage en essayant des vêtements de plus grande taille et de ne pas avoir voulu voir des amis. Je pensais que tout le monde remarquerait la nouvelle moi et se demanderait pourquoi je m'étais laissée aller. Environ un mois après le début du processus, j'ai commencé à travailler en tête-à-tête avec Dre. Nicola. C'était un tel cadeau de pouvoir en parler avec elle. Je n'avais parlé de mon AH à personne d'autre que mon mari et ma mère. Nicola m'a tellement soutenue, encouragée et informée. Elle m'a donné des conseils personnalisés, m'a aidée à comprendre mon propre corps et a démystifié tous les traitements de fertilité. Je ne sais pas comment j'aurais pu traverser tout cela sans elle !

Avec le temps, la prise de poids s'est stabilisée et j'ai finalement commencé à accepter que je faisais beaucoup plus attention à mon corps qu'à n'importe quoi d'autre dans ma vie. Bien que je sois physiquement sur la voie de la guérison, j'étais toujours en proie à une grande angoisse émotionnelle. Je me sentais incroyablement coupable de m'être infligée cela et d'avoir ainsi compromis nos chances de devenir parents. J'avais également le sentiment de m'être trahie.

J'étais une femme intelligente qui s'était laissée prendre au piège de la pseudo-science de l'industrie du bien-être et qui avait fini par assimiler le message selon lequel les femmes ont plus de valeur lorsqu'elles prennent moins de place dans le monde. J'étais consternée par moi-même. J'avais l'impression de quitter une secte et de devoir désapprendre tout ce que je croyais être vrai. La meilleure chose que j'ai faite a été de commencer à consulter un thérapeute. J'ai trouvé un thérapeute fantastique qui m'a appris à vivre parallèlement à toute cette histoire de fertilité et d'image corporelle, au lieu de la subir de plein fouet.

Tout en travaillant sur mon rétablissement de l'AH, en recevant le soutien de Nicola et en consultant un thérapeute, j'ai également commencé un traitement de fertilité avec la pompe à GnRH. Mes consultations avec Nicola m'ont aidée à prendre la décision d'utiliser la pompe au lieu d'attendre plus longtemps que les choses se passent naturellement. L'objectif pour moi était de tomber enceinte le plus rapidement possible. J'avais déjà 35 ans et j'avais souhaité tomber enceinte un an auparavant. Nous avions discuté du protocole étendu de Femara, mais ce médicament n'était pas disponible en France à l'époque. La pompe n'était pas très répandue aux États-Unis, mais Nicola en savait beaucoup et était enthousiaste quant à ses chances de provoquer une ovulation. Grâce à sa recommandation et à celle de mon médecin, je me suis sentie vraiment encouragée par le fait que la pompe valait la peine d'être essayée.

Le but de la pompe est essentiellement d'agir comme l'hypothalamus en délivrant l'hormone GnRH par impulsions et d'ainsi provoquer l'ovulation. Je l'insérais dans mon abdomen et j'étais régulièrement évaluée par des échographies et des tests sanguins. J'ai porté la pompe sans interruption jusqu'à la fin des deux semaines d'attente. Lors des deux premiers cycles de pompe en octobre et décembre 2018, j'ai ovulé et eu des rapports sexuels mais je ne suis pas tombée enceinte. Avec le troisième cycle de pompe en février 2019, mon médecin a essayé l'IIU (insémination intra-utérine) mais toujours pas de grossesse. J'ai été anéantie à chaque fois. Mon endomètre était assez fin pendant les trois cycles et j'ai commencé à m'inquiéter que peut-être je ne pourrais jamais tomber enceinte. Lors du rendez-vous suivant avec mon médecin, nous avons décidé de commencer une FIV. Je me souviens m'être sentie à la fois pleine d'espoir (oui, il faut sortir le grand jeu !) et nerveuse (si ça ne marche pas, rien ne marchera).

Avant de commencer la FIV, j'ai fait des analyses sanguines de base en mars 2019 et mon taux d'œstrogène n'avait jamais été aussi élevé. Nicola et mon médecin ont tous deux déclaré que c'était un excellent signe. Je me suis sentie vraiment encouragée par le fait que peut-être tous mes changements commençaient réellement à faire la différence. Je me souviens avoir lu de nombreux témoignages de femmes qui avaient retrouvé leurs règles en quelques mois. C'était frustrant de constater qu'après huit mois, je n'avais toujours pas ovulé sans intervention. Parfois, je me demandais si tous les changements apportés à l'alimentation et l'arrêt du sport en valaient la peine. Peut-être mon corps était-il irrécupérable. Et une petite voix me disait encore que si je devais faire une FIV, à quoi servait la guérison de l'AH de toute façon ?

Pour moi, la FIV n'a pas été un processus effrayant. Après avoir eu une aiguille dans mon estomac pendant environ trois mois avec tous ces cycles de pompe, je n'avais aucun problème à me faire des piqûres. Ma ponction en avril 2019 s'est bien passée (bien que la récupération ait été douloureuse !) et nous nous sommes retrouvés avec un bon nombre d'embryons congelés. Mon premier transfert en juin n'a pas réussi et j'étais vraiment déprimée. Nous avons décidé d'essayer d'en faire un deuxième avant la fermeture des vacances d'août. Le deuxième transfert a eu lieu le 29 juillet 2019 — le tout dernier jour d'ouverture de la clinique. Ce jour-là, mon médecin m'a dit que mon endomètre était parfait et que l'embryon était beau. Je me souviens avoir été en colère contre elle pour m'avoir donné de faux espoirs. J'étais tellement sûre que ça ne marcherait pas cette fois non plus. Mais ensuite, lorsque j'ai fait une analyse de sang 10 jours plus tard, le résultat était positif. Je ne pouvais pas le croire. J'ai immédiatement envoyé un SMS à Nicola pour lui annoncer la nouvelle, presque exactement un an après avoir commencé à travailler avec elle.

Même si je ne le saurai jamais avec certitude, je pense que le travail que j'ai fourni pour mon rétablissement a contribué au succès du deuxième transfert d'embryon. Ce dont je suis certaine, c'est que tout ce travail a énormément contribué au bon déroulement de la grossesse, de la période postpartum et de la suite. J'étais tellement nauséeuse pendant mon premier trimestre que je ne pouvais manger que certains aliments. Je ne me souciais pas du tout du fait que je ne mangeais que des glucides. Je mangeais simplement ce dont j'avais envie. Plus tard dans ma grossesse, je me suis émerveillée de l'évolution de mon corps et j'étais ravie de mon ventre. Je me sentais vraiment bien dans ma peau.

Mon magnifique fils est né en avril 2020, au sommet de la première vague de COVID à Paris. J'étais folle de joie mais aussi anxieuse. Je suis sûre que la vie parentale n'est jamais ce à quoi on s'attend, mais avoir un bébé pendant une pandémie était certainement stressant. Je suis tellement reconnaissante d'avoir déjà fait le nécessaire pour me remettre de l'AH. J'ai compris comment prendre soin de moi dans cette période d'incertitude et je ne suis pas retombée dans mes anciennes stratégies d'adaptation restrictives.

J'ai également eu la chance de vivre une merveilleuse expérience d'allaitement. Je savais que je devais manger suffisamment pour produire assez de lait. Ce n'était pas un problème ! Les premiers jours, j'avais tellement faim que je n'avais pas peur de manger autant que nécessaire.

Lorsque mon fils avait six mois, nous avons déménagé à Montréal pour nous rapprocher de la famille. Peu après, lorsqu'il a commencé la diversification, j'ai été une fois de plus reconnaissante d'avoir travaillé à ma guérison de l'AH. Lorsque je lui ai appris à manger, j'ai pu honnêtement lui montrer que tous les aliments avaient leur place dans notre régime. Nous pouvions tous manger les mêmes repas en famille. Je l'ai sevré complètement à l'âge de 14 mois et deux semaines plus tard, j'ai eu mes règles — mes premières règles vraiment naturelles depuis environ 20 ans ! J'étais ravie. J'avais beaucoup d'amies qui avaient eu leurs règles pendant l'allaitement et j'avais peur de ne jamais les avoir. Cela m'a confortée dans tous les changements que j'avais effectués. J'ai recommencé à faire de l'exercice (mais seulement quand j'en avais vraiment envie) et j'ai vraiment abandonné toutes mes anciennes règles alimentaires. Je mange de tout et je suis une personne beaucoup plus amusante et spontanée aujourd'hui ! Et je suis vraiment heureuse de mon corps et beaucoup plus douce avec moi-même.

Ce qui me frappe le plus quand je repense à tout cela, c'est que mon obsession de la nourriture et de l'exercice et tout l'espace qu'elle occupait, a vraiment disparu. Bien qu'il ait été douloureux d'en arriver là, être de l'autre côté est complètement libérateur. Je ne sais pas si j'ai vraiment cru qu'il y avait un moyen de s'en sortir. Et au début du processus de guérison, quand je lisais les témoignages des femmes et qu'elles disaient être plus heureuses après avoir traversé tout cela, je ne suis pas sûre de les avoir vraiment crues. Je les crois maintenant. Aujourd'hui, il y a des jours où je porte un maillot de bain sans y réfléchir, où je suis heureuse d'aller manger une glace et où je me réjouis des rires de mon fils.

## Mathilde, 32 ans, France

Dix ans d'aménorrhée . . . !

Des rendez-vous chez des spécialistes, des analyses de sang à n'en plus finir, des règles qui ne reviennent pas malgré les différents traitements hormonaux qu'on me propose. Et pas une seule fois on ne me dit que cela pourrait venir de mon trop faible apport alimentaire couplé à du sport que je m'inflige à outrance.

Comment persister à croire que mes règles reviendraient un jour naturellement après toutes ces années passées ?

Puis le destin (et surtout les réseaux sociaux finalement !) a mis un jour sur mon chemin Florence et son travail de coaching basé sur la méthode All In du Dr Sykes. Déterminée comme jamais à retrouver enfin une relation apaisée face à la nourriture et à mon corps, j'ai mis en action tous les conseils et outils préconisés par Florence. Et . . . deux mois seulement après le début de ce coaching, mes règles naturelles sont arrivées, après une dizaine d'années de « mise en stand-by » !!

Alors, oui, cela ne s'est pas fait sans difficultés : se challenger tous les jours face à l'assiette toujours un peu plus remplie et ce ventre qui a du mal à accepter plus de nourriture, difficile aussi face à ce corps qui change face au miroir, etc.

Mais jamais je ne pourrai oublier ces quelques mois d'accompagnement qui m'ont réappris ce qui est vraiment important dans la vie, que l'apparence n'a pas vraiment de valeur comparée à la personne intérieure que je suis vraiment et surtout, qui ont stoppé ma relation très toxique à la nourriture et au sport.

Désormais c'est vrai, mes abdos sont un peu moins visibles, mes sorties sportives un peu moins « performantes » . . . Et alors ? ! Ma tête n'en est que plus libérée de tous ces sacrifices que cela coûtait pour avoir ce corps tant idéalisé : calculs, maîtrise, interdictions . . .

Et je peux même maintenant envisager de fonder une famille !!

## Aurélie, 27 ans, France

J'ai perdu mes règles pendant quatre ans à cause de troubles du comportement alimentaire. Je mets en avant le fait d'avoir perdu mes règles au lieu de dire que j'ai été anorexique pour plusieurs raisons :

- On peut être anorexique et ne pas perdre ses règles.
- Si mes cycles n'avaient pas été absents je ne serais probablement pas là où j'en suis aujourd'hui, je n'aurais probablement pas pris le sujet avec le sérieux qu'il requiert, je ne me serais probablement pas pensée « suffisamment malade » pour agir.
- Le diagnostic a tout d'abord été celui de l'aménorrhée « secondaire » (qui a de multiples causes) bien avant que celui de l'anorexie ne finisse par pointer son nez.

L'anorexie n'a pas directement été diagnostiquée parce que les critères de diagnostic sont grossophobes. Malgré que l'aménorrhée soit l'un des principaux symptômes de l'anorexie, je n'avais pas un IMC suffisamment bas, je n'étais pas « suffisamment maigre ». Le corps médical est très mal formé sur le sujet des TCA si on ne rentre pas dans la case du cas d'anorexie / boulimie vomitive « classique ». Je consultais aussi beaucoup de personnes pratiquant des médecines dites « holistiques » qui souvent participent elles-mêmes, voire accentuent les TCA.

Mes TCA se sont développés graduellement et de façon assez vicieuse, inconsciente. Me rendre à l'évidence et prendre conscience que j'étais malade fut un long processus. Je les reprends chronologiquement.

J'ai grandi avec une maman très branchée alimentation « saine », végétale, bio, qui diabolisait sodas, nutella, produits ultra transformés (nous n'en avions jamais à la maison). Dans la cour de récré à l'école primaire j'avais des barres céréalières aux fruits pendant que les autres avaient des kinder ou mikado. J'avais des chips de pommes au lieu de pommes de terre, les fast-foods c'était une fois tous les six mois et toujours en drive à manger à la maison. Au collège, ce n'était jamais chez moi que l'on venait goûter après les cours mais plutôt chez celles et ceux qui avaient de la brioche et des céréales au chocolat.

En 2010/11 je suis a la fin du lycée et j'entame la descente vers les TCA. J'ai grossi à ce moment-là après avoir toujours été dans la norme, sans me soucier de ma façon de m'alimenter, de bouger. Mon corps a alors été sujet aux commentaires de mon entourage, les ami·e·s et ma famille. Problème : suite à ma prise de poids et aux commentaires dessus, j'ai commencé à trop me soucier de l'avis des autres. Je voulais plaire à tout prix et cette prise de poids n'était clairement pas approuvée par mon entourage.

J'ai eu l'impression de perdre de la valeur, que peu importe ma valeur intérieure si l'extérieur n'était pas socialement acceptable, il fallait que je change. J'ai fait mon premier régime en terminale, le fameux Dukan. J'ai arrêté et repris ce régime pendant peut-être un an, avec comme issue finale que je n'avais jamais pesé autant, le cercle vicieux restrictions — compulsions était activé et des crises d'hyperphagie commençaient à faire leur apparition.

Entre août 2013 et 2015, je me mets à courir et je fais mon premier semi-marathon (à jeun !). Je commence à sauter des repas. Je déménage à Londres et le temps pluvieux me fait m'inscrire à une salle de sport pour mon jogging quotidien. Au bout de quelques semaines, un coach de la salle vient me voir pour me demander pourquoi je cours tous les matins et quels sont mes objectifs. Il me dit d'arrêter de courir, m'initie au renforcement musculaire, aux séances HIIT et à la boxe. Il me donne aussi un régime alimentaire assez spécifique et restrictif que je suis à la lettre (horaires fixes, sans féculents, sucres raffinés et produits industriels). Je suis à fond, même mes "cheat meals" je ne les fais pas. On prend les mesures lors de la dernière séance, les résultats dépassent mes attentes et celles de mon coach, il est ravi et moi aussi.

Je revois mes ami·e·s et ancien·ne·s collègues, on me complimente, me demande des conseils. Je donne même un cours de sport à la DG de la boite car le mot est passé. Mon ego se fait un kiff. Cette volonté, capacité de contrôle, est admirée.

Aussi, je commence à avoir des maux de ventre, on me parle de stress. Quelques examens plus tard le diagnostic du Syndrome de l'Intestin Irritable tombe. On me présente la liste FODMAP. Je dois faire attention à ce que je mange qui pourrait me provoquer des douleurs, ça m'étonne vu mon mode d'alimentation mais ok.

C'est donc six mois après avoir commencé le régime sans féculents, sucres raffinés, produits industriels, que mes règles s'arrêtent. Entre voyages en Afrique du Sud et Thaïlande où j'attrape une amibe (parasite) dans l'intestin, la croyance que les voyages impactent les cycles, la pose d'un stérilet en cuivre et un événement traumatisant qui remonte à moins d'un an, mon mode d'alimentation et/ou poids ne me viennent pas du tout à l'esprit comme étant la cause de mes cycles absents.

À ce moment-là, j'atteins un nouveau niveau de restriction, pas sur la variété de ce que je mange mais sur la quantité.

Quelques inquiétudes de la part de membres de ma famille (autre signe apparent : j'ai perdu pas mal de cheveux et ils ont vraiment changé de texture) mais rien comparé à l'avalanche de compliments de mon entourage et sur les réseaux sociaux où l'on vient me demander des conseils.

Je profite d'être en France pour me faire enlever mon stérilet en cuivre. Mon gynéco me fait faire un test aux progestatifs, toujours pas de saignements, il me dit que pour ravoir mes règles il faudrait que je prenne la pilule (que je n'ai jamais prise) ou alors que, quand je voudrai des enfants, il faudra un traitement pour stimuler mes ovaires. Il ne me parle pas de tous les risques liés à l'aménorrhée que je découvrirai plus tard.

J'ai décidé de mettre fin à quasi cinq ans de relation de couple pendant mes TCA. Même s'il y avait d'autres raisons à cette séparation, l'aménorrhée hypothalamique et mes TCA ont eu leur rôle à jouer. Je n'avais plus aucune libido depuis quelques temps, j'étais super irritable, frigide. Je ne supportais pas qu'il me touche, me prenne dans ses bras. J'avais l'impression qu'il découvrirait un « bout de gras » sur mon corps. Il me disait pourtant souvent qu'il m'aimerait toujours même si j'avais « 50 kilos en plus ou une maladie grave et plus de cheveux » (très malaisant de dire ça quand on y pense même si c'était pour me « rassurer »).

Il me répétait qu'il était sûr que mes hormones étaient pour beaucoup dans ma perte de sentiments amoureux. Ça me mettait en colère qu'il remette en cause ma capacité à savoir ce que je voulais, ce que je ressentais, à comprendre mes émotions. J'étais en colère aussi sûrement parce que je savais qu'il mettait le doigt sur quelque chose. Je me sentais vide, vide d'émotions, de la capacité à en éprouver.

Un jour, on était chez le médecin pour moi et c'était la première fois qu'il m'entendait énoncer le terme médical de l'absence de règles : « aménorrhée hypothalamique ». Il n'a rien dit sur le coup puis, quelques jours après, il avait été faire ses recherches sur internet et il m'a dit : « mais tu sais que c'est quand même un problème qu'ont souvent les anorexiques ? » J'ai répondu : « Moi, anorexique ? » J'étais prisonnière de la croyance que l'anorexie est réservée aux personnes à IMC vraiment très bas alors que la maladie touche toutes les corpulences et que nous pouvons être sous nourri·e·s à n'importe quel poids.

Pendant longtemps, j'ai pensé que je n'avais plus mes règles à cause d'un traumatisme, d'un blocage émotionnel. J'ai vu pas mal de médecins, praticien·ne·s, couvrant le répertoire des thérapies alternatives, holistiques. Des pratiques souvent très connotées ou liées à un mode de vie considéré « sain ». J'étais sûre que l'une d'elles m'aiderait. J'ai même fait un « sauna de la yoni ».

Je me voilais la face puissance dix mille. Mais, de ce fait, quand des médecins et ma gynéco me recommandaient d'aller chez des nutritionnistes, diététicien·ne·s, je refusais. « Vous savez, je vais sûrement m'inscrire à une école de naturopathie, j'ai des connaissances. » MDR.

Deux déclics m'ont amené vers la guérison.

Le premier commence en septembre 2018, ma médecin veut me mettre en arrêt pendant au moins deux semaines. Je suis semblerait-il en « soft burn-out ». Je refuse, elle me met en garde. Je n'ai alors pas pris de vacances depuis un an et demi et, ayant souhaité changer d'alternance, je profite du changement de contrat pour prendre trois semaines avant de déménager de Lille à Paris. Le but : prendre du temps pour moi, travailler le lâcher prise et amener plus de souplesse dans ma vie.

Concrètement, je décide d'arrêter de noter tout ce que je mange, de noter mes séances de sport et de peser ma nourriture. J'en suis plutôt contente mais me rends rapidement compte que je n'arrive à débloquer aucune autre règle, telle que remettre de la diversité dans mon assiette, augmenter les quantités ou réduire le sport. Le contrôle persiste.

Quelques mois passent, pas d'améliorations dans les prises de sang. Je suis constamment à une tension de 8 ou 9 quand je vais chez le médecin. J'échoue à nouveau au test aux progestatifs donné par ma nouvelle gynéco. Elle me reparle de la restriction alimentaire qui, pour elle, est la source du problème. Je la contredis : « Je ne suis pas dans la restriction du tout, j'applique juste des principes de naturopathie ».

Ce qu'elle dit me reste tout de même en tête et rejoint d'autres précédents diagnostics médicaux parlant d'anorexie et de nécessité d'aller voir un·e nutritionniste.

Le 4 août 2019, je tombe sur une story de Louise du compte @mybetterself qui partage la page de Stéphanie Buttermore, une fit-girl américaine qui suit une méthode pour retrouver ses signaux de faim, méthode initialement utilisée pour retrouver ses règles !

Tout va très vite, je vais sur la page de Stéphanie Buttermore, qui me conduit au Dr Nicola Sykes (Rinaldi) et son livre « No period. Now what ? », la méthode du « all-in » et le groupe de soutien avec des milliers de femmes qui suivent la méthode pour retrouver leurs règles. Le soir même je lis une tonne de témoignages, articles, je visionne toutes les vidéos que je peux trouver sur la méthode pour enfin me dire : C'EST ÇA !!! C'EST CE QUE JE VAIS FAIRE !!!

Tout d'un coup tout faisait sens. J'avais enfin trouvé des personnes qui vivaient et exprimaient avec leurs mots ce que je vivais aussi. J'avais enfin des réponses à mes questions, des réponses claires, précises, scientifiques, des réponses logiques qui me parlaient. Je ne me sentais plus seule.

J'ai beaucoup pleuré le premier jour. Je faisais le deuil de ce que j'avais voulu être, ce à quoi j'avais voulu ressembler ces dernières années, le deuil du privilège de la minceur que j'allais très probablement perdre, le deuil d'une identité que je m'étais créée et qui s'envolait. J'avais le sentiment d'avoir échoué dans le maintien d'un corps mince, échoué dans l'anorexie. Je ressentais aussi beaucoup de honte d'être si « superficielle », d'avoir laissé mon apparence, ma peur de grossir, prendre le contrôle de ma vie au cours des dernières années et que cela ait impacté ma santé. Tout se bousculait dans ma tête mais très rapidement mes larmes se sont transformées en larmes de joie et de libération, car une chose était claire : j'avais enfin une solution à mon problème.

J'ai réalisé et accepté que j'étais malade et que j'avais besoin d'aide. Qu'il existait une méthode pour se soigner. Que d'autres l'avaient fait avant moi et que j'allais le faire aussi. J'étais prête à m'engager pour retrouver mes règles, pour me retrouver, entreprendre ce voyage de guérison, cette route vers mes parts d'ombre mais aussi vers la lumière, l'acceptation, l'amour (-propre) et la vie.

Le 5 août 2019 j'ai donc décidé d'appliquer la méthode « all-in » du Docteur Nicola Sykes (Rinaldi). En parallèle à ça il m'a semblé indispensable de faire un travail de « recâblage » des neurones (en se faisant accompagner si possible), de développer de nouveaux schémas de pensée et comportements non restrictifs en réponse aux déclencheurs d'anxiété habituels, déconstruire la culture des régimes, la grossophobie ou encore comprendre les schémas de domination et luttes dans la société. C'est pour moi ce gros travail de recâblage qui permet une réelle guérison pérenne et solide.

J'ai acheté le livre « No Period, Now What ? » (@noperiodnowwhat), la « bible » de 500 pages pour retrouver ses règles. J'ai plongé dans la méthode avant réception de ce dernier, mon mental ayant été suffisamment nourri de preuves qui faisaient sens.

Deux semaines après m'être lancée dans la méthode j'ai fait une séance avec Florence Gillet (@jenaiplusmesregles) qui fait un travail incroyable. Cela m'a confirmé que j'étais sur la bonne voie, prête à faire péter un maximum de barrières mentales.

Mon histoire familiale et la société m'ont transmis des codes comportementaux par rapport à la nourriture, codes qui m'ont conditionnée et me constituent. Le premier pas c'était donc de mettre à plat toutes ces données pour ensuite identifier les émotions en jeu, apprendre à mieux les approcher et à nourrir tous les étages de mes besoins et de mon estime de moi. Puis il y a des questions simples que je me suis posées : est-ce que je voulais être prisonnière de mon mode de vie pour toujours ? Était-ce durable et me faisait me sentir pleinement heureuse ? Les réponses étaient évidentes.

## Publications d'Aurélie dans le groupe de soutien :

8 août 2019 :

Bonjour à toutes ! J'ai rejoint ce groupe il y a trois jours après avoir décidé de faire le all-in, prête à travailler sur mes TCA et mon aménorrhée hypothalamique, à expérimenter tous les hauts et les bas de ce nouveau chemin que je prends. Je suis tellement contente que ce groupe existe et je sais que ce sera un endroit vraiment précieux où me ressourcer pendant et après le processus de guérison.

Jusqu'à présent, les trois premiers jours ont été formidables ! J'ai l'impression que tout d'un coup, je ne me soucie plus du tout de la prise de poids car tout ce que je veux, c'est être en bonne santé et retrouver mes règles (j'imagine que cela va bientôt être challengé avec les kilos qui vont arriver, mais on verra !). Je suis plus que prête à manger de touuuut ! Du gluten, des sucres raffinés, des aliments transformés et tous les aliments dont j'ai peur auxquels je n'ai pas touché depuis des années ! Je suis toujours vegan mais je vais voir comment ça se passe. Prête aussi à arrêter tout type d'exercice physique (je continue juste le vélo pour aller au boulot, je déteste vraiment les transports en commun à Paris et je suis à 5/10 minutes à vélo donc vraiment rien).

Un problème pour le moment : depuis que je me suis dit que je pouvais manger tout ce que je voulais, n'importe quand et n'importe où, en quantité que je veux, je n'ai plus envie de rien . . . Tout me dégoûte (même mes plats préférés), je me force à manger mais j'ai vraiment la nausée (tout en ressentant la faim physique et extrême).

(Mise à jour : je viens de lire un article sur l'ennui/la perte d'intérêt pour la nourriture qui se produit à la deuxième phase du processus et que c'est de l'anxiété, alors je l'accueille et essaie d'explorer de plus en plus d'aliments et repas. Je suis sûre que ça passera.)

14 août 2019 :

Bonjour ! Je me demande s'il y a déjà l'une de vous qui a eu ça . . . j'ai vraiment mal partout dernièrement. Dix jours depuis que j'ai commencé le all-in et pas un jour sans que je ne me sente avoir la nausée ou dégoûtée par n'importe quel aliment. Je mange autant que je peux tous les jours, je laisse du temps entre les repas, je mange une collation peu volumineux mais denses en calories, je bois beaucoup (dont des laits végétaux mixés avec des dattes par exemple, profiter des calories « liquides »). Je prends beaucoup de poids, mon corps me fait mal (particulièrement les cuisses, le ventre et les bras), mon ventre ressemble à un énorme ballon et est très tendu, ce avec quoi je suis ok mais c'est juste que c'est assez douloureux. Mon entourage qui sait ce que j'ai entrepris (et me soutient beaucoup) est aussi surpris du volume, de la forme à la fois ronde et ferme de mon ventre. Surtout que j'ai du mal à arriver au minimum calorique et que je ne mange pas d'aliments difficiles à digérer (pour moi), comme certains légumes, légumineuses ou fruits. Les insomnies et maux de tête sont mes nouveaux meilleurs amis (je n'ai jamais eu de maux de tête durant les quatre dernières années). J'ai lu que ces symptômes peuvent faire partie du rétablissement mais je me demande si l'un·e de vous aurait des conseils pour aider à vivre cette phase et diminuer les douleurs (j'ai commandé de l'ashwaganda, des probiotiques et je vais me faire masser la semaine prochaine !).

29 septembre 2019 :

Petit coup de mou ici ... Je sais que c'est probablement ma voix de TCA qui prend trop de place mais j'ai gagné quatre tailles de vêtements et je me demande si des précautions devraient être prises ou si je pourrais avoir autre chose en plus d'une AHF. Cela fait huit semaines que j'ai commencé le all-in (26 ans, quatre ans sans règles, je n'ai jamais pris la pilule), mon IMC n'a jamais été en "sous-poids", juste à la limite.

Il est fort probable que je pense beaucoup trop à tout ça, que je devrais me détendre, continuer et faire confiance au processus. Je sais que j'ai au fond cette peur de devenir obèse, de prendre énormément de poids, donc j'ai écouté des podcasts à ce sujet et ce qui ressort c'est évidemment que je dois faire confiance à mon corps, qu'il sait ce qu'il fait. Même si parfois je me demande pourquoi il va dans l'extrême comme ça, que mon cas pourrait être une exception (n'importe quoi je sais), que le all-in ne serait pas ce que je devrais faire, etc. etc. Je ne me pèse plus donc aucune idée de mon poids, je n'ai jamais vu mon corps comme ça mais je ne cesse de me rappeler que Kayla Rose ou Mik Zazon avaient aussi pris beaucoup de poids, dépassant leur poids le plus haut jamais eu et qu'il n'y a pas de mal à être dans un corps plus gros, que la prise de poids ne devrait pas m'inquiéter étant donné que c'est la réaction de mon corps qui se soigne, que c'est une façon de me reconnecter à qui je suis et à dépasser ma grossophobie, mais ... waw ... plus facile à dire qu'à faire ! Aussi, je vois que dû à l'importante prise de poids, je n'ai pas envie de manger les minimums caloriques ou de les dépasser. Même si je ne compte pas les calories, que j'ai arrêté le sport, que j'ai réintégré tous les aliments qui me faisaient peur et que je mange à chaque fois que j'ai faim (faim physique ou mentale), je ne mange pas une fois ma sensation de satiété atteinte ou je ne me force plus à manger comme je le faisais au début du all-in. Je ressens la faim toutes les deux heures donc j'ai l'impression que c'est juste ok de suivre mes signaux de faim tout en m'assurant de manger de bonnes portions et de prendre des snacks avant d'aller dormir même si je n'ai pas faim car la faim me réveille encore la nuit. Aussi, j'ai eu un rendez-vous avec le Docteur Zermati (psycho-nutritionniste et psychothérapeute assez connu en France) et il m'a dit qu'il ne me recommanderait pas de continuer à manger les 2500 calories minimum recommandées mais de retourner à 1800 calories, la "norme" pour lui, de suivre mes signaux de faim et de commencer à pratiquer l'alimentation intuitive (alors que je n'ai pas encore récupéré mes règles !). (Ce qui était intéressant avec ce partage c'était les réponses que j'ai eu dans le groupe disant de surtout ne pas suivre ce conseil, que c'était n'importe quoi.) Ce rendez-vous m'a fort désorientée mais j'ai décidé de continuer avec le all-in car je trouvais qu'il était encore trop tôt dans le processus que pour m'intéresser à l'AI, que cela pourrait éventuellement réactiver des pensées de restriction et envies de perte de poids.

PS : Aussi dernièrement, j'ai pas mal de pertes vaginales (dont type « blanc d'œuf »), des crampes et seins sensibles, mais pas sûre . . .

10 octobre 2019 :

J'AI EU MES RÈGLES LA SEMAINE DERNIÈRE ! Après quatre ans sans un saignement ! J'ai arrêté tout exercice sauf aller au travail à vélo, 10 minutes et ai réintégré toutes les catégories d'aliments pour une personne vegan, tout en mangeant les minimums caloriques, j'étais tout à fait ok de manger des produits animaux si jamais l'envie se faisait ressentir — santé avant convictions — mais cela n'est pas arrivé. Mes premières règles étaient super légères, on aurait dit du sang rose mélangé à des pertes vaginales type blanc d'œuf. Elles ont commencé jeudi soir et se sont arrêtées samedi, je prends ça comme mes premières règles ! Tellement reconnaissante de ce groupe de soutien et de vous toutes ! Cette communauté est tellement précieuse . . . les publications, les histoires, conseils de chacune et aussi bien évidemment de Nicola, Samantha, Shannon et Florence. MERCI !!! Je parle tellement souvent du groupe que des amies veulent le rejoindre juste pour la sororité et le soutien ! haha.

Les signes juste avant que mes règles arrivent étaient des pertes vaginales type blanc d'œuf durant deux semaines, les seins sensibles / douloureux, de légères crampes . . . Je suis beaucoup plus émotive depuis que j'ai commencé le all-in (une super chose à mon sens !), j'ai eu des petits boutons sur le décolleté et sur le visage. J'ai toujours des moments de faim extrême et, la plupart des jours, j'ai faim toutes les deux heures ou moins même si je mange des repas que je trouve conséquents (et j'adore ça !), je vais à la selle très souvent (genre cinq fois par jour), je suis ballonnée en permanence, j'ai beaucoup de gaz / flatulences, mais je suis sûre que ça va se réguler, aller mieux avec le temps.

Faire le all-in a changé ma vie (je serai toujours reconnaissante pour Louise Aubery et Stéphanie Buttermore grâce à qui j'ai découvert Nicola et son livre !). Je me sens tellement libre autour de la nourriture, j'aime maintenant manger AVEC des gens (je ne peux pas croire que j'aimais manger seule tout le temps), je ne suis plus obsédée par la nourriture comme avant, j'ai gagné des tailles de vêtements et dernièrement je me sens de moins en moins préoccupée par ce à quoi je ressemble (ce qu'on appelle la « neutralité corporelle » est certainement un objectif), me soigner m'a rapprochée de mes ami·e·s et de ma famille (j'ai cessé d'être si critique envers moi-même et les autres) et des proches m'ont dit que cela les avait inspirés à travailler sur leur relation à leur corps, à la nourriture, au sport aussi. Cela m'a ouvert les yeux sur tellement de choses, à quel point j'étais grossophobe, à quel point je m'aimais peu (tout en faisant croire que j'avais une grande confiance en moi), que je n'avais pas de compassion pour moi-même, à quel point j'avais besoin d'être validée, reconnue, de faire partie de groupes . . . la liste est longue !

Bien sûr, le processus n'est pas toujours agréable et facile ! J'ai beaucoup pleuré, douté, me suis demandé pourquoi je faisais ça, mais la puissance, force, du groupe de l'AH, le soutien de mes ami·e·s et ma famille m'aident grandement. Aussi, j'ai commencé une thérapie hier, je suis trop contente ! L'expression est clé pour moi donc j'ai aussi décidé de trouver des cours de chant et de théâtre, pour être dans mon corps, dans le moment présent et m'amuser !

Donc c'est une petite victoire que d'avoir ces saignements et j'ai l'intention de continuer à faire exactement les mêmes choses que je fais depuis deux mois comme le suggère Nicola !

Très important : je me rappelle que c'est un réel privilège que de pouvoir me permettre financièrement d'être en rétablissement de TCA et d'AHF. Le livre, une thérapeute, des docteurs, la nourriture, les habits, prendre du temps pour moi, des nouveaux hobbies . . . J'envoie beaucoup de soutien aux personnes pour qui ce n'est pas aussi accessible.

16 novembre 2019 :

Mes règles #2 sont arrivées jeudi soir, exactement cinq semaines après les premières ! Les premières étaient tellement légères que je n'avais même pas besoin d'une serviette mais cette fois !!! Le saignement était suffisant pour utiliser une cup !!! Tellement heureuse de pouvoir essayer la cup car, n'ayant pas eu mes règles depuis quatre ans, je n'en avais jamais entendu parler à l'époque donc j'étais trop excitée !! Et c'est super cool, j'oublie complètement que j'ai quelque chose dans le vagin ! C'est une sacrée révolution, super super reconnaissante.

J'ai l'impression d'avoir tellement plus de force et d'énergie en allant au travail à vélo qu'avant mes premières règles. Ça fait tellement de bien ! Je n'ai toujours pas ajouté d'exercice, je ne veux surtout pas précipiter les choses. J'ai commencé une thérapie juste après mes premières règles car j'avais l'impression que c'était un moment clé où mes troubles pouvaient facilement revenir (« la fête est finie, tes règles sont là, maintenant on retourne à la restriction »). Parce qu'être mince mais malade me semblait certainement encore attrayant et plus confortable certains jours.

Je sais que j'ai encore beaucoup de grossophobie intériorisée (même si je travaille dessus) . . . accepter un corps plus gros et tout ce qui va avec, la fin du privilège mince, prendre plus de place, ne pas faire de l'exercice de la même manière, devoir acheter de nouveaux vêtements (mes vieux « go to looks » que j'adorais ne me vont définitivement plus et je n'ai pas encore assez travaillé sur ma grossophobie que pour mettre des couleurs ou certaines formes, j'ai maintenant une garde-robe de « Batman », que du noir et des robes amples). Ça me déprime certains jours, sans mentionner toutes les émotions impliquées à changer mes comportements et pensées toxiques et à arrêter de me soucier de ce que certaines personnes pourraient ou non penser/ dire à propos de tout cela, à propos de moi.

Cette semaine en thérapie, j'ai réalisé que j'étais si dure avec moi-même, si critique. Ma thérapeute m'a dit : « Sérieusement, foutez-vous la paix ». J'ai tellement de mal à être ok et à accepter tous mes comportements/pensées « superficielles » et grossophobes. J'aurais aimé avoir déjà fait le « travail ». J'aurais aimé être déjà imprégnée de la sagesse qui vient de l'expérience. J'aimerais ne pas avoir de jours où tout ce que je veux, c'est jeûner jusqu'à ce que je sois à nouveau mince et recommencer à faire de l'exercice et à me restreindre sévèrement . . . J'aimerais pouvoir arrêter de vouloir plaire à tout le monde et essayer d'être acceptée par tout le monde, même par les personnes que je n'aime pas ou dont je n'approuve pas la façon dont elles voient le monde et estiment les autres. J'aimerais pouvoir me sentir en paix avec qui je suis, que ce à quoi je ressemble n'aie aucune importance. Je souhaite que les jours où je me sens puissante, motivée, aimante et heureuse des leçons du all-in durent pour toujours. J'aimerais m'aimer suffisamment pour ne pas me sentir autant dans le besoin, en quête de reconnaissance. J'aimerais pouvoir inspirer ou avoir un impact sur les autres.

Ça fait vraiment du bien d'écrire ça . . . merci. Merci d'avoir permis cet espace sécurisant et merci à vous toutes d'avoir exprimé et partagé vos doutes, peurs, joies au travers de cet important moment de vie que l'on traverse ! Ce groupe m'inspire à être qui je suis dans mon authenticité, ce qui est dur dans cette société (du moins ça me semble dur) mais j'espère qu'un jour ça ne le sera plus !

20 mars 2020 :

Bonjour ! Un peu déprimée aujourd'hui . . .

J'ai eu six cycles menstruels jusqu'à présent. Je suis plus que reconnaissante pour ce processus (et le livre !), cette communauté, la façon dont elle a changé ma vision de la vie. Il m'a donné de la joie, une vraie énergie (et de la libido !!!) et me relie plus profondément à moi-même et aux autres. J'ai guéri ma relation à la nourriture et à l'exercice. Il reste du travail à faire c'est sûr mais je n'ai pas fait de « crises » depuis que j'ai commencé le all-in. C'est vraiment énorme pour moi et tellement précieux pendant cette quarantaine car je suis avec ma famille et j'avais l'habitude de manger seule à chaque repas pendant l'AHF donc ça aurait été très très anxiogène.

MAIS (j'ovule actuellement et j'ai remarqué une augmentation des sautes d'humeur pendant cette période de mon cycle) il y a des jours où avoir pris cinq tailles de vêtements semble insupportable, comme si je venais de me réveiller et de réaliser que mon corps avait tellement changé que je ne me reconnais pas (surtout mon visage). Quand je suis dans cet état d'esprit là, j'ai cette croyance super triste que je ne trouverai jamais une personne qui m'aimera à cause de l'apparence de mon corps (même si je ne veux pas être avec quelqu'un qui accorde plus d'importance à l'apparence qu'à la personnalité . . . paradoxal . . .) et je sais que cette pensée traduit probablement la crainte suivante : est-ce que j'accepterai un jour mon corps tel qu'il est ?

Question à laquelle j'adorerais répondre oui mais je me demande sérieusement quand est-ce que cela arrivera (certains jours c'est oui, d'autres c'est non . . . sûrement que le temps permettra de plus en plus de jours « oui »). Ce type de pensée est à l'opposé de la façon dont je vois la vie la plupart du temps depuis que j'ai commencé le all-in, ce sont mes voix de TCA et voix grossophobes.

Y en a-t-il parmi vous qui peuvent partager ce qui les aide à faire face à des changements corporels très importants ? J'adorerais trouver des personnes qui traversent une phase similaire pendant le all-in car, pendant ces moments compliqués, j'aurais certainement besoin de quelqu'un pour me rappeler et me crier doucement : POURQUOI TU CONTINUES À PERDRE TON TEMPS SUR UN SUJET AUSSI SUPERFICIEL ? COMMENT TE SENS-TU DANS TON CORPS ? BIEN ? COOL ! TON APPARENCE N'A PAS D'IMPORTANCE ET NE DEVRAIT PAS INFLUENCER TON HUMEUR ! FAIS-TOI UN CÂLIN ET CONTINUE À VIVRE TA VIE ! Quelque chose dans le genre haha (oui oui je sais il est conseillé d'accepter ses émotions et de prendre le temps de les ressentir…)

Choses qui m'aident déjà : la méditation, la lecture, regarder les pages insta autour de la neutralité corporelle et de l'anti-grossophobie, d'AHF et guérison de TCA, cette communauté, chanter/danser/toute forme d'expression, pleurer, rire, parler à des ami·e·s/famille…

Merci beaucoup pour vos messages, vos histoires, ça aide énormément.

Ajouts :

Cette méthode vaut chaque instant, pour faire la paix avec soi et pouvoir profiter de la vie. Cela ressemble à un cliché, mais la vie est ridiculement courte et il y a tellement de choses à faire, de combats à mener, que je ne peux tout simplement pas la gaspiller en comptant des calories, en m'épuisant à faire trop d'exercice et en étant cruelle envers moi-même. L'absence de préoccupations/ pensées quant au corps et à la nourriture me permet d'avoir plus d'espace pour être présente à moi-même, à mes relations, au monde en général. Je sais que je fais de mon mieux pour ma santé mentale et physique en mangeant sans aucune restriction, en mangeant chaque fois que j'ai faim (et même quand je n'ai pas faim), en trouvant comment me détendre au maximum. Ce n'est pas facile tous les jours, mais cette communauté de personnes qui traversent ça ensemble m'aide vraiment (je n'aurais jamais fait ça sans le groupe de l'AH). Je suis motivée à le faire aussi pour les différentes générations de ma famille qui ont des TCA ou une alimentation troublée, pour mes nièces, pour tous ceux et toutes celles qui luttent également contre les récits sociétaux toxiques qui nous font croire que l'on doit être mince pour avoir de la valeur et exister et évidemment je le fais aussi pour moi-même — parce que je mérite vraiment de me sentir vivante et heureuse et de ne pas être contrôlée par la culture des régimes.

La prise de poids est parfois difficile, oui. Mais c'est uniquement à cause de la perception de notre culture : minceur = sain et prise de poids = malsain. Et c'est insupportable qu'aujourd'hui cette croyance soit toujours alimentée… J'essaie de me rappeler que la vie est tellement plus que de ressembler à un standard de beauté inatteignable et d'être obsédée par la nourriture et le sport. Je me recentre sur une vraie bonne santé, la poursuite de mes réelles passions et du plaisir des petits moments avec mes proches.

C'est grâce au all-in, à la guérison de TCA, que j'ai (ré)appris l'écoute de moi, de mon corps, de mes besoins pour réellement prendre soin de moi.

J'ai réalisé à quel point chacun·e fonctionne différemment, que ce qui fonctionne pour l'un·e ne fonctionnera pas pour l'autre, qu'il n'y a pas de solution universelle au bien-être, de recette miracle.

Nous pourrions tous et toutes avoir le même régime alimentaire et activité physique que nous aurions encore des corps complètement différents, des états de santé différents dans des corps similaires et des corps différents avec des états de santé similaires.

Qu'est-ce qui ME fait me sentir bien ?

J'ai arrêté de me demander ce qu'était une portion « normale », me comparer à ce que les autres mangeaient ou quels exercices physiques ces personnes faisaient. Seule moi sais ce qu'il me faut.

Pendant le all-in, j'ai appris que penser à la nourriture est aussi un signal que j'ai besoin de manger même si je ne constate pas de sensations physiques. Ça a été une révélation et une libération. Aujourd'hui je ne laisse plus la place à mon mental de remettre en cause et douter en s'accrochant à des peurs. Aussi, je peux à nouveau faire confiance à mon corps et ses signaux car, le nourrissant suffisamment, mes signaux de faim et de satiété ne sont plus faussés ou absents à cause de la sous-nutrition. Je peux me faire confiance.

Tabitha Farrar a été l'une des ressources ultra précieuses et aidantes, surtout pendant mes premières semaines de all-in. J'adore son approche, tranchante, je trouve qu'elle va droit au but. Elle m'a notamment permis de comprendre ma faim et d'aborder mes prises alimentaires de façon décomplexée.

Elle parle beaucoup de la faim mentale et explique que notre cerveau nous envoie des signaux mentaux en premier, donc au moment où tu ressens de la faim physique, tu as déjà ignoré tes signaux mentaux depuis un petit temps. Elle met en avant le fait qu'en guérison tu ne dois surtout pas ignorer ta faim, que la faim mentale est une forme de faim et que, comme cette dernière vient en premier, la faim physique n'est pas vraiment censée nous arriver.

« Je ne sais pas si j'ai faim ou pas. » Si je me pose la question « ai-je faim ? » ou « est-ce que j'en veux plus ? » c'est que j'ai faim. Si je n'avais pas faim, la question ne me viendrait pas à l'esprit. Me demander si je suis en train de penser à la nourriture est penser à la nourriture. La faim mentale n'est pas difficile à comprendre mais la peur de « trop » manger (entendre : de grossir) s'immisce dans ce pourtant simple système de communication entre moi et mon corps.

Observer cette peur et ne pas la laisser prendre le dessus. Avec mes TCA, mon cerveau va toujours essayer de rendre la plus simple décision à propos de la nourriture compliquée.

Tabitha fait souvent le lien avec le besoin d'aller aux toilettes. Si tu te demandes si tu dois aller aux toilettes ou pas, tu te lèves simplement et tu vas aux toilettes. Tu fais pipi et ta journée continue. Tu sais que si la pensée de devoir aller aux toilettes te vient en tête, ce n'est qu'une question de temps avant que le besoin physique ne suive. Tu autorises ce rapport là à être simple. Tu vas juste aux toilettes. Fin. Ta relation à la nourriture est supposée être aussi simple. Ton corps te donne des signes. Tu écoutes et tu manges. Et ta vie suit son cours.

Si je pense à la nourriture je dois manger.

Si je me demande si je pense à la nourriture, je suis en train de penser à la nourriture et je dois manger.

Si je me demande si je veux manger plus, continuer à manger, je pense à la nourriture et je dois manger.

Cela peut vraiment être aussi simple.
Si je le permets, si je me l'autorise.

C'est ça qui est incroyable avec le corps humain. Je ne dois pas le micro-gérer ou le remettre en question. Mon corps demande, je réponds.

Pas de questions,
Pas d'argumentation,
Pas de stress.

## Marine, 30 ans, France

Tout a commencé en 2008, quand j'ai débuté mon premier régime à l'âge de 17 ans. D'énormes restrictions pour un résultat drastique. Au fil du temps, tout était plus difficile mais il ne fallait surtout pas que je perde mon objectif de vue. Reprendre du poids m'était insupportable. Tous ces efforts ne pouvaient être réduits à néant. Il était aussi essentiel que je montre à tous que je suis « capable ».

En plus d'une alimentation stricte et saine que je me devais de respecter à la lettre, je m'adonnais en excès à la course à pied pour perdre encore plus de calories et du coup maîtriser davantage.

Après une année complète à respecter les codes du régime alimentaire auquel je me soumettais, mon objectif de poids était largement atteint. Toutefois, il m'était impossible de m'arrêter, émerveillée par l'envolée de ces kilos et motivée par l'enthousiasme autour de moi. A mes yeux, je suis enfin acceptée par tout le monde. Impossible d'arrêter cette roue infernale. Plus de 10 ans à tester des modes alimentaires qui me réconfortaient et à pratiquer une activité sportive à outrance. Les gens autour de moi étaient ébahis par mes propres exploits. Au fil des ans, je gagne en reconnaissance mais au combien je sens que je m'essouffle. En moi, deux pouvoirs antagonistes : mon cœur bienveillant, enfoui profondément et que je ne veux pas entendre et un mental triomphant, barbare et désobligeant.

J'avais cette capacité à masquer ma tristesse pour mettre en lumière une joie de vivre. Bien qu'elle ait été déguisée, elle m'a permis de belles choses, notamment rencontrer l'homme de ma vie. Après trois années de vie commune, la prochaine étape pour nous était de fonder notre famille. L'arrêt de la pilule était le déclencheur. L'arrêt des règles « artificielles » s'en est suivi. Un contrôle gynécologique 2-3 mois après n'a pas alarmé le professionnel de santé. Du coup, moi non plus. Deux ans après, je n'avais toujours pas retrouvé mes règles naturelles. Il m'a fallu deux ans pour réaliser que quelque chose d'anormal se passait ! Je décide donc de revoir mon gynécologue qui là, enfin, m'alarme sur les conditions que j'afflige à mon corps : restriction alimentaire, sport à l'excès, stress important ... Je savais pertinemment que mon quotidien était bien plus exigeant que les autres autour de moi mais je ne pensais pas faire mal à mon corps. Je pensais faire ce qui était le mieux. Comme la société nous le proclame haut et fort. Pour autant, je n'étais pas idiote, l'absence de cycle menstruel est le signe d'un trouble de l'organisme qui ne fonctionne pas normalement.

A ce stade, attachée à régler le problème et à enfin pouvoir devenir mère, je me suis soumise à tous les examens gynécologiques pour déceler une éventuelle anomalie. Tous les examens, plus ou moins agréables, n'ont décelé aucun problème. Pas de troubles gynécologiques, pas d'infertilité ... Une bonne nouvelle mais me voilà toujours dans l'incompréhension totale. « Pourquoi n'ai-je toujours pas mes règles ? J'ai pourtant fait des efforts alimentaires, j'ai réduit le nombre de séances sportives ... » A ce moment-là, je suis dans le brouillard total. J'ai besoin de témoignages, de soutien ... j'ai tout de suite pensé que je n'étais pas la seule dans ce cas. C'était vrai. Je découvre une pathologie nommée aménorrhée hypothalamo-hypophysaire fonctionnelle pour laquelle je cochais tous les critères. J'ai exploré cette voie et j'ai découvert le coaching de Florence qui propose un accompagnement pour retrouver ses règles et ainsi retrouver la fertilité.

Je tente le coup, j'ai besoin de comprendre. Deux raisons me poussent et me donnent des ailes : le rêve d'être mère et aussi ce besoin de retrouver une véritable estime pour moi et un équilibre sain. Le parcours vers la guérison n'a pas été simple. Déconditionner mon mental après toutes ces années où il a été maître de mes faits et gestes. Comment me détacher de ces habitudes que je pensais être les bonnes ? Tout a commencé par la reprise d'une alimentation non restrictive et donc d'un apport alimentaire quotidien plus important. J'ai très vite réussi à insérer les trois collations en plus des repas car je savais pourquoi je le faisais et quel plaisir de manger autant quand on s'est autant d'années restreinte. Mais voilà que nous entamons une nouvelle phase dans le processus, la plus éprouvante pour moi : arrêter le sport à outrance. J'ai commencé par réduire, j'ai aussi mis de côté la montre Cardio . . . Mais tout ceci a eu vite une incidence sur la première étape qu'était l'augmentation de mes rations journalières. Mentalement, il m'était impossible d'augmenter mes rations en réduisant ma capacité à les éliminer. Tout ceci était intimement lié et c'est si pervers. A côté de cela, en travaillant sur les points psychologiques, j'ai pris conscience que mon sport n'était plus un plaisir comme au début mais un véritable calvaire. Mais non négligeable car une contrainte qui me permettait de manger. Sous les conseils de Florence, J'ai troqué les heures de sport par des activités manuelles, plus douces et surtout qui me faisaient du bien. Lentement mais sûrement, j'ai retrouvé la joie, la force, la vigueur, mon sourire car je n'étais plus en combat contre moi-même. J'ai ressenti des changements : l'envie et le goût pour la vie, la joie, la force. Pour mon plus grand bonheur, j'ai enfin compris que la vie n'était pas une lutte contre soi-même. C'est justement aimer et chérir tout autant son âme que son enveloppe.

En parallèle de ce coaching, nous entreprenons avec mon mari un parcours PMA pour permettre une simple stimulation ovarienne. Je n'étais pas pour au début mais après trois ans à espérer, nous ne pouvions plus attendre. Mes efforts pour retrouver une santé avaient déjà été conséquents mais dix années d'anorexie ne s'effacent pas en quelques mois . . . les étapes étaient encore nombreuses et le chemin tout aussi long. J'ai donc pris l'opportunité que m'offrait la médecine grâce à la stimulation pour simplement accélérer le processus. Au cours des six longs mois de formalités, j'ai continué petit à petit à décadenasser tous mes carcans avec l'aide de Florence et de la méthode ALL IN notamment.

Fin avril 2021, je débute les injections d'hormones. Un acte qui n'a pas été anodin dans ma volonté de guérir totalement de l'anorexie. Fin mai, c'est l'heure de déclencher l'ovulation, les feux sont au vert. Le 17 juin, la prise de sang me révèle que je suis enceinte. Je n'en doutais pas, les symptômes de grossesse étaient déjà bien pesants. Et pour cause, j'attends des triplés ! Les trois premiers mois, je n'étais pas épargnée; dégoût, nausées . . . Ces moments, bien que fort désagréables, m'ont permis de découvrir la puissance de mon corps et l'impossibilité de le contrôler. Au cours de ce premier trimestre, mon corps a refusé le régime que je lui avais imposé depuis toutes ces années. Il a repris sa place et m'a envoyé les signaux essentiels. Plus aucun aliments interdits, plus aucune injonction alimentaire . . . Mon corps reprenait le pouvoir sur mon mental, je répondais à ses besoins en m'autorisant avec liberté et amour tout ce dont il avait besoin pour créer la vie et me donner la force nécessaire à vivre pleinement.

Sans surprise, les mois suivants ont été compliqués. Mener une grossesse triple est très risquée et demande beaucoup de sacrifices. Au cours de cette période, je n'ai plus du tout pensé à l'alimentation, ni même à l'activité physique. Mon principal objectif, la santé de mes bébés et la mienne. Bien que la société soit également très oppressante vis à vis de la femme enceinte, je dédramatisais et ne me sentais aucunement concernée. J'attendais non pas un enfant mais trois ! Cette grossesse EXTRAordinaire, cette anormalité m'a permise de totalement lâcher prise. J'étais ultra-médicalisée et pourtant aucune règle ne m'était prédiquée à propos d'une alimentation spécifique, d'un corps à avoir . . . seulement du repos car construire trois vies, ça épuise. Le bonheur d'être mère était à portée de main, tout allait si bien.

Malheureusement, à 24 SA (semaines de grossesse), j'ai dû accoucher de mes bébés à cause d'une rupture prématurée de la poche des eaux. Ils n'ont pu survivre, trop petits ils étaient. Le deuil périnatal est un vaste sujet, une épreuve cataclysmique. Tous ces rêves envolés, ces projets filant tels des mirages . . . Les premiers mois sans eux ont été d'une extrême violence. J'ai sombré dans la tristesse et la culpabilité. Par automatisme, j'ai de nouveau appliqué les schémas qui me rassuraient par le passé : le contrôle et l'auto-destruction notamment. Exactement l'effet d'une béquille, l'anorexie : le doudou tendre et réconfortant. Mais le corps a ses mémoires et ne peut nier l'expérience douloureuse passée. Il n'en peut plus, je n'en peux plus, je ne veux plus. Pour la mémoire de mes enfants, pour la promesse que je leur ai faite, pour mon envie d'enfanter naturellement et sans assistance médicale, il m'est indispensable de m'offrir douceur et renaissance. Par la lumière qu'ils me transmettent, par tout l'espoir que je porte en moi, par l'amour que je cultive chaque jour, par l'envie de retrouver ma vitalité toute entière, j'applique à nouveau tout ce que Florence m'a enseigné.

En effet, un an après ma guérison, j'ai trébuché. Et c'est OK ! J'ai accepté car je ne peux nier ces dix dernières années, je ne peux outrepasser ces mécanismes ancrés en moi. Mais j'ai tout de suite compris ce qui m'arrivait. J'ai pris pour cible le bien-être que la méthode ALL IN m'avait offerte. J'ai posé les choses et il m'a été aisé de remettre en place les conseils de Florence. Petit à petit je me reconstruis et je me remercie.

# Annexe

## Notre enquête

Nous avons réalisé une enquête approfondie en trois parties sur le parcours de guérison de l'AH. Sur les 550 personnes invitées à y répondre, 329 ont répondu à la première série de questions, puis 256 ont participé à la deuxième série, consacrée aux cycles naturels et stimulés par des traitements. Enfin, 208 femmes ont participé à la troisième partie dédiée à la grossesse, aux règles après l'accouchement et à un autre parcours grossesse.

La plupart des études publiées sur ce sujet ne comprennent que dix à trente participant·e·s. Le regroupement du grand nombre de données provenant du Forum et leur publication sous une forme accessible va permettre de combler ce manque d'informations.

Les enquêtes étaient rétrospectives et demandaient aux personnes :

- le temps qu'elles consacraient au sport à différentes périodes;
- quel sport elles faisaient;
- leurs poids pendant l'aménorrhée;
- leurs habitudes alimentaires à différents moments;
- si elles avaient décidé de changer leur alimentation et leur pratique sportive;
- au bout de combien de temps ces changements ont fonctionné;

- comment elles se sentaient avant et après l'adoption des changements;
- leurs résultats d'analyse sanguine avant, pendant et après la guérison;
- des informations sur leurs cycles et les traitements suivis pendant leur projet bébé;
- quand leurs cycles naturels ont repris après l'accouchement;
- si elles ont eu d'autres enfants par la suite.

Avec autant d'informations souvent anciennes à fournir, les résultats sont exposés au biais de rappel. Nous admettons que les résultats individuels ne sont pas fiables à 100%, mais la tendance qui s'en dégage reflète totalement nos idées. Dans certains cas, notamment le calcul du pourcentage de grossesses multiples après la prise de médicaments par voie orale ou en injections, les données de l'enquête étaient insuffisantes. Pour cette raison, nous avons parfois utilisé des données recueillies par Nico sur toutes les grossesses annoncées sur le Forum entre 2007 et 2013.

La plupart du temps, nous avons fourni la moyenne ou la médiane (en cas de données extrêmes faussant la moyenne) des résultats obtenus, ainsi que le pourcentage de participant·e·s concerné·e·s par différents scénarios. Les tests statistiques comprennent le test t pour comparer les variables continues, le test du chi carré ou la méthode exacte de Fisher pour générer des tableaux de contingence ou le test des signes pour comparer les résultats classés. Si tout ça ressemble à du chinois, ce n'est pas grave; les détails importent peu. Le paragraphe suivant contient un exemple, mais le concept est difficile à saisir. Il n'est pas nécessaire de comprendre tous les rouages étant donné que les résultats sont simplifiés au chapitre suivant.

## Décoder les statistiques

> Steph : Pendant que je révisais cette section, Nico a tenté de m'expliquer les statistiques… Mais c'était très compliqué. J'ai donc simplifié les choses pour qu'elles soient plus digestes à mes yeux et aux vôtres. Pour résumer, je disais que plus la valeur $p$ est faible, plus la conclusion est fiable.

Des annotations comme « $p < 1 \times 10^{-5}$ » apparaissent à certains endroits du livre; on les appelle des *valeurs p*. Cette valeur est le résultat d'un test statistique du risque qu'une variation soit seulement due au hasard, sans réelle différence.

L'hypothèse de base ou *hypothèse nulle*, c'est qu'il n'y a aucune différence entre les deux (ou plus) groupes comparés. Par exemple, dans un chapitre sur les traitements de fertilité dans le Volume 2, nous nous demandons si la réponse aux traitements de fertilité par voie orale varie selon l'IMC.

**IMC et réponse aux traitements de fertilité par voie orale**

| Groupe d'IMC | Nombre de femmes | Nombre d'ovulations | Pourcentage d'ovulations |
|:---:|:---:|:---:|:---:|
| < 20 | 45 | 29 | 64 |
| 20 – 21 | 23 | 18 | 78 |
| ≥ 21 | 58 | 52 | 90 |

Ici, l'hypothèse nulle, c'est qu'il n'y a aucun lien entre l'IMC et l'ovulation, autrement dit que le pourcentage d'ovulations est identique pour les trois groupes d'IMC. Nous avons choisi de réaliser le test statistique de la « méthode exacte de Fisher », qui sert à comparer les données de deux classifications différentes, à savoir l'IMC et l'ovulation, pour déterminer si elles sont liées ou non. Dans notre exemple, la valeur $p$ est égale à 0,00892. En la multipliant par 100, on obtient le pourcentage de risque que l'hypothèse nulle (pas de lien) soit vraie. Ici, cela signifie que, si l'hypothèse nulle était vraie, il y aurait 0,892% de probabilité d'obtenir des résultats aussi extrêmes que ceux indiqués dans le tableau. En général, des valeurs de $p$ inférieures à 0,05 (5%) sont considérés significatives, c'est-à-dire que l'hypothèse nulle est probablement incorrecte. Plus cette valeur est faible, plus on peut raisonnablement penser que l'hypothèse alternative (il y a un lien) est valide. Ainsi, la valeur de $p$ très faible de ce test suggère l'existence d'un lien entre l'IMC et l'efficacité des médicaments.

Néanmoins, *il faut bien comprendre que la signification statistique n'entraîne pas forcément un lien de cause à effet.* Dans notre exemple, l'absence d'ovulation pourrait être due à un IMC faible ou bien à un facteur associé à l'IMC faible : peu d'apports en lipides, faible taux de leptine ou consommation de tabac.

# Liste des abréviations

| | |
|---|---|
| AH | aménorrhée hypothalamique |
| AMH | hormone antimüllérienne |
| bpm | battements par minute |
| DIU | dispositif intra-utérin |
| DMO | densité minérale osseuse |
| DMPA | d'acétate de médroxyprogestérone |
| $E_2$ | œstradiol |
| FIV | fécondation in vitro |
| FMD | la vasodilatation dépendante du flux sanguin |
| FSH | hormone folliculostimulante |
| GC | glaire cervicale |
| GCBO | glaire cervicale blanc d'œuf |
| GnRH | gonadolibérine |
| hCG | gonadotrophine chorionique humaine |
| HH | hypogonadisme hypogonadotrope |
| IL | insuffisance lutéale |
| IS | isoflavones de soja |
| IMC | indice de masse corporelle |
| IST | infections sexuellement transmissibles |
| J | jour de cycle |
| JO | jour après l'ovulation |
| LH | hormone lutéinisante |
| LNG | lévonorgestrel |
| MCV | maladies cardiovasculaires |
| OMS | Organisation Mondiale de la Santé |
| NAM | l'Académie de médecine américaine |
| NR | non rapporté |
| $p$ | valeur $p$, voir l'annexe |
| PAM | Plan d'Action Menstruations |
| pg | picogram |
| PC | position du col |
| PL | phase lutéale |
| PMA | procréation médicalement assistée |
| SHBG | globuline liant les hormones sexuelles |
| SHSO | syndrome d'hyperstimulation ovarienne |
| SII | syndrome de l'intestin irritable |

| | |
|---|---|
| SO | sans objet |
| SOPK | syndrome ovarien polykystique |
| T | testostérone |
| TBC | température basale du corps |
| TCA | trouble du comportement alimentaire |
| TCC | Thérapie cognitive et comportementale |
| TCD | thérapie comportementale dialectique |
| THS | traitement hormonal substitutif |
| TO | tests d'ovulation |
| TSH | thyréostimuline |
| ug | microgram |

# Références

## Chapitre 1—Plus de règles ?

1. Liu JH, Patel B, Collins G. "Central Causes of Amenorrhea." Endotext. Updated Mar. 1, 2016. http://www.endotext.org/chapitre/central-causes-of-amenorrhea/4/

2. Legro RS. "Evaluation and Treatment of Polycystic Ovarian Syndroms" Endotext. Updated Sep. 19, 2009. http://www.endotext.org/chapitre/evaluation-and-treatment-of-polycystic-ovary-syndrome/

3. Wade GN, Jones JE. "Neuroendocrinology of Nutritional Infertility." *American Journal of Physiology: Regulatory, Integrative and Comparative Physiology.* 287(6) 2004: R1277-1296. doi: 10.1152/ajpregu.00475.2004

4. Mountjoy M et al. "International Olympic Committee (IOC) Consensus Statement on Relative Energy Deficiency in Sport (RED-S): 2018 Update." International Journal of Sport Nutition and Exercise Metabolism. 28(4) 2018: 316-331. doi: 10.1123/ijsnem.2018-0136

5. Wade GN, Jones JE. 2004. doi: 10.1152/ajpregu.00475.2004

6. Berga SL et al. "Recovery of Ovarian Activity in Women with Functional Hypothalamic Amenorrhea Who Were Treated with Cognitive Behavior Therapy." *Fertility and Sterility.* 80(4) 2003: 976-81. doi: 10.1016/S0015-0282(03)01124-5

7. Ibid.

8. Tschugguel W, Berga SL. "Treatment of Functional Hypothalamic Amenorrhea with Hypnotherapy." *Fertility and Sterility.* 80(4) 2003: 982-85. doi: 10.1016/S0015-0282(03)01012-4

9. Horvath PJ et al. "The Effects of Varying Dietary Fat on the Nutrient Intake in Male and Female Runners." *Journal of the American College of Nutrition.* 19(1) 2000: 42-51. doi: 10.1080/07315724.2000.10718913

10. Hill EE et al. "Exercise and Circulating Cortisol Levels: The Intensity Threshold Effect." *Journal of Endocrinological Investigation.* 31(7) 2008: 587-91. doi: 10.1007/BF03345606;
**Loucks AB et al.** "Alterations in the Hypothalamic-Pituitary-Ovarian and the Hypothalamic-Pituitary-Adrenal Axes in Athletic Women." *The Journal of Clinical Endocrinology & Metabolism.* 68(2) 1989: 402-11. doi: 10.1210/jcem-68-2-402;
**Mastorakos GM et al.** "Exercise and the Stress System." *Hormones.* 4(2) 2005: 73-89. http://www.hormones.gr/57/article/article.html

11. Loucks AB, Verdun M, Heath EM. "Low Energy Availability, Not Stress of Exercise, Alters LH Pulsatility in Exercising Women." *Journal of Applied Physiology.* 84(1) 1998: 37-46. http://jap.physiology.org/content/84/1/37.long

12. Ibid;
**Martins CL et al.** "Effects of Exercise on Gut Peptides, Energy Intake and Appetite." *Journal of Endocrinology.* 193(2) 2007: 251-58. doi: 10.1677/JOE-06-0030;
**Stubbs RJ et al.** "Rate and Extent of Compensatory Changes in Energy Intake and Expenditure in Response to Altered Exercise and Diet Composition in

Humans." *AJP: Regulatory, Integrative and Comparative Physiology.* 286(2) 2004: 350R-58. doi: 10.1152/ajpregu.00196.2003;
**Williams NI, Berga SL, Cameron JL.** "Synergism between Psychosocial and Metabolic Stressors: Impact on Reproductive Function in Cynomolgus Monkeys." *American Journal of Physiology: Endocrinology and Metabolism.* 293(1) 2007: E270-276. doi: 10.1152/ajpendo.00108.2007

13. Stubbs RJ et al. 2004. doi: 10.1152/ajpregu.00196.2003

14. Horne BD, Muhlestein JB, Andersen JL. "Health effects of intermittent fasting: hormesis or harm? A systematic review." *American Journal of Clinical Nutrition* 102(2) 2015: 464-70. doi: 10.3945/ajcn.115.109553

15. Farenholtz IL et al. "Within-day energy deficiency and reproductive function in female endurance athletes." *Scandinavian Journal of Medicine & Science in Sports* 28(3) 2018: 1139-46. doi: 10.1111/sms.13030

16. Hill EE et al. 2008. doi: 10.1007/BF03345606

17. Bullen BA et al. "Induction of Menstrual Disorders by Strenuous Exercise in Untrained Women." *The New England Journal of Medicine.* 312(21) 1985: 1349-353. doi: 10.1056/NEJM198505233122103

18. Biller MK et al. "Abnomal Cortisol Secretion and Responses to Corticotropin-Releasing Hormone in Women with Hypothalamic Amenorrhea." *Journal of Clinical Endocrinology & Metabolism.* 70(2) 1990: 311-17. doi: 10.1210/jcem-70-2-311;
**Brundu B.** "Increased Cortisol in the Cerebrospinal Fluid of Women with Functional Hypothalamic Amenorrhea." *Journal of Clinical Endocrinology & Metabolism.* 91(4) 2006: 1561-565. doi: 10.1210/jc.2005-2422;
**Mastorakos G et al.** 2005. http://www.hormones.gr/57/article/article.html

19. Caronia LM et al. "A Genetic Basis for Functional Hypothalamic Amenorrhea." *The New England Journal of Medicine.* 364(3) 2011: 215-25. doi: 10.1056/NEJMoa0911064

20. Williams NI, Berga SL, Cameron JL. 2007. doi: 10.1152/ajpendo.00108.2007

21. Viswanathan MA et al. "Outcomes of Maternal Weight Gain." *Evidence Reports/Technology Assessments.* 168 (2008): 1-223. http://www.ncbi.nlm.nih.gov/pubmedhealth/PMH0007502/

22. Archer DF, Thomas RL. "The fallacy of the postpill amenorrhea syndrome." *Clinical Obstetricts and Gynecology.* 24(3) 1981:943-50.

# Chapitre 2—Facteurs de l'AH : Votre alimentation

1. Agostoni C et al., « L'EFSA établit les besoins moyens en apports énergétiques » Jan 2013. Accessed 10Oct2022. https://www.efsa.europa.eu/fr/press/news/130110;
Avis de l'Ances, « Relatif à l'actualisation des repères alimentaires du PNNS pour les enfants de 4 à 17 ans. » 2016. Accessed 10Oct2022. https://www.anses.fr/fr/system/files/NUT2017SA0142.pdf.

# Chapitre 3—Facteurs de l'AH : sport et stress

1. Inès Ferreira. Sport à tout prix ? Dépendance à l'exercice physique et soins de santé primaires en contexte français : traduction française et validation de l'Exercise Addiction Inventory. Médecine humaine et pathologie. 2016. https://dumas.ccsd.cnrs.fr/dumas-01528930. Ce questionnaire est une adaptation du tableau 6, page 30. Le score s'obtient en additionant toutes les réponses. Un score supérieur ou égal à 24 montre un risque de dépendance à l'exercice physique.

2. http://jkthompson.myweb.usf.edu/oeqweb.htm (en anglais). Il n'y a pas de seuils validés pour le questionnaire sur l'exercice obsessionnel, mais un score supérieur à 40 est préoccupant.

3. Loucks AB. "Energy Availability, Not Body Fatness, Regulates Reproductive Function in Women." *Exercise and Sport Sciences Reviews*. 31.3 (2003): 144-48. http://journals.lww.com/acsm-essr/Fulltext/2003/07000/Energy_Availability,_Not_Body_Fatness,_Regulates.8.aspx

4. Agostoni C et al., « L'EFSA établit les besoins moyens en apports énergétiques Jan 2013. Accessed 10Oct2022. https://www.efsa.europa.eu/fr/press/news/130110; Avis de l'Ances, « Relatif à l'actualisation des repères alimentaires du PNNS pour les enfants de 4 à 17 ans. 2016. Accessed 10Oct2022. https://www.anses.fr/fr/system/files/NUT2017SA0142.pdf.

5. Mastorakos G et al. "Exercise and the Stress System." *Hormones*. 4(2) 2005: 73-89. http://www.hormones.gr/57/article/article.html; **Whirledge S, Cidlowski JA.** "Glucocorticoids, Stress, and Infertility." *Minerva Endocrinologica*. 35(2) 2010: 109-25. http://www.ncbi.nlm.nih.gov/pmc/articles/PMC3547681/

6. Hill EE et al. "Exercise and Circulating Cortisol Levels: The Intensity Threshold Effect." *Journal of Endocrinological Investigation* 31(7) 2008: 587-91. doi: 10.1007/BF03345606

7. Edozien LC. "Mind over Matter: Psychological Factors and the Menstrual Cycle." *Current Opinion in Obstetrics and Gynecology*. 18(4) 2006: 452-56. doi: 10.1097/01.gco.0000233942.67049.ad

8. Nattiv A et al. "American College of Sports Medicine Position Stand. The Female Athlete Triad." *Medicine & Science in Sports & Exercise*. 39(10) 2007: 1867-882. doi: 10.1249/mss.0b013e318149f111

9. Mountjoy M et al. "The IOC consensus statement: beyond the Female Athlete Triad--Relative Energy Deficiency in Sport (RED-S)." British Journal of Sports Medicine. 48(7) 2014: 491-7. doi: 10.1136/bjsports-2014-093502

# Chapitre 4—Diagnosis

1. Klein DA, Poth MA. "Amenorrhea: An Approach to Diagnosis and Management." *American Family Physician*. 87(11) 2013: 781-88. http://www.aafp.org/afp/2013/0601/p781.html; **Practice Committee of the American Society of Reproductive Medicine.** "Current evaluation of amenorrhea." *Fertility and Sterility*. 90(5) 2008:S219-S225. doi: 10.1016/j.fertnstert.2008.08.038

2. Klein DA, Poth MA. 2013. http://www.aafp.org/afp/2013/0601/p781.html

3. Ibid.

4. Bradbury, RA, Lee PC, Smith HC. "Elevated anti-Mullerian hormone in lean women may not indicate polycystic ovarian syndrome." The Australian and New Zealand Journal of Obstetrics and Gynaecology. 57(5) 2017: 552-557. doi: 10.1111/ajo.12647

5. Klein DA, Poth MA. 2013. http://www.aafp.org/afp/2013/0601/p781.html

6. Meczekalski B et al. "Functional Hypothalamic Amenorrhea: Current View on Neuroendocrine Aberrations." *Gynecological Endocrinology.* 24(1) 2008: 4-11. doi: 10.1080/09513590701807381;
   **Vuong C et al.** "The Effects of Opioids and Opioid Analogs on Animal and Human Endocrine Systems." *Endocrine Reviews.* 31(1) 2010: 98-132. doi: 10.1210/er.2009-0009

7. The American Thyroid Association Taskforce on Thyroid Disease During Pregnancy and Postpartum. "Guidelines of the American Thyroid Association for the Diagnosis and Management of Thyroid Disease During Pregnancy and Postpartum." *Thyroid.* 21(10) 2011: 1081–1125. doi: 10.1089/thy.2011.0087

8. Leyendecker G, Wildt L. "Induction of Ovulation with Chronic Intermittent (pulsatile) Administration of Gn-RH in Women with Hypothalamic Amenorrhoea." *The Journal of the Sociatey for Reproduction and Fertility.* 69(1) 1983: 397-409. doi: 10.1530/jrf.0.0690397

9. Panidis D et al. "Serum Anti-Müllerian Hormone (AMH) Levels Are Differentially Modulated by Both Serum Gonadotropins and Not Only by Serum Follicle Stimulating Hormone (FSH) Levels." *Medical Hypotheses.* 77(4) 2011: 649-53. doi: 10.1016/j.mehy.2011.07.005

# Chapitre 5—Aménorrhée hypo-QUOI ?

1. Berga SL, Naftolin F. "Neuroendocrine Control of Ovulation." *Gynecological Endocrinology.* 28(Suppl 1) 2012: 9-13. doi: 10.3109/09513590.2012.651929;
   **Tracy AL et al.** "Regulation of Energy Intake in Humans." Endotext. Updated Aug. 5, 2013. http://www.endotext.org/chapitre/factors-influencing-obesity/regulation-of-energy-intake-in-humans/

2. Lechan RM, Toni R. "Functional Anatomy of the Hypothalamus and Pituitary". Updated Feb. 22, 2013. http://www.endotext.org/chapitre/functional-anatomy-of-the-hypothalamus-and-pituitary/9/

3. "1806 The Hypothalamus-Pituitary Complex" by OpenStax College – Anatomy & Physiology, Connexions. http://cnx.org/content/col11496/1.6/, Jun 19, 2013. Licensed under CC BY 3.0 via Wikimedia Commons http://creativecommons.org/licenses/by/3.0/legalcode https://commons.wikimedia.org/wiki/File:1806_The_Hypothalamus-Pituitary_Complex.jpg

4. Berga SL, Naftolin F. doi: 10.3109/09513590.2012.651929;
   **Tracy AL et al.** http://www.endotext.org/chapitre/factors-influencing-obesity/regulation-of-energy-intake-in-humans/

5. "Figure 28 02 07" by OpenStax College – Anatomy & Physiology, Connexions. http://cnx.org/content/col11496/1.6/, Jun 19, 2013. Licensed under CC BY 3.0 via Wikimedia Commons http://creativecommons.org/licenses/by/3.0/legalcode http://commons.wikimedia.org/wiki/File:Figure_28_02_07.jpg

6. Tracy AL et al. http://www.endotext.org/chapitre/factors-influencing-obesity/regulation-of-energy-intake-in-humans/

7. Scheid JL, De Souza MJ. "Menstrual Irregularities and Energy Deficiency in Physically Active Women: The Role of Ghrelin, PYY and Adipocytokines." *Medicine and Sport Science.* 55; 2010: 82-102. doi: 10.1159/000321974;
Schneider L, Monaco S, Warren M. "Elevated Ghrelin Level in Women of Normal Weight with Amenorrhea Is Related to Disordered Eating." *Fertility and Sterility.* 90(1) 2008: 121-28. doi: 10.1016/j.fertnstert.2007.06.002

8. Tracy AL et al. http://www.endotext.org/chapitre/factors-influencing-obesity/regulation-of-energy-intake-in-humans/

9. Ibid.

10. Ibid.

11. Moran TH, Ladenheim EE. "Adiposity Signaling and Meal Size Control." *Physiology & Behavior.* 103(1) 2011: 21-24. doi: 10.1016/j.physbeh.2010.11.013

12. Poretsky L, Kalin MF. "The Gonadotropic Function of Insulin." *Endocrine Reviews.* 8(2) 1987: 132-41. doi: 10.1210/edrv-8-2-132

13. Codner E, Merino PM, Tena-Sempere M. "Female Reproduction and Type 1 Diabetes: From Mechanisms to Clinical Findings." *Human Reproduction Update.* 18(5) 2012: 568-85. doi: 10.1093/humupd/dms024

14. Marx J. "Cellular Warriors at the Battle of the Bulge." *Science.* 299(5608) 2003: 846-49. doi: 10.1126/science.299.5608.846

15. Khan SM et al. "Leptin as a Modulator of Neuroendocrine Function in Humans." *Yonsei Medical Journal.* 53(4) 2012: 671. doi: 10.3349/ymj.2012.53.4.671

16. Moran TH, Ladenheim EE. 2011. doi: 10.1016/j.physbeh.2010.11.013

17. Routh VH. "Glucose Sensing Neurons in the Ventromedial Hypothalamus." *Sensors.* 10(10) 2010: 9002-025. doi: 10.3390/s101009002

18. Zhang CM et al. "Gonadotropin-Releasing Hormone Neurons Express KATP Channels That Are Regulated by Estrogen and Responsive to Glucose and Metabolic Inhibition." *Journal of Neuroscience.* 27(38) 2007: 10153-0164. doi: 10.1523/JNEUROSCI.1657-07.2007

19. Edozien LS. "Mind over Matter: Psychological Factors and the Menstrual Cycle." *Current Opinion in Obstetrics and Gynecology.* 18(4) 2006: 452-56. doi: 10.1097/01.gco.0000233942.67049.ad

20. Mastorakos G et al. "Exercise and the Stress System." *Hormones.* 4(2) 2005: 73-89. http://www.hormones.gr/57/article/article.html

21. O'connor TM. "The Stress Response and the Hypothalamic-pituitary-adrenal Axis: From Molecule to Melancholia." *Quarterly Journal of Medicine.* 93(6) 2000: 323-33. doi: 10.1093/qjmed/93.6.323

22. Biller BM et al. "Abnormal Cortisol Secretion and Responses to Corticotropin-Releasing Hormone in Women with Hypothalamic Amenorrhea." *The Journal of Clinical Endocrinology & Metabolism.* 70(2) 1990: 311-17. doi: 10.1210/jcem-70-2-311; **Loucks AB et al.** "Alterations in the Hypothalamic-Pituitary-Ovarian and the Hypothalamic-Pituitary-Adrenal Axes in Athletic Women." *The Journal of Clinical Endocrinology & Metabolism.* 68(2) 1989: 402-11. doi: 10.1210/jcem-68-2-402

23. Brundu B. "Increased Cortisol in the Cerebrospinal Fluid of Women with Functional Hypothalamic Amenorrhea." *The Journal of Clinical Endocrinology & Metabolism.* 91(4) 2006: 1561-565. doi: 10.1210/jc.2005-2422

24. Berga SL et al. "Recovery of Ovarian Activity in Women with Functional Hypothalamic Amenorrhea Who Were Treated with Cognitive Behavior Therapy." *Fertility and Sterility.* 80(4) 2003: 976-81. doi: 10.1016/S0015-0282(03)01124-5

25. Loucks AB et al. 1989. doi: 10.1210/jcem-68-2-402

26. Hill EE et al. "Exercise and Circulating Cortisol Levels: The Intensity Threshold Effect." *Journal of Endocrinological Investigation.* 31(7) 2008: 587-91. doi: 10.1007/BF03345606

27. Whirledge S, Cidlowski JA. "Glucocorticoids, Stress, and Infertility." *Minerva Endocrinologica.* 35(2) 2010: 109-25. http://www.ncbi.nlm.nih.gov/pmc/articles/PMC3547681/

28. Mastorakos G et al. 2005. http://www.hormones.gr/57/article/article.html **O'connor TM.** 2000. doi: 10.1093/qjmed/93.6.323

29. De Souza MJ et al. "Luteal Phase Deficiency in Recreational Runners: Evidence for a Hypometabolic State." *Journal of Clinical Endocrinology & Metabolism.* 88(1) 2003: 337-46. doi: 10.1210/jc.2002-020958; **De Souza MJ et al.** "High Prevalence of Subtle and Severe Menstrual Disturbances in Exercising Women: Confirmation Using Daily Hormone Measures." *Human Reproduction.* 25(2) 2010: 491-503. doi: 10.1093/humrep/dep411

30. Ibid.

31. Berga SL, Naftolin F. 2012. doi: 10.3109/09513590.2012.651929

32. Whirledge S, Cidlowski JA. 2010. http://www.ncbi.nlm.nih.gov/pmc/articles/PMC3547681/

33. Zhang CM et al. 2007. doi: 10.1523/JNEUROSCI.1657-07.2007

34. Berga SL, Naftolin F. 2012. doi: 10.3109/09513590.2012.651929

35. Garcia-Garcia RM. "Integrative Control of Energy Balance and Reproduction in Females." *ISRN Veterinary Science.* 2012; 2012: 1-13. doi: 10.5402/2012/121389

36. Berga SL, Naftolin F. 2012. doi: 10.3109/09513590.2012.651929; **Ciccone NA, Kaiser UB.** "The Biology of Gonadotroph Regulation." *Current Opinion in Endocrinology, Diabetes and Obesity.* 16(4) 2009: 321-27. doi: 10.1097/med.0b013e32832d88fb; **Marshall JC, Eagleson CA, Mccartney CR.** "Hypothalamic Dysfunction." *Molecular and Cellular Endocrinology.* 183(1-2) 2001: 29-32. doi: 10.1016/S0303-7207(01)00611-6; **Roland AV, Moenter SM.** "Regulation of Gonadotropin-releasing Hormone Neurons by Glucose." *Trends in Endocrinology & Metabolism.* 22(11) 2011: 443-49.

doi: 10.1016/j.tem.2011.07.001;
**Whirledge S, Cidlowski JA.** 2010. http://www.ncbi.nlm.nih.gov/pmc/articles/PMC3547681/;
**Zhang CM et al.** 2007. doi: 10.1523/JNEUROSCI.1657-07.2007

37. Berga SL, Naftolin F. 2012. doi: 10.3109/09513590.2012.651929

38. Pinto S et al. "Rapid Rewiring of Arcuate Nucleus Feeding Circuits by Leptin." *Science.* 304(5667) 2004:110-5. doi: 10.1126/science.1089459

39. Mastorakos G et al. 2005. http://www.hormones.gr/57/article/article.html

40. Garcia-Garcia RM. "Integrative Control of Energy Balance and Reproduction in Females." *ISRN Veterinary Science.* 2012; 2012: 1-13. doi: 10.5402/2012/121389. Licensed under CC BY 3.0 http://creativecommons.org/licenses/by/3.0/legalcode

41. Berga SL, Naftolin F. 2012. doi: 10.3109/09513590.2012.651929

# Chapitre 6—La confusion AH/SOPK

1. Azziz R et al. "The Prevalence and Features of the Polycystic Ovary Syndrome in an Unselected Population." *The Journal of Clinical Endocrinology & Metabolism.* 89(6) 2004: 2745-749. doi: 10.1210/jc.2003-032046;
**March WA et al.** "The Prevalence of Polycystic Ovary Syndrome in a Community Sample Assessed under Contrasting Diagnostic Criteria." *Human Reproduction.* 25(2) 2010: 544-51. doi: 10.1093/humrep/dep399

2. Lauritsen MP et al. "Revised criteria for PCOS in WHO Group II anovulatory infertility – a revival of hypothalamic amenorrhoea?" Clinical Endocrinology. 82(4) 2015: 584-91. doi: 10.1111/cen.12621

3. Azziz R et al. 2004. doi: 10.1210/jc.2003-032046

4. Johnson TRB et al. "Evidence-Based Methodology Workshop on Polycystic Ovary Syndrome." Bethesda, Maryland: National Institutes of Health, 2012. https://prevention.nih.gov/sites/default/files/2018-06/FinalReport.pdf

5. Rotterdam ESHRE/ASRM-Sponsored PCOS Consensus Workshop Group. "Revised 2003 Consensus on Diagnostic Criteria and Long-term Health Risks Related to Polycystic Ovary Syndrome (PCOS)." *Human Reproduction.* 19(1) 2004: 41-47. doi: 10.1093/humrep/deh098

6. Ibid.

7. Balen AH et al. "Ultrasound Assessment of the Polycystic Ovary: International Consensus Definitions." *Human Reproduction Update.* 9(6) 2003: 505-14. doi: 10.1093/humupd/dmg044;
**Dewailly D et al.** "Definition and Significance of Polycystic Ovarian Morphology: A Task Force Report from the Androgen Excess and Polycystic Ovary Syndrome Society." *Human Reproduction Update.* 20(3) 2014: 334-52. doi: 10.1093/humupd/dmt061

8. Dewailly D et al. 2014. doi: 10.1093/humupd/dmt061;
**Lujan ME et al.** "Updated Ultrasound Criteria for Polycystic Ovary Syndrome: Reliable Thresholds for Elevated Follicle Population and Ovarian Volume." *Human Reproduction.* 28(5) 2013: 1361-368. doi: 10.1093/humrep/det062

9. Pigny P et al. "Comparative assessment of five serum antimüllerian hormone assays for the diagnosis of polycystic ovary syndrome." *Fertility and Sterility.* 105(4) 2016: 1063-69.e3. doi: 10.1016/j.fertnstert.2015.12.023;
**Dewailly D.** "Toward a universal serum antimüllerian hormone threshold as a surrogate for polycystic ovarian morphology on ultrasound: the story is not over...." *Fertil Steril.* 116(4) 2021: 1158-1159. doi: 10.1016/j.fertnstert.2021.08.005.

10. Liang SJ et al. "Clinical and Biochemical Presentation of Polycystic Ovary Sydrome in Women between the Ages of 20 and 40." *Human Reproduction.* 26(12) 2011: 3443-449. doi: 10.1093/humrep/der302;
**Azziz R et al.** 2004. doi: 10.1210/jc.2003-032046;
**Azziz R et al.** "Criteria for Defining Polycystic Ovary Syndrome as a Predominantly Hyperandrogenic Syndrome: An Androgen Excess Society Guideline." *The Journal of Clinical Endocrinology & Metabolism.* 91(11) 2006: 4237-245. doi: 10.1210/jc.2006-0178;
Sivayoganathan D et al. "Full Investigation of Patients with Polycystic Ovary Syndrome (PCOS) Presenting to Four Different Clinical Specialties Reveals Significant Differences and Undiagnosed Morbidity." *Human Fertility.* 14(4) 2011: 261-65. doi: 10.3109/14647273.2011.632058

11. Liang SJ et al. 2011. doi: 10.1093/humrep/der302;
**Sivayoganathan D et al.** 2011. doi: 10.3109/14647273.2011.632058;
**Fauser BC et al.** "Consensus on Women's Health Aspects of Polycystic Ovary Syndrome (PCOS): The Amsterdam ESHRE/ASRM-Sponsored 3rd PCOS Consensus Workshop Group." *Fertility & Sterility.* 97(1) 2012: 28-38. doi: 10.1016/j.fertnstert.2011.09.024

12. Sivayoganathan D et al. 2011. doi: 10.3109/14647273.2011.632058

13. Ibid.

14. Ferriman D, Gallwey JD. "Clinical Assessment Of Body Hair Growth In Women." *The Journal of Clinical Endocrinology & Metabolism.* 21(11) 1961: 1440-447. doi: 10.1210/jcem-21-11-1440

15. Kar, S. "Anthropometric, Clinical, and Metabolic Comparisons of the Four Rotterdam PCOS Phenotypes: A Prospective Study of PCOS Women." *Journal of Human Reproductive Sciences.* 6(3) 2013: 194. doi: 10.4103/0974-1208.121422

16. Rotterdam ESHRE/ASRM-Sponsored PCOS Consensus Workshop Group. 2004. doi: 10.1093/humrep/deh098

17. Robin G et al. "Polycystic Ovary-Like Abnormalities (PCO-L) in Women with Functional Hypothalamic Amenorrhea." *The Journal of Clinical Endocrinology & Metabolism.* 97(11) 2012: 4236-243. doi: 10.1210/jc.2012-1836;
**Falsetti, L.** "Long-term Follow-up of Functional Hypothalamic Amenorrhea and Prognostic Factors." *The Journal of Clinical Endocrinology & Metabolism.* 87(2) 2002): 500-05. doi: 10.1210/jcem.87.2.8195

18. Bradbury RA, Lee P, Smith HC. "Elevated anti-Mullerian hormone in lean women may not indicate polycystic ovarian syndrome." The Australian and New Zealand Journal of Obstetrics and Gynecology. 57(5) 2017: 552-7. doi: 10.1111/ajo.12647

19. Moret M et al. "Insulin Modulation of Luteinizing Hormone Secretion in Normal Female Volunteers and Lean Polycystic Ovary Syndrome Patients."

*Neuroendocrinology.* 89(2) 2009: 131-39. doi: 10.1159/000160911;

**Taylor AE et al.** "Determinants of Abnormal Gonadotropin Secretion in Clinically Defined Women with Polycystic Ovary Syndrome." *The Journal of Clinical Endocrinology & Metabolism.* 82(7) 1997: 2248-256. doi: 10.1210/jcem.82.7.4105

20. Azziz R et al. 2006: 4237-245. doi: 10.1210/jc.2006-0178

21. Bradbury RA, Lee P, Smith HC. 2017. doi: 10.1111/ajo.12647

22. Loucks AB, Thuma JR. "Luteinizing Hormone Pulsatility Is Disrupted at a Threshold of Energy Availability in Regularly Menstruating Women." *The Journal of Clinical Endocrinology & Metabolism.* 88(1) 2003: 297-311. doi: 10.1210/jc.2002-020369

23. Wang JG, Lobo RA. "The Complex Relationship between Hypothalamic Amenorrhea and Polycystic Ovary Syndrome." *The Journal of Clinical Endocrinology & Metabolism.* 93(4) 2008: 1394-397. doi: 10.1210/jc.2007-1716;
    **Robin G et al.** 2012. doi: 10.1210/jc.2012-1836

24. Carmina E, Fruzzetti F, Lobo RA. "Features of polycystic ovary syndrome (PCOS) in women with functional hypothalamic amenorrhea (FHA) may be reversible with recovery of menstrual function." *Gynecological Endocrinology.* 34(4) 2018: 301-4. doi: 10.1080/09513590.2017.1395842

25. Haqq L et al. "Effect of lifestyle intervention on the reproductive endocrine profile in women with polycystic ovarian syndrome: a systematic review and meta-analysis." *Endocrine Connections.* 3(1) 2014: 36-46. doi: 10.1530/EC-14-0010

26. Wang JG, Lobo RA. 2008. doi: 10.1210/jc.2007-1716;
    **Robin G et al.** 2012. doi: 10.1210/jc.2012-1836;
    **Sum M, Warren MP.** "Hypothalamic Amenorrhea in Young Women with Underlying Polycystic Ovary Syndrome." *Fertility and Sterility.* 92(6) 2009. doi: 10.1016/j.fertnstert.2009.05.063

27. Wang JG, Lobo RA. 2008. doi: 10.1210/jc.2007-1716;
    **Sum M, Warren MP.** 2009. doi: 10.1016/j.fertnstert.2009.05.063

28. Thompson IA, Kaiser, UB. "GnRH Pulse Frequency-dependent Differential Regulation of LH and FSH Gene Expression." *Molecular and Cellular Endocrinology.* 385(1-2) 2014: 28-35. doi: 10.1016/j.mce.2013.09.012

29. Haqq L et al. 2014 doi: 10.1530/EC-14-0010

30. Jakubowicz D et al. "Effects of Caloric Intake Timing on Insulin Resistance and Hyperandrogenism in Lean Women with Polycystic Ovary Syndrome." *Clinical Science.* 125(9) 2013: 423-32. doi: 10.1042/CS20130071

31. Minozzi M, Nordio M, Pajalich R. "The Combined Therapy Myo-inositol plus D-Chiro-inositol, in a Physiological Ratio, Reduces the Cardiovascular Risk by Improving the Lipid Profile in PCOS Patients." *European Review for Medical and Pharmacological Sciences.* 17(4) 2013: 537-40. http://www.europeanreview.org/wp/wp-content/uploads/537-540.pdf;
    **Isabella R, Raffone E.** "Does Ovary Need D-chiro-inositol?" *Journal of Ovarian Research.* 5(1) 2012: 14-20. doi: 10.1186/1757-2215-5-14;
    Iuorno MJ et al. 2002. doi: 10.4158/EP.8.6.417

32. Nordio M, Basciani S, Camajani E. "The 40:1 myo-inositol/D-chiro-inositol plasma ratio is able to restore ovulation in PCOS patients: comparison with other ratios." *Eur Rev Med Pharmacol Sci.* 23(12) 2019: 5512-5521. doi: 10.26355/eurrev_201906_18223;
**Roseff S, Montenegro M.** "Inositol Treatment for PCOS Should Be Science-Based and Not Arbitrary." *Int J Endocrinol.* 2020 Mar 27: 6461254. doi: 10.1155/2020/6461254;
**Monastra G et al.** "Combining treatment with myo-inositol and D-chiro-inositol (40:1) is effective in restoring ovary function and metabolic balance in PCOS patients." *Gynecol Endocrinol.* 33(1) 2019:1-9. doi: 10.1080/09513590.2016.1247797.

33. Nordio M, Basciani S, Camajani E. 2019. doi: 10.26355/eurrev_201906_18223

34. Roseff S, Montenegro M. 2020. doi: 10.1155/2020/6461254

35. Jakubowicz D et al. 2013. doi: 10.1042/CS20130071

36. Baillargeon J et al. "Effects of Metformin and Rosiglitazone, Alone and in Combination, in Nonobese Women with Polycystic Ovary Syndrome and Normal Indices of Insulin Sensitivity." *Fertility and Sterility.* 82(4) 2004: 893-902. doi: 10.1016/j.fertnstert.2004.02.127

37. Iuorno MJ et al. "Effects Of D-Chiro-Inositol In Lean Women With The Polycystic Ovary Syndrome." *Endocrine Practice.* 8(6) 2002: 417-23. doi: 10.4158/EP.8.6.417

38. Shroff R et al. "Risk of Metabolic Complications in the New PCOS Phenotypes Based on the Rotterdam Criteria." *Fertility and Sterility.* 88(5) 2007: 1389-395. doi: 10.1016/j.fertnstert.2007.01.032

39. Bates GW, Legro RS. "Longterm Management of Polycystic Ovarian Syndrome (PCOS)." *Molecular and Cellular Endocrinology.* 373(1-2) 2013: 91-97. doi: 10.1016/j.mce.2012.10.029;
Rotterdam ESHRE/ASRM-Sponsored PCOS Consensus Workshop Group. 2004. doi: 10.1093/humrep/deh098;
**Fauser BC et al.** 2012: 28-38. doi: 10.1016/j.fertnstert.2011.09.024

40. Fauser BC et al. 2012: 28-38. doi: 10.1016/j.fertnstert.2011.09.024

41. Kamenov Z, Gateva A. "Inositols in PCOS." *Molecules.* 2020; 25(23):5566. doi: 10.3390/molecules25235566;
Kim, CH, Chon, SJ & Lee, SH. "Effects of lifestyle modification in polycystic ovary syndrome compared to metformin only or metformin addition: A systematic review and meta-analysis." *Sci Rep* 2020 10: 7802 doi: 10.1038/s41598-020-64776-w

42. Haoula Z, Salman M, Atiomo W. "Evaluating the Association between Endometrial Cancer and Polycystic Ovary Syndrome." *Human Reproduction* 27(5) 2012: 1327-331. doi: 10.1093/humrep/des042

43. Hardiman P, Pillay OS, Atiomo W. "Polycystic Ovary Syndrome and Endometrial Carcinoma." *The Lancet* 361(9371) 2003: 1810-812. doi: 10.1016/S0140-6736(03)13409-5

44. Ibid.

45. Dr. Phoebe Holmes-Juck email to Dr. Nicola Rinaldi on January 20, 2014.

# Chapitre 7—Os fragiles et autres conséquences de l'AH sur la santé

1. Khosla S, Melton LJ, Riggs BL. "The Unitary Model for Estrogen Deficiency and the Pathogenesis of Osteoporosis: Is a Revision Needed?" *Journal of Bone and Mineral Research.* 26(3) 2011: 441-51. doi: 10.1002/jbmr.262

2. Seifert-Klauss V, Prior JC. "Progesterone and Bone: Actions Promoting Bone Health in Women", Journal of Osteoporosis, vol. 2010, Article ID 845180, 18 pages, 2010. doi: 10.4061/2010/845180

3. Charatcharoenwitthaya N et al. "Effect of Blockade of TNF-α and Interleukin-1 Action on Bone Resorption in Early Postmenopausal Women." *Journal of Bone and Mineral Research.* 22(5) 2007: 724-29. doi: 10.1359/jbmr.070207

4. Clarke BL, Khosla S. "Female Reproductive System and Bone." *Archives of Biochemistry and Biophysics.* 503(1) 2010: 118-28. doi: 10.1016/j.abb.2010.07.006; **Kovacs CS, Kronenberg HM.** "Maternal-Fetal Calcium and Bone Metabolism During Pregnancy, Puerperium, and Lactation." *Endocrine Reviews.* 18(6) 1997: 832-72. doi: 10.1210/edrv.18.6.0319

5. Kovacs CS, Kronenberg HM. 1997. doi: 10.1210/edrv.18.6.0319

6. Ibid.

7. Bruni V et al. "Body Composition Variables and Leptin Levels in Functional Hypothalamic Amenorrhea and Amenorrhea Related to Eating Disorders." *Journal of Pediatric and Adolescent Gynecology.* 24(6) 2011: 347-52. doi: 10.1016/j.jpag.2011.06.004; **Gibson JH et al.** "Determinants of Bone Density and Prevalence of Osteopenia among Female Runners in Their Second to Seventh Decades of Age." *Bone.* 26(6) 2000: 591-98. doi: 10.1016/S8756-3282(00)00274-X; **Gibson JH et al.** "Nutritional and Exercise-related Determinants of Bone Density in Elite Female Runners." *Osteoporosis International.* 15(8) 2004: 611-18; **Grinspoon SK et al.** "Effects of a Triphasic Combination Oral Contraceptive Containing Norgestimate/Ethinyl Estradiol on Biochemical Markers of Bone Metabolism in Young Women with Osteopenia Secondary to Hypothalamic Amenorrhea." *The Journal of Clinical Endocrinology & Metabolism.* 88(8) 2003: 3651-656. doi: 10.1210/jc.2003-030033; **Keen AD, Drinkwater BL.** "Irreversible Bone Loss in Former Amenorrheic Athletes." *Osteoporosis International.* 7(4) 1997: 311-15; **Miller KK et al.** "Determinants of Skeletal Loss and Recovery in Anorexia Nervosa." *The Journal of Clinical Endocrinology & Metabolism.* 91(8) 2006: 2931-937. doi: 10.1210/jc.2005-2818; **Mencken ML, Chesnut CH, Drinkwater BL.** "Bone Density at Multiple Skeletal Sites in Amenorrheic Athletes." *JAMA: The Journal of the American Medical Association.* 276(3) 1996: 238-40. doi: 10.1001/jama.1996.03540030072035

8. Miller KK et al. 2006. doi: 10.1210/jc.2005-2818

9. Petre, BM. http://emedicine.medscape.com/article/1948532-overview#showall, updated July 18, 2013

10. Clarke BL, Khosla S. 2010. doi: 10.1016/j.abb.2010.07.006; **Kalkwarf HJ et al.** "The Bone Mineral Density in Childhood Study: Bone Mineral Content and Density According to Age, Sex, and Race" *The Journal of Clinical Endocrinology & Metabolism.* 92(6) 2007: 2087-99. doi: 10.1210/jc.2006-2553

11. Kemper HCG et al. "A Fifteen-year Longitudinal Study in Young Adults on the Relation of Physical Activity and Fitness with the Development of the Bone Mass: The Amsterdam Growth and Health Longitudinal Study." *Bone.* 27(6) 2000: 847-53. doi: 10.1016/S8756-3282(00)00397-5

12. Khosla S, Melton LJ, Riggs BL. 2011. doi: 10.1002/jbmr.262

13. Doren, M., J. A. Nilsson, and O. Johnell. "Effects of Specific Post-menopausal Hormone Therapies on Bone Mineral Density in Post-menopausal Women: A Meta-analysis." *Human Reproduction.* 18(8) 2003: 1737-746. doi: 10.1093/humrep/deg315

14. Khosla S, Melton LJ, Riggs BL. 2011. doi: 10.1002/jbmr.262

15. Ihle R, Loucks AB. "Dose-Response Relationships Between Energy Availability and Bone Turnover in Young Exercising Women." *Journal of Bone and Mineral Research.* 19(8) 2004: 1231-240. doi: 10.1359/JBMR.040410

16. Duckham RL, et al. "Risk Factors for Stress Fracture in Female Endurance Athletes: A Cross-sectional Study." BMJ Open 2(6) 2012: E001920. doi: 10.1136/bmjopen-2012-001920;
**Frusztajer NT et al.** "Nutrition and the Incidence of Stress Fractures in Ballet Dancers." *American Journal of Clinical Nutrition.* 51(5) 1990: 779-83. http://ajcn.nutrition.org/content/51/5/779.long;
**Marx RG et al.** "Stress Fracture Sites Related to Underlying Bone Health in Athletic Females." *Clinical Journal of Sport Medicine.* 11(2) 2001: 73-76.

17. Loucks AB, Thuma JR. "Luteinizing Hormone Pulsatility Is Disrupted at a Threshold of Energy Availability in Regularly Menstruating Women." *The Journal of Clinical Endocrinology & Metabolism.* 88(1) 2003: 297-311. doi: 10.1210/jc.2002-020369;
**Ihle R, Loucks AB.** 2004. doi: 10.1359/JBMR.040410

18. Ibid.

19. Ibid.

20. Ibid.

21. Ibid.

22. Foo JP, Hamnvik OR, Mantzoros CS. "Optimizing Bone Health in Anorexia Nervosa and Hypothalamic Amenorrhea: New Trials and Tribulations." *Metabolism.* 61(7) 2012: 899-905. doi: 10.1016/j.metabol.2012.01.003;
**Vescovi JD, Jamal SA, De Souza MJ.** "Strategies to Reverse Bone Loss in Women with Functional Hypothalamic Amenorrhea: A Systematic Review of the Literature." *Osteoporosis International.* 19(4) 2008: 465-78. doi: 10.1007/s00198-007-0518-6

23. Fredericson M, Kent K. "Normalization of Bone Density in a Previously Amenorrheic Runner with Osteoporosis." *Medicine & Science in Sports & Exercise.* 37(9) 2005: 1481-486. doi: 10.1249/01.mss.0000177561.95201.8f

24. Grinspoon SK et al. 2003. doi: 10.1210/jc.2003-030033

25. Ackerman KE et al. "Oestrogen replacement improves bone mineral density in oligo-amenorrhoeic athletes: a randomised clinical trial." *British Journal of Sports Medicine.* 53(4) 2019:1–9. doi:10.1136/bjsports-2018-099723

26. Gibson JH et al. 2000. doi: 10.1016/S8756-3282(00)00274-X

27. Miller KK et al. 2006. doi: 10.1210/jc.2005-2818

28. Ibid.

29. Khosla S, Melton LJ, Riggs BL. 2011. doi: 10.1002/jbmr.262

30. Misra M et al. "Weight Gain and Restoration of Menses as Predictors of Bone Mineral Density Change in Adolescent Girls with Anorexia Nervosa-1." *The Journal of Clinical Endocrinology & Metabolism.* 93(4) 2008: 1231-237. doi: 10.1210/jc.2007-1434

31. Schulze UM et al. "Bone Mineral Density in Partially Recovered Early Onset Anorexic Patients – a Follow-up Investigation." *Child & Adolescesnt Psychiatry & Mental Health.* 4(1) 2010: 20. doi: 10.1186/1753-2000-4-20

32. Zanker CL et al. "Annual Changes of Bone Density over 12 Years in an Amenorrheic Athlete." *Medicine & Science in Sports & Exercise.* 36(1) 2004: 137-42. http://journals.lww.com/acsm-msse/Fulltext/2004/01000/Annual_Changes_of_Bone_Density_over_12_Years_in_an.23.aspx

33. Fredericson M, Kent K. 2005. doi: 10.1249/01.mss.0000177561.95201.8f

34. Hind K. "Recovery of Bone Mineral Density and Fertility in a Former Amenorrheic Athlete." *Journal of Sports Science and Medicine.* 7(3) 2008): 415-18. http://www.ncbi.nlm.nih.gov/pmc/articles/PMC3761891/

35. Egan E. "Bone Mineral Density among Female Sports Participants." *Bone.* 38(2) 2006: 227-33. doi: 10.1016/j.bone.2005.08.024;
**Nichols JF et al.** "Bone Mineral Density in Female High School Athletes: Interactions of Menstrual Function and Type of Mechanical Loading." *Bone.* 41(3) 2007: 371-77. doi: 10.1016/j.bone.2007.05.003;
**Saraví FD, Sayegh F.** "Bone Mineral Density and Body Composition of Adult Premenopausal Women with Three Levels of Physical Activity." *Journal of Osteoporosis.* 2013(2013): 1-7. doi: 10.1155/2013/953271;
**Taaffe DR et al.** "High-Impact Exercise Promotes Bone Gain in Well-Trained Female Athletes." *Journal of Bone and Mineral Research.* 12(2) 1997: 255-60. doi: 10.1359/jbmr.1997.12.2.255

36. Heinonen A et al. "Effects of High-Impact Training and Detraining on Femoral Neck Structure in Premenopausal Women: A Hip Structural Analysis of an 18-Month Randomized Controlled Exercise Intervention with 3.5-Year Follow-Up." *Physiotherapy Canada.* 64(1) 2012: 98-105. doi: 10.3138/ptc.2010-37

37. Kontulainen S et al. "Former Exercisers of an 18-month Intervention Display Residual ABMD Benefits Compared with Control Women 3.5 Years Post-intervention: A Follow-up of a Randomized Controlled High-impact Trial." *Osteoporosis International.* 15(3) 2004): 248-51. doi: 10.1007/s00198-003-1559-0

38. Gibson JH et al. 2000. doi: 10.1016/S8756-3282(00)00274-X;
**Keen AD, Drinkwater BL.** 1997.

39. Miller KK et al. 2006. doi: 10.1210/jc.2005-2818

40. Lambrinoudaki I, Papadimitriou D. "Pathophysiology of Bone Loss in the Female Athlete." *Annals of the New York Academy of Sciences.* 1205(1) 2010: 45-50. doi: 10.1111/j.1749-6632.2010.05681.x

41. Michaelsson KH et al. "Long Term Calcium Intake and Rates of All Cause and Cardiovascular Mortality: Community Based Prospective Longitudinal Cohort Study." *British Medical Journal.* 346; 2013: F228. doi: 10.1136/bmj.f228

42. Wallace, TC. "Dried Plums, Prunes and Bone Health: A Comprehensive Review." Nutrients. 9(4) 2017: pii:E401. doi: 10.3390/nu9040401

43. Hoch AZ et al. "Athletic Amenorrhea and Endothelial Dysfunction." *Wisconsin Medical Journal.* 106(6) 2007: 301-06. https://www.wisconsinmedicalsociety.org/_WMS/publications/wmj/pdf/106/6/301.pdf

44. Rivera CM et al. "Increased Mortality for Neurological and Mental Diseases following Early Bilateral Oophorectomy." *Neuroepidemiology.* 33(1) 2009: 32-40. doi: 10.1159/000211951

45. Hamelin BA et al. "Influence of the Menstrual Cycle on the Timing of Acute Coronary Events in Premenopausal Women." *The American Journal of Medicine.* 114(7) 2003: 599-602. doi: 10.1016/S0002-9343(03)00051-2;
    **Lloyd GW et al.** "Does Angina Vary with the Menstrual Cycle in Women with Premenopausal Coronary Artery Disease?" *Heart.* 84(2) 2000: 189-92. doi: 10.1136/heart.84.2.189

46. Hanke H et al. "Estradiol Concentrations in Premenopausal Women with Coronary Heart Disease." *Coronary Artery Diseases.* 8(8-9) 1997: 511-15;
    **Bairey Merz CN et al.** "Hypoestrogenemia of Hypothalamic Origin and Coronary Artery Disease in Premenopausal Women: A Report from the NHLBI-sponsored WISE Study." *Journal of the American College of Cardiologists.* 41(3) 2003): 413-19. doi: 10.1016/S0735-1097(02)02763-8

47. Casiero D, Frishman, EH. "Cardiovascular Complications of Eating Disorders." *Cardiology in Review.* 14(5) 2006: 227-31. doi: 10.1097/01.crd.0000216745.96062.7c

48. Hoch AZ et al. 2007. https://www.wisconsinmedicalsociety.org/_WMS/publications/wmj/pdf/106/6/301.pdf;
    **Rickenlund A et al.** "Oral Contraceptives Improve Endothelial Function in Amenorrheic Athletes *The Journal of Clinical Endocrinology & Metabolism.* 90(6) 2005: 3162-167.doi: 10.1210/jc.2004-1964;
    **Yoshida N et al.** "Impaired Endothelium-dependent and -independent Vasodilation in Young Female Athletes with Exercise-associated Amenorrhea." *Arterisclerosis, Thrombosis, and Vascular Biology.* 26(1) 2006: 231-32. doi: 10.1161/01.ATV.0000199102.60747.18

49. Ibid.

50. Yoshida, N et al. 2006. doi: 10.1161/01.ATV.0000199102.60747.18

51. Hamelin BA et al. 2003. doi: 10.1016/S0002-9343(03)00051-2;
    **O'donnell EJ, Goodman M, Harvey PJ.** "Cardiovascular Consequences of Ovarian Disruption: A Focus on Functional Hypothalamic Amenorrhea in Physically Active Women." *The Journal of Clinical Endocrinology & Metabolism.* 96(12) 2011: 3638-648. doi: 10.1210/jc.2011-1223

52. Hoch AZ et al. 2007. https://www.wisconsinmedicalsociety.org/_WMS/publications/wmj/pdf/106/6/301.pdf;
    **Rickenlund A et al.** 2005. doi: 10.1210/jc.2004-1964;
    **Yoshida, N et al.** 2006. doi: 10.1161/01.ATV.0000199102.60747.18.

53. O'donnell EJ, Goodman M, Harvey PJ. 2011. doi: 10.1210/jc.2011-1223; **Rickenlund A et al.** 2005. doi: 10.1210/jc.2004-1964; **Soleimany G et al.** "Bone Mineral Changes and Cardiovascular Effects among Female Athletes with Chronic Menstrual Dysfunction." *Asian Journal of Sports Medicine.* 3(1) 2012: 53-58. http://www.ncbi.nlm.nih.gov/pmc/articles/PMC3307967/; **Rickenlund A et al.** "Amenorrhea in Female Athletes Is Associated with Endothelial Dysfunction and Unfavorable Lipid Profile." *The Journal of Clinical Endocrinology & Metabolism*, 90(3), 2005: 1354-1359, doi: 10.1210/jc.2004-1286

54. Hoch AZ et al. 2007. https://www.wisconsinmedicalsociety.org/_WMS/publications/wmj/pdf/106/6/301.pdf; **Rickenlund A et al.** 2005. doi: 10.1210/jc.2004-1964; **Yoshida, N. et al.** 2006. doi: 10.1161/01.ATV.0000199102.60747.18

55. Zhang Y et al. "Bone Mineral Density and Verbal Memory Impairment: Third National Health and Nutrition Examination Survey." *American Journal of Epidemiology.* 154(9) 2001: 795-802. doi: 10.1093/aje/154.9.795

56. Ibid.

57. Vegeto E, Benedusi V, Maggi A. "Estrogen Anti-inflammatory Activity in Brain: A Therapeutic Opportunity for Menopause and Neurodegenerative Diseases." *Frontiers in Neuroendocrinology.* 29(4) 2008: 507-19. doi: 10.1016/j.yfrne.2008.04.001; **Giatti S et al.** "Neuroactive Steroids, Their Metabolites, and Neuroinflammation." *Journal of Molecular Endocrinology.* 49(3) 2012: R125-134. doi: 10.1530/JME-12-0127

58. Rocca WA et al. "Increased Risk of Cognitive Impairment or Dementia in Women Who Underwent Oophorectomy before Menopause." *Neurology.* 69f(11) 2007: 1074-083. doi: 10.1212/01.wnl.0000276984.19542.e6; **Rocca WA et al.** "Increased Risk of Parkinsonism in Women Who Underwent Oophorectomy before Menopause." *Neurology.* 70(3) 2008: 200-09. doi: 10.1212/01.wnl.0000280573.30975.6a.

59. Rivera CM. et al. "Increased Mortality for Neurological and Mental Diseases following Early Bilateral Oophorectomy." *Neuroepidemiology.* 33(1) 2009: 32-40. doi: 10.1159/000211951

60. Scott E et al. "Estrogen Neuroprotection and the Critical Period Hypothesis." *Frontiers in Neuroendocrinology.* 33(1) 2012: 85-104. doi: 10.1016/j.yfrne.2011.10.001

61. Hesson, J. "Cumulative Estrogen Exposure and Prospective Memory in Older Women." *Brain and Cognition.* 80(1) 2012: 89-95. doi: 10.1016/j.bandc.2012.05.001; **Smith CA et al.** "Lifelong Estrogen Exposure and Cognitive Performance in Elderly Women." *Brain and Cognition.* 39(3) 1999: 203-18. doi: 10.1006/brcg.1999.1078

62. Hesson, J. 2012. doi: 10.1016/j.bandc.2012.05.001

63. Yaffe K et al. "Association between Bone Mineral Density and Cognitive Decline in Older Women." *Journal of the American Geriatric Society.* 47(10) 1999: 1176-182; **Zhang, Y. et al.** 2001. doi: 10.1093/aje/154.9.795

1. Medicine, Institute Of. "Energy." In Dietary Reference Intakes for Energy, Carbohydrate, Fiber, Fat, Fatty Acids, Cholesterol, Protein, and Amino Acids, 107-264. Washington, D.C.: National Academies Press, 2005. http://books.nap.edu/openbook.php?record_id=10490

2. Loucks AB, Kiens B, Wright HA. "Energy Availability in Athletes." *Journal of Sports Sciences.* 29(Sup 1) 2011: S7-S15. doi: 10.1080/02640414.2011.588958

3. Medicine, Institute Of. 2005. http://books.nap.edu/openbook. php?record_id=10490

4. Ibid.

5. Ibid.;
   **Redman LM et al.** "Energy Requirements in Nonobese Men and Women: Results from CALERIE." *American Journal of Clinical Nutrition.* 99(1) 2013: 71-78. doi: 10.3945/ajcn.113.065631

6. "Balancing Calories to Manage Weight." In Dietary Guidlines for Americans, 2010. 7th Edition ed. Washington, D.C.: U.S. Department of Agriculture and U.S. Department of Health and Human Services, 2010. http://www.fns.usda.gov/sites/default/files/Chapitre2.pdf

7. Medicine, Institute Of. 2005. http://books.nap.edu/openbook. php?record_id=10490

8. Ibid;
   **Redman LM et al.** 2013. doi: 10.3945/ajcn.113.065631

9. Medicine, Institute Of. "Energy." 2005. http://books.nap.edu/openbook.php?record_id=10490;
   **Westerterp KR.** "Physical Activity and Physical Activity Induced Energy Expenditure in Humans: Measurement, Determinants, and Effects." *Frontiers in Physiology.* 4(90) 2013. doi: 10.3389/fphys.2013.00090

10. Loucks AB, Kiens B, Wright HA. "Energy Availability in Athletes." *Journal of Sports Sciences.* 29(Sup 1) 2011: S7-S15. doi: 10.1080/02640414.2011.588958;
    **Nattiv A et al.** "American College of Sports Medicine Position Stand. The Female Athlete Triad." *Medicine & Science in Sports & Exercise.* 39(10) 2007: 1867-882. doi: 10.1249/mss.0b013e318149f111

11. Ten Haaf T, Weijs PJM. "Resting Energy Expenditure Prediction in Recreational Athletes of 18–35 Years: Confirmation of Cunningham Equation and an Improved Weight-Based Alternative." *PLoS One.* 9(10) 2014: E108460. doi: 10.1371/journal.pone.0108460

12. Falsetti L. "Long-term Follow-up of Functional Hypothalamic Amenorrhea and Prognostic Factors." *The Journal of Clinical Endocrinology & Metabolism.* 87(2) 2002: 500-05. doi: 10.1210/jcem.87.2.8195

13. Ibid.

14. Arends JC et al. "Restoration of Menses with Nonpharmacologic Therapy in College Athletes with Menstrual Disturbances: A 5-year Retrospective Study."

*International Journal of Sport Nutrition and Exercise Metabolism.* 22(2) 2012:98-108. http://www.ncbi.nlm.nih.gov/pubmed/22465870

15. Misra M et al. "Weight Gain and Restoration of Menses as Predictors of Bone Mineral Density Change in Adolescent Girls with Anorexia Nervosa-1." *The Journal of Clinical Endocrinology & Metabolism.* 93(4) 2008: 1231-237. doi: 10.1210/jc.2007-1434

16. Berga SL et al. "Recovery of Ovarian Activity in Women with Functional Hypothalamic Amenorrhea Who Were Treated with Cognitive Behavior Therapy." *Fertility and Sterility.* 80(4) 2003: 976-81. doi: 10.1016/S0015-0282(03)01124-5

## Chapitre 9—Le PAM en pratique

1. Chavarro JE et al. "A Prospective Study of Dairy Foods Intake and Anovulatory Infertility." *Human Reproduction.* 22(5) 2007: 1340-347. doi: 10.1093/humrep/dem019

2. Zhang CM et al. "Gonadotropin-Releasing Hormone Neurons Express KATP Channels That Are Regulated by Estrogen and Responsive to Glucose and Metabolic Inhibition." *Journal of Neuroscience.* 27(38) 2007: 10153-0164. doi: 10.1523/JNEUROSCI.1657-07.2007

3. Poretsky L, Kalin MF. "The Gonadotropic Function of Insulin." *Endocrine Reviews.* 8(2) 1987: 132-41.

4. Chavarro JE et al. 2007. doi: 10.1093/humrep/dem019

5. Hartmann S, Lacorn M, Steinhart H. "Natural Occurrence of Steroid Hormones in Food." *Food Chemistry.* 62(1) 1998: 7-20. doi: 10.1016/S0308-8146(97)00150-7

6. Ibid.

7. Fahrenholtz IL et al. "Within-day energy deficiency and reproductive function in female endurance athletes." *Scandinavian Journal of Medicine & Science in Sports.* 28(3) 2018: 1139-46. doi: 10.1111/sms.13030

8. Loucks AB, Thuma JR. "Luteinizing Hormone Pulsatility Is Disrupted at a Threshold of Energy Availability in Regularly Menstruating Women." *The Journal of Clinical Endocrinology & Metabolism.* 88(1) 2003: 297-311. doi: 10.1210/jc.2002-020369

## Chapitre 10—À quoi faut-il s'attendre en guérison ?

1. Miller KK et al. "Determinants of Skeletal Loss and Recovery in Anorexia Nervosa." *The Journal of Clinical Endocrinology & Metabolism.* 91(8) 2006: 2931-937. doi: 10.1210/jc.2005-2818;
**Misra M et al.** "Weight Gain and Restoration of Menses as Predictors of Bone Mineral Density Change in Adolescent Girls with Anorexia Nervosa-1." *The Journal of Clinical Endocrinology & Metabolism.* 93(4) 2008: 1231-237. doi: 10.1210/jc.2007-1434;
**Schulze, UM et al.** "Bone Mineral Density in Partially Recovered Early Onset Anorexic Patients – a Follow-up Investigation." *Child & Adolescent Psychiatry & Mental Health.* 4(1) 2010): 20. doi: 10.1186/1753-2000-4-20

2. Mallinson RJ et al. "A Case Report of Recovery of Menstrual Function following a Nutritional Intervention in Two Exercising Women with Amenorrhea of Varying Duration." *Journal of the International Society of Sports Nutrition.* 10(1) 2013: 34. doi: 10.1186/1550-2783-10-34

3. Rigaud D et al. "Body Fluid Retention and Body Weight Change in Anorexia Nervosa Patients during Refeeding." *Clinical Nutrition.* 29(6) 2010: 749-55. doi: 10.1016/j.clnu.2010.05.007

4. Mayer, LE et al. "Adipose Tissue Distribution after Weight Restoration and Weight Maintenance in Women with Anorexia Nervosa." *American Journal of Clinical Nutrition.* 90(5) 2009: 1132-137. doi: 10.3945/ajcn.2009.27820

5. Speakman, JR et al. "Set points, settling points and some alternative models: theoretical options to understand how genes and environments combine to regulate body adiposity." Disease Models and Mechanisms. 4(6) 2011: 733-745. doi: 10.1242/dmm.008698

6. Ibid.

7. Keesey RE, Hirvonen MD. "Body Weight Set-points: Determination and Adjustment." *The Journal of Nutrition.* 127(9) 1997: 1875S-883S. http://jn.nutrition.org/content/127/9/1875S.long

# Chapitre 12—Plan d'Action Menstruations : Ralentir le sport

1. Bullen BA et al. "Induction of Menstrual Disorders by Strenuous Exercise in Untrained Women." *New England Journal of Medicine.* 312(21) 1985: 1349-353. doi: 10.1056/NEJM198505233122103

2. Ibid.

3. De Souza MJ et al. "High Frequency of Luteal Phase Deficiency and Anovulation in Recreational Women Runners: Blunted Elevation in Follicle-stimulating Hormone Observed during Luteal-follicular Transition." *The Journal of Clinical Endocrinology & Metabolism.* 83(12) 1998: 4220-232. doi: 10.1210/jcem.83.12.5334

4. De Souza MJ et al. "High Prevalence of Subtle and Severe Menstrual Disturbances in Exercising Women: Confirmation Using Daily Hormone Measures." *Human Reproduction.* 25(2) 2010: 491-503. doi: 10.1093/humrep/dep411

5. Mallinson RJ et al. "A Case ReporHillt of Recovery of Menstrual Function following a Nutritional Intervention in Two Exercising Women with Amenorrhea of Varying Duration." *Journal of the International Society of Sports Nutrition.* 10(1) 2013: 34. doi: 10.1186/1550-2783-10-34

6. Wise LA et al. "A Prospective Cohort Study of Physical Activity and Time-to-pregnancy." *Fertility and Sterility.* 97(5) 2012: 1136-142. doi: 10.1016/j.fertnstert.2012.02.025

7. Hill EE et al. "Exercise and Circulating Cortisol Levels: The Intensity Threshold Effect." *Journal of Endocrinological Investigation.* 31(7) 2008: 587-91. doi: 10.1007/BF03345606

8. Gibson JH et al. "Nutritional and Exercise-related Determinants of Bone Density in Elite Female Runners." *Osteoporosis International.* 15(8) 2004: 611-18;

**De Souza MJ et al.** 1998. doi: 10.1210/jcem.83.12.5334;
**De Souza MJ et al.** 2010. doi: 10.1093/humrep/dep411

## Chapitre 13—Faire du sport pour vivre et pas l'inverse

1. Linehan, Marsha. *Skills Training Manual for Treating Borderline Personality Disorder.* New York: Guilford Press, 1993.

## Chapitre 15—Savoir s'entourer pour guérir

1. Mountjoy M et al. "International Olympic Committee (IOC) Consensus Statement on Relative Energy Deficiency in Sport (RED-S): 2018 Update." *International Journal of Sport Nutrition and Exercise Metabolism.* 28(4) 2018: 316-331. doi: 10.1123/ijsnem.2018-0136

## Chapitre 16—Toujours pas de règles ?!

1. Berga SL et al. "Recovery of Ovarian Activity in Women with Functional Hypothalamic Amenorrhea Who Were Treated with Cognitive Behavior Therapy." *Fertility and Sterility.* 80(4) 2003: 976-81. doi: 10.1016/S0015-0282(03)01124-5

2. Tschugguel W, Berga SL. "Treatment of Functional Hypothalamic Amenorrhea with Hypnotherapy." *Fertility and Sterility.* 80(4) 2003: 982-85. doi: 10.1016/S0015-0282(03)01012-4

3. Acosta-Martínez M. "PI3K: An Attractive Candidate for the Central Integration of Metabolism and Reproduction." *Frontiers in Endocrinology.* 2(110) 2012. doi: 10.3389/fendo.2011.00110

4. Senashova O et al. "The Effect of Citalopram on Midbrain CRF Receptors 1 and 2 in a Primate Model of Stress-Induced Amenorrhea." *Reproductive Sciences.* 19(6) 2012: 623-32. doi: 10.1177/1933719111430992

5. Herod SM, Pohl CM, Cameron JL. "Treatment with a CRH-R1 Antagonist Prevents Stress-induced Suppression of the Central Neural Drive to the Reproductive Axis in Female Macaques." *AJP: Endocrinology and Metabolism.* 300(1) 2010. doi: 10.1152/ajpendo.00224.2010

6. Daniels TL, Berga SL. "Resistance of Gonadotropin Releasing Hormone Drive to Sex Steroid-Induced Suppression in Hyperandrogenic Anovulation." *The Journal of Clinical Endocrinology & Metabolism*, 82(12) 1997: 4179–4183. doi: 10.1210/jcem.82.12.4402

7. WebMD, LLC. "ACETYL-L-CARNITINE: Uses, Side Effects, Interactions and Warnings – WebMD." WebMD. Accessed September 23, 2015. http://www.webmd.com/vitamins-supplements/ingredientmono-834-ACETYL-L-CARNITINE.aspx?activeIngredientId=834&activeIngredientName=ACETYL-L-CARNITINE

8. Genazzani AD et al. "Acetyl-l-carnitine as Possible Drug in the Treatment of Hypothalamic Amenorrhea." *Acta Obstetricia et Gynecologica Scandinavica.* 70(6) 1991: 487-92. doi: 10.3109/0001634910900716.
**Genazzani AD et al.** "Acetyl-L-carnitine (ALC) Administration Positively Affects Reproductive Axis in Hypogonadotropic Women with Functional Hypothalamic

Amenorrhea." *Journal of Endocrinological Investigation.* 34(4) 2011: 287-91. doi: 10.3275/699.
**Genazzani AD et al.** "Modulatory effects of l-carnitine plus l-acetyl-carni-tine on neuroendocrine control of hypothalamic functions in functional hy-pothalamic amenorrhea (FHA)." *Gynecol Endocrinol.* 33(12) 2017:963-967. doi: 10.1080/09513590.2017.1332587.

9.  Genazzani AD et al. 1991. doi: 10.3109/00016349109007165;
    **Genazzani AD et al.** 2011. doi: 10.3275/6997

10. Phipps WR et al. "Effect of flax seed ingestion on the menstrual cycle." *J Clin Endocrinol Metab.* 77(5) 1993:1215-9. doi: 10.1210/jcem.77.5.8077314.

11. Ibid

12. Naveen S et al. "Anti-depressive effect of polyphenols and omega-3 fatty acid from pomegranate peel and flax seed in mice exposed to chronic mild stress." *Psychiatry Clin Neurosci.* 67(7) 2013:501-8. doi: 10.1111/pcn.12100.
    **Phipps WR et al.** 1993. doi: 10.1210/jcem.77.5.8077314.

13. Adolphe J et al. "Health effects with consumption of the flax lignan secoisolari-ciresinol diglucoside." *British Journal of Nutrition,* 103(7) 2010:929-938. doi:10.1017/S0007114509992753

14. Phipps WR et al. 1993. doi: 10.1210/jcem.77.5.8077314.

15. George GJM et al. "Interaction of Estrogenic Chemicals and Phytoestrogens with Estrogen Receptor β." *Endocrinology,* 139(10) 1998:4252–63, doi: 10.1210/endo.139.10.6216

16. George GJM et al. 1998. doi: 10.1210/endo.139.10.6216
    **Sasson S.** "Equilibrium binding analysis of estrogen agonists and antagonists: rela-tion to the activation of the estrogen receptor." *Pathol Biol (Paris).* 39(1) 1991:59-69. PMID: 2011412.
    **Katzenellenbogen BS**, Miller MA, Eckert RL, Sudo K. "Antiestrogen pharma-cology and mechanism of action." *J Steroid Biochem.* 19(1A) 1983:59-68. PMID: 6887873.
    **Clark JH, Markaverich BM.** "The agonistic-antagonistic proper-ties of clomiphene: a review." *Pharmacol Ther.* 15(3) 1981:467-519. doi: 10.1016/0163-7258(81)90055-3.

17. Borges LE et al. "New Protocol of Clomiphene Citrate Treatment in Women with Hypothalamic Amenorrhea." *Gynecological Endocrinology.* 23(6) 2007: 343-46. doi: 10.1080/09513590701327620

18. Beate K et al. "Genetics of Isolated Hypogonadotropic Hypogonadism: Role of GnRH Receptor and Other Genes." *International Journal of Endocrinology.* 2012: 1-9. doi: 10.1155/2012/147893;
    **Caronia LM et al.** "A Genetic Basis for Functional Hypothalamic Ame-norrhea." *The New England Journal of Medicine.* 364(3) 2011: 215-25. doi: 10.1056/NEJMoa0911064

19. Wildt L, Leyendecker G. "Induction Of Ovulation By The Chronic Administration Of Naltrexone In Hypothalamic Amenorrhea." *The Journal of Clinical Endocrinology & Metabolism.* 64(6) 1987: 1334-335. doi: 10.1210/jcem-64-6-1334

20. Ibid.

21. Remorgida V et al. "Naltrexone in Functional Hypothalamic Amenorrhea and in the Normal Luteal Phase." *Obstetrics and Gynecology*. 76(6) 1990: 1115-120.

22. Genazzani AD et al. "Naltrexone Administration Modulates the Neuroendocrine Control of Luteinizing Hormone Secretion in Hypothalamic Amenorrhoea." *Human Reproduction*. 10(11) 1995: 2868-871. http://humrep.oxfordjournals.org/content/10/11/2868.long

23. Remorgida V et al. 1990.

24. Ibid.

25. Genazzani AD et al. 1995. http://humrep.oxfordjournals.org/content/10/11/2868.long

26. Welt CK et al. "Recombinant Human Leptin in Women with Hypothalamic Amenorrhea." *New England Journal of Medicine*. 351(10) 2004: 987-97. doi: 10.1056/NEJMoa040388

27. Chou SH et al. "Leptin Is an Effective Treatment for Hypothalamic Amenorrhea." *Proceedings of the National Academy of Sciences*. 108(16) 2011: 6585-590. doi: 10.1073/pnas.1015674108

28. Jayasena CN et al. "Increasing LH Pulsatility in Women with Hypothalamic Amenorrhoea Using Intravenous Infusion of Kisspeptin-54." *The Journal of Clinical Endocrinology & Metabolism*. 99(6) 2014: E953-961. doi: 10.1210/jc.2013-1569

29. Borges LE et al. 2007. doi: 10.1080/09513590701327620

30. Ismail AM et al. "Adding L-carnitine to clomiphene resistant PCOS women improves the quality of ovulation and the pregnancy rate. A randomized clinical trial." *Eur J Obstet Gynecol Reprod Biol*. 180 2014:148-52. doi: 10.1016/j.ejogrb.2014.06.008.

## Chapitre 17—Retrouver des cycles naturels

1. Baerwald AR, Adams GP, Pierson RA. "Ovarian Antral Folliculogenesis during the Human Menstrual Cycle: A Review." *Human Reproduction Update*. 18(1) 2011: 73-91. doi: 10.1093/humupd/dmr039

2. Baerwald AR. "Characterization of Ovarian Follicular Wave Dynamics in Women." *Biology of Reproduction*. 69(3) 2003: 1023-031. doi: 10.1095/biolreprod.103.017772.

3. Dana Byrd, facebook message to Dr. Nicola Rinaldi April 15, 2014.

4. Wise LA et al. "A Prospective Cohort Study of Physical Activity and Time-to-pregnancy." *Fertility and Sterility*. 97(5) 2012: 1136-142. doi: 10.1016/j.fertnstert.2012.02.025

5. De Laet C et al. "Body mass index as a predictor of fracture risk: A meta-analysis." *Osteoporosis International*. 16(11) 2005: 1330–1338. doi:10.1007/s00198-005-1863-y

## Chapitre 18—Confirmer l'ovulation

1. Elliott-Sale KJ et al. "Examining the role of oral contraceptive users as an experimental and/or control group in athletic performance studies." *Contraception*. 88(3) 2013:408-12. doi: 10.1016/j.contraception.2012.11.023. .

2. Prior, JC. "Progesterone for the prevention and treatment of osteoporosis in women." *Climacteric*, 21(4) 2018: 366-374. doi: 10.1080/13697137.2018.1467400

3. Gould JE. "Assessment of Human Sperm Function after Recovery from the Female Reproductive Tract." *Biology of Reproduction*. 31(5) 1984: 888-94. doi: 10.1095/biolreprod31.5.888

4. Mcgovern PG et al. "Absence of Secretory Endometrium after False-positive Home Urine Luteinizing Hormone Testing." *Fertility and Sterility*. 82(5) 2004: 1273-277. doi: 10.1016/j.fertnstert.2004.03.070

5. Dunson DB et al. "Day-specific Probabilities of Clinical Pregnancy Based on Two Studies with Imperfect Measures of Ovulation." *Human Reproduction*. 14(7) 1999: 1835-839. doi: 10.1093/humrep/14.7.1835;
   **Stanford JB, Dunson DB.** "Effects of Sexual Intercourse Patterns in Time to Pregnancy Studies." *American Journal of Epidemiology*. 165(9) 2007: 1088-095. doi: 10.1093/aje/kwk111;
   **Wilcox AJ, Weinberg CR, Baird DD.** "Timing of Sexual Intercourse in Relation to Ovulation — Effects on the Probability of Conception, Survival of the Pregnancy, and Sex of the Baby." *New England Journal of Medicine*. 333(23) 1995: 1517-521. doi: 10.1056/NEJM199512073332301

6. Häggström M. "Reference Ranges for Estradiol, Progesterone, Luteinizing Hormone and Follicle-stimulating Hormone during the Menstrual Cycle." *Wikiversity Journal of Medicine*. 1(25) 2014. doi: 10.15347/wjm/2014.001.

7. Hull, MGR et al. "The Value of a Single Serum Progesterone Measurement in the Midluteal Phase as a Criterion of a Potentially Fertile Cycle ("ovulation") Derived from Treated and Untreated Conception Cycles." *Fertility and Sterility*. 37(3) 1982: 355-60.

8. Forman RG, Chapman MC, Steptoe PC. "The Effect of Endogenous Progesterone on Basal Body Temperature in Stimulated Ovarian Cycles." *Human Reproduction*. 2(8) 1987: 631-34.

# Chapitre 19—Phase lutéale

1. American Society of Reproductive Medicine. "Progesterone Supplementation during the Luteal Phase and in Early Pregnancy in the Treatment of Infertility: An Educational Bulletin." *Fertility and Sterility*. 90(5S) 2008: S150-153. doi: 10.1016/j.fertnstert.2008.08.064

2. Wuttke W et al. "LH Pulses and the Corpus Luteum: The Luteal Phase Deficiency LPD." *Vitamins and Hormones*. 63 (2001): 131-58.

3. Henmi H et al. "Effects of Ascorbic Acid Supplementation on Serum Progesterone Levels in Patients with a Luteal Phase Defect." *Fertility and Sterility*. 80(2) 2003: 459-61. doi: 10.1016/S0015-0282(03)00657-5

4. Andersen CY, Andersen KV. "Improving the Luteal Phase after Ovarian Stimulation: Reviewing New Options." *Reproductive BioMedicine Online*. 28(5) 2014:552-9. doi: 10.1016/j.rbmo.2014.01.012

5. Wuttke W et al. 2001.

6. Strott CA et al. "The Short Luteal Phase." *The Journal of Clinical Endocrinology & Metabolism.* 30(2) 1970: 246-51. doi: 10.1210/jcem-30-2-246

7. Downs KA, Gibson M. "Clomiphene Citrate Therapy for Luteal Phase Defect." *Fertility and Sterility.* 39(1) 1983: 34-38.

8. Cook CL et al. "Induction of Luteal Phase Defect with Clomiphene Citrate." *American Journal of Obstetrics and Gynecology.* 149(6) 1984: 613-16.

9. Hill MJ et al. "Progesterone Luteal Support after Ovulation Induction and Intrauterine Insemination: A Systematic Review and Meta-analysis." *Fertility and Sterility.* 100(5) 2013: 1373-380.e6. doi: 10.1016/j.fertnstert.2013.06.034;
**Miralpeix EM et al.** "Efficacy of Luteal Phase Support with Vaginal Progesterone in Intrauterine Insemination: A Systematic Review and Meta-analysis." *Journal of Assisted Reproduction and Genetics.* 31(1) 2014: 89-100. doi: 10.1007/s10815-013-0127-6

10. Williams NI et al. "Effects of Short-term Strenuous Endurance Exercise upon Corpus Luteum Function." *Medicine & Science in Sports & Exercise.* 31(7) 1999: 949-58.

11. Wuttke W et al. 2001.

12. Ibid.

13. Ibid.

14. Ibid.

15. American Society of Reproductive Medicine. 2008. doi: 10.1016/j.fertnstert.2008.08.064

16. Ibid;
**Miles RA et al.** "Pharmacokinetics and Endometrial Tissue Levels of Progesterone after Administration by Intramuscular and Vaginal Routes: A Comparative Study." *Fertility and Sterility.* 62(3) 1994: 485-90.

17. Archer DF et al. "Initial and Steady-state Pharmacokinetics of a Vaginally Administered Formulation of Progesterone." *American Journal of Obstetrics and Gynecology.* 173(2) 1995: 471-78. doi: 10.1016/0002-9378(95)90268-6

18. Henmi H et al. 2003. doi: 10.1016/S0015-0282(03)00657-5

19. Phipps WR et al. "Effect of flax seed ingestion on the menstrual cycle." Journal of Clinical Endocrinology and Metabolism. 77(5) 1993: 1215-19. doi: 10.1210/jcem.77.5.8077314

20. Westphal LM et al. "A Nutritional Supplement for Improving Fertility in Women: A Pilot Study." *Journal of Reprodcutive Medicine.* 49(4) 2004: 289-93.

21. Carey BJ et al. "A Study to Evaluate Serum and Urinary Hormone Levels following Short and Long Term Administration of Two Regimens of Progesterone Cream in Postmenopausal Women." *BJOG: An International Journal of Obstetrics and Gynaecology.* 107(6) 2000: 722-26. doi: 10.1111/j.1471-0528.2000.tb13331.x

22. Stanczyk FZ, Paulson RJ, Roy S. "Percutaneous Administration of Progesterone: Blood Levels and Endometrial Protection." *Menopause.* 12(2) 2005: 232-37. doi: 10.1097/00042192-200512020-00019

23. Taketani T et al. "Protective role of melatonin in progesterone production by human luteal cells." *J Pineal Res.* 51(2) 2011: 207-13. doi: 10.1111/j.1600-079X.2011.00878.x

24. Andersen CY and Andersen KV. 2014. doi: 10.1016/j.rbmo.2014.01.012

25. Hull, MGR et al. "The Value of a Single Serum Progesterone Measurement in the Midluteal Phase as a Criterion of a Potentially Fertile Cycle ("ovulation") Derived from Treated and Untreated Conception Cycles." *Fertility and Sterility.* 37(3) 1982: 355-60.

26. Henmi H et al. 2003. doi: 10.1016/S0015-0282(03)00657-5

27. American Society of Reproductive Medicine. 2008. doi: 10.1016/j.fertnstert.2008.08.064

# Chapitre 20—Méthodes de contraception

1. World Health Organization Department of Reproductive Health and Research (WHO/RHR) and Johns Hopkins Bloomberg School of Public Health/Center for Communication Programs (CCP) KfHP. Family Planning: A Global Handbook for Providers (2018 update). Baltimore and Geneva: CCP and WHO; https://www.who.int/publications/i/item/9780999203705.

2. Ibid.

3. Ortiz ME, Croxatto HB. "Copper-T intrauterine device and levonorgestrel intrauterine system: biological bases of their mechanism of action." *Contraception.* 75(6 Suppl) 2007:S16-30. doi: 10.1016/j.contraception.2007.01.020.

4. Hardeman J, Weiss BD. "Intrauterine devices: an update." *Am Fam Physician.* 89(6) 2014:445-50. https://www.aafp.org/afp/2014/0315/p445.html.

5. Connell NT, Connors JM. "Venous thromboembolism in the hormonal milieu." *Curr Opin Hematol.* 27(5) 2020:327-332. doi: 10.1097/MOH.0000000000000599.

6. Skovlund CW et al. "Association of Hormonal Contraception With Depression." *JAMA Psychiatry.* 73(11) 2016:1154-1162. doi: 10.1001/jamapsychiatry.2016.2387. Erratum in: JAMA Psychiatry. 2017 Jul 1;74(7):764.

7. de Wit AE et al. "Hormonal contraceptive use and depressive symptoms: systematic review and network meta-analysis of randomised trials." *BJPsych Open.* 7(4) 2021:e110. doi: 10.1192/bjo.2021.64.

8. Skovlund CW et al., 2016: doi: 10.1001/jamapsychiatry.2016.2387.

9. Palmery M et al. "Oral contraceptives and changes in nutritional requirements." *Eur Rev Med Pharmacol Sci.* 17(13) 2013:1804-13. https://www.europeanreview.org/wp/wp-content/uploads/1804-1813.pdf.
   **Mohn ES et al.** "Evidence of Drug-Nutrient Interactions with Chronic Use of Commonly Prescribed Medications: An Update." *Pharmaceutics.* 10(1) 2018:36. doi: 10.3390/pharmaceutics10010036.

10. Teegarden D et al. "Dietary calcium intake protects women consuming oral contraceptives from spine and hip bone loss." *J Clin Endocrinol Metab.* 90(9) 2005:5127-33. doi: 10.1210/jc.2004-0924.

11. Palmery M et al. 2013. https://www.europeanreview.org/wp/wp-content/uploads/1804-1813.pdf.

12. Ibid;
    **Porcaro G, Angelozzi P.** "AP: Supplementation with specific micronutrients reduces the adverse effects of combined oral contraceptive treatment." *IJMDAT 2* 2019: e194. https://www.ijmdat.com/wp-content/uploads/sites/3/2019/07/e194-Supplementation-with-specific-micronutrients-reduces-the-adverse-effects-of-combined-oral-contraceptive-treatment.pdf.

13. Porcaro G, Angelozzi P, 2019. https://www.ijmdat.com/wp-content/uploads/sites/3/2019/07/e194-Supplementation-with-specific-micronutrients-reduces-the-adverse-effects-of-combined-oral-contraceptive-treatment.pdf.

14. Pitts SA et al. "Bone mineral density, fracture, and vitamin D in adolescents and young women using depot medroxyprogesterone acetate." *J Pediatr Adolesc Gynecol.* 25(1) 2012:23-6. doi: 10.1016/j.jpag.2011.07.014.

15. Harel Z et al. "Inadequate vitamin D status in adolescents with substantial bone mineral density loss during the use of depot medroxyprogesterone acetate injectable contraceptive: a pilot study." *J Pediatr Adolesc Gynecol.* 23(4) 2010:209-14. doi: 10.1016/j.jpag.2009.11.004.

16. Berenson AB, Rahman M. "Effect of hormonal contraceptives on vitamin B12 level and the association of the latter with bone mineral density." *Contraception.* 86(5) 2012:481-7. doi: 10.1016/j.contraception.2012.02.015.

17. Cibula D et al. "Low-dose estrogen combined oral contraceptives may negatively influence physiological bone mineral density acquisition during adolescence." *Eur J Endocrinol.* 166(6) 2012:1003-11. doi: 10.1530/EJE-11-1047.
    **Almstedt HC et al.** "Oral contraceptive use, bone mineral density, and bone turnover markers over 12 months in college-aged females." *J Bone Miner Metab.* 38(4) 2020:544-554. doi: 10.1007/s00774-019-01081-1.
    **Goshtasebi A et al.** "Adolescent use of combined hormonal contraception and peak bone mineral density accrual: A meta-analysis of international prospective controlled studies." *Clin Endocrinol (Oxf).* 90(4) 2019:517-524. doi: 10.1111/cen.13932.
    **Brajic TS et al.** "«The pill» suppresses adolescent bone growth, no matter the estrogen dose." *CMAJ.* 193(50) 2021:E1922. doi: 10.1503/cmaj.80396.

18. Yakar S et al. "Circulating levels of IGF-1 directly regulate bone growth and density." *J Clin Invest.* 110(6) 2002:771-81. doi: 10.1172/JCI15463.
    **Singhal V et al**. "Impact of Route of Estrogen Administration on Bone Turnover Markers in Oligoamenorrheic Athletes and Its Mediators." *J Clin Endocrinol Metab.* 104(5) 2019:1449-1458. doi: 10.1210/jc.2018-02143.
    **Allaway HCM et al.** "Are the Effects of Oral and Vaginal Contraceptives on Bone Formation in Young Women Mediated via the Growth Hormone-IGF-I Axis?" *Front Endocrinol (Lausanne).* 2020 Jun 16;11:334. doi: 10.3389/fendo.2020.00334.

19. Gazarra LBC et al. "Bone mass in women with premature ovarian insufficiency: a comparative study between hormone therapy and combined oral contraceptives." *Menopause.* 27(10) 2020:1110-1116. doi: 10.1097/GME.0000000000001592.

20. Gersten J et al. "Effect of Extended 30 µg Ethinyl Estradiol with Continuous Low-Dose Ethinyl Estradiol and Cyclic 20 µg Ethinyl Estradiol Oral Contraception

on Adolescent Bone Density: A Randomized Trial." *J Pediatr Adolesc Gynecol.* 29(6) 2016:635-642. doi: 10.1016/j.jpag.2016.05.012.

21. Apter D et al. "Pharmacokinetics of two low-dose levonorgestrel-releasing intrauterine systems and effects on ovulation rate and cervical function: pooled analyses of phase II and III studies." *Fertil Steril.* 101(6) 2014:1656-62.e1-4. doi: 10.1016/j.fertnstert.2014.03.004.

22. Ibid.

23. Mäkäräinen L et al. "Ovarian function during the use of a single contraceptive implant: Implanon compared with Norplant." *Fertil Steril.* 69(4) 1998:714-21. doi: 10.1016/s0015-0282(98)00015-6.

24. Ibid.

25. Beerthuizen R et al. "Bone mineral density during long-term use of the progestagen contraceptive implant Implanon compared to a non-hormonal method of contraception." *Hum Reprod.* 15(1) 2000:118-22. doi: 10.1093/humrep/15.1.118.

26. Southmayd EA, De Souza MJ. "A summary of the influence of exogenous estrogen administration across the lifespan on the GH/IGF-1 axis and implications for bone health." *Growth Horm IGF Res.* 32 2017:2-13. doi: 10.1016/j.ghir.2016.09.001.
**Singhal V et al.** "Impact of Route of Estrogen Administration on Bone Turnover Markers in Oligoamenorrheic Athletes and Its Mediators." *J Clin Endocrinol Metab.* 104(5) 2019:1449-1458. doi: 10.1210/jc.2018-02143.

27. Massaro M et al. "Effects of the contraceptive patch and the vaginal ring on bone metabolism and bone mineral density: a prospective, controlled, randomized study." *Contraception.* 81(3) 2013:209-14. doi: 10.1016/j.contraception.2009.09.011.

28. Duijkers I et al. "Phase II dose-finding study on ovulation inhibition and cycle control associated with the use of contraceptive vaginal rings containing 17β-estradiol and the progestagens etonogestrel or nomegestrol acetate compared to NuvaRing." *Eur J Contracept Reprod Health Care.* 23(4) 2018:245-254. doi: 10.1080/13625187.2018.1506101.

29. Massai R et al. "The combined contraceptive vaginal ring and bone mineral density in healthy pre-menopausal women." *Hum Reprod.* 20(10) 2005:2764-8. doi: 10.1093/humrep/dei117.

30. Massaro M et al., 2010. doi: 10.1016/j.contraception.2009.09.011.

31. Chen MJ et al. "Dose-finding study of a 90-day contraceptive vaginal ring releasing estradiol and segesterone acetate." *Contraception.* 102(3) 2020:168-173. doi: 10.1016/j.contraception.2020.05.004.

32. Tiedeken M et al.; NICHD Contraceptive Trials Network Vaginal Ring Group. "Bone turnover markers in women participating in a dose-finding trial of a contraceptive vaginal ring releasing Nestorone and estradiol." *Contraception.* 99(6) 2019:329-334. doi: 10.1016/j.contraception.2019.02.012.

33. Halpern V et al. "Suppression of ovulation and pharmacokinetics following subcutaneous administration of various doses of Depo-Provera®: a randomized trial." *Contracept X.* 3 2021:100070. doi: 10.1016/j.conx.2021.100070.

34. Lopez LM et al. "Steroidal contraceptives and bone fractures in women: evidence from observational studies." *Cochrane Database Syst Rev.* 2015(7) 2015:CD009849. doi: 10.1002/14651858.CD009849.pub3.

35. Kyvernitakis I et al. "The impact of depot medroxyprogesterone acetate on fracture risk: a case-control study from the UK." *Osteoporos Int.* 28(1) 2017:291-297. doi: 10.1007/s00198-016-3714-4.

36. https://www.accessdata.fda.gov/drugsatfda_docs/label/2010/020246s036lbl.pdf.

37. Turok DK et al. "Levonorgestrel vs. Copper Intrauterine Devices for Emergency Contraception." *N Engl J Med.* 384(4) 2021:335-344. doi: 10.1056/NEJMoa2022141.

38. Shen J et al. "Interventions for emergency contraception." *Cochrane Database Syst Rev.* 1(1) 2019:CD001324. doi: 10.1002/14651858.CD001324.pub6.

39. Turok et al., 2021. doi: 10.1056/NEJMoa2022141.

40. Bennink HJ. "The pharmacokinetics and pharmacodynamics of Implanon, a single-rod etonogestrel contraceptive implant." *Eur J Contracept Reprod Health Care.* 5 Suppl 2 2000:12-20.
   **Croxatto HB, Mäkäräinen L.** "The pharmacodynamics and efficacy of Implanon. An overview of the data." *Contraception.* 58(6 Suppl) 1998:91S-97S. doi: 10.1016/s0010-7824(98)00118-8. Retraction in: Rekers H, Affandi B. *Contraception.* 70(5) 2004:433.

41. Halpern V et al., 2021. doi: 10.1016/j.conx.2021.100070.

42. Gnoth C et al. "Time to pregnancy: results of the German prospective study and impact on the management of infertility." *Hum Reprod.* 18(9) 2003:1959-66. doi: 10.1093/humrep/deg366.

43. Favaro C et al. "Time to Pregnancy for Women Using a Fertility Awareness Based Mobile Application to Plan a Pregnancy." *J Womens Health (Larchmt).* 30(11) 2021:1538-1545. doi: 10.1089/jwh.2021.0026.

44. Louis JF et al. "The prevalence of couple infertility in the United States from a male perspective: evidence from a nationally representative sample." *Andrology.* 1(5) 2013:741-8. doi: 10.1111/j.2047-2927.2013.00110.x.

45. Yland JJ et al. "Predictive models of pregnancy based on data from a preconception cohort study." *Hum Reprod.* 37(3) 2022:565-576. doi: 10.1093/humrep/deab280.

46. Girum T, Wasie A. "Return of fertility after discontinuation of contraception: a systematic review and meta-analysis." *Contracept Reprod Med.* 3 2018:9. doi: 10.1186/s40834-018-0064-y.

47. Berglund Scherwitzl E et al. "Short- and long-term effect of contraceptive methods on fecundity." *Eur J Contracept Reprod Health Care.* 24(4) 2019:260-265. doi: 10.1080/13625187.2019.1621999.

48. Kaplan B et al. "Use of various contraceptive methods and time of conception in a community-based population." *Eur J Obstet Gynecol Reprod Biol.* 123(1) 2005:72-6. doi: 10.1016/j.ejogrb.2005.06.033.

49. Li K et al. "Analysis of sex hormones and menstruation in COVID-19 women of child-bearing age." *Reprod Biomed Online.* 42(1) 2021:260-267. doi: 10.1016/j.

rbmo.2020.09.020.

**Khan SM et al.** "SARS-CoV-2 infection and subsequent changes in the menstrual cycle among participants in the Arizona CoVHORT study." *Am J Obstet Gynecol.* 226(2) 2022:270-273. doi: 10.1016/j.ajog.2021.09.016.

**Li K et al.** "Analysis of sex hormones and menstruation in COVID-19 women of child-bearing age." *Reprod Biomed Online.* 42(1) 2021:260-267. doi: 10.1016/j. rbmo.2020.09.020.

# Chapitre 21—Santé à long terme

1. https://web.archive.org/web/20130317005511/http://www.youreatopia.com/blog/2013/2/26/insidious-activity.html

**Contactez Dr Nicola Sykes :**
**http://noperiod.info/appointments (en anglais, à l'oral ou à l'écrit)**
**Contactez Florence Gillet :**
**https://www.beyondbodyimage.com/fr/amenorrhee (en français)**

Consultez nos sites
www.noperiodnowwhat.com et
www.beyondbodyimage.com/fr/amenorrhee
pour obtenir plus d'informations.

Rejoignez notre communauté virtuelle
https://noperiod.info/communaute,
y compris si vous espérez tomber enceinte et suivez notre compte
@jenaiplusmesregles sur Instagram

# Index

Indice de Masse Corporelle (IMC) 5–7, 12, 110, 112–14, 119, 141–42, 172, 201, 223, 226, 232, 252–53
insuffisance luteale 170, 270–76
isoflavones de soja 227, 230–31, 234, 239

## K

kyste 36–37, 59, 68

## L

leptine 53–54, 56, 75, 142, 233

## M

metformine 72–74

## N

naltrexone 232–34

## O

œstradiol 34, 36–38, 50–52, 63–64, 220, 229–31, 233, 246, 248, 256, 261 , 288–290, 292, 294–95, 302
os 11, 80–85, 89–91, 111, 153, 200, 313
ostéodensitométrie 88–90
ostéopenie/ostéoporose 30, 81–82, 84–85, 284, 296
ovaires multifolliculaires 64, 67
ovaires polykystiques 2, 39, 59, 61–62, 64, 67
ovulation 50–52, 58, 169, 244, 247–48, 256, 267, 280, 282–84
    et compléments 125, 227–30, 234
    confirmation 257, 263–67
    contraception 282–4
    grossesse 249–50, 256–58, 269–70
    hormones 36–38, 44, 50, 52, 81, 244, 256, 273
    induction avec des médicaments 117, 231–33, 234, 328

et phase luteale (PL) 51, 256–57, 269–78
prédire l'ovulation 51, 244–46, 250, 252, 257–62
et SOPK 61, 69, 71–73
tardive 248-9, 257

## P

perte de poids xv, 2–3, 5–7, 21, 34–35, 54, 65, 170, 251–53
phase folliculaire 50–51, 229, 249, 250, 272, 288
phase lutéale 50–52, 171, 229, 252, 256, 266 –7, 269–74 , 277
    courte 55, 169–170, 250, 257, 274–76
Plan d'Action Menstruations (PAM) xvi, 103–108, 121, 130–1, 136, 138, 154, 157, 163–167 173, 198, 228, 304
poids 5, 17–19, 31, 103, 189, 192, 200–201, 222–23, 232, 304, 309, 313
    et d'os 84–85, 89, 253
pompe à GnRH 67, 228, 326-328
prise de poids 86–87, 93, 95, 106–119, 122, 124, 134, 136, 138–146, 147–161, 190, 202–206, 213
prolactine, 36–7

## S

SOPK 2, 33, 59-61, 68–76, 234, 262, 305
    diagnostic 36–40, 43, 59–67
    os 83
sport 2–3, 7–13, 17–19, 22, 25-28, 30–31, 34, 54, 177, 187, 189–194, 236, 250, 257, 274, 291, 303–305
    de haute intensité 55–58, 115, 172, 175, 251
    d'intensité modérée 116, 138, 142, 145, 163–169, 174, 178, 181, 188, 206–208, 211